Reeks Praktische huisartsgeneeskunde

Redactie
Prof.dr. P.J.E. Bindels
Dr. M.M.M. Brueren
Dr. J.W.M. Muris
Prof.dr. A. Prins
Mw.dr. A. De Sutter

Verschenen
Cardiologie
Gastro-enterologie
Gynaecologie
Keel-neus-ooraandoeningen
Kindergeneeskunde
Klinische genetica
Longziekten
Neurologie
Oogheelkunde
Psychiatrie
Reizen en ziekte
Reumatologie
Sportgeneeskunde
Urologie
Vasculaire geneeskunde

In voorbereiding
Ouderengeneeskunde

Meer informatie over de delen in deze reeks treft u aan op www.bsl.nl/phg

Vasculaire aandoeningen

Onder redactie van:
Dr. A.H. van den Meiracker
Prof. dr. A. Prins

Bohn Stafleu van Loghum
Houten 2010

© 2010 Bohn Stafleu van Loghum, onderdeel van Springer Uitgeverij

Alle rechten voorbehouden. Niets uit deze uitgave mag worden verveelvoudigd, opgeslagen in een geautomatiseerd gegevensbestand, of openbaar gemaakt, in enige vorm of op enige wijze, hetzij elektronisch, mechanisch, door fotokopieën of opnamen, hetzij op enige andere manier, zonder voorafgaande schriftelijke toestemming van de uitgever.

Voor zover het maken van kopieën uit deze uitgave is toegestaan op grond van artikel 16b Auteurswet 1912 j° het Besluit van 20 juni 1974, Stb. 351, zoals gewijzigd bij het Besluit van 23 augustus 1985, Stb. 471 en artikel 17 Auteurswet 1912, dient men de daarvoor wettelijk verschuldigde vergoedingen te voldoen aan de Stichting Reprorecht (Postbus 3051, 2130 KB Hoofddorp). Voor het overnemen van (een) gedeelte(n) uit deze uitgave in bloemlezingen, readers en andere compilatiewerken (artikel 16 Auteurswet 1912) dient men zich tot de uitgever te wenden.

Samensteller(s) en uitgever zijn zich volledig bewust van hun taak een betrouwbare uitgave te verzorgen. Niettemin kunnen zij geen aansprakelijkheid aanvaarden voor drukfouten en andere onjuistheden die eventueel in deze uitgave voorkomen.

ISBN 978 90 313 5544 0
NUR 870/876

Ontwerp omslag: Els Kerremans
Ontwerp binnenwerk: TEFF (www.teff.nl)
Automatische opmaak: Pre Press Media Groep
Tabel 3.4, 4.6 en 15.1: het copyright berust bij het NHG.

Bohn Stafleu van Loghum
Het Spoor 2
Postbus 246
3990 GA Houten

www.bsl.nl

Inhoud

	Lijst van auteurs en redacteuren	1
	Woord vooraf	7
1	**Epidemiologische aspecten van atherosclerose**	9
	Prof. dr. M.L. Bots	
	1 Hart- en vaatziekten: cijfers en feiten	9
	2 Atherosclerose	11
	2.1 Risicofactoren voor atherosclerose	18
	2.2 Klinische implicaties	20
	3 Cardiovasculaire preventie bij (zeer) ouderen	21
	Prof. dr. A. Prins	
	4 Erectiestoornissen en hart- en vaatziekten	23
	Dr. M.H. Blanker, B.W.V. Schouten	
	4.1 Inleiding	23
	4.2 Conclusie	26
	5 Retinale veneuze occlusie (RVO)	27
	Dr. M.H. Blanker, drs. M.B. Asjes	
	5.1 Inleiding	27
	5.2 Ontstaan van RVO	28
	5.3 Oorzaken van RVO	28
	5.4 Risico van vaatziekte na RVO	29
	5.5 Voor de praktijk	30
	6 Cardiovasculaire aandoeningen bij allochtonen	31
	Dr. P.J.M. Uitewaal, prof. dr. B.J.C. Middelkoop	
	6.1 Inleiding	31
	6.2 Allochtonen in Nederland	31
	6.3 Morbiditeit en mortaliteit	32
	6.4 Prevalentie van cardiovasculaire risicofactoren onder niet-westerse allochtonen	33
	6.5 Absoluut risico op cardiovasculaire ziekte	35

6.6	Behandeling van cardiovasculaire risicofactoren en van hart- en vaatziekten voor etnische minderheidsgroepen	35
6.7	Anders of gelijk?	38

2 Premature atherosclerose 41
Dr. B.A. Hutten, drs. S. Sivapalaratnam, dr. M.D. Trip

1	Definitie en incidentie	41
2	Etiologie	42
2.1	Risicofactoren	42
3	Het belang van de familieanamnese	45
4	Opsporing	45
5	Prognose	46
6	Behandeling en preventie	48

3 Primaire hypertensie 49
Dr. J. Deinum, dr. A.H. van den Meiracker

1	Inleiding	49
2	Epidemiologie	50
3	Pathogenese en pathofysiologie	50
4	Bloeddrukmeting	52
5	Hypertensie als cardiovasculaire risicofactor	54
6	Diagnostiek	57
7	Behandeling	57
8	Opsporing en diagnostiek van verhoogde bloeddruk in de huisartsenpraktijk	62
	Dr. P.J. van den Berg	
9	Voeding en hart- en vaatziekten in de spreekkamer van de huisarts	65
	Prof. dr. J. van Binsbergen, drs. F. Langens	
9.1	Inleiding	65
9.2	Voedingsadviezen gericht op het individu	67
	Tot slot	74

4 Secundaire hypertensie 77
Dr. A.H. van den Meiracker, dr. J. Deinum

1	Inleiding	77
2	Onderscheid tussen primaire en secundaire hypertensie	77
2.1	Renale hypertensie	78
2.2	Renovasculaire hypertensie	81
2.3	Coarctatio aortae	83
2.4	Mineralocorticoïdypertensie	85
2.5	Feochromocytoom	88
2.6	Obstructieveslaapapneusyndroom	90

2.7	Feochromocytoom	92
	Dr. F.P.M.J. Groeneveld, prof. dr. A. Prins	
3	Het slaapapneusyndroom en cardiovasculaire aandoeningen	93
	Dr. A. Knuistingh Neven, dr. R.J. Schimsheimer	
3.1	Inleiding	93
3.2	Het slaapapneusyndroom	95
3.3	Cardiovasculaire aandoeningen	97
4	Leg de link!	101
	Dr. E. Crone-Kraaijeveld	

5 Hypertensieve crisis 107
Prof. dr. P.J. Koudstaal, dr. A.H. van den Meiracker

1	Inleiding	107
2	Pathofysiologie	108
3	Epidemiologie	110
4	Klachten	110
5	Lichamelijk onderzoek	111
6	Laboratoriumonderzoek	112
7	Behandeling	112
8	Hypertensieve encefalopathie	112
9	Hypertensie rond de beroerte (herseninfarct of hersenbloeding)	114
9.1	Bloeddruk in de acute fase van de beroerte	114
9.2	Bloeddruk en cerebrale perfusie	114
9.3	Prognostische betekenis van de bloeddruk in de acute fase	115
9.4	Behandeling van de bloeddruk in de acute fase	116
10	Hypertensieve crisis in de huisartsenpraktijk	117
	Prof. dr. A. Prins	
11	Hypertensie en CVA: een klinische les	119
	Dr. J. Schuling	

6 Hypertensie tijdens de zwangerschap 131
Dr. W. Visser, dr. A.H. van den Meiracker

1	Inleiding	131
2	De bloeddruk tijdens de zwangerschap	132
3	Chronische hypertensie	132
3.1	Behandeling	132
4	Zwangerschapgerelateerde hypertensieve aandoeningen	134
4.1	Zwangerschapshypertensie	134
4.2	Pre-eclampsie	134
4.3	Eclampsie	134
4.4	HELLP-syndroom	135

5	Pathofysiologie en pathogenese	135
6	Laboratoriumonderzoek	136
7	Behandeling van pre-eclampsie, eclampsie en HELLP-syndroom	136
7.1	Foetale bewaking	138
7.2	Behandeling van pre-eclampsie post partum	138
8	Herhalingsrisico van pre-eclampsie en HELLP-syndroom	139
9	Predictie en preventie van pre-eclampsie	139
9.1	Predictie	139
9.2	Preventie	139
10	Langetermijnprognose	140
11	HELLP-syndroom in de huisartsenpraktijk Dr. J.C. Bakx	141

7 Hypotensieve syndromen 145
Prof. dr. J.W.M. Lenders, dr. W. Wieling

1	Inleiding	145
2	Orthostatische hypotensie	146
3	Vasovagale syncope	148
4	Cardiogene syncope	151
5	Prognose	152
6	Orthostatische en postprandiale hypotensie bij de geriatrische patiënt Dr. R.W.M.M. Jansen	153
6.1	Inleiding	153
6.2	Epidemiologie	155
6.3	Klachten	156
6.4	Diagnostiek	157
6.5	Behandeling	158
7	Hypotensie door medicatie bij ouderen N. van der Velde, dr. T.J.M. van der Cammen	162

8 Dyslipidemie 169
Dr. J.G. Langendonk, dr. E.J.G. Sijbrands

1	Inleiding	169
2	Prevalentie	171
3	Lipidenmetabolisme	171
4	Erfelijke dyslipidemie	172
4.1	Familiair gecombineerde hyperlipidemie (FCH)	173
4.2	Familiaire hypercholesterolemie (FH)	175
4.3	Familiaire dysbètalipoproteïnemie (FDB)	177
4.4	Hypertriglyceridemie	177
4.5	Laag HDL	179
4.6	Verhoogd lipoproteïne-a	181

4.7	Secundaire dyslipidemieën	181
4.8	Dyslipidemie bij zwangerschap	182
4.9	Dyslipidemie na een hartinfarct	182
5	Lipidenverlagende therapie	183
5.1	Niet-medicamenteuze therapie	183
5.2	Medicamenteuze therapie	184
6	Behandeling tijdens zwangerschap en borstvoeding	188
6.1	Behandeling van hypercholesterolemie tijdens zwangerschap en borstvoeding	188
6.2	Behandeling van hypertriglyceridemie tijdens zwangerschap en borstvoeding	188
7	Familiaire hypercholesterolemie	189
	Dr. E.P. Walma	
7.1	Definitie en inleiding	189
7.2	Epidemiologie	192
7.3	Diagnostiek	192
7.4	Behandeling	195
7.5	Verwijzingen	196
7.6	Beloop	196
7.7	Voorlichting	196

9	**Diabetes mellitus en hart- en vaatziekten**	**199**
	Dr. A.H. Bootsma, dr. A.A.M. Zandbergen	
1	Inleiding	199
2	Advanced Glycation Endproducts	201
3	Dyslipidemie	201
3.1	Behandeling	202
4	Hypertensie	203
4.1	Pathogenese	204
4.2	Behandeling	204
5	Microvasculaire complicaties	206
5.1	Retinopathie	206
5.2	Nefropathie	207
5.3	Neuropathie	208
6	Patiënt met diabetes mellitus en amputatie wegens perifeer arterieel vaatlijden	210
	C.L. van Dalsen	
6.1	Therapeutische mogelijkheden bij diabetespatiënten met perifeer arterieel vaatlijden	212
7	Cardiovasculair risicomanagement bij diabetes mellitus in de praktijk van de huisarts	215
	Dr. Y. Groeneveld	
7.1	Cardiovasculair risicoprofiel	218
7.2	Lichamelijk onderzoek	219

7.3	Laboratoriumonderzoek	220
7.4	Behandeling	221
7.5	Verwijzing	223
7.6	Voorlichting en preventie	223

10 Veneuze trombose — 225
Dr. M.J.H.A. Kruip, prof. dr. F.W.G. Leebeek

1	Definitie	225
2	Epidemiologie	225
3	Klachten	226
4	Diagnostiek	226
4.1	Uitsluiten trombosebeen of longembolie; eerste deel van de diagnostische strategie	227
4.2	Aantonen trombosebeen of longembolie; vervolg van de diagnostische strategie	229
5	Behandeling	232
6	Verwijzing	234
7	Complicaties	235
8	Beloop en chroniciteit	236
9	Voorlichting en preventie	236
10	Preventie van veneuze trombo-embolie *Dr. R. Oudega*	237
11	Recidief diepe veneuze trombose en longembolie	239
11.1	Recidief diepe veneuze trombose	240
11.2	Recidief longembolie	241
12	Veneuze trombose bij reizen *Dr. F.P.M.J. Groeneveld, prof. dr. A. Prins*	242
13	Posttrombotisch syndroom	245
13.1	Compressiekousen	247

11 Ischemische darmaandoeningen — 249
Prof. dr. E.M.H. Mathus-Vliegen

1	Inleiding	250
2	Acute mesenteriale ischemie	254
2.1	Etiologie	255
2.2	Klachten en diagnostiek	255
2.3	Behandeling	256
2.4	Prognose	257
3	Chronische mesenteriale ischemie (angina abdominalis, angina intestinalis)	258
3.1	Klachten en diagnose	258
3.2	Behandeling	259
4	Colonischemie	259
4.1	Etiologie	260

	4.2	Klachten en diagnose	262
	4.3	Behandeling	263
	4.4	Prognose	263
	5	Patiënt met eerst claudicatioklachten in het linkerbeen en daarna acute buikklachten	264
		Prof. dr. A. Prins	
12	**Degeneratieve perifere arteriële vaatafwijkingen**		**269**
	Dr. M.P.F.M. Vrancken Peeters, drs. J.M. Hendriks,		
	prof. dr. H.J.M. Verhagen		
	1	Inleiding	269
	2	Epidemiologie	270
	3	Klachten	271
	4	Diagnostiek	271
	5	Behandeling	273
	6	Verwijzingen	276
	7	Complicaties	276
	8	Beloop en chroniciteit	278
	9	Voorlichting en preventie	279
	10	Een patiënt met claudicatio intermittens in de huisartsenpraktijk	280
		Dr. M.E.L. Bartelink	
	10.1	Inleiding	280
	10.2	Diagnose	280
	10.3	Anamnese	281
	10.4	Lichamelijk onderzoek	281
	10.5	Aanvullend onderzoek	282
	10.6	Prognose	282
	10.7	Behandeling	283
	10.8	Behandeling gegeneraliseerde atherosclerose	284
	11	Patiënten met een aneurysma aortae in de praktijk van de huisarts	285
		S.L.C. Eerdmans-Dubbelt, prof. dr. A. Prins	
	11.1	Inleiding	285
	11.2	Ziektegeschiedenissen	286
	12	Aanvallen van wazig zien	291
		Prof. dr. A. Prins	
13	**Raynaudfenomeen**		**295**
	Dr. S.J.H. Bredie		
	1	Definitie	295
	1.1	Epidemiologie	295
	2	Pathogenese en pathofysiologie	297
	3	Diagnose	297
	4	Behandeling	298

14 Vasculitiden — 301
Dr. J.A.M. van Laar, dr. P.L.A. van Daele

1	Inleiding	301
1.1	Classificatie	302
2	Vasculitis van de grote bloedvaten	302
2.1	Arteriitis temporalis	302
2.2	Polymyalgia rheumatica	304
3	Vascultiden van de middelgrote bloedvaten	305
3.1	Inleiding	305
3.2	Polyarteriitis nodosa	305
4	Vasculitiden van de kleine bloedvaten	307
4.1	Inleiding	307
4.2	Ziekte van Henoch-Schönlein	307
4.3	Ziekte van Wegener	309
4.4	Tot de huid beperkte leukocytoclastische vasculitis	312
4.5	Ziekte van Behçet	314
5	Periarteriitis nodosa als oorzaak van een fataal verlopen acuut coronair syndroom	318
6	Een onverwachte aandoening in de huisartsenpraktijk	321
7	Ziektegeschiedenis met een langdurig beloop	323

Prof. dr. A. Prins

15 Positionering van de praktijkverpleegkundige — 325
Drs. M. Verschuur-Veltman

1	Inleiding	325
2	Ontwikkeling van de functie praktijkverpleegkundige	326
3	Autonomie in handelen	326
4	Betekenis en meerwaarde van de praktijkverpleegkundige	327
4.1	Betekenis en meerwaarde op het terrein van de praktijkverpleegkundige	327
4.2	Betekenis en meerwaarde voor de patiënt	328
4.3	Betekenis en meerwaarde voor de praktijkmedewerkers	328
4.4	Betekenis en meerwaarde binnen de praktijkorganisatie	328
4.5	Betekenis en meerwaarde binnen de gezondheidszorg	329
5	De rol van de praktijkverpleegkundige bij cardiovasculaire zorg in de huisartsenpraktijk	329
5.1	Het eerste consult	329
5.2	Medicamenteuze behandeling	330

5.3	Niet-medicamenteuze behandeling	332
6	De werkende patiënt	335
7	Patiënten met diabetes mellitus en met hart- en vaatziekten	335
8	Conclusie	335
	Dankwoord	336

Register   **337**

Lijst van auteurs en redacteuren

Redacteuren

Dr. A.H. van den Meiracker
  internist-vasculair geneeskundige, afdeling Interne geneeskunde, Erasmus Medisch Centrum Rotterdam

Prof. dr. A. Prins
  arts, emeritus hoogleraar huisartsgeneeskunde, Erasmus Medisch Centrum Rotterdam

Auteurs

Drs. M.B. Asjes
  oogarts, afdeling Oogheelkunde, Diaconessenhuis Meppel

Dr. J.C. Bakx
  huisarts, Huisartsenpraktijk De Linie, Doesburg

Dr. M.E.L. Bartelink
  huisarts-epidemioloog, Julius centrum voor Gezondheidswetenschappen en Eerstelijns Geneeskunde, Universitair Medisch Centrum Utrecht

Dr. P.J. van den Berg
  huisarts, Gezondheidscentrum, Krimpen aan den IJssel

Prof. dr. J. van Binsbergen
  huisarts te Brielle/voedingsdeskundige, bijzonder hoogleraar Voedingsleer en Huisartsgeneeskunde, afdeling Eerstelijnsgeneeskunde Universitair Medisch Centrum St Radboud, Nijmegen

Dr. M.H. Blanker
  huisarts, disciplinegroep Huisartsgeneeskunde, Universitair Medisch Centrum Groningen

Dr. A.H. Bootsma
 internist, afdeling Interne geneeskunde en Endocrinologie, Medisch Centrum Haaglanden, Den Haag

Dr. M.L. Bots
 arts/epidemioloog, Julius centrum voor Gezondheidswetenschappen en Eerstelijns Geneeskunde, Universitair Medisch Centrum Utrecht

Dr. S.J.H. Bredie
 internist-vasculair geneeskundige, afdeling Algemeen Interne Geneeskunde, Universitair Medisch Centrum St Radboud Nijmegen

Dr. T.J.M. van der Cammen
 internist-geriater, afdeling Geriatrie, Erasmus Medisch Centrum Rotterdam

Dr. E. Crone-Kraaijeveld
 huisarts, Gezondheidscentrum, Krimpen aan den IJssel

Dr. P.L.A. van Daele
 internist, afdeling Interne geneeskunde en Immunologie, Erasmus Medisch Centrum Rotterdam

C.L. van Dalsen
 huisarts, Gezondheidscentrum, Krimpen aan den IJssel

Dr. J. Deinum
 internist-vasculair geneeskundige, afdeling Algemeen Interne Geneeskunde, Universitair Medisch Centrum St Radboud Nijmegen

S.L.C. Eerdmans-Dubbelt
 huisarts, Gezondheidscentrum, Krimpen aan den IJssel

Dr. F.P.M.J. Groeneveld
 huisarts, afdeling Huisartsgeneeskunde, Erasmus Medisch Centrum Rotterdam

Dr. Y. Groeneveld
 huisarts, afdeling Public health en Eerstelijnsgeneeskunde, Leids Universitair Medisch Centrum

Drs. J.M. Hendriks
 vaatchirurg, afdeling Vaatchirurgie, Erasmus Medisch Centrum Rotterdam

Dr. B.A. Hutten
  klinisch epidemioloog, afdeling Klinische Epidemiologie, Biostatistiek en Bio-informatica, Academisch Medisch Centrum Amsterdam

Dr. R.W.M.M. Jansen
  klinisch geriater, afdeling Geriatrie, Medisch Centrum Alkmaar

Dr. A. Knuistingh Neven
  huisarts-epidemioloog, afdeling Public health en Eerstelijnsgeneeskunde, Leids Universitair Medisch Centrum

Prof. dr. P.J. Koudstaal
  neuroloog, afdeling Neurologie, Erasmus Medisch Centrum Rotterdam

Dr. M.J.H.A. Kruip
  internist-hematoloog, afdeling Hematologie, Erasmus Medisch Centrum Rotterdam

Dr. J.A.M. van Laar
  internist-immunoloog, afdeling Interne geneeskunde en Immunologie, Erasmus Medisch Centrum Rotterdam

Dr. J.G. Langendonk
  internist metabole ziekten en vasculair geneeskundige, afdeling Interne geneeskunde, Erasmus Medisch Centrum Rotterdam

Drs. F. Langens
  huisarts, Huisartsenpraktijk Chrysantstraat, Amersfoort

Prof. dr. F.W.G. Leebeek
  internist-hematoloog, afdeling Hematologie, Erasmus Medisch Centrum Rotterdam

Prof. dr. J.W.M. Lenders
  internist-vasculair geneeskundige, afdeling Algemeen Interne Geneeskunde, Universitair Medisch Centrum St Radboud Nijmegen

Prof. dr. E.M.H. Mathus-Vliegen
  maag-darm-leverarts, afdeling Maag-, Darm- en Leverziekten, Academisch Medisch Centrum Amsterdam

Dr. A.H. van den Meiracker
  internist-vasculair geneeskundige, afdeling Interne geneeskunde, Erasmus Medisch Centrum Rotterdam

Prof. dr. B.J.C. Middelkoop
  hoogleraar Public Health, afdeling Public health en Eerstelijnsgeneeskunde, Leids Universitair Medisch Centrum, Leiden

Dr. R. Oudega
  huisarts, Julius centrum voor Gezondheidswetenschappen en Eerstelijns Geneeskunde, Universitair Medisch Centrum Utrecht

Prof. dr. A. Prins
  arts, emeritus hoogleraar huisartsgeneeskunde, Erasmus Medisch Centrum Rotterdam

Dr. R.J. Schimsheimer
  neuroloog, afdeling Neurologie en neurofysiologie, Medisch Centrum Haaglanden – Centrum voor Slaap- en Waakstoornissen, Den Haag

B.W.V. Schouten
  huisarts/epidemioloog, Huisartsen Portland, Rhoon

Dr. J. Schuling
  huisarts/staflid huisartsopleiding, Universitair Medisch Centrum Groningen

Dr. E.J.G. Sijbrands
  internist-vasculair geneeskundige, afdeling Interne geneeskunde, Erasmus Medisch Centrum Rotterdam

Drs. S. Sivapalaratnam
  arts-onderzoeker, afdeling Vasculaire Geneeskunde, Academisch Medisch Centrum Amsterdam

Dr. M.D. Trip
  internist-vasculair geneeskundige, afdeling Vasculaire Geneeskunde en Cardiologie, Academisch Medisch Centrum Amsterdam

Dr. P.J.M. Uitewaal
  huisarts/senior onderzoeker, afdeling Epidemiologie, Gemeentelijke Gezondheidsdienst Den Haag

Dr. N. van der Velde
  klinisch geriater, afdeling Interne geneeskunde, Medisch Centrum Rotterdam

Prof. dr. H.J.M. Verhagen
  vaatchirurg, afdeling Vaatchirurgie, Erasmus Medisch Centrum Rotterdam

Drs. M. Verschuur-Veltman
 verpleegkundige en gezondheidswetenschapper, afdeling Praktijkverpleegkundigen en Praktijkondersteuners, Verpleegkundigen & Verzorgenden Nederland (V&VN), Utrecht

Dr. W. Visser
 obstetrisch internist, vasculair geneeskundige, afdeling Verloskunde, Erasmus Medisch Centrum Rotterdam

Dr. M.P.F.M. Vrancken Peeters
 vaatchirurg, afdeling Vaatchirurgie, Erasmus Medisch Centrum Rotterdam

Dr. E.P. Walma
 Huisarts (te Brielle), afdeling Huisartsgeneeskunde, Erasmus Medisch Centrum Rotterdam

Dr. W. Wieling
 internist, afdeling Algemeen Interne Geneeskunde, Academisch Medisch Centrum Amsterdam

Dr. A.A.M. Zandbergen
 internist, afdeling Interne geneeskunde, Ikazia ziekenhuis Rotterdam

Woord vooraf

Vasculaire geneeskunde is bij de patiëntenzorg door huisartsen, internisten, neurologen en veel andere medici een belangrijk onderdeel van het dagelijks werk. Vasculaire geneeskunde is een disciplineoverstijgend aandachtsgebied in de curatieve en preventieve gezondheidszorg. Door de demografische ontwikkeling stijgt het aantal ouderen en juist bij hen is dikwijls sprake van cardiovasculaire aandoeningen of een grote kans op het ontstaan daarvan. Bovendien worden ouderen vaker geopereerd en is het optreden van complicaties sterk gerelateerd aan het cardiovasculaire risicoprofiel van de patiënt. Preventieve maatregelen worden na ontslag uit het ziekenhuis vaak (mede) voortgezet door de huisarts.

In de meeste ziekenhuizen heeft men tegenwoordig een vasculaire afdeling en sinds 2002 bestaat er voor aanstaande internisten een opleidingsschema voor het aandachtsgebied vasculaire geneeskunde. Ook in de huisartsgeneeskunde ontwikkelde men eindtermen voor een kaderopleiding hart- en vaatziekten. Eind 2009 hebben de eerste huisartsen de kaderopleiding hart- en vaatziekten afgerond.

Er bestaan meerdere uitstekende NHG-Standaarden (Nederlands Huisartsen Genootschap) en CBO-richtlijnen (Kwaliteitsinstituut voor de Gezondheidszorg) met betrekking tot bijvoorbeeld hypertensie, diepe veneuze trombose, longembolie, perifeer arterieel vaatlijden, cardiovasculair risicomanagement enzovoort. Met het raadplegen hiervan kan de huisarts zijn beleid op dit gebied onderbouwen. Toch meent de redactie van de reeks Praktische Huisartsgeneeskunde dat dit boek over vasculaire geneeskunde, waarin per hoofdstuk verschillende onderwerpen worden besproken, verder kan bijdragen aan de kwaliteit van zorg bij patiënten met vasculaire problematiek.

De auteurs zijn specialisten en huisartsen met ervaring op het gebied van hun bijdragen in dit boek.

In veel hoofdstukken hebben huisartsen aan de hand van een ziektegeschiedenis hun bijdragen geschreven. Geprobeerd is overlap van gegevens zo veel mogelijk te voorkomen, maar het was niet altijd te vermijden.

De snelle ontwikkeling in deze tak van de geneeskunde zal leiden tot een revisie van dit boek na maximaal vijf jaar. De redactie hoopt ook van de lezers hiervoor commentaar en advies te krijgen.

De redactie heeft veel waardering voor ieders inzet bij het tot stand komen van deze uitgave.

Hoewel het boek vooral huisartsen, huisartsen in opleiding en artsen voor ouderenzorg als doelgroep heeft, kan het zeker ook bijdragen aan de kennis van praktijkassistenten, praktijkverpleegkundigen en anderen die te maken hebben met de vasculaire patiënt.

Dr. A.H van den Meiracker
Prof. dr. A Prins

1 Epidemiologische aspecten van atherosclerose

Prof. dr. M.L. Bots

1 Hart- en vaatziekten: cijfers en feiten

Hart- en vaatziekten (HVZ) zijn nog steeds de meest voorkomende oorzaak van sterfte in Nederland en andere geïndustrialiseerde landen. In Nederland overleden in 2006 42.522 personen (gemiddeld 116 personen per dag) aan de gevolgen van een hart- of vaatziekte. Het aandeel van de HVZ in de totale sterfte was daarmee 32 procent. Hoewel HVZ vaak gezien worden als een aandoening die met name bij mannen optreedt, blijkt al jaren dat in absolute zin meer vrouwen overlijden aan HVZ dan mannen. Bijvoorbeeld, in 2006 overleden 20.180 mannen en 22.342 vrouwen aan de gevolgen van een HVZ. Dit verschil wordt vooral veroorzaakt doordat er veel meer vrouwen zijn van hogere leeftijd dan mannen en dat het optreden van HVZ toeneemt met de leeftijd. Opmerkelijk is overigens dat sinds 2005 er meer mannen aan kanker overlijden dan aan HVZ. Dat komt mede doordat de sterfte aan verschillende vormen van HVZ de afgelopen jaren sterk is afgenomen (figuur 1.1).

Er zijn verschillende vormen van HVZ, waarvan het acuut myocardinfarct, de beroerte, hartfalen en perifeer vaatlijden (aneurysma van de aorta en claudicatio intermittens) numeriek belangrijk zijn. Nederlandse gegevens over het optreden van deze aandoeningen (incidentie) zijn recentelijk beschikbaar gekomen. De incidentie van het acuut hartinfarct in 2000 in Nederland is geschat op 233 per 100.000 personen (tabel 1.1). Zowel bij mannen als bij vrouwen is er sprake van een duidelijke stijging van de incidentie met de leeftijd van 2,3 per 100.000 mannen jonger dan 30 jaar naar 2.996 per 100.000 mannen van 90 jaar en ouder, respectievelijk 0,8 per 100.000 vrouwen jonger dan 30 jaar naar 2.225 per 100.000 vrouwen van 90 jaar en ouder. In alle leeftijdscategorieën was de incidentie bij mannen hoger dan bij vrouwen. Voor de incidentie van beroerte zien we soortgelijke trends, waarbij ook de incidentie bij mannen hoger is dan bij vrouwen, met uitzondering van personen jonger dan 45 jaar en ouder dan 85 jaar (zie tabel 1.2).

De prognose van een ziekte is van belang voor de patiënt en voor de afweging of, en zo ja, welke behandeling gestart dient te worden. Recentelijk is voor de Nederlandse situatie gedetailleerde informatie beschikbaar geko-

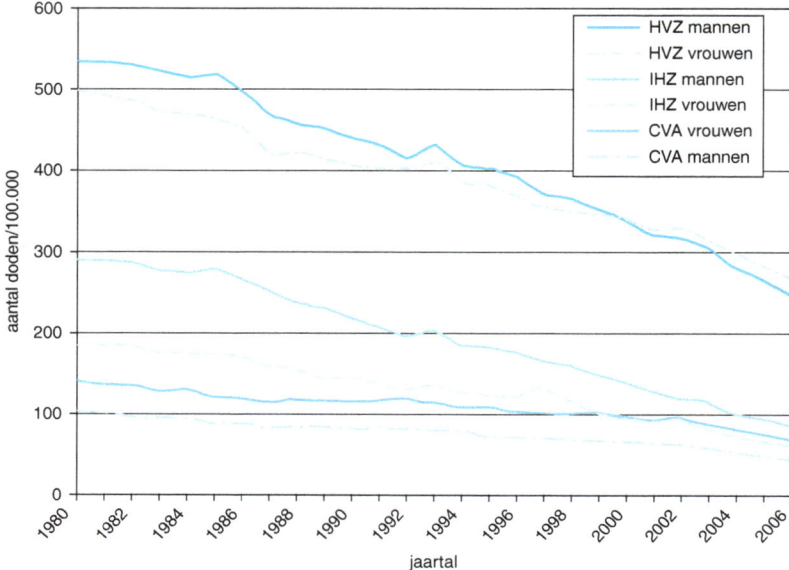

Figuur 1.1
Trend in gestandaardiseerd sterftecijfer voor hart- en vaatziekten (HVZ), waaronder ischemische hartziekten (IHZ) en cerebrovasculair accident (CVA) (per 100.000 van de gemiddelde bevolking), in Nederland. Jaar van standaardisatie is 2006.

men over de leeftijd- en geslachtspecifieke prognose na een ziekenhuisopname vanwege een acuut myocardinfarct, hartfalen, een herseninfarct, een hersenbloeding, een subarachnoïdale bloeding, een gebarsten aneurysma van de abdominale aorta, een niet-gebarsten aneurysma van de abdominale aorta en claudicatio intermittens. De kortetermijnkans op overlijden (28 dagen na ziekenhuisopname) en de langeretermijnkans op overlijden (1 jaar) zijn voor de verschillende ziektebeelden weergegeven in de figuren 1.2a t/m p. Voor de vijfjaarsoverleving wordt verwezen naar de brondocumenten. Uit figuur 1.2 blijkt dat de kans op sterfte na het optreden van de ziekte sterk bepaald wordt door de leeftijd: hoe ouder de patiënt, hoe slechter de prognose. Een evident verschil in prognose tussen mannen en vrouwen is vaak niet waarneembaar. Daarnaast bepaalt het ziektebeeld de kans op sterfte. Een ziekenhuisopname vanwege een hersenbloeding, een subarachnoïdale bloeding en een gebarsten aneurysma gaat gepaard met een zeer hoge kans op sterfte binnen 28 dagen. Een ziekenhuisopname voor een acuut myocardinfarct, herseninfarct, claudicatio intermittens gaat gepaard met een veel lagere sterftekans op korte termijn, maar op langere termijn zijn de sterftekansen aanzienlijk. De kansen op overlijden op korte en lange termijn na een ziekenhuisopname voor hartfalen liggen ertussenin.

Van belang is te weten dat de hier gepresenteerde gegevens afkomstig zijn van een representatieve steekproef uit de Nederlandse bevolking, en dat de

Tabel 1.1	Incidentie van acuut myocardinfarct in Nederland in 2000 naar geslacht en leeftijd (naar: Koek et al., 2007; Vaartjes et al., 2006, 2007, 2008).	
leeftijd	incidentie per 100.000/jaar	95% BI
mannen		
< 30	2,3	1,7-2,8
30-39	41	37-45
< 49	177	169-185
50-59	426	412-439
60-69	777	755-799
70-79	1.371	1.335-1.407
80-85+	2.171	2.094-2.248
alle leeftijden	293	289-297
vrouwen		
< 30	0,8	0,5-1,2
30-39	12	10-14
< 49	48	43-52
50-59	101	94-107
60-69	282	269-295
70-79	685	663-707
80-85+	1.359	1.316-1.402
alle leeftijden	173	170-176

BI=betrouwbaarheidsinterval

overlijdensrisico's hiervan hoger liggen dan die beschreven in de literatuur afkomstig van interventieonderzoek (trials).

2 Atherosclerose

De ontwikkeling van atherosclerose ligt ten grondslag aan het optreden van belangrijke vormen van HVZ. Kennis over de ontwikkeling van atherosclerose kwam traditioneel uit onderzoek waarbij bij overleden personen obductie werd verricht. Dergelijk pathologisch-anatomisch of histologisch onderzoek heeft ons veel geleerd over de verschillende stadia van atheroscleroseontwikkeling. Lipoproteïnen circuleren in de bloedbaan. De belangrijkste hiervan, de low-densitylipoproteïne (LDL) kan door het endotheel heengaan en zich ophopen in de intima. Daar bindt de LDL aan onderdelen van de extracellulaire matrix. Ter plaatse ondergaat de LDL twee chemische veran-

Tabel 1.2	Incidentie van beroerte in Nederland in 2000 naar geslacht en leeftijd (naar: Koek et al., 2007; Vaartjes et al., 2006, 2007, 2008)	
leeftijd	incidentie per 100.000/jaar	95% BI
mannen		
< 30	-	-
30-39	-	-
< 45	12	11-13
45-49	89	81-97
50-54	134	124-145
55-59	225	210-240
60-64	346	326-366
65-69	551	523-578
70-74	846	808-884
75-79	1.248	1.195-1.301
80-84	1.746	1.662-1.830
85+	2.438	2.311-2.565
alle leeftijden	182	179-186
vrouwen		
< 30	-	-
30-39	-	-
< 45	15	14-16
45-49	78	70-86
50-54	99	90-108
55-59	127	115-138
60-64	193	178-208
65-69	339	318-359
70-74	572	544-600
75-79	927	889-965
80-84	1.461	1.404-1.518
85+	2.500	2.423-2.576
alle leeftijden	205	202-209

BI=betrouwbaarheidsinterval

deringen, namelijk oxidatie en glycosylering, waarna ontstekingsprocessen in de vaatwand op gang komen. Met name monocyten en lymfocyten worden aangetrokken door de gemodificeerde LDL zelf en door cytokinen (monocyte chemoattractant protein-1)]. Eenmaal in de intima veranderen de monocyten in macrofagen, die de soorten LDL/vet fagocyteren en verworden tot schuimcellen. De balans tussen vertrekkende en blijvende schuimcellen

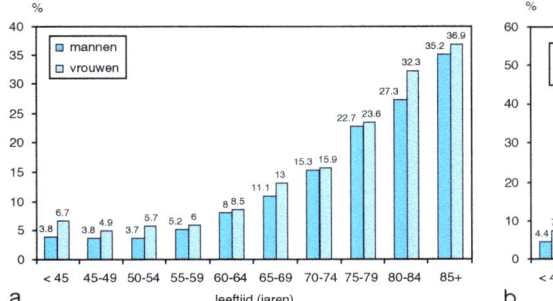
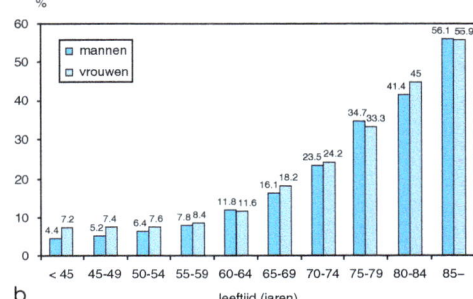

Figuur 1.2a en b
Kans op overlijden (%) binnen 28 dagen na een eerste ziekenhuisopname voor een acuut myocardinfarct in Nederland (a); kans op overlijden (%) binnen een jaar na de eerste ziekenhuisopname voor een acuut myocardinfarct in Nederland (b).

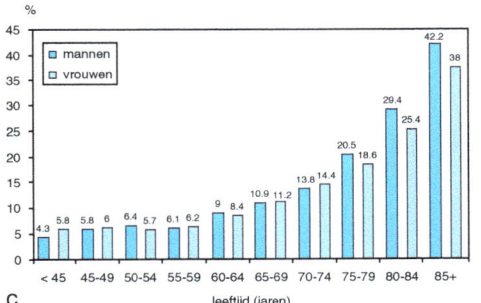
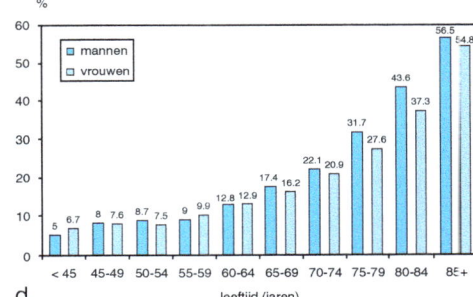

Figuur 1.2c en d
Kans op overlijden (%) binnen 28 dagen na een eerste ziekenhuisopname voor een herseninfarct in Nederland (c); kans op overlijden (%) binnen een jaar na de eerste ziekenhuisopname voor een herseninfarct in Nederland (d).

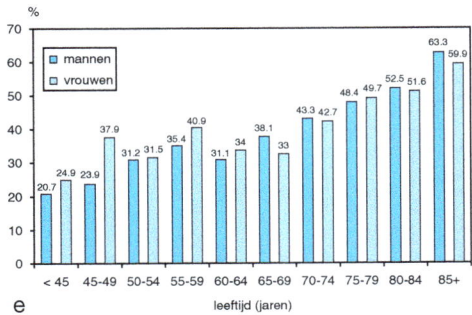
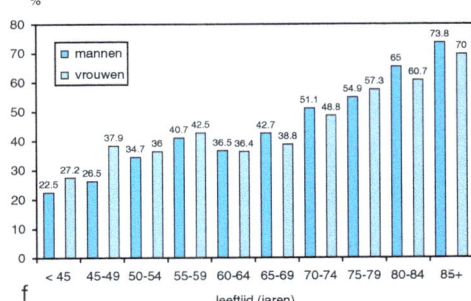

Figuur 1.2e en f
Kans op overlijden (%) binnen 28 dagen na een eerste ziekenhuisopname voor een hersenbloeding in Nederland (e); kans op overlijden (%) binnen een jaar na de eerste ziekenhuisopname voor een hersenbloeding in Nederland (f).

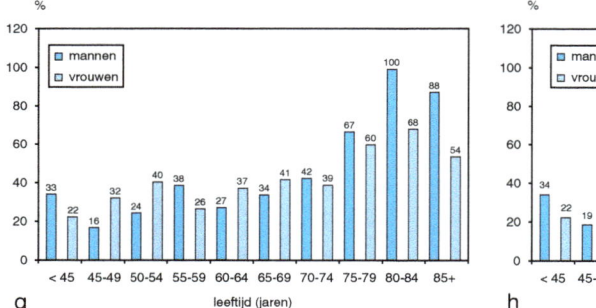
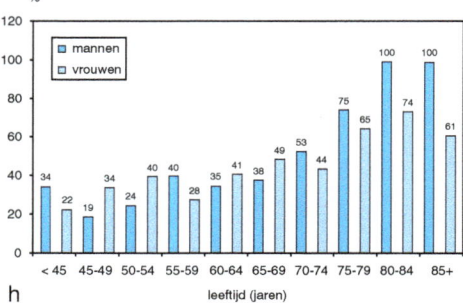

Figuur 1.2g en h
Kans op overlijden (%) binnen 28 dagen na een eerste ziekenhuisopname voor een subarachnoïdale bloeding in Nederland (g); kans op overlijden (%) binnen een jaar na de eerste ziekenhuisopname voor een subarachnoïdale bloeding in Nederland (h).

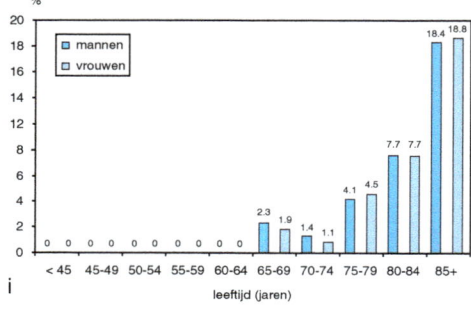
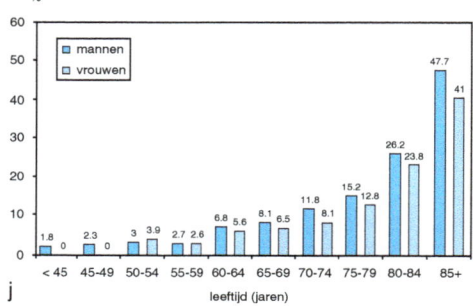

Figuur 1.2i en j
Kans op overlijden (%) binnen 28 dagen na een eerste ziekenhuisopname voor een claudicatio intermittens in Nederland (i); kans op overlijden (%) binnen een jaar na de eerste ziekenhuisopname voor een claudicatio intermittens in Nederland (j).

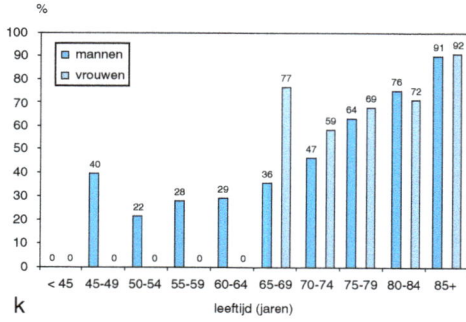
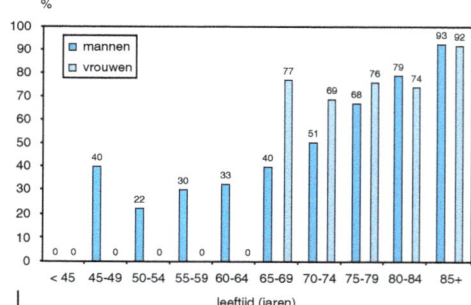

Figuur 1.2k en l
Kans op overlijden (%) binnen 28 dagen na een eerste ziekenhuisopname voor een ruptuur van een aneurysma van de abdominale aorta in Nederland (k); kans op overlijden (%) binnen een jaar na de eerste ziekenhuisopname voor een ruptuur van een aneurysma van de abdominale aorta in Nederland (l).

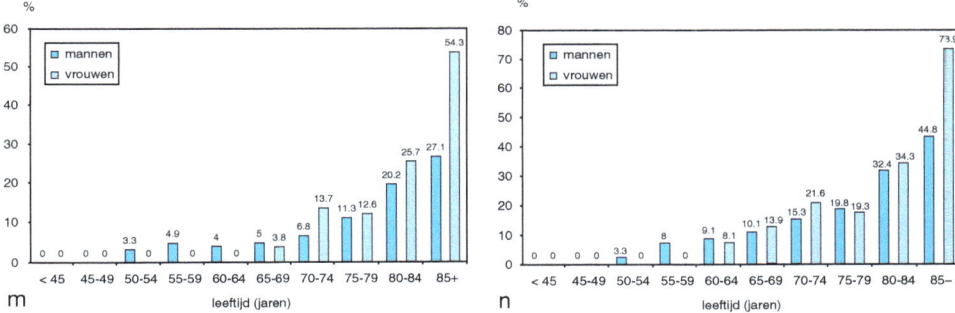

Figuur 1.2m en n
Kans op overlijden (%) binnen 28 dagen na een eerste ziekenhuisopname voor een aneurysma van de abdominale aorta in Nederland (m); kans op overlijden (%) binnen een jaar na de eerste ziekenhuisopname voor een aneurysma van de abdominale aorta in Nederland (n).

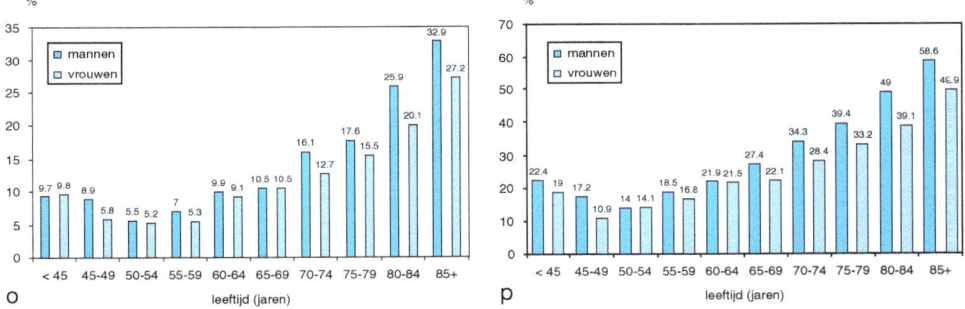

Figuur 1.2o en p
Kans op overlijden (%) binnen 28 dagen na een eerste ziekenhuisopname voor een aneurysma van de abdominale aorta in Nederland (o); kans op overlijden (%) binnen een jaar na de eerste ziekenhuisopname voor een aneurysma van de abdominale aorta in Nederland (p).

bepaalt of het bij een onschuldige fatty streak blijft, of dat door te veel vetbevattende, blijvende schuimcellen het proces van plaquevorming op gang komt. Een aantal van de schuimcellen zal afsterven en vormt de kern van de atherosclerotische plaques. De schuimcellen kunnen cytokinen en andere inflammatie mediërende factoren produceren die ervoor zorgen dat de gladde spierweefselcellen zich vermenigvuldigen en de aanmaak van extracellulaire matrixonderdelen toeneemt. Deze beide vormen het kapsel van de plaque, en voorkomen dat de vettige inhoud in het bloed komt. In een vergevorderd stadium hoopt zich calcium in de plaque op. Hierdoor wordt de plaque vier- tot vijfmaal zo stijf als zonder de calcificatie. Wanneer plaques met vetophopingen en calcificaties barsten, kunnen ze leiden tot klachten doordat weefselmateriaal in de circulatie komt en stollingprocessen op gang komen, wat op zijn beurt kan leiden tot het afsluiten van een slagader. In figuur 1.3 is dit proces schematisch weergegeven.

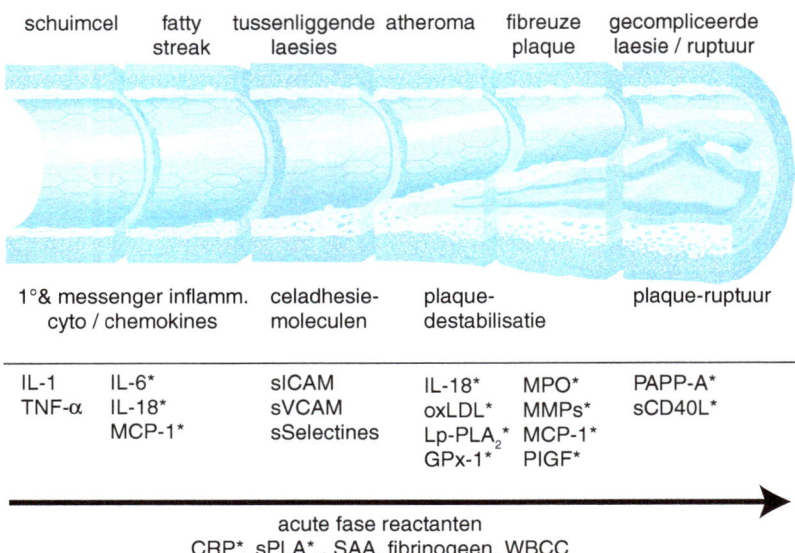

Figuur 1.3
Schematische weergave van de ontwikkeling van atherosclerose, met daarbij een aantal factoren die van invloed zijn op de ontwikkeling van atherosclerose in verschillende fasen.

De ontwikkeling van atherosclerose begint al op jonge leeftijd. Bij onderzoek onder jeugdigen die door een misdrijf overleden en bij wie een obductie verricht werd, werden ernstige afwijkingen gevonden in de kransslagaders en in de abdominale aorta. Ook heeft dit onderzoek aangetoond dat een ongunstige leefstijl (roken, overmatig alcoholgebruik en een hoog cholesterolgehalte) gepaard ging met meer atherosclerotische afwijkingen. Atherosclerose moet gezien worden als een systemische aandoening. Indien afwijkingen aanwezig zijn in een arterieel systeem, zijn dikwijls ook de andere systemen aangedaan. Patiënten met bijvoorbeeld symptomatisch perifeer vaatlijden hebben doorgaans uitgebreide atherosclerotische afwijkingen in coronaire vaten. Patiënten met perifeer vaatlijden overlijden ook vaak aan coronaire hartziekte.

Belangrijk is zich te realiseren dat histologisch onderzoek altijd en per definitie dwarsdoorsnedeonderzoek betreft. Veranderingen binnen één persoon ('natuurlijk beloop') kunnen op deze manier nooit bestudeerd worden. De huidige beeldvormende technieken, bijvoorbeeld echografie, magnetic resonance (MR-)imaging, computertomografie (CT), CT- en MR-angiografie en de klassieke angiografie maken het mogelijk personen te vervolgen wat betreft de ontwikkeling van atherosclerose. Dergelijk onderzoek heeft laten zien dat de ontwikkeling van atherosclerose inderdaad een geleidelijk proces is van verdikking van de vaatwand. Plaques lijken zich echter sprongsgewijs te ontwikkelen in plaats van gradueel. Bloedingen in de vaatwandverdikking dragen hieraan bij. Deze vaatwandbloedingen leiden echter niet altijd tot klachten, ze treden blijkbaar ook vaak op zonder dat klachten ontstaan. Op dit moment is evenwel onbekend wanneer een vaatwandbloeding symptomatisch wordt of asymptomatisch blijft.

Er zijn veel resultaten beschikbaar uit onderzoek in patiëntenpopulaties en steekproeven uit de algemene bevolking waarin atherosclerose op een niet-invasieve manier is onderzocht. Zo blijkt uit veel studies dat de dikte van de vaatwand van de halsslagader (intima-mediadikte van de arteria carotis), als indicator voor atherosclerose elders in het lichaam, sterk toeneemt met de leeftijd en dat dat geldt voor mannen en voor vrouwen. Bovendien hebben vrouwen een dunnere vaatwand dan mannen.

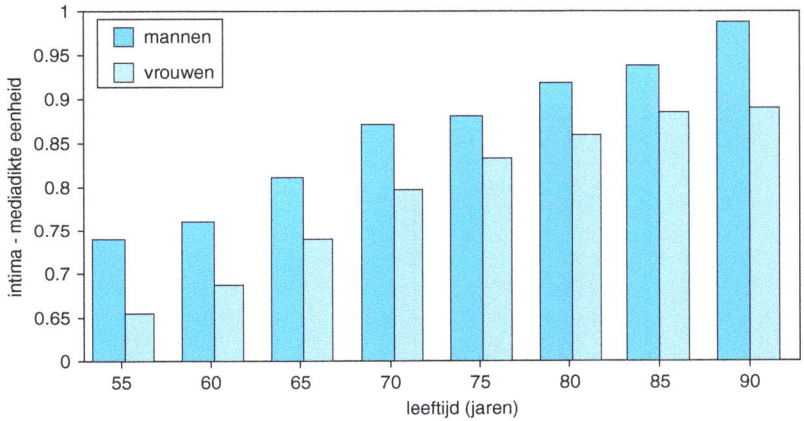

Figuur 1.4
Het verband tussen de dikte van de wand van de arteria carotis communis en leeftijd en geslacht.

Studies naar de prevalentie van verkalkingen in de kransslagaders, vastgesteld met een CT-scan van het hart, laten ook zien dat de prevalentie van deze verkalkingen toeneemt met de leeftijd, met een duidelijk verschil in ernst tussen mannen en vrouwen (figuur 1.5).

Naast informatie over het vóórkomen van atherosclerotische afwijkingen in personen, worden atherosclerotische metingen ook gebruikt om het optreden van nieuwe uitingen van HVZ te voorspellen. Zo gaat een toegenomen vaatwanddikte van de halsslagader gepaard met een toename van het risico van HVZ. Ook gaat de aanwezigheid van coronaire kalk samen met een veel hogere kans op HVZ in de toekomst ten opzichte van geen kalk in de coronaire vaten. Op dit moment zijn dergelijke metingen nog niet toegevoegd aan de bekende risicofuncties, zoals de HEART-score (History, ECG, Age, Risk factors & Troponin) of de Framingham-risicoscore om het individuele risico van een persoon te schatten. Wel heeft de beschikbaarheid van dergelijke non- en minimaal invasieve technieken ertoe geleid dat er trials gedaan worden naar de effecten van lipiden-, bloedglucose- of bloeddrukverlaging waarbij het primaire eindpunt van de trial niet harde eindpunten (beroerte, myocardinfarct, dood) zijn maar juist de verandering in athero-

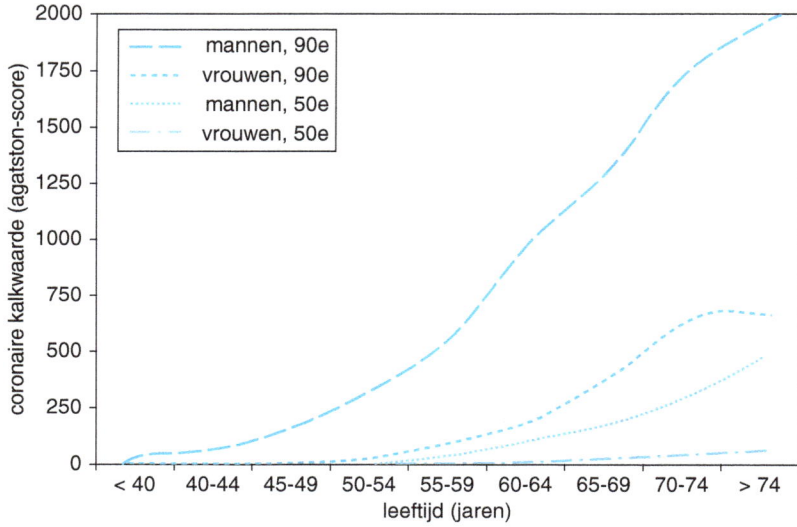

Figuur 1.5
De prevalentie van verkalking in de coronaire arteriën, weergegeven als leeftijd- en geslacht-specifieke Agatston-score (mediaan (50^e percentiel) en 90^e percentiel). Coronaire kalk werd vastgesteld via CT-scan van het hart. Prevalentie naar leeftijd en geslacht.

scleroseontwikkeling. Dergelijke trials geven vroeg inzicht in mogelijke gunstige effecten en daarnaast bieden ze de mogelijkheid het natuurlijk beloop van atherosclerose in vivo te bestuderen. Dat brengt ons bij factoren die de ontwikkeling van atherosclerose in de hand werken.

2.1 Risicofactoren voor atherosclerose

De meeste gegevens over risicofactoren voor HVZ zijn afkomstig uit (bevolkings)onderzoek, gericht op het verband tussen risicofactoren met uitingen van symptomatisch vaatlijden. Sinds kort zijn gegevens beschikbaar over relaties tussen risicofactoren en (nog) asymptomatische atherosclerotische afwijkingen. Het blijkt dat de meeste risicofactoren die verband houden met de kans op klinisch manifest vaatlijden, ook samenhangen met de ontwikkeling van atherosclerose.

Wat betreft risicofactoren kan een onderscheid gemaakt worden in ten minste vier groepen: biologische factoren; factoren die een uiting zijn van pathofysiologische mechanismen; factoren afhankelijk van de sociale omgeving en/of leefgewoonten en factoren die een uiting zijn van reeds aanwezige schade aan hart en bloedvaten (zie tabel 1.3).

Naast de algemeen bekende factoren is in de loop der jaren nog een aantal factoren geïdentificeerd die een rol spelen bij de verschillende atherosclerotische processen die leiden tot atheroseontwikkeling. Dit zijn met name factoren betrokken bij vroege en late ontstekingsprocessen in de vaat-

Tabel 1.3	De belangrijkste, tot nu toe bekende onafhankelijke risicofactoren die de kans op een cardiovasculaire ziekte vergroten.

Biologische factoren
- toegenomen leeftijd
- mannelijk geslacht
- negroïde ras
- positieve familieanamnese

Pathofysiologische factoren
- verhoogde systolische bloeddruk
- verhoogde diastolische bloeddruk
- verhoogd totaalcholesterol
- verlaagd HDL-cholesterol
- gestoorde glucosetolerantie
- overgewicht
- verhoogd C-reactieve proteïne
- verhoogd Lp-PLA2
- verhoogd fibrinogeen
- verhoogd homocysteïne

'Lifestyle' factoren
- roken
- overmatig alcoholgebruik
- verhoogde natriuminneming
- verlaagde kaliuminneming

Uitingen van reeds aanwezige schade aan hart en vaten
- doorgemaakte uiting van een eerdere HVZ
  - beroerte
  - transient ischaemic attack (TIA)
  - hartinfarct
  - hartfalen
  - perifeer vaatlijden
- atriumfibrillatie
- aanwezige vaatschade
  - stenosering in een van de arteriën (femoralis, carotis)
  - microalbuminurie

wand, bij de cellulaire adhesieprocessen, bij de destabilisatie van reeds ontwikkelde atherosclerotische plaques en bij het ontstaan van een ruptuur van een plaque. Ze zijn weergegeven in figuur 1.3 en uitgebreid beschreven door Koenig en Khuseyionova (2007).

2.2 Klinische implicaties

De klinische implicaties van atheroscleroseontwikkeling zijn op dit moment gericht op het voorkómen van het optreden van symptomatische HVZ. Voor patiënten die al een uiting van een HVZ hebben doorgemaakt, richt de behandeling zich op het voorkómen van een recidief. Voor de behandeling van symptomatische patiënten bestaat een groot aantal richtlijnen en protocollen. Voor nog asymptomatische personen geeft de CBO-richtlijn Cardiovasculair risicomanagement (dan wel de richtlijn van bijvoorbeeld de Nederlandsche Internisten Vereeniging (NIV) of het Nederlands Huisartsen Genootschap; NHG) aanbevelingen over hoe personen met een verhoogd risico opgespoord kunnen worden, en hoe dit hoge risico vervolgens verlaagd zou kunnen worden. Belangrijk hierbij is dat men tegenwoordig uitgaat van het behandelen van het absolute risico op het krijgen van een HVZ in de komende tien jaar, en zich niet noodzakelijkerwijs richt op de hoogte van de risicofactor. Richtlijnen gaan uit van een niet-farmacologische benadering via gezonde voeding, voldoende beweging, gewichtsvermindering, stoppen met roken, en beperken van het alcoholgebruik. Vaak gaat de niet-farmacologische benadering gepaard met een farmacologische benadering. Op dit moment is voor beeldvormende techniek voor de vaststelling van atheroscleroseniveaus bij de risicostratificatie (nog) geen rol weggelegd. Verschillende (inter)nationale onderzoeksgroepen verrichten hier wel onderzoek naar.

Leesadvies

Koek HL, Bruin A de, Gast A, Gevers E, Kardaun JW, Reitsma JB, Grobbee DE, Bots ML. Incidence of first acute myocardial infarction in the Netherlands. Neth J Med 2007; 65(11):434-41.

Koenig W, Khuseyinova N. Biomarkers of atherosclerotic plaque instability and rupture. Arterioscler Thromb Vasc Biol 2007;27(1):15-26.

Mann J, Davies MJ. Mechanisms of progression in native coronary artery disease: role of healed plaque disruption. Heart 1999;82(3):265-8.

McMahan CA, McGill HC, Gidding SS, Malcom GT, Newman WP, Tracy RE, Strong JP. Pathobiological Determinants of Atherosclerosis in Youth (PDAY) Research Group. PDAY risk score predicts advanced coronary artery atherosclerosis in middle-aged persons as well as youth. Atherosclerosis 2007;190(2):370-7.

Smulders YM, Burgers JS, Scheltens T, Hout BA van, Wiersma T, Simoons ML. Guideline development group for the Dutch guideline for multidisciplinary cardiovascular risk management. Clinical practice guideline for cardiovascular risk management in the Netherlands. Neth J Med 2008;66(4):169-74.

Stary HC, Chandler AB, Dinsmore RE, Fuster V, Glagov S, Insull W Jr, Rosenfeld ME, Schwartz CJ, Wagner WD, Wissler RW. A definition of advanced types of atherosclerotic lesions and a histological classification of atherosclerosis. A report from the Committee on Vascular Lesions of the Council on Arteriosclerosis, American Heart Association. Circulation 1995;92(5):1355-74.

Vaartjes I, Peters RJG, Dis SJ van, Bots ML. Hart- en vaatziekten in Nederland: cijfers over leefstijl- en risicofactoren, ziekte en sterfte. Den Haag: Nederlandse Hartstichting; 2006, 2007, 2008. [www.hartstichting.nl -> hartziekten -> Feiten en Cijfers].

Vaartjes I, Reitsma JB, Bruin A de, Berger-van Sijl M, Bos ML, Breteler MM, Grobbee DE, Bots ML. Incidence of first stroke in The Netherlands. Eur J Neurol 2009, in press.

Vliegenthart R. Non-invasive assessment of coronary calcification. Eur J Epidemiol 2004; 19(12):1063-72.

3 Cardiovasculaire preventie bij (zeer) ouderen

Prof. dr. A. Prins

Voor de begrippen 'oud' en 'zeer oud' bestaan geen strikte leeftijdsgrenzen, ze verschillen per onderzoeksterrein. Op de arbeidsmarkt verstaat men onder oud 50 tot 65 jaar. Bij 67 jaar mag of moet men van pensioen genieten. Voor personen vanaf 70 jaar is voor het verlengen van het rijbewijs een medische keuring vereist. Bij het gebruik van zorgvoorzieningen noemt men 75-plussers oud, omdat daarvan vanaf die leeftijd intensief gebruik wordt gemaakt. Binnen de gezondheidszorg hanteert men ook verschillende grenzen. Voor griepvaccinatie komt men bijvoorbeeld in aanmerking vanaf 60 jaar. Binnen het cardiovasculaire gebied van de geneeskunde wordt in het algemeen de leeftijdsgroep van 60 tot 80 jaar als oud en die van boven de 80 à 85 jaar als zeer oud bestempeld.

De verwachting is dat in 2040 20 tot 25 procent van de bevolking 65-plusser zal zijn. Ongeveer de helft van alle 65- tot 74-jarigen en bijna twee derde van alle 75-plussers heeft minstens één chronische aandoening waaronder hypertensie, angina pectoris, diabetes en COPD (chronic obstructive pulmonary disease). De vraag naar cardiovasculair onderzoek en zorg zal daarom sterk toenemen. Naast de getalsmatige toename is er sprake van een grotere complexiteit van de zorg die meer tijd per arts-patiëntcontact zal vergen.

Comorbiditeit met medicatiegebruik geeft een verhoogde kans op polyfarmacie met een groter risico op interacties van geneesmiddelen. De juiste dosering van sommige geneesmiddelen is gerelateerd aan de leeftijd. Het is daarom bij ouderen noodzakelijk het totale medicatiegebruik regelmatig te actualiseren. Zeker bij ouderen is er vaak sprake van het niet goed opvolgen van medicatievoorschriften en moet de arts herhaaldelijk voorlichting geven die is toegespitst op de grotere individuele variabiliteit bij ouderen. Daarnaast dient ook aandacht besteed te worden aan een gezonde leefstijl. Vooral bij (alleenstaande) ouderen is er frequent sprake van slechte voedingsgewoonten en bewegingsarmoede Uit observationele studies blijkt dat ook als men pas op hogere leeftijd lichamelijk actief wordt, dit nog een gunstig effect heeft op de mortaliteit. De kans op schade door dagelijks dertig minuten te bewegen met een matige intensiteit is zelfs bij de minst fitte mensen gering.

Het wordt steeds duidelijker dat interventie bij cardiovasculaire risicofactoren en behandeling van cardiovasculaire ziekten bij ouderen, zelfs bij zeer ouderen, effectief is. Behalve voor hypertensiebehandeling zijn de bestaande richtlijnen voor ouderen (nog) niet evidence-based, maar berusten ze op observationeel onderzoek. Het lijkt niet nodig speciaal voor ouderen nieuwe richtlijnen te ontwikkelen. Wel zouden aanvullingen bij standaarden en richtlijnen voor toepassing bij ouderen welkom zijn. Hierin kan bijvoorbeeld de nadelige werking van geneesmiddelen bij ouderen aandacht krijgen. In de NHG-Standaard/CBO-richtlijn Cardiovasculair risicomanagement wordt geadviseerd ook ouderen intensief te behandelen voor een verhoogd cholesterolgehalte en verhoogde bloeddruk. Cardiovasculair risicomanagement heeft als doel meer gezonde levensjaren te winnen door de aanpak van alle bekende risicofactoren. Het beleid bij ouderen met cardiovasculaire aandoeningen verschilt weinig met dat bij jongeren.

Helaas worden ook vaak ongezonde levensjaren met een verminderde kwaliteit van leven gewonnen, maar het is niet aan de arts alleen om te bepalen of een bepaalde behandeling zinvol is. Na goede voorlichting over voor- en nadelen dient de patiënt of diens naaste hierover te beslissen. Meestal leidt zowel primaire als secundaire preventie tot uitstel en niet tot afstel van (recidieven van) HVZ. Hoewel al lang bekend is dat er vóór het ontstaan van cardiovasculaire ziekten al vaak jarenlang aantoonbare subklinische afwijkingen bestaan, verloopt in Nederland de implementatie van primaire preventie voor HVZ nog steeds moeizaam. Nieuwe beeldvormende methoden voor het vaststellen van calciumafzetting in de coronaire vaten en het meten van de intima-mediadikte en plaquevorming in de carotiden zijn wel beschikbaar en voor prognosebepaling op korte termijn zijn deze methoden ook bruikbaar, omdat de mate progressie van atherosclerose argumenten kan geven voor tijdige interventie.

Voor het aanbieden van een (herhaald) preventief consult aan alle 60-plussers zijn steeds meer argumenten voorhanden. De vraag hiernaar in de bevolking neemt toe. De invoering is lang geremd vanwege een gebrek aan menskracht in de eerstelijnsgezondheidszorg. Met de aanwezigheid van voldoende praktijkondersteuners (POH)/verpleegkundigen en praktijkassistenten die worden ingezet ten behoeve van preventie en de zorg voor chronisch zieken, lijkt de kans op invoering van een preventief consult toe te nemen. Het NHG, de Landelijke Huisartsen Vereniging (LHV) en enkele grote fondsen werken aan de ontwikkeling van het preventief consult. Dat past ook in het streven om het voor huisartsen mogelijk te maken naast het verplichte basisaanbod desnoods een facultatief aanvullend preventief onderzoek kunnen aanbieden, in samenwerking met de zorgverzekeraars.

4 Erectiestoornissen en hart- en vaatziekten

Dr. M.H. Blanker, B.W.V. Schouten

4.1 Inleiding

De introductie van orale medicatie voor erectiestoornissen heeft de aandacht daarvoor vergroot. Mede door het werkingsmechanisme van deze middelen is er ook meer aandacht gekomen voor de ontstaanswijze van erectiestoornissen, in het bijzonder de somatische risicofactoren. In veel artikelen wordt gesuggereerd dat erectiestoornissen en HVZ zijn gecorreleerd. In deze paragraaf wordt op die mogelijke relatie een toelichting gegeven.

Casus

Meneer Klaassen (58 jaar) bezoekt het spreekuur omdat hij een probleem met zijn erecties ervaart. De huisarts kent meneer Klaassen als een 'gezonde roker' die de praktijk weinig bezoekt en geen belangrijke medische voorgeschiedenis heeft. Bij doorvragen blijkt dat de erecties al langere tijd onvoldoende zijn om gemeenschap te hebben. Er zijn wel spontane erecties, maar ook die zijn onvoldoende om met zelfbevrediging klaar te kunnen komen. Het probleem is langzaam ontstaan en leidt nu tot spanningen in de seksuele relatie met zijn echtgenote. Meneer Klaassen ervaart zijn erectiestoornis steeds meer als een probleem. Hij wil er graag iets voor hebben.

In de casus van meneer Klaassen lijkt het voor de hand te liggen het roken te duiden als een mogelijke risicofactor. Roken is immers bekend als een onafhankelijke risicofactor voor het krijgen van erectiestoornissen. Stoppen met roken kan de progressie daarvan stoppen, maar maakt niet dat de erecties weer normaliseren. In dit consult zijn bespreken van het rookgedrag en adviseren hiermee te stoppen van belang. Daarnaast kan overwogen worden een PDE-5(fosfodiësterase-type 5)-remmer voor te schrijven of de patiënt anderszins te (laten) begeleiden.

Casus (vervolg)
In een vervolgconsult vertelt meneer Klaassen dat een goede vriend hem heeft gewaarschuwd voor de grotere kans op hart- en vaatziekten die hij zou hebben doordat hij moeite met zijn erecties heeft. De huisarts van deze vriend had hem dat verteld toen hij zelf voor dit probleem naar de dokter was gegaan. Hij kreeg een uitgebreide screening voor de risicofactoren voor hart- en vaatziekten en kreeg gelukkig ook een pil voor het cholesterol. Meneer Klaassen zou het prettig vinden als hij ook eens door de molen gehaald kon worden.

De aandacht in de casus verschuift van het primaire probleem waarmee de heer Klaassen kwam, namelijk de problemen die hij ondervond met zijn erecties, naar ongerustheid over de risico's van HVZ. In de casus speelt een bekende van de patiënt hierin een sturende rol. Bronnen op het internet kunnen hier ook aan bijdragen. Zo staat op www.erectieplein.nl (een website die wordt beheerd door het farmaceutische bedrijf Pfizer) de volgende passage:

Erectieproblemen komen (dus) vaker voor dan meestal gedacht en vooral bij hen die risicofactoren voor hart- en vaatziekten hebben zoals hoge bloeddruk, hoog cholesterol, suikerziekte, overgewicht en roken. Erectieproblemen kunnen zelfs een voorbode zijn van nog niet opgemerkte hart- en vaatproblematiek.

Vooral de laatste zin veroorzaakt onrust bij patiënten en ter discussie kan gesteld worden of de uitlating voldoende is gefundeerd.

De risicofactoren voor erectiestoornissen zijn grotendeels gelijk aan die voor HVZ. Van de risicofactoren roken, hypercholesterolemie, hypertensie en diabetes mellitus staat onomwonden vast dat ze gerelateerd zijn aan het ontstaan van erectiestoornissen. De pathogenese van HVZ en (somatogene) erectiestoornissen is vergelijkbaar en ligt in de verstoring van de endotheelfunctie van arteriën en arteriolen, die mede wordt veroorzaakt door de genoemde risicofactoren.

De CBO-richtlijn Cardiovasculair risicomanagement vermeldt op geen enkele plek erectiestoornissen als een uiting van HVZ, noch als risicofactor voor het ontwikkelen daarvan. In de NHG-Standaard Erectiestoornissen moet gezocht worden in de noten om een korte uiteenzetting over deze relatie te vinden. In die standaard (noot 21) staat dat een erectiestoornis waarvoor de huisarts geen somatogene of psychogene oorzaak vindt, een vroeg teken zou kunnen zijn van cardiovasculair lijden. Het is niet duidelijk waarop deze stelling is gebaseerd. Immers, als er bij een patiënt wel sprake is van een somatogene oorzaak (zoals roken), zou het evengoed een uiting kunnen zijn van endotheeldisfunctie die – als die in de penis kan voorkomen – ook elders in het lichaam tot uiting kan komen.
    De vraag die beantwoord zou moeten worden, is of patiënten die zich presenteren met erectiestoornissen, zoals de patiënt in de casus, werkelijk een verhoogd risico van HVZ hebben en of screening, evenals gerichte interventie, leidt tot een verlaging van dat risico.
    In een recent reviewartikel, gepubliceerd na het verschijnen van de NHG-Standaard Erectiestoornissen, wordt op basis van consensus tussen Amerikaanse cardiologen en urologen geadviseerd mannen in elk consult te vragen naar erectiestoornissen en vervolgens voor een agressieve benadering te kiezen ten aanzien van hart- en vaatziekterisico's bij alle patiënten die erectiestoornissen melden. Mannen zouden daar baat bij hebben. De erectiefunctie zou als barometer voor vasculaire gezondheid gebruikt moeten worden. De consensusadviezen worden onderbouwd met een andere consensusbijeen-

komst en artikelen waarin de relatie tussen erectiestoornissen en HVZ hypothetisch verwoord is. Alle auteurs van dit consensusartikel maken overigens melding van financiële relaties met de farmaceutische industrie, waardoor de onafhankelijkheid van de adviezen onduidelijk is. In de Princeton Richtlijnen wordt zelfs geadviseerd patiënten met meer dan drie risicofactoren af te raden seksueel actief te zijn en het vrijen pas weer op te pakken als de primaire cardiovasculaire risico's voldoende zijn gecontroleerd. Ook voor die richtlijn bestaat bij nadere beschouwing geen goede onderbouwing.

Enkele retrospectieve klinische onderzoeken hebben inderdaad aangetoond dat erectiestoornissen een voorloper kunnen zijn van cardiovasculaire aandoeningen. Bij de meeste patiënten met erectiestoornissen is dat echter niet het geval. Het retrospectieve karakter van die onderzoeken heeft een groot risico op vertekende resultaten, waardoor ze ongeschikt zijn om te extrapoleren naar de dagelijkse (prospectieve) praktijk.

Er zijn slechts twee prospectieve studies beschikbaar die de relatie tussen erectiestoornissen en de kans op het ontwikkelen van HVZ beschrijven. In de eerste werden 9.457 mannen met en zonder erectiestoornissen die deelnamen aan een prostaatkankerpreventieonderzoek negen jaar vervolgd. Geen van hen had bij aanvang van de studie een uiting van HVZ. Het absolute risico van het krijgen van HVZ was 1,5 procent per persoonsjaar bij mannen zonder erectiestoornissen en 2,4 procent bij mannen met erectiestoornissen. De hazardratio (vergelijkbaar met het relatieve risico) voor erectiestoornissen was daarmee 1,5 en dus ongeveer gelijk aan het risico van roken en een positieve familieanamnese voor hartinfarcten. In deze studie werden cardiovasculaire incidenten niet nagekeken in het dossier van patiënten, wat wellicht enige vertekening heeft gegeven wanneer patiënten zich bewust waren van een mogelijke relatie tussen erectiestoornissen en HVZ.

In het tweede prospectieve onderzoek, dat in Nederland werd uitgevoerd, werden 1.693 mannen tussen 50 en 75 jaar in de tijd vervolgd. Van deze mannen was bij aanvang van de studie bekend of zij erectiestoornissen hadden. Tijdens de vervolgstudie werden data verzameld bij herhalingsbezoeken aan de studiegroep (na 2, 4 en 6 jaar) en werd het elektronisch dossier van de huisarts onderzocht. Binnen de studiepopulatie werden alle 1.248 mannen zonder pre-existente HVZ geselecteerd. Een verminderde rigiditeit van de penis bleek een voorspeller van een cardiovasculair incident (samengestelde variabele van hartinfarcten, CVA, en plotse hartdood): mannen met een matig verminderde rigiditeit hadden een risico (uitgedrukt als hazardratio) van 2,0 en mannen met ernstig verminderde rigiditeit een risico van 3,8. Na correctie voor andere risicofactoren bleef het risico aanwezig (1,6 resp. 2,6). Hoewel in de NHG-Standaard bij deze studie het commentaar geplaatst is dat de erectiestoornissen onderzocht zijn door zelfrapportage – en het daardoor mogelijk vertekening zou kunnen geven – is voor de factor erectiestoornissen zelfrapportage juist het meest passend bij de situatie in de spreekkamer. Uit de Krimpen-studie mag geconcludeerd worden dat mannen zonder HVZ die op de vraag: 'Hebt u erecties?' antwoorden met: 'Ja, met ernstig verminderde rigiditeit', of: 'Nee, geen erectie mogelijk', een verhoogd risico hebben op het ontwikkelen van HVZ. Er zijn geen andere onderzoeken beschikbaar waarin deze relatie is beschreven.

De auteurs van de NHG-Standaard Erectiestoornissen concluderen dat in afwachting van betere follow-uponderzoeken vooralsnog routinematige screening op HVZ niet is geïndiceerd bij alle mannen met erectiestoornissen. Uit de positieve relatie tussen de risicofactoren voor zowel HVZ als erectiestoornissen en de twee beschreven prospectieve studies zou echter wel geconcludeerd mogen worden dat een inventarisatie van de risicofactoren, zoals aanbevolen in de CBO-richtlijn, wel op zijn plaats kan zijn. Vervolgens zou met de beschikbare informatie een risicoschatting gemaakt moeten worden en de adviezen van de CBO-richtlijn gevolgd moeten worden. Of de aanwezigheid van erectiestoornissen gezien moeten worden als een aanvullend risico, zoals bij de huidige risicoschatting de weging van een positieve familieanamnese, zal in de toekomst beter onderzocht moeten worden. Voor de eerder vermelde agressieve benadering van de risicofactoren (lees: behandelen daarvan) zijn onvoldoende gronden.

> *Casus (vervolg)*
> Om aan de ongerustheid van meneer Klaassen tegemoet te komen – en omdat hij rookt – laat de huisarts door de praktijkassistente een inventarisatie van het cardiovasculaire risicoprofiel opstellen. Meneer blijkt normotensief te zijn, een negatieve familieanamnese voor hart- en vaatziekten te hebben en een gunstig lipidenprofiel. Het roken blijkt zijn grootste risicofactor voor het ontwikkelen van hart- en vaatziekten. Na uitleg door de huisarts over de te beïnvloeden factoren is meneer Klaassen gemotiveerd om een poging te doen te stoppen met roken. Hij krijgt daarvoor begeleiding van de praktijkondersteuner. Voor zijn erectiestoornis gebruikt hij kortdurend een fosfodiësterase-5-remmer.

4.2 Conclusie

Behalve begeleiding van het primaire probleem van patiënten die zich bij de huisarts presenteren met erectiestoornissen lijkt het billijk om een inventarisatie te maken van risicofactoren voor HVZ. Noodzakelijke risicoreductie volgt uit de risicoscore en geschiedt op geleide van de CBO-richtlijn. Er zijn geen gronden patiënten met erectiestoornissen agressiever te benaderen ten aanzien van dergelijke risico's dan patiënten zonder erectiestoornissen.

Leesadvies

Billups KL, Bank AJ, Padma-Nathan H, Katz SD, Williams RA. Erectile dysfunction as a harbinger for increased cardiometabolic risk. International Journal of Impotence Research 2008;20(3):236-42.

CBO-richtlijn Cardiovasculair risicomanagement, 2006.

Leusink P, Boer LJ de, Vliet Vlieland CW, Rambharose VR, Sprengers AM, Mogendorff SW, Rijn-Van Kortenhof NMM van. NHG-Standaard Erectiele disfunctie (M87). Huisarts Wet 2008;51(8):381-94.

Schouten BW, Bohnen AM, Bosch JL, Bernsen RM, Deckers JW, Dohle GR, Thomas S. Erectile dysfunction prospectively associated with cardiovascular disease in the Dutch general population: results from the Krimpen Study. International Journal of Impotence Research 2008;20(1):92-9.

Thompson IM, Tangen CM, Goodman PJ, Probstfield JL, Moinpour CM, Coltman CA. Erectile dysfunction and subsequent cardiovascular disease. JAMA 2005;294(23):2996-3002.

Website

www.cbo.nl/product/richtlijnen/folder20021023121843/rl_cvrm_2006.pdf

5 Retinale veneuze occlusie (RVO)

Dr. M.H. Blanker, drs. M.B. Asjes

5.1 Inleiding

Retinale veneuze occlusie (RVO) is een vaatincident waarvan de exacte oorzaak onbekend is. De relatie met cardiovasculaire risicofactoren en de relatie tussen RVO en (vasculaire) morbiditeit en mortaliteit wordt steeds duidelijker. Toch ontbreken richtlijnen voor het beleid bij patiënten met RVO. Hierdoor verschillen oogartsen onderling in hun beleid en hebben huisartsen geen houvast voor de verdere begeleiding van patiënten.

Casus

Meneer Kanis, een 71-jarige oud-horlogemaker die bij de huisarts bekend is met een milde COPD en chronische gewrichtsklachten, bezoekt het spreekuur omdat hij bij het opstaan merkte dat hij met zijn rechter oog wazig ziet. Hij heeft daarbij geen pijnklachten of andere symptomen. Bij de visustest komt hij niet verder dan 0,2, wat niet te verbeteren is met een kantelglaasje of stenopeïsche opening. Onlangs bij een rijbewijskeuring had hij nog een prima visus. Onder de verdenking van een veneuze occlusie stuurt de huisarts meneer Kanis naar de oogarts, door wie hij dezelfde ochtend beoordeeld wordt. De oogarts bevestigt de diagnose retinale veneuze occlusie (takocclusie). Hij adviseert meneer Kanis om bij zijn huisarts ook nog eens de bloeddruk te laten meten.

5.2 Ontstaan van RVO

De precieze ontstaanswijze van RVO is niet bekend. RVO kan worden verdeeld in veneuze takafsluiting en veneuze stamafsluiting.

Arteriolen en venen in de retina hebben een gezamenlijke adventitia: verdikking van de arteriolen geeft een impressie van de venen, die kan leiden tot disfunctie van het veneuze endotheel (celverlies) en trombosevorming. Dit kan de potentiële oorzaak zijn van occlusie van de vene. Een veneuze stamafsluiting ontstaat mogelijk op analoge wijze doordat de centrale retinale arterie en vene een gezamenlijke adventitia hebben op arterioveneuze kruisingen achter de lamina cribrosa (in de oogzenuw).

Veneuze afsluiting leidt tot een toename van de veneuze capillaire druk en stagnatie van de bloeddoorstroming. Als gevolg daarvan ontstaat zuurstofgebrek in dat deel van de retina dat door de betrokken vene wordt gedraineerd; dit leidt tot beschadiging van het capillaire endotheel en geeft extravasatie van bloed, waardoor de weefseldruk toeneemt en een vicieuze cirkel ontstaat.

Waar de lekkage is opgetreden, functioneert het netvlies slechter en wordt een vlek waargenomen of gaat het zicht achteruit; een stamafsluiting leidt veelal tot forse visusvermindering, terwijl bij een takafsluiting de visusuitval beperkt kan zijn.

De bovenvermelde theorie wordt ondersteund door literatuur waaruit blijkt dat plaatselijke vernauwing van de arteriolen en vernauwing op de arterioveneuze overgang de belangrijkste oculaire voorspellers zijn voor het ontstaan van RVO. In deze paragraaf worden beide vormen verder niet onderscheiden.

5.3 Oorzaken van RVO

De incidentie van RVO wordt geschat op 1,6 procent in tien jaar, terwijl de gerapporteerde prevalentie tussen 0,3 en 1,6 procent is. Bij het ontstaan van RVO spelen cardiovasculaire risicofactoren – naast de eerdergenoemde oculaire risicofactoren – een belangrijke rol. De voornaamste discussie spitst zich toe op de vraag of de lokale vernauwing een oculaire risicofactor is, of dat die het gevolg is van cardiovasculaire risicofactoren. De meeste gegevens hierover zijn verzameld in dwarsdoorsnedeonderzoeken. Hoewel in dergelijke onderzoeken geen conclusie kan worden getrokken over causaliteit van relaties, is de richting van de gevonden relaties wel suggestief voor het werkelijke bestaan ervan. Ook de consistentie met andere soorten onderzoek, zoals patiëntcontroleonderzoek en klinische observaties, maakt het aannemelijk dat een beschreven relatie waarschijnlijk causaal is.

Zo blijkt in dwarsdoorsnedeonderzoek in de algemene populatie dat hypertensie bijdraagt aan het risico van RVO. Uit de analyse van de Atherosclerosis Risk in Communities Study en de Cardiovascular Health Study samen, waar in totaal 15.466 patiënten werden geïncludeerd, bleek een sterke associatie tussen RVO en hypertensie, die eerder in klinische observaties en patiëntcontrolestudies beschreven werd. Ook overgewicht bleek gerelateerd aan RVO, evenals plaques in de carotis en verhoogd serumfibrinogeen. De laatste twee factoren zijn voor de huisartsenpraktijk minder relevant, aangezien huisartsen daarover zelden informatie hebben.

Er is slechts weinig informatie beschikbaar uit longitudinaal onderzoek in de open populatie, waarin de risico's op het krijgen van RVO worden beschreven. Uit de Blue Mountains Eye Study (Australië), waarin 1.952 patiënten zonder RVO tien jaar lang werden gevolgd, bleek leeftijd de belangrijkste voorspeller van het ontwikkelen van RVO. Daarnaast was een verhoogde bloeddruk (vooral systolisch) voorspellend. Er bleek geen relatie te zijn met roken, lipidenspectrum, alcoholconsumptie, cardiovasculaire voorgeschiedenis of CVA.

5.4 Risico van vaatziekte na RVO

Het samengaan van RVO met cardiovasculaire risicofactoren op zich heeft niet geleid tot een algemene aanbeveling om patiënten met RVO actiever te benaderen wat betreft die risicofactoren. De lage prevalentie en incidentie van RVO in een populatie (van oudere patiënten) met een verhoogd risico op het ontwikkelen van HVZ maken het lastig te bewijzen dat het hebben van RVO een verhoogd risico geeft. De resultaten van verschillende studies over de relatie tussen RVO en cardiovasculaire sterfte spreken elkaar dan ook tegen en verschillende methoden zijn gebruikt om de relatie tussen RVO en cardiovasculaire sterfte te bepalen.

Zo berekenden Martin et al. (2002) voor patiënten met RVO, maar zonder hart- en vaatziekten, het tienjaarsrisico van cardiovasculaire ziekte en cardiovasculair overlijden volgens het Framingham-algoritme en vergeleken dat met de gestandaardiseerde risico's en de incidentie van cardiovasculaire aandoeningen in Engeland. Voor mannen en vrouwen met RVO was het berekende risico aanzienlijk groter dan het standaardrisico. Mogelijk is dit een weerspiegeling van het voorkomen van de eerdergenoemde risicofactoren voor HVZ. Deze berekening is geen bewijs voor een werkelijk verhoogd risico van cardiovasculaire ziekte of sterfte bij patiënten met RVO. Dergelijk bewijs wordt wel aangevoerd door Cugati et al. (2006). Door de gegevens van twee grote longitudinale studies te combineren, toonden zij ook getalsmatig aan dat bij patiënten die een RVO doormaakten sprake was van een verdubbeling van de mortaliteit. De gegevens van de Beaver Dam Eye Study (Verenigde Staten) en de Blue Mountains Eye Study (Australië) samen bevatten volledige informatie over 8.373 patiënten. Van al deze patiënten was bij aanvang van de studie de retina onderzocht op (o.a.) de aanwezigheid van RVO. De oorzaak van overlijden werd afgeleid van de overlijdensverklaringen. De gemiddelde follow-upduur was tien jaar. Het ongecorrigeerde overlijdensrisico voor alle patiënten met RVO was verhoogd, maar na correctie voor leeftijd en geslacht normaal. Voor de jongere patiënten met RVO, dat wil zeggen jonger dan 70 jaar, bleek het overlijdensrisico ook na deze correctie verdubbeld. Cerebrovasculaire sterfte was alleen bij mannen met RVO verdubbeld, hoewel na correctie voor leeftijd, body mass index (BMI), roken, hypertensie, diabetes en glaucoom het verschil net niet statistisch significant bleek.

Deze studies zijn niet ontworpen om de effecten van eventuele interventies gericht op de risicofactoren aan te tonen. Met de genoemde lage prevalentie zal langdurig onderzoek nodig zijn om een dergelijk eventueel effect aan te kunnen tonen. Het is echter de vraag of dit noodzakelijk is en of het billijk is daarop te wachten. Het is aannemelijk dat patiënten met RVO, die ongunstige risicofactoren hebben voor het ontwikkelen van HVZ, er baat bij hebben die factoren te beïnvloeden. Wat dat betreft zijn patiënten met RVO 'gewone patiënten met een verhoogd cardiovasculair risico'.

> *Casus (vervolg)*
> Uit de inventarisatie van de cardiovasculaire risicofactoren blijkt dat de tensie van meneer Kanis te hoog is, wat ook al bij de recente rijbewijskeuring naar voren was gekomen. Na die keuring had hij het spreekuur al eens bezocht, maar wegens het ontbreken van andere risicofactoren had de huisarts toen geen aanvullend onderzoek gedaan en nog geen actief beleid ingezet voor bloeddrukregulatie.
> Nu besluit de huisarts ook het lipidenspectrum te laten bepalen en de risicofactoren conform de CBO-richtlijn Cardiovasculair risicomanagement te behandelen.

5.5 Voor de praktijk

Patiënten die zich bij de huisarts of oogarts presenteren met RVO moeten beschouwd worden als patiënten met een uiting van een vaatziekte die een verhoogd risico hebben op andere uitingen van vaatziekte. Door een goede inventarisatie van de cardiovasculaire risicofactoren én een adequate interventie bij deze patiënten kan het risico op het ontwikkelen van verdere vaatziekten en sterfte ten gevolge van vaatziekte naar verwachting worden teruggedrongen.

Leesadvies

Cugati S, Wang JJ, Rochtchina E, Mitchell P. Ten-year incidence of retinal vein occlusion in an older population: the Blue Mountains Eye Study. Arch Ophthalmol 2006;124(5): 726-32.

Cugati S, Wang JJ, Knudtson MD, et al. Retinal vein occlusion and vascular mortality: pooled data analysis of 2 population-based cohorts. Ophthalmology 2007;114(3):520-4.

Martin SC, Butcher A, Martin N, et al. Cardiovascular risk assessment in patients with retinal vein occlusion. Br J Ophthalmol 2002;86(7):774-6.

Wong TY, Larsen EK, Klein R, et al. Cardiovascular risk factors for retinal vein occlusion and arteriolar emboli: the Atherosclerosis Risk in Communities & Cardiovascular Health studies. Ophthalmology 2005;112(4):540-7.

6 Cardiovasculaire aandoeningen bij allochtonen

Dr. P.J.M. Uitewaal, prof. dr. B.J.C. Middelkoop

6.1 Inleiding

Het beginsel van evidence-based medicine mag zich verheugen in een toenemende belangstelling. Die vertaalt zich in een groeiend aantal klinische richtlijnen of standaarden die hierop zijn gebaseerd en die als doel hebben de kwaliteit van de klinische zorg te optimaliseren. Gewoonlijk houden richtlijnen rekening met specifieke karakteristieken van de patiënt zoals leeftijd en geslacht. Ook etniciteit kan worden beschouwd als zo'n specifieke karakteristiek waar richtlijnen rekening mee moeten houden. De bestaande Nederlandse richtlijnen op het gebied van HVZ besteden echter slechts zelden aandacht aan deze karakteristiek. Uit een in 2003 gepubliceerd onderzoek bleek dat de Nederlandse huisartsenstandaard voor diabetes slechts één opmerking bevatte over de hogere prevalentie van diabetes bij sommige etnische groepen, met als conclusie dat deze etnische groepen op jongere leeftijd op diabetes gescreend zouden moeten worden. Er worden geen opmerkingen gemaakt over etnisch specifieke behandeling of educatie bij diabeten met een niet-Nederlandse achtergrond. De inmiddels vervallen NHG-Standaard over hypertensie (van 2003) besteedt slechts in één voetnoot enige aandacht aan etnische verschillen in effectiviteit van antihypertensiva. De daar verstrekte informatie strookt overigens niet met de bevindingen uit een recentere studie naar etnische verschillen in respons op antihypertensiva en lijkt inmiddels verouderd. In noot 1 van de NHG-Standaard cardiovasculair risicomanagement van 2006 wordt wat meer aandacht besteed aan het cardiovasculair risicoprofiel gerelateerd aan etniciteit. Momenteel wordt gewerkt aan een actualisering van deze standaard. De beperkte aandacht staat enigszins in tegenstelling tot standaarden over hypertensie uit Amerika, Canada en Engeland. Die standaarden besteden aandacht aan *1* het vaker voorkomen en het ernstiger beloop van hypertensie bij bepaalde etnische groepen, *2* een andere reactie op medicatie en *3* een grotere gevoeligheid voor zoutbeperking, specifiek bij zwarte Amerikanen. De summiere informatie over speciale aandachtspunten voor etnische minderheidsgroepen in de in 2006 verschenen Nederlandse multidisciplinaire richtlijn Cardiovasculair risicomanagement verwijst naar toen al gedateerde gegevens, die weinig precies tot onjuist blijken.

6.2 Allochtonen in Nederland

Volgens het Centraal Bureau voor de Statistiek (CBS) had op 1 januari 2009 20 procent van de Nederlandse bevolking een niet-Nederlandse herkomst: 9 procent behoort tot de 'westerse allochtonen' en 11 procent tot de 'niet-westerse allochtonen'. Iemand wordt gedefinieerd als 'allochtoon' wanneer die persoon zelf of een van de ouders buiten Nederland geboren is. Deze cijfers omvatten dus niet de 'derdegeneratie allochtonen'. Binnen de categorie 'niet-westerse allochtonen' vormen de leden van Turkse, Marokkaanse en Surinaamse bevolking de grootste groepen, met elk ruim 2 procent van de totale Nederlandse bevolking. Alle genoemde percentages vertonen nog steeds een stijgende lijn, die overigens vooral te danken is aan een toename van het aantal in Nederland geboren allochtonen ('tweedegeneratie allochtonen'). De verdeling over Nederland is ongelijk; relatief veel allochtonen wonen in de vier grote steden, inclusief de daarbij horende 'overloopgemeenten', met percentages oplopend tot meer dan tachtig in sommige wijken. Dergelijke aantallen rechtvaardigen specifieke aandacht voor gezondheidsproblemen van deze bevolkingsgroepen, indien ze afwijken van die van de gemiddelde Nederlandse bevolking.

Opgemerkt zij dat achter de aanduidingen 'Turks', 'Marokkaans' en 'Surinaams' werelden van verschil schuilgaan. Zo vormt de Koerdische bevolkingsgroep een belangrijke minderheid onder de Turkse ingezetenen en bestaat de Marokkaanse gemeenschap in Nederland voor een belangrijk deel uit Berbers. De Surinaamse bevolkingsgroep is te onderscheiden in Creolen, van wie de voorouders afkomstig zijn uit Afrika; Hindoestanen, met wortels in het Indiase subcontinent; en voorts onder meer Javanen en Chinezen. In deze paragraaf worden de Turkse en Marokkaanse bevolkingsgroepen niettemin behandeld als waren zij homogeen. Bij de Surinaamse bevolkingsgroep wordt wel onderscheid gemaakt tussen Hindoestanen en Creolen. Gewoonlijk zijn de uitspraken over de Creoolse bevolkingsgroep tevens geldig voor andere groepen met een herkomst uit Afrika ten zuiden van de Sahara, zoals Ghanezen. Samengevat worden in deze paragraaf vier etnische minderheidsgroepen onderscheiden: de Turkse, Marokkaanse, Hindostaanse en Creoolse bevolkingsgroepen.

6.3 Morbiditeit en mortaliteit

Over verschillen in incidentie en prevalentie van HVZ in Nederland naar etnische achtergrond bestaan vrijwel geen gegevens. Uit schaars Amsterdams en Haags onderzoek op basis van zelfgerapporteerde ziekten en aandoeningen komt naar voren dat Hindoestanen vaker een HVZ hebben. Bij Marokkaanse mannen lijken HVZ minder vaak voor te komen dan bij autochtone, Turkse en Surinaamse mannen.

Een Franse studie laat zien dat HVZ bij geïmmigreerde Marokkaanse vrouwen juist wat vaker voorkomen. In Turkije zelf worden relatief hoge cardiovasculaire sterftecijfers gevonden. In veel studies in India, Pakistan en Bangladesh worden hoge prevalenties gevonden van diabetes en HVZ. Engelse studies laten zien dat mensen oorspronkelijk afkomstig uit Zuid-Azië (een met de Surinaams-Hindoestanen vergelijkbare groep) en in het bijzonder Pakistani en Bengalen frequenter HVZ hebben dan de gemiddelde Engelse populatie. Groepen oorspronkelijk afkomstig uit het sub-Saharagebied, zoals de Creolen, zouden daarentegen minder vaak getroffen worden door een myocardinfarct, maar wel weer vaker door een CVA.

In de periode 1995-2001 was het aantal klinische opnamen in Nederland voor HVZ beduidend hoger voor de Turkse en Surinaamse (uitsplitsing naar

Creools en Hindoestaans niet mogelijk) bevolkingsgroep en iets lager voor de Marokkaanse bevolkingsgroep; alles gestandaardiseerd naar leeftijd en per 100.000 personen.

Ten opzichte van de autochtone bevolking was in dezelfde periode ook de cardiovasculaire sterfte verhoogd in de Turkse en Surinaamse bevolking, en verlaagd in de Marokkaanse bevolking. De cardiovasculaire sterfte daalde in de periode 2002-2006 in de autochtone, de Turkse en de Surinaamse bevolking en bleef relatief laag in de Marokkaanse bevolkingsgroep. En ook al was de sterfte in deze periode nog steeds verhoogd onder de Turken en Hindoestanen, zij verschilde zowel bij de mannen als de vrouwen niet significant van de cardiovasculaire sterfte in de autochtone bevolking. De sterftecijfers laten dus overall een gunstige ontwikkeling in de tijd zien en de verschillen tussen de etnische groepen nemen duidelijk af.

Cijfers over mortaliteit en morbiditeit onder Turken en Marokkanen moeten overigens met de nodige terughoudendheid worden bekeken. De groep Turken en Marokkanen in Nederland kent nog erg weinig ouderen, de gemiddelde leeftijd is relatief laag. Zo was per 1 januari 2009 het percentage 65-plussers onder zowel de Turken als de Marokkanen iets meer dan vier, tegenover vijftien in de totale bevolking van Nederland. Hierdoor bestaat bij deze groepen een grotere onzekerheidsmarge bij extrapolatie van de gevonden cijfers van morbiditeit en mortaliteit.

6.4 Prevalentie van cardiovasculaire risicofactoren onder niet-westerse allochtonen

Voor veel risicofactoren voor HVZ geldt dat ze ongelijk zijn verdeeld over de verschillende bevolkingsgroepen. Sommige risicofactoren komen vaker voor bij bepaalde etnische minderheidsgroepen, andere juist minder vaak dan bij de autochtone bevolking.

Diabetes mellitus type 2

Diabetes mellitus type 2 komt bij alle vier genoemde niet-westerse groepen veel vaker voor dan bij de autochtone bevolking. Ook komt in deze groepen diabetes type 2 al op veel jongere leeftijd voor. Bij de Creolen, Turken en Marokkanen worden in uiteenlopende onderzoeken prevalentiecijfers voor de leeftijdsgroep 35 tot 60 jaar gevonden in de orde van 10 tot 20 procent, en bij de Hindoestaanse bevolkingsgroep zelfs boven de 30 procent. Ook is onder Hindoestanen het beloop van diabetes vaak zeer agressief wat betreft cardiovasculaire complicaties.

De hogere prevalentie van diabetes type 2 en het al op jongere leeftijd voorkomen van deze aandoening bij Turkse, Marokkaanse en Hindoestaanse patiënten alsmede het agressievere beloop van diabetes bij met name de Hindoestaanse bevolkingsgroep was voor het NHG aanleiding om de Standaard Diabetes mellitus type 2 aan te passen. Zo dienen Turkse en Marokkaanse patiënten vanaf de leeftijd van 45 jaar driejaarlijks te worden gescreend op diabetes mellitus en Hindoestaanse patiënten vanaf de leeftijd van 35 jaar. Veel huisartsen met een groot aantal Hindostaanse patiënten in hun praktijk screenen hen overigens al vanaf de leeftijd van 30 jaar.

Hypercholesterolemie

In het weinige onderzoek dat in Nederland is gedaan naar etnische verschillen wat betreft totaalcholesterol in het bloed komen geen belangrijke etnische verschillen naar voren. Wel wordt vaker een verlaagd HDL-cholesterol (high-densitylipoproteïne) gevonden onder Hindoestanen en Turken.

Hypertensie

Vergeleken met de autochtone Nederlanders komt een verhoogde bloeddruk minder vaak voor bij Turkse en Marokkaanse mannen en vrouwen, hoewel dit niet lijkt op te gaan voor de oudere Turkse mannen. Onder de Hindoestaanse en nog sterker onder de Creoolse bevolkingsgroep komt hypertensie daarentegen beduidend vaker voor.

Roken

Surinamers roken ongeveer even vaak als autochtone Nederlanders. Marokkaanse vrouwen roken vrijwel niet. Marokkaanse mannen en Turkse vrouwen roken ongeveer even vaak als hun autochtone seksegenoten. Turkse mannen roken veel vaker dan alle andere groepen; in de leeftijdsgroep 25 tot 45 jaar rookt niet minder dan 70 procent.

Overgewicht en middelomtrek

Overgewicht komt onder alle bevolkingsgroepen erg vaak voor, vooral op oudere leeftijd. Zo heeft bij de 55-plussers 60 procent van de autochtone bevolking overgewicht, 75 procent van de Creoolse, 78 procent van de Marokkaanse en 83 procent van de Turkse bevolking. Het percentage overgewicht onder de Hindoestaanse 55-plussers is moeilijk aan te geven omdat de bestaande schatting van 55 procent is gebaseerd op de westerse afkappunten voor overgewicht en obesitas. Hindoestanen hebben echter bij een gelijke BMI een veel hoger percentage lichaamsvet. Daarom worden tegenwoordig voor deze bevolkingsgroep andere afkappunten geadviseerd en spreekt men reeds bij een BMI boven 23 van overgewicht en boven 27,5 van obesitas.

Over etnische verschillen in middelomtrek zijn nog onvoldoende gegevens beschikbaar. Voor de Hindoestaanse mannen wordt een lagere afkapwaarde geadviseerd: 90 cm in plaats van 94 cm.

Lichaamsbeweging

Over het algemeen doen de niet-westerse allochtone bevolkingsgroepen minder aan sport en andere vormen van lichamelijke activiteit in de vrije tijd, vergeleken met autochtone Nederlanders. Niet alleen spelen hier culturele verschillen een rol maar ook beschikbaarheid van een geschikt aanbod (bijvoorbeeld faciliteiten alleen voor vrouwen) is een factor van belang.

6.5 Absoluut risico op cardiovasculaire ziekte

De berekening van het absolute risico op een cardiovasculaire aandoening in Nederland is veelal gebaseerd op de Framingham-studie of het SCORE-project (Systematic Coronary Risk Evaluation). Een Engelse studie vergeleek de gemodificeerde Framingham-risicoscore (NICE) met een gevalideerd Engels risicoscore-instrument, de QRISK2. Dit laatste instrument houdt rekening met onder andere etniciteit. Uit dit onderzoek bleek dat de Framingham-risicoscore in het bijzonder bij vrouwen van Zuid-Aziatische afkomst (Indiërs, Pakistani en Bengalen) het risico beduidend lager inschatte dan de QRISK2, terwijl de Framingham-risicoscore het risico bij blanke mannen in Engeland juist een stuk hoger schatte. Richtlijnen voor behandeling van risicofactoren zijn in belangrijke mate afhankelijk van dit soort berekeningen. Dit onderzoek toont het belang aan van het opnemen van de karakteristiek 'etniciteit' bij deze risicoberekeningen.

6.6 Behandeling van cardiovasculaire risicofactoren en van hart- en vaatziekten voor etnische minderheidsgroepen

Verscheidene studies laten zien dat de uitkomsten van de zorg bij de behandeling van risicofactoren voor HVZ slechter zijn bij etnische minderheidsgroepen dan bij autochtone patiënten. In een vergelijking tussen Hindoestanen, Creolen en autochtone Nederlanders die behandeld werden voor hun bloeddruk was de gemiddelde systolische bloeddruk bij autochtone Nederlandse mannen en vrouwen 138 respectievelijk 130 mmHg, bij Hindoestaanse mannen en vrouwen 141 respectievelijk 142 mmHg en bij Creoolse mannen en vrouwen 151 respectievelijk 145 mmHg. Minder Creolen hadden een adequaat gecontroleerde bloeddruk dan autochtone Nederlanders. Turkse diabetespatiënten blijken bij vergelijkbare huisartsenzorg een slechtere metabole instelling te hebben dan een Nederlandse vergelijkingsgroep. Twee Engelse studies laten zien dat in vergelijking met blanke Engelsen, Indiërs met diabetes mellitus type 2 een slechtere bloedglucose-instelling, een slechter gereguleerde bloeddruk en een ongunstiger lipidenprofiel hebben dan autochtone Engelsen. Ook Amerikaans onderzoek laat een slechtere metabole instelling en een slechtere bloeddrukcontrole zien bij Spaanstalige en zwarte Amerikaanse patiënten met diabetes type 2 dan bij de blanke bevolking.

Men gaat ervan uit dat de verklaring voor deze verschillen multifactorieel is. Verklaringen worden enerzijds gezocht in patiëntgebonden factoren: genetische achtergrond, culturele factoren zich uitend in onder andere een ander leefpatroon en een slecht begrip van de (Nederlandse) taal. Anderzijds zijn er artsgebonden en arts-patiëntgebonden factoren: weinig inzicht in de culturele achtergronden van de patiënt en een slechte communicatie tussen arts en patiënt. In onderstaande wordt ingegaan op genetische factoren en vervolgens wordt aandacht besteed aan medicatietrouw, die als resultante kan worden beschouwd van zowel arts- als patiëntgebonden factoren en van de interactie tussen arts en patiënt.

Genetische factoren

Internationale vergelijkende studies tonen aan dat de zwarte populatie en mensen van Indiase afkomst die in westerse landen leven een veel hogere bloeddruk hebben dan vergelijkbare groepen wonend in Afrika en India. De gebruikelijke risicofactoren als obesitas, hoogcalorische maaltijden en weinig lichaamsbeweging zouden hier debet aan zijn. Uit Engelse studies blijkt evenwel dat deze risicofactoren de verschillen slechts gedeeltelijk verklaren. Het ontstaan van hypertensie wordt, net zoals diabetes type 2, verklaard door het samengaan van omgevingsfactoren en iemands genetische achtergrond. In de afgelopen jaren is er veel aandacht geweest voor de rol van genetische mechanismen (polymorfisme) bij het ontstaan van hypertensie. Onderzoek naar drie verschillende polymorfismen in drie etnische groepen: Creolen, Hindoestanen en Nederlanders, verklaarde slechts een klein deel van de verschillen in bloeddruk.

Genetische factoren zouden echter ook de respons op bloeddruk-, cholesterol- en/of bloedsuikerverlagende medicatie kunnen beïnvloeden. Onderzoek op dit terrein, ook wel farmacogenetica genoemd, waarbij verschillende etnische groepen betrokken zijn, is schaars. Een voorbeeld van zo'n onderzoek werd onder zwarte Amerikanen uitgevoerd. Diverse onderzoeken hadden aangetoond dat zwarte Amerikanen met hypertensie een hoog risico lopen op een CVA, een myocardinfarct, decompensatio cordis of terminaal nierlijden en dat de kans aan een van deze ziekten te overlijden groter is dan bij blanke Amerikanen met hypertensie. Uit een onderzoek gedaan naar verschillen in respons op verschillende antihypertensiva tussen zwarte Amerikanen en blanke Amerikanen bleek dat er geen duidelijke verschillen waren voor thiazidediuretica, calciumantagonisten of angiotensine-converting enzyme-remmers (ACE-remmers). Wel hadden thiazidediuretica een gunstiger effect op het voorkomen van een CVA dan ACE-remmers bij zwarte Amerikanen, terwijl dit voor blanke Amerikanen niet kon worden aangetoond. Wanneer geen thiazidediureticum wordt gegeven, hebben zowel bètablokkers als ACE-remmers een minder goede antihypertensieve werking bij zwarten dan bij blanken. De onderzoekers adviseren als eerste stap bij zwarte Amerikanen een thiazidediureticum te geven. Wanneer geen diureticum gegeven mag worden, wordt geadviseerd in plaats van de vaak aanbevolen ACE-remmer een calciumantagonist te geven, omdat ACE-remmers in vergelijking daarmee een hoger risico geven op een CVA, coronairlijden of decompensatio cordis. Bovendien is de kans op bijwerkingen (angio-oedeem) bij zwarte Amerikanen groter. Bijwerking van medicatie in de vorm van vaker of meer plassen werd vaker geassocieerd met een slechte bloeddrukcontrole bij zwarte Amerikanen in vergelijking met de blanke populatie. Uit deze onderzoeken blijkt dat het niet vanzelfsprekend is dat richtlijnen die gelden voor één bepaalde etnische groep (of ras), in gelijke mate opgaan voor andere groepen.

Medicatietrouw

Een andere mogelijke verklaring voor de slechtere uitkomsten van de behandeling van cardiovasculaire risicofactoren is een slechtere therapietrouw met betrekking tot medicatie. Hiervoor zijn inderdaad aanwijzingen gevonden. Zwarte Amerikanen met hypertensie hadden vaker een slechte therapietrouw ten aanzien van medicatie-inname dan de blanke bevolking, ofschoon zwarte Amerikanen een hoge bloeddruk vaker als een ernstige aandoening beschouwden. Ook verscheidene andere onderzoekers vermelden een minder goede therapietrouw bij etnische minderheidsgroepen. De verschillen in therapietrouw in het nadeel van etnische minderheidsgroepen worden niet altijd overtuigend en soms helemaal niet aangetoond. Ook is niet duidelijk waarom minderheidsgroepen een minder goede therapietrouw zouden hebben. Therapietrouw wordt vaak geassocieerd met de kennis van de patiënt, culturele factoren en een effectieve communicatie tussen arts en patiënt. Een slechter begrip van de ziekte of van de behandeling en onvoldoende overeenstemming tussen arts en patiënt (wederzijds begrip) zouden kunnen leiden tot een slechtere therapietrouw. Onderzoek onder autochtone en niet-westerse allochtone patiënten in huisartsenpraktijken in Rotterdam toonde een slechter wederzijds begrip aan bij niet-westerse allochtonen dan bij de autochtone groep. Of dit een relatie had met therapietrouw werd echter in deze studie niet onderzocht.

In de jaren negentig van de vorige eeuw werd in enkele huisartsenpraktijken en in het binnenstadsziekenhuis in Den Haag onderzocht of een beter op de Hindoestaanse bevolkingsgroep toegesneden diabeteseducatie tot een betere metabole instelling leidde. Op de korte termijn leek dit wel het geval, al was niet duidelijk of dit te danken was aan het etnisch-specifieke karakter van de interventie of aan het feit dat tegelijkertijd de diabeteszorg beter gestructureerd werd aangeboden.

Turkse en Marokkaanse migranten vormen twee van de drie grootste etnische minderheidsgroepen in Nederland. In het bijzonder de oudere eerstegeneratiemigranten beheersen de Nederlandse taal vaak slecht en een hoog percentage van hen is gedeeltelijk of helemaal analfabeet. Dit maakt de informatieoverdracht juist bij deze groep moeilijk. Onder diabetespatiënten en patiënten met een hoog risico van HVZ van Turkse en Marokkaanse afkomst is een aantal studies uitgevoerd waarbij patiënten diabetesvoorlichting in de eigen taal kregen en de voorlichtster patiënten kon bijstaan bij gesprekken met de hulpverleners. De gedachte was dat een beter begrip en meer kennis over de risicofactoren voor HVZ en diabetes en meer uitleg over gedragsadviezen en medicatie zouden leiden tot een verbeterde metabole instelling. De resultaten bleken toch wat teleurstellend. Een onderzoek onder Turkse diabetespatiënten liet een bescheiden, niet-significante daling van het geglycosyleerd hemoglobine (HbA1c) zien, zonder effecten op andere metabole parameters, bloeddruk of gewicht. In de studie naar het effect op risicofactoren voor HVZ werd wel een daling gezien van het absolute risico van HVZ, maar deze daling werd zowel in de controle- als de interventiegroep gezien, zonder significant verschil tussen beide groepen. Dat voor een adequate behandeling van risicofactoren voor HVZ bij etnische minderheidsgroepen extra inspanning noodzakelijk is, mag duidelijk zijn. Op dit moment is echter niet duidelijk welke extra inspanning geleverd zou moeten worden om de verschillen in uitkomst van de zorg met betrekking tot risicofactoren voor HVZ effectief te verkleinen. Voorlichting in de eigen taal alleen lijkt ontoereikend, evenals etnisch-culturele aanpassing van het voorlichtingsmateriaal. Verder onderzoek zal moeten uitwijzen welke maatregelen wel toereikend zijn.

6.7 Anders of gelijk?

In deze paragraaf is de nadruk gelegd op de verschillen tussen etnische groepen. Bedacht moet worden dat een gedeelte van deze verschillen zijn te herleiden tot sociaaleconomische gezondheidsverschillen. De niet-westerse allochtonen behoren immers in het algemeen tot de lagere sociaaleconomische strata.

Niettemin is in deze paragraaf duidelijk geworden dat er daarnaast ook verschillen zijn die met de etnische achtergrond als zodanig samenhangen en die relevant zijn voor de gezondheid: verschillen op het gebied van genetica, verschillen in cultuur, verschillen in vóórkomen van risicofactoren, verschillen in cardiovasculaire morbiditeit en mortaliteit, verschillen op het gebied van de behandeling. Dit alles moet natuurlijk niet het zicht gaan beletten op iets dat elke medicus practicus eigenlijk wel weet: in wezen zijn de verschillen maar betrekkelijk. Aandacht voor verschillen is noodzakelijk, om in staat te zijn tot adequate zorgverlening. En richtlijnen moeten rekening houden met etnische verschillen. Maar uiteindelijk gaat het om de zorg voor het unieke individu.

Leesadvies

Agyemang CO. Ethnic variations in blood pressure and hypertension. [Thesis]. Rotterdam: Erasmus Universiteit; 2005.

Agyemang C, Vaartjes I, Bots M L, van Valkengoed I G, de Munter J S, de Bruin A, Berger-van Sijl M, Reitsma J B, Stronks K. Risk of death after first admission for cardiovascular diseases by country of birth in The Netherlands: a nationwide record-linked retrospective cohort study. Heart (British Cardiac Society) 2009;95(9):747-53.

Bindraban NR. The Cardiovascular Risk Profile of Hindustani and Creole Surinamese in the Netherlands compared to white Dutch people. [Thesis]. Amsterdam: Universiteit van Amsterdam; 2007.

Bos V. Ethnic inequalities in mortality in the Netherlands. [Thesis]. Rotterdam: Erasmus Universiteit; 2005.

Courbage Y, Khlat M. Mortality and causes of death of Moroccans in France, 1979-91. Population 1996;8:59-94.

Ekoé JM, Zimmet P, Williams R. The epidemiology of diabetes mellitus. An international perspective. Chichester: J. Wiley & Sons; 2001.

El Fakiri F. Prevention of cardiovascular disease in deprived neighbourhoods. [Thesis]. Rotterdam: Erasmus Universiteit; 2008.

Hippisley-Cox J, Coupland C, Vinogradova Y, Robson J, Minhas R, Sheikh A, Brindle P. Predicting cardiovascular risk in England and Wales: prospective derivation and validation of QRISK2. BMJ 2008;336:1475-82.

Manna DR. The validity of guidelines in the treatment of patients with different ethnic backgrounds. [Thesis]. Rotterdam: Erasmus Universiteit; 2006.

McKeigue PM, Miller GJ, Marmot MG. Coronary heart disease in South Asians overseas: a review. J Clin Epidemiol 1989;42:597-609.

Middelkoop BJC. Diabetes: a true trouble. Studies on cardiovascular risk, ethnicity, socioeconomic position and intervention possibilities. [Thesis]. Amsterdam: Vrije Universiteit; 2001.

Onat A. Risk factors and cardiovascular disease in Turkey. Atherosclerosis 2001;156:1-10.

Uitewaal PJM. Type 2 diabetes mellitus and Turkish immigrants. An educational experiment in general practice. [Thesis]. Rotterdam: Erasmus Universiteit; 2003.

Valkengoed I van, Stronks K. Hart- en vaatziekten bij niet-Westerse allochtonen in Nederland. In: Hart- en vaatziekten in Nederland. Cijfers over ziekte en sterfte. Nederlandse Hartstichting, 2007.

Wright JT Jr, Dunn JK, Cutler JA, Davis BR, Cushman WC, Ford CE, Haywood LJ, Leenen FH, Margolis KL, Papademetriou V, Probstfield JL, Whelton PK, Habib GB. ALLHAT Collaborative Research Group. Outcomes in hypertensive black and nonblack patients treated with chlorthalidone, amlodipine, and lisinopril. JAMA 2005;293:1595-1608.

2 Premature atherosclerose

Dr. B.A. Hutten, drs. S. Sivapalaratnam, dr. M.D. Trip

1 Definitie en incidentie

Van premature atherosclerose is sprake als cardiaal, cerebraal of perifeer vaatlijden zich openbaart op relatief jonge leeftijd. Volgens de Europese richtlijnen is dit voor het 55e levensjaar voor mannen en voor het 65e levensjaar voor vrouwen.

Hart- en vaatziekten (HVZ), met inbegrip van beroertes en aandoeningen van de perifere vaten, vormen de belangrijkste doodsoorzaak in de meeste landen. Gemiddeld gezien openbaren HVZ zich bij mannen rond het 65e levensjaar, voor vrouwen is dit ongeveer tien jaar later. Voor het merendeel van de HVZ geldt dat atherosclerose de onderliggende oorzaak is.

HVZ op jonge leeftijd zijn relatief zeldzaam. In Nederland werd in 2003 in de leeftijdscategorie 35 tot 40 jaar een incidentie gevonden van 0,51 acute hartinfarcten per duizend mannen en 0,17 per duizend vrouwen per jaar. Voor zowel mannen als vrouwen stegen deze incidenties met de leeftijd; voor de leeftijdscategorie 65 tot 70 was deze incidentie respectievelijk 6,64 en 3,32.

Een beroerte, als voorbeeld van cerebraal vaatlijden, treft vooral mensen boven de 75 jaar maar komt eveneens voor bij relatief jonge patiënten. Voor mannen en vrouwen tussen de 35 en 40 jaar was in 2003 de incidentie 0,26 per duizend mannen en 0,30 per duizend vrouwen per jaar. De incidentie nam toe met de leeftijd. Voor mannen en vrouwen in de leeftijd van 65 tot 70 jaar was de incidentie respectievelijk 5,64 en 4,68; voor patiënten in de leeftijdscategorie 75 tot 80 steeg die naar 15,92 en 11,55.

Klachten van claudicatio intermittens als gevolg van perifeer vaatlijden komen relatief vaak voor op oudere leeftijd. Bij personen jonger dan 50 jaar is perifeer vaatlijden op basis van atherosclerose een zeldzaamheid. Voor een man onder de 50 jaar wordt de prevalentie van claudicatio intermittens geschat op 1 tot 2 procent, terwijl voor mannen ouder dan 50 jaar de prevalentie met de jaren stijgt naar circa 15 procent.

Hoewel HVZ op jonge leeftijd niet veel voorkomen, zijn ze toch een belangrijk probleem omdat het effect ervan in deze actieve levensfase groot is.

2 Etiologie

Het proces van atherosclerose kan bij gezonde mensen al op jonge leeftijd beginnen. In autopsiestudies uitgevoerd bij driehonderd Amerikaanse soldaten met een gemiddelde leeftijd van 22 jaar die sneuvelden in de Koreaanse oorlog, bleek bij 22 procent significant coronarialijden te bestaan. Het PDAY (Pathologic Determinants of Atherosclerosis in Youth)-onderzoek bestudeerde de karakteristieken van vroege atherosclerotische afwijkingen in de vaatwand van 2.876 jonge mensen (leeftijd 15-34 jaar) die bij een ongeluk omgekomen waren. De resultaten lieten zien dat de aard van de pathologisch-anatomische bevindingen bij deze jonge mensen niet afwijken van die bij oude mensen. Alleen het percentage van het vaatwandoppervlak dat atherosclerotische veranderingen liet zien, nam toe met de leeftijd.

2.1 Risicofactoren

De progressie van atherosclerose tot klinisch manifeste HVZ is variabel en hangt af van de aanwezigheid en uitgebreidheid, zowel qua duur als qua ernst, van de bekende atherogene risicofactoren, zoals roken, dyslipidemie, hypertensie, obesitas, diabetes mellitus en insulineresistentie. In zeldzame gevallen kunnen stollingstoornissen leiden tot premature atherosclerose.

De combinatie van risicofactoren met daarbij een positieve familieanamnese voor premature HVZ vergroot het risico van symptomatisch vaatlijden op jonge leeftijd.

Roken

De belangrijkste risicofactor voor jonge patiënten met een hartinfarct is het roken van sigaretten. Roken geeft endotheeldisfunctie met hyperaggregatie van bloedplaatjes en kan bovendien spasmen induceren van de coronaire vaten. Zo draagt roken bij tot het onstaan van een hartinfarct, ook bij patiënten met minimale athersclerose.

Dyslipidemie

In de Framingham Offspring Study werd het lipidenspectrum van 321 mannen met premature atherosclerose vergeleken met dat van 901 controlepersonen. Een normaal lipidenspectrum werd gevonden bij 39 procent van de patiënten en bij 73 procent van de controlepersonen. Een geïsoleerd laag high-densitylipoproteïne-cholesterol (HDL-C), een verhoogd low-densitylipoproteïne-cholesterol (LDL-C), hypertriglyceridemie met een laag HDL-C en een verhoogd lipoproteïne (a) (Lp(a)) bleken de meest voorkomende dyslipidemieën te zijn bij jonge patiënten met een hartinfarct in vergelijking met gezonde leeftijdgenoten. Bij jonge mensen blijken dus behalve een hoog LDL-C ook een laag HDL-C en een hoog triglyceridengehalte belangrijke risicofactoren te zijn.

Dyslipidemie kan secundair zijn aan een van de andere risicofactoren als roken, diabetes mellitus en insulineresistentie, overgewicht en inactiviteit, maar bij jonge mensen is er ook frequent sprake van een erfelijke vetstofwisselingsstoornis. Familiaire hypercholesterolemie (FH)met als basis een LDL-receptorgen- of een apoB-100-gendefect, leidt al tot sterk verhoogde LDL-C-waarden bij de geboorte. Kinderen met FH hebben een snellere atheroseprogressie dan kinderen zonder FH. Van 201 kinderen met FH (leeftijd 8-18 jaar) en tachtig broertjes en zusjes zonder FH, werd de intima-mediadikte (intima-media thickness; IMT) van de arteria carotis gemeten, als maat voor atherosclerose. Bij de kinderen met FH bleek op deze jonge leeftijd de IMT al significant groter te zijn.

De eerste studie in 1969 over het risico van manifest coronarialijden bij patiënten met FH berekende de kans op een hartinfarct voor het 50e jaar bij mannen op 51 procent en bij vrouwen op 12 procent. Een belangrijke epidemiologische studie bij patiënten met FH is het 'Simon Broome Register of familiar hypercholesterolemia', waarin vanaf 1980 1.190 FH-patiënten werden geregistreerd en gevolgd. Uit de gegevens van deze registratie blijkt het risico bij deze patiëntengroep van dood door HVZ het hoogst in de leeftijdsgroep van 20 tot 39 jaar. Dit risico daalt met het toenemen van de leeftijd. Bij personen boven 60 jaar is er geen toegenomen sterfte meer, de patiënten met het hoogste risico zijn dan reeds overleden. De introductie van statines heeft een daling van het risico van cardiale dood gegeven. Een recente studie laat zien dat de behandeling met statines het risico van een myocardinfarct bij deze patiëntengroep reduceert tot het risico van de algehele bevolking.

Ook andere familiaire vetstofwisselingsstoornissen, zoals familiaire gecombineerde hypercholesterolemie, familiaire hypoalfalipoproteïnemie, familiaire dysbètalipoproteïnemie en familiair verhoogd Lp(a), dragen in belangrijke mate bij tot premature HVZ. Een laag HDL (hypoalfalipoproteïnemie) kan verschillende oorzaken hebben. Uit familie- en tweelingenstudies blijkt dat 40 tot 60 procent van de variatie in HDL-C-niveaus genetisch verklaard kan worden. Er zijn verschillende monogenetische aandoeningen bekend die kunnen leiden tot een laag HDL-C, waaronder mutaties in de eiwitten ABCA1, apolipoproteïne A1 of lecithinecholesterolacetyltransferase (LCAT). Homozygotie voor dergelijke mutaties kan zelfs leiden tot de totale afwezigheid van HDL-C in het plasma. Toch liggen aan een laag HDL-C ook vaak leefstijlfactoren ten grondslag. Patiënten met een laag HDL-C moet geadviseerd worden te stoppen met roken en te streven naar een ideaal lichaamsgewicht. Regelmatig sporten kan (beperkt) bijdragen aan het verhogen van het HDL-C. In het dieet dient verder meer nadruk te liggen op onverzadigde vetten. Voor medicamenteuze therapie bij een laag HDL-C is over het algemeen alleen plaats bij patiënten met een zeer hoog cardiovasculair risico, zoals in het kader van secundaire preventie na een doorgemaakt cardiovasculair event of bij diabetes mellitus. Indien er sprake is van eerstegraadsfamilieleden met een laag HDL-C én premature atherosclerose, kan medicamenteuze therapie echter ook overwogen worden in een primaire setting. Er zijn enkele medicijnen beschikbaar die het HDL-C verhogen; fibraten leiden tot een toename van 10 procent en nicotinezuurderivaten tot een toename van 16 procent van het HDL-C. Sommige statines hebben eveneens een (bescheiden) HDL-C-verhogende werking. Hoewel gesuggereerd wordt dat medicamenteuze HDL-C-verhoging resulteert in een reductie van cardiovasculaire eindpunten, is het bewijs hiervoor nog niet waterdicht. In de nabije toekomst komen mogelijk geneesmiddelen beschikbaar die in staat zijn het HDL-C meer substantieel te verhogen. Waarbij dan nog moet worden aangetoond of deze middelen het risico van HVZ verminderen.

Hypertensie

Hypertensie komt minder vaak voor bij jonge hartinfarctpatiënten dan bij oudere. Resultaten van een studie bij 8.839 patiënten die eerder een hartinfarct hebben doorgemaakt, laten zien dat 32 procent van de jonge vrouwelijke patiënten en 19 procent van de mannelijke patiënten hypertensie hadden. Voor de oudere hartpatiënten waren deze percentages respectievelijk 48 en 31.

Diabetes mellitus en insulineresistentie

Bij oudere patiënten is vooral diabetes mellitus type 2 een belangrijke risicofactor voor HVZ. Toch heeft ook ongeveer 10 procent van de jonge hartinfarctpatiënten reeds diabetes mellitus type 2. Diabetes mellitus en insulineresistentie staan in directe relatie met het lichaamsgewicht. Als gevolg hiervan komen in de Verenigde Staten nu al insulineresistentie en diabetes mellitus type 2 voor op de kinderleeftijd. In de gehele westerse wereld is er sprake van een constante gewichtstoename. Die zal naar verwachting gepaard gaan met een toenemende incidentie van diabetes mellitus, insulineresistentie en dyslipidemie en daarmee met een stijging van het risico van premature HVZ.

Obesitas

Ongeveer 30 tot 50 procent van de jonge patiënten met coronarialijden heeft overgewicht, een veel groter deel dan van de oudere patiëntengroep. In de Framingham Heart Study was bij mannen onder de 50 jaar de incidentie van HVZ tweemaal en bij vrouwen tweeënhalf maal zo groot in het tertiel met het hoogste gewicht vergeleken met het tertiel met het laagste gewicht. Het feit dat in de westerse wereld het gewicht van jonge mensen geleidelijk toeneemt, zal ongetwijfeld ook een ongunstige invloed hebben op de incidentie van HVZ in de komende jaren.

Stollingstoornissen

In zeldzame gevallen kan er sprake zijn van trombofilie, waardoor er premature atherosclerose onstaat. Wanneer weinig atherosclerose wordt gezien op het coronaire angiogram of de traditionele risicofactoren zo goed als afwezig zijn, moeten het antifosfolipidensyndroom, essentiële trombocytemie en polycythaemia vera overwogen worden. Ook kan cocaïnegebruik leiden tot een toegenomen stollingsactivatie alsmede vaatspasmen.

Indien de familieanamnese sterk positief is, kunnen factor-V- of factor-II-mutaties overwogen worden. De rol van plaatjeshyperreactiviteit bij premature atherosclerose is onduidelijk. Bij verdenking op een stollingstoornis kan de patiënt het beste verwezen worden naar de tweede lijn.

3 Het belang van de familieanamnese

Veel studies, zowel in Europa als in de Verenigde Staten, hebben aangetoond dat iemand met een positieve familieanamnese, gedefinieerd als het voorkomen van premature HVZ bij een eerstegraadsfamilielid, een grotere kans heeft op een hartinfarct. Deze associatie kan deels toegeschreven worden aan omgevingsfactoren als roken en dieet en deels aan genetisch bepaalde factoren als familiaire dyslipidemie en hypertensie. Dit werd in de CARDIA-studie (Coronary Artery Risk Development in Young Adults) zowel in een blanke (n = 2.478) als een zwarte (n = 2.478) populatie in de leeftijdscategorie van 18 tot 30 jaar aangetoond voor alle belangrijkste risicofactoren.

In de Framingham Offspring Study was een positieve familieanamnese voor HVZ in de eerste graad geassocieerd met een verhoogd risico van HVZ. Daarbij bleek dat het hebben van een broer of zus met HVZ geassocieerd is met een groter risico dan het hebben van een ouder met HVZ.

In een tweelingstudie was bij mannen van wie een eeneiige tweelingbroer jonger dan 55 jaar overleden was aan een coronaire hartziekte, het relatieve risico op overlijden 8,1 (95% BI: 2,7-24,5), en bij vrouwen van wie een eeneiige tweelingzus jonger dan 65 jaar was overleden aan een hartinfarct 15,0 (95% BI: 7,1-19).

De genetische component speelt bij vroege HVZ een belangrijker rol dan HVZ op oudere leeftijd. Dit is dan ook de reden dat bij studies naar genetische risicofactoren vaak onderzoek gedaan wordt in een jonge populatie.

4 Opsporing

Bij het vroegtijdig optreden van HVZ bij een patiënt is het opsporen en zo mogelijk behandelen van de bekende risicofactoren bij de eerstegraadsfamilieleden een eerste stap. Bij het vinden van cholesterolwaarden boven het 95e percentiel moet men denken aan FH. De huisarts kan vanzelfsprekend de behandeling met statines starten maar ook DNA-diagnostiek aanvragen of besluiten de patiënt door te verwijzen als potentiële 'indexpatiënt' naar de Stichting Opsporing Erfelijke Hypercholesterolemie (StOEH).

Stichting Opsporing Erfelijke Hypercholesterolemie

De StOEH, een door het ministerie van Volksgezondheid gesubsidieerde instelling, is in 1994 opgericht met als belangrijkste doelstelling patiënten met

FH op te sporen, teneinde vroegtijdige behandeling mogelijk te maken. Centraal bij de opsporing staan identificatie van een zogenaamde indexpatiënt, de stamboomanalyse en DNA-diagnostiek van bloedverwanten. Als er bij een patiënt een klinisch vermoeden van FH bestaat, wordt bloed voor DNA-onderzoek opgestuurd ter karakterisering van het gendefect. Is een mutatie vastgesteld bij een patiënt, nu indexpatiënt, dan wordt deze benaderd door een medewerker van de StOEH. Vervolgens zal getracht worden via de indexpatiënt in contact te treden met familieleden. In principe richt het onderzoek zich op de bloedverwanten in de eerste graad; alleen als deze FH blijken te hebben, wordt het onderzoek voortgezet in de volgende generatie. Bij afwezigheid van eerstegraadsbloedverwanten worden direct de tweedegraadsfamilieleden in het onderzoek betrokken. De familieleden worden gewezen op het risico dat zij dragen en op de mogelijkheid van DNA-diagnostiek en vroegtijdige behandeling. Indien bij een familielid sprake blijkt te zijn van een mutatie en daardoor de diagnose FH vaststaat, krijgt deze een set voorlichtingsmateriaal, een brief met de uitslag, een brief voor de huisarts en een brief voor een van de lipidenpoliklinieken toegestuurd. Betrokkene wordt vervolgens geadviseerd contact op te nemen met de huisarts en ten minste eenmalig een lipidenpolikliniek in de eigen regio te bezoeken.

5   Prognose

Over het algemeen hebben patiënten met prematuur cardiaal vaatlijden een goede prognose, bijvoorbeeld jonge patiënten met een hartinfarct. Het Worcester Heart Attack-onderzoek volgde gedurende tien jaar meer dan 8.000 patiënten die in het ziekenhuis waren opgenomen wegens een hartinfarct in de periode 1975 tot 1995, hiervan waren 1.326 (17%) patiënten jonger dan 50 jaar. De kans om in het ziekenhuis te overlijden was voor de patiënten van 55 tot 64 jaar 2,2, van 65 tot 75 jaar 4,2, van 75 tot 85 jaar 7,8 en voor patiënten ouder dan 85 jaar 10,5 keer zo groot als de kans op overlijden bij de patiënten jonger dan 50 jaar. Hierbij was in alle leeftijdsgroepen, behalve in de groep boven 85 jaar, de kans op overlijden in de loop der jaren gedaald, hetgeen werd toegeschreven aan de verbeterde behandelmogelijkheden. De kans om in de daaropvolgende tien jaar te overlijden was in de jonge groep ook aanzienlijk kleiner dan in de oudere groepen. Het merendeel van de jonge patiënten gaat na het doormaken van een hartinfarct weer aan het werk.

Bij cerebraal vaatlijden is de prognose van een patiënt met een beroerte sterk afhankelijk van het deel van de hersenen dat beschadigd is. Bij jonge patiënten met een beroerte zal diagnostisch onderzoek naar mogelijke oorzaken verricht moeten worden, gezien de eventuele therapeutische consequenties. Omdat er bij jonge patiënten met een herseninfarct vaak sprake is van cardiale afwijkingen, moet er altijd cardiaal onderzoek plaatsvinden. Grofweg was in Nederland voor mannen vijf jaar na een herseninfarct de sterfte voor het 45e levensjaar 15 procent en voor vrouwen 10 procent. Voor

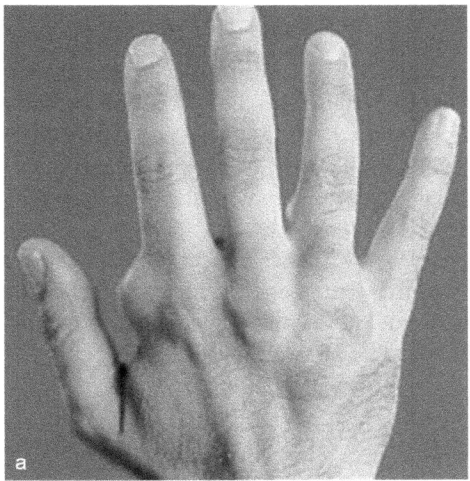
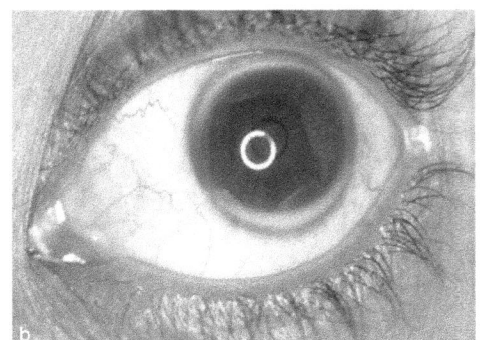
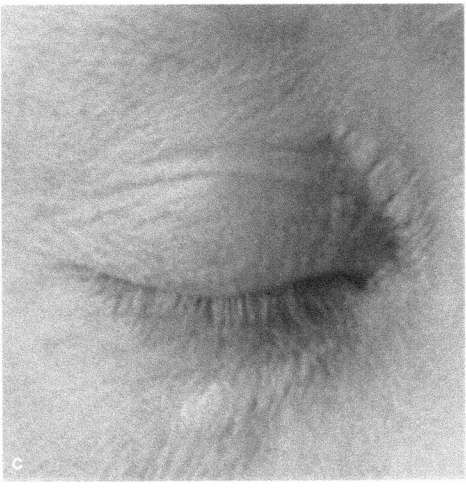

Figuur 2.1a t/m c
Lichamelijke symptomen bij patiënten met familiaire hypercholesterolemie:
a strekpeesxanthomen;
b arcus lipoides cornea en
c xanthelasmata.

mannen en vrouwen in de leeftijdscategorie 65 tot 70 jaar waren deze cijfers beduidend hoger, namelijk 43 procent en 33 procent.

Jonge patiënten met perifeer vaatlijden hebben in principe hetzelfde risicoprofiel als oudere patiënten. Wel heeft deze patiëntengroep, omdat er sprake is van algemeen atherosclerotisch vaatlijden, een toegenomen risico op klinische manifestatie van cerebraal en cardiaal vaatlijden; 10 procent van de patiënten met perifeer vaatlijden heeft ook cerebraal en 28 procent ook coronair vaatlijden. De doodsoorzaak van patiënten die zich in eerste instantie met perifeer vaatlijden presenteren is dan ook vrijwel altijd cardiaal. Bij patiënten met claudicatioklachten is het daarom noodzakelijk niet alleen onderzoek te doen naar de conditie van de perifere vaten, maar ook om op niet-invasieve wijze de overige vaten in kaart te brengen en een risicoprofiel te bepalen.

6 Behandeling en preventie

De behandeling van patiënten met premature atherosclerose is gelijk aan die van iedere andere patiënt met HVZ. De behandeling behelst zowel medicamenteuze therapie, bestaande uit onder meer een plaatjesaggregatieremmer, statine, bètablokker en indien nodig een angiotensine-converting enzymeremmer (ACE-remmer), als leefstijladviezen. Indien nog niet gerealiseerd, is stoppen met roken van groot belang.

Hoogrisicopatiënten voor (premature) HVZ, zoals patiënten met diabetes mellitus of personen met een belaste familieanamnese, moeten preventief gescreend worden met betrekking tot de standaardrisicofactoren. Indien er afwijkingen gevonden worden, is adequate behandeling essentieel.

Leesadvies

Birjmohun RS, Hutten BA, Kastelein JJP, Stroes ESG. Efficacy and safety of high-density lipoprotein cholesterol-increasing compounds: A meta-analysis of randomized controlled trials. Journal of the American College of Cardiology 2005;45(2):185-97.

Chan MY, Andreotti F, Becker RC. Hypercoagulable states in cardiovascular disease. Circulation 2008;118(22):2286-97.

Marenberg ME, Risch N, Berkman LF, Floderus B, Faire U de. Genetic susceptibility to death from coronary heart disease in a study of twins. New Engl J Med 1994;330:1041-6.

Murabito JM, Pencina MJ, Nam BH, D'Agostino RB Sr, Wang TJ, Lloyd-Jones D, Wilson PW, O'Donnell CJ. Sibling cardiovascular disease as a risk factor for cardiovascular disease in middle-aged adults. JAMA 2005;294(24):3117-23.

Schaefer EJ, Genest JJ, Ordovas JM, Salem DN, Wilson PWF. Familial lipoprotein disorders and premature coronary artery disease. Current Opinion in lipidology 1993; 4:288-98.

Sinha R, Fisch G, Teague B, Tamborlane WV, Banyas B, Allen K, et al. Prevalence of impaired glucose tolerance among children and adolescents with marked obesity. N Engl J Med 2002;346:802-10.

Versmissen J, Oosterveer DM, Yazdanpanah M, Defesche JC, Basart DC, Liem AH, Heeringa J, Witteman JC, Lansberg PJ, Kastelein JJ, Sijbrands EJ. Efficacy of statins in familial hypercholesterolaemia: a long term cohort study. BMJ 2008;337:a2423.

Von Eckardstein A. Differential diagnosis of familial high density lipoprotein deficiency syndromes. Atherosclerosis 2006;186(2):231-9.

Wiegman A, Groot E de, Hutten BA, Rodenburg J, Gort J, Bakker HD, et al. Arterial intima-media thickness in children heterozygous for familial hypercholesterolaemia. Lancet 2004;363(9406):369-70.

Een volledige lijst met referenties gebruikt voor het schrijven van dit hoofdstuk is op te vragen bij de auteurs.

Websites

www.rivm.nl
www.stoeh.nl

3 Primaire hypertensie

Dr. J. Deinum, dr. A.H. van den Meiracker

1 Inleiding

Hypertensie is één van de belangrijkste risicofactoren voor hart- en vaatziekten (HVZ). Hypertensie kan onderverdeeld worden in primaire en secundaire hypertensie, dat wil zeggen hypertensie zonder en hypertensie met eenduidige aanwijsbare oorzaak. Het percentage primaire hypertensie is het hoogste in de huisartsenpraktijk (95%) en lager in de tweede (85%) en derde lijn (70%). Al toen verhoogde bloeddruk werd herkend (rond 1850) vroeg men zich af wat de oorzaak was van hypertensie, maar secundaire vormen van hypertensie zoals besproken in hoofdstuk 4 worden pas sinds het midden van de vorige eeuw onderscheiden. De term 'essentiële hypertensie' stamt uit het begin van de twintigste eeuw toen men dacht dat de bloeddruk verhoogd was omdat dat noodzakelijk (essentieel) was voor de perfusie van de organen. Deze onjuiste, maar zeer gebruikelijke term kan dus beter niet meer gebruikt worden. In plaats daarvan spreekt men liever over primaire hypertensie. Uit actuariële analyses bleek een eeuw geleden al dat deze hypertensie niet onschuldig was, maar therapiemogelijkheden waren er nauwelijks. Dit was vooral voor patiënten die een maligne hypertensie ontwikkelden (zie hoofdstuk 5) een groot probleem. Vanaf de jaren vijftig kwamen echter antihypertensieve middelen beschikbaar met een acceptabele verhouding tussen werkzaamheid en verdraagbaarheid, die bij de nieuwste middelen alleen maar is toegenomen.

Definitie

De gangbare definitie van hypertensie is: een in de spreekkamer gemeten bloeddruk van meer dan 140/90 mmHg. Of alleen de systolische of diastolische of beide bloeddrukken verhoogd zijn is hierbij niet van belang. De ernst wordt vaak ook aangegeven door verschillende graden van hypertensie. De relevantie van deze indeling neemt echter af omdat tegenwoordig behandelcriteria niet meer zozeer door grenswaarden worden bepaald maar door het totale cardiovasculaire risicoprofiel waarin bloeddruk als een min of meer continue variabele wordt gezien.

2 Epidemiologie

Hypertensie is de meest voorkomende reden van een huisartsenbezoek (12% van alle bezoeken). De prevalentie neemt sterk toe met de leeftijd, bij jongeren onder de 25 jaar ruim 1 procent maar bij personen boven de 65 jaar 30 tot 50 procent. Bij mannen is op jongere leeftijd vaker sprake van hypertensie dan bij vrouwen, maar boven de leeftijd van 65 jaar zijn vrouwen in de meerderheid. Hypertensie is niet alleen geassocieerd met leeftijd of geslacht, maar ook met sociale klasse: de hoogste prevalentie wordt gevonden in de laagste sociale klasse. Allochtone vrouwen in Nederland lijken even vaak hypertensie te hebben als autochtone, mits gecorrigeerd voor leeftijd en gewicht. Turkse oudere mannen hebben op latere leeftijd vaker hypertensie dan Nederlandse mannen; jonge Marokkaanse en Turkse mannen zijn minder vaak aangedaan.

3 Pathogenese en pathofysiologie

De eenvoudigste manier om naar bloeddruk te kijken is met de formule: bloeddruk = hartminuutvolume × perifere weerstand (HMV × PW).

Hieruit volgt dat hypertensie ontstaat door een toename van het HMV of van de PW. Een verhoogd HMV (hyperkinetische circulatie) bestaat wellicht bij het begin van hypertensie, maar bij een langer bestaande hypertensie is het HMV normaal maar de PW verhoogd. Het is wel begrijpelijk dat uiteindelijk het HMV normaliseert; het HMV moet immers in een vaste metabole behoefte voorzien die niet erg varieert en daarom niet chronisch verhoogd hoeft te zijn.

Toename van hartminuutvolume

Een van de belangrijkste theorieën over het ontstaan van hypertensie benadrukt de centrale rol van de nier. Een normale nier scheidt water en zout uit (druknatriurese). Als de nier om een of andere reden wat betreft de natriurese minder gevoelig is voor de bloeddruk, is een hogere bloeddruk nodig om het extracellulaire volume te handhaven. Dit mechanisme speelt bijvoorbeeld een rol bij hyperaldosteronisme zoals dat gezien bij bijnierpathologie (primair) of bij nierarteriestenose.

Toename van perifere weerstand

Er zijn veel factoren in het lichaam die vasoconstrictie geven, bijvoorbeeld endothelinen en prostaglandinen, maar er zijn twee vasoconstrictieve systemen in het lichaam die in de klinische praktijk farmacologisch geremd kunnen worden. Het eerste is het sympathisch zenuwstelsel dat door stimulatie van alfareceptoren door noradrenaline in de weerstandsvaten vasoconstrictie bewerkstelligt. Stimuleren van bèta-1-receptoren door noradrenaline (en adrenaline uit het bijniermerg) in het hart geeft een toename van de contractiliteit, waardoor het hart ondanks de toegenomen PW toch het benodigde HMV kan blijven rondpompen. Het andere systeem is het renine-angiotensine-aldosteronsysteem (RAAS). Angiotensine II, de effector van het systeem, is een sterke vasoconstrictor en is een van de belangrijkste stimulatoren van aldosteronproductie door de bijnierschors. Beide effecten geven hypertensie. De angiotensine II-productie wordt bepaald door het enzym renine dat in de nier geproduceerd wordt en dat de gereguleerde factor van het RAAS is. Tussen het sympathisch zenuwstelsel en het RAAS bestaat ook een verband: activatie van de sympathicus geeft reninevrijzetting in de nier. Het bloeddrukverlagende effect van bètablokkers treedt waarschijnlijk voor een groot deel op door het verlagen van reninespiegels.

Vaatstijfheid

Bij personen in de westerse maatschappijen stijgt de bloeddruk in de loop van het leven. Dit geldt vooral voor de systolische bloeddruk, de diastolische bloeddruk daalt zelfs weer na het 50e levensjaar. De oorzaak hiervan is de stijfheid van de aortawand die toeneemt met het klimmen der jaren als gevolg van toename van collageen en het fragmenteren van elastinevezels. Door het wegvallen van de zogenaamde windketelfunctie van de aorta zal de polsdruk (verschil tussen boven- en onderdruk) toenemen. Als de vaatweerstand hierbij dan ook verhoogd is, ontstaat een sterke verhoging van de systolische bloeddruk terwijl de diastolische bloeddruk nog een ogenschijnlijk normale waarde heeft. Deze zogenaamde (geïsoleerde) systolische hypertensie is echter geenszins onschuldig.

Obesitas

Overgewicht gaat vaak gepaard met hypertensie. De oorzaak hiervan is gelegen in een complex samenspel van toegenomen sympathicusactiviteit, toegenomen gevoeligheid voor natrium en veranderde regulatie van het RAAS, en mogelijk ook door het optreden van het obstructieve slaapapneusyndroom (OSAS).

Alcohol/drugs

Alcohol in ruimere hoeveelheden dan twee glazen per dag voor mannen en één glas per dag voor vrouwen kan een rol spelen bij het ontstaan van hypertensie en is waarschijnlijk een onderschatte oorzaak voor hypertensie. Sommige genees- en genotmiddelen kunnen ook hypertensie geven, meestal door een invloed op de prostaglandinesynthese of directe of indirecte stimulering van receptoren van het sympathisch zenuwstelsel. NSAID's (nonsteroidal anti-inflammatory drugs) zijn berucht om hun hypertensieve effect en worden door patiënten niet altijd als medicijnen beschouwd, omdat een aantal ook zonder recept te verkrijgen is. Tricyclische antidepressiva kunnen hypertensie geven, vooral in liggende houding met een bijkomende orthostatische hypotensie. Cocaïne en amfetamines kunnen voorbijgaande maar ernstige bloeddrukstijgingen veroorzaken, soms zelfs leidend tot een myocardinfarct.

4 Bloeddrukmeting

De arteriële bloeddruk is variabel en afhankelijk van meetomstandigheden. De bloeddruk moet in de spreekkamer daarom zo gestandaardiseerd mogelijk gemeten worden. (Zie tabel 3.1 voor een protocol.) Een aantal factoren moet daar nog uitgelicht worden. In de eerste plaats is het belang van een rustpauze voor de meting groot. Gemiddeld overschat een direct uitgevoerde meting de bloeddruk met 15/5 mmHg. Verder is het altijd meten op harthoogte van belang, aangezien alleen dan bloeddrukmetingen in liggende, zittende en staande houding goed met elkaar vergeleken kunnen worden en het effect van verschillen in hydrostatische druk als gevolg van de zwaartekracht geen rol speelt. De definitie van harthoogte is het midden van de manchet ter hoogte van het midden van het borstbeen. In de meeste houdingen (ook liggende!) betekent dit dat de arm ondersteund moet worden.

Thuismeting

Zelfmeting van de bloeddruk is lang met scepsis bekeken maar wordt steeds meer toegepast. Zelfmeting heeft een aantal voordelen. Zo voorspelt zelfmeting het risico op het krijgen van HVZ beter dan de bloeddrukmeting in de spreekkamer. Verder speelt het effect dat de aanwezigheid van de arts heeft op de bloeddruk (wittejasseneffect) geen rol. Dit effect leidt tot overschatting van de bloeddruk als alleen maar spreekkamerbloeddrukken worden gemeten. Mensen met een wittejashypertensie hebben een niet of nauwelijks toegenomen risico van HVZ. Een omgekeerd effect wordt ook gezien: een zelfgemeten bloeddruk die hoger is dan de spreekkamerbloeddruk. Patiënten met dit fenomeen, gemaskeerde hypertensie genoemd, hebben wel een toegenomen risico van HVZ. Gemaskeerde hypertensie is een probleem dat pas de laatste tijd herkend wordt en de vraag opwerpt of niet iedereen thuismetingen zou moeten verrichten, ook als de spreekkamerbloeddrukken normaal zijn.

Bovenstaande suggereert ook dat zelfmetingen goed bruikbaar zijn voor het vervolgen van het effect van antihypertensieve behandeling. Het heeft als

Tabel 3.1	Richtlijnen voor het meten van de bloeddruk in de spreekkamer.

- Er wordt een manchet gekozen met een juiste blaaslengte ten opzichte van de armomtrek
- Patiënt zit vijf minuten rustig voor de meting begint en met beide voeten plat op de vloer
- Patiënt noch observator spreekt voor en tijdens meting
- De arm wordt op harthoogte gehouden door observator of een steun
- De sfygmomanometer is zo opgesteld dat de observator gemakkelijk de schaal kan aflezen
- De stethoscoop wordt op de plaats van maximale pulsaties van de arteria brachialis net distaal van de manchet gezet
- De manchet wordt opgeblazen tot 20 à 30 mmHg boven de verwachte systolische bloeddruk (te bepalen door het wegvallen van pulsaties van de a. radialis bij palpatie)
- De observator laat de manchet met een snelheid van 2 mmHg per hartslag leeglopen
- De systolische bloeddruk is de druk in de manchet waarbij de eerste tonen hoorbaar zijn
- De diastolische bloeddruk is de druk in de manchet waarbij de tonen niet meer hoorbaar zijn of, indien de tonen niet verdwijnen, de druk waarbij de tonen ineens veel doffer worden
- Per meting worden minstens drie metingen achter elkaar gedaan, met minstens vijftien seconden tussenpoos
- 'Bijpompen' van de manchet is niet toegestaan
- De bloeddruk wordt de eerste keer aan beide armen gemeten. Bij een verschil > 20/10 mmHg dient stenoserend vaatlijden te worden overwogen. Altijd meten aan de arm met hoogste bloeddruk
- De bloeddruk dient ook liggend en staand gemeten te worden (met minstens 2 minuten tussenpoos) waarbij ook beide keren de pols bepaald wordt, ter detectie van orthostatische hypotensie

bijkomend voordeel dat de patiënt meer betrokken is bij zijn behandeling, wat een gunstig effect kan hebben op therapietrouw.

Praktische adviezen met betrekking tot zelfmeting betreffen het soort apparaat en het meetschema. Het gebruik van polsmeters is in het algemeen nog onvoldoende betrouwbaar om te adviseren aan patiënten. Voorbeelden van apparaten die aan kwaliteitscriteria voldoen zijn te vinden op www.dableducational.org en www.bhsoc.org. Verder zijn op de website van de Hartstichting in Nederland verkrijgbare kwalitatief goede bloeddrukmeters te vinden. De richtlijnen voor zelfmeting van de European Society of Hypertension zijn weergegeven in tabel 3.2. Van belang is dat de grenswaarde voor hypertensie bij thuismeting anders is dan voor spreekkamermeting: 135/85 mmHg.

Ambulante bloeddrukmeting

Ambulante bloeddrukmeting (ABPM) heeft dezelfde voordelen als zelfmeting, maar geeft daarbij extra informatie over het dag-nachtpatroon. Dit laatste is van belang voor patiënten die geen nachtelijke daling van de

Tabel 3.2	Richtlijnen voor het thuis meten van de bloeddruk volgens de European Society of Hypertension.

- Diagnostisch: zeven dagen meten, met 's morgens (06.00-09.00 uur) en 's avonds (18.00-21.00 uur) twee metingen. De waarden van de eerste dag worden niet meegenomen
- Tijdens instellen van de therapie: idem
- Follow-up: elke drie maanden gedurende één week

Tabel 3.3	Indicaties voor ambulante bloeddrukmeting.
Geaccepteerde indicaties	- verdenking wittejashypertensie - verdenking nachtelijke hypertensie - verdenking gemaskeerde hypertensie - vaststellen 'dipping' - therapieresistente hypertensie - hypertensie in de zwangerschap
Mogelijke indicaties	- oudere patiënt - evaluatie van antihypertensieve medicatie - diabetes mellitus type 1 - evaluatie van klachten van orthostatische hypotensie - autonoom falen (nachtelijke hypertensie en hypotensie overdag)

bloeddruk hebben ('non-dipper'), wat geassocieerd is met meer orgaanschade. Verder is medewerking van de patiënt niet vereist en kan de bloeddruk met het bijhouden van een dagboek gerelateerd worden aan klachten. Indicaties voor ABPM zijn vermeld in tabel 3.3. ABPM wordt meestal uitgevoerd met een interval van vijftien tot twintig minuten overdag en dertig minuten 's nachts. Voor de interpretatie kan men kijken naar de gemiddelde bloeddrukwaarde over één dag of apart naar de dag- en nachtwaarde. De grenswaarde voor hypertensie ligt ook bij ABPM lager dan bij de spreekkamerbloeddruk: 135/85 mmHg overdag en 120/70 mmHg 's nachts.

5 Hypertensie als cardiovasculaire risicofactor

Zoals eerder al aangegeven is hypertensie een belangrijke risicofactor voor HVZ. Een recente schatting laat zien dat 54 procent van de beroertes en 47 procent van de coronaire aandoeningen wereldwijd toe te schrijven is aan hypertensie. Ruim 13 procent van de sterfte en 6 procent van de invaliditeit wordt veroorzaakt door hypertensie. Hierbij kunnen een paar kanttekeningen gemaakt worden. Ten eerste is voor deze gegevens de grens voor hypertensie al gelegd bij 115 mmHg. Deze waarde is verdedigbaar omdat het risico vrijwel lineair toeneemt met de bloeddruk; er is geen duidelijke ondergrens van normaal. Ten tweede betreft deze toename het relatieve risico; het absolute risico is sterk afhankelijk van de leeftijd. Hoewel hypertensie op jonge leeftijd een veel groter relatief risico geeft, is het absolute risico nog altijd laag. Een derde opmerking is dat bovengenoemde getallen verkregen zijn uit wereldwijde data: hypertensie is al lang geen westerse aandoening meer. Relatief is de last van hypertensie juist in ontwikkelingslanden het zwaarst (80% van het totaal).

Hypertensie verklaart uiteraard niet alleen het optreden van HVZ. Risicofactoren als roken, diabetes, dyslipidemie, obesitas en lichamelijke inertie spelen ook een rol. Om deze reden wordt tegenwoordig vooral gekeken naar hypertensie als een mededeterminant van het totale cardiovasculaire risico. Op internet zijn risicocalculatoren te vinden die op basis van een aantal gegevens het vijf- of tienjaarsrisico vanHVZ uitrekenen. In de Nederlandse richtlijn is gekozen voor de risicotabellen die zijn gebaseerd op gegevens van het SCORE-onderzoek (Systematic Coronary Risk Evaluation). Daarin is uit follow-upgegevens van 200.000 Europeanen zonder HVZ geschat wat het risico is van sterfte door HVZ. Deze risicoschatting is voor de Nederlandse bevolking aangepast met behulp van gegevens van Nederlandse cohorten. Bovendien is er voor Nederland in de richtlijn niet alleen een risico van mortaliteit maar ook op morbiditeit door HVZ berekend (deze risicogetallen liggen bijna een factor 2 hoger). De tabellen zijn te vinden in de CBO-richtlijn uit 2006 (een nieuwe richtlijn is in voorbereiding). Het risicopercentage van mortaliteit in de komende vijf jaar, dat wordt gebruikt om te bepalen of therapie moet worden gegeven, is weergegeven in tabel 3.4. Deze tabel is bruikbaar voor patiënten die geen HVZ hebben en geen diabetes mellitus. Andere risicofactoren, zoals ongezond voedingspatroon, fysieke inactiviteit, obesitas, een positieve familieanamnese en nierinsufficiëntie verhogen uiteraard het risico, maar deze toename is niet goed te kwantificeren. Dat betekent dat een arts kan besluiten een patiënt die volgens tabel 3.4 een risico heeft van minder dan 10 procent (normaal geen reden om medicamenteuze behandeling in te stellen) toch te behandelen omdat een of meer additionele risicofactoren aanwezig zijn. Voor de behandeling van cardiovasculair risico in combinatie met diabetes mellitus of al bestaande HVZ wordt verwezen naar de desbetreffende hoofdstukken.

Tabel 3.4
Tienjaarssterfterisico voor mannen en vrouwen zonder HVZ en/of diabetes mellitus type 2

	Vrouwen								Leeftijd	Mannen							
	Niet-rookster				Rookster					Niet-roker				Roker			
SBD																	
180	8	10	11	14	15	18	20	26	65	13	15	17	20	22	23	27	31	38
160	6	7	8	10	11	13	15	19		9	11	13	14	16	17	20	23	29
140	4	5	6	7	8	9	11	14		6	8	9	10	12	12	15	17	21
120	3	3	4	5	5	7	8	10		5	6	7	7	8	9	11	12	16
180	4	5	6	8	8	10	11	14	60	7	9	10	12	13	14	16	21	24
160	3	4	4	5	6	7	8	10		5	6	7	8	9	10	12	14	17
140	2	3	3	4	4	5	6	7		4	5	5	6	7	7	9	10	13
120	1	2	2	3	3	3	4	5		3	3	4	4	5	5	6	7	9
180	2	3	3	4	4	5	6	8	55	4	5	6	7	8	8	10	11	15
160	2	2	2	3	3	4	4	5		3	4	4	5	6	6	7	8	11
140	1	1	2	2	2	3	3	4		2	3	3	4	4	4	5	6	8
120	1	1	1	1	1	2	2	3		2	2	2	3	3	3	4	4	5
180	1	1	2	2	2	3	3	4	50	3	3	4	4	5	5	6	7	9
160	1	1	1	1	2	2	2	3		2	2	3	3	3	4	4	5	6
140	1	1	1	1	1	1	1	2		1	2	2	2	2	3	3	4	5
120	1	1	1	1	1	1	1	2		1	1	1	2	2	2	2	3	3
180	1	1	1	1	1	1	1	2	40	1	1	1	1	2	2	2	3	3
160	0	1	1	1	1	1	1	1		1	1	1	1	1	1	2	2	2
140	0	0	0	1	1	1	1	1		0	1	1	1	1	1	1	1	2
120	0	0	0	0	0	0	1	1		0	0	1	1	1	1	1	1	1
	4	5	6	8	4	5	6	8		4	5	6	7	8	4	5	6	8

Totaal cholesterol/HDL-cholesterol ratio

- 0 – 4% risico van sterfte door HVZ
- 5 – 9% risico van sterfte door HVZ
- ≥10% risico van sterfte door HVZ

6 Diagnostiek

Bij de evaluatie van een patiënt met hypertensie dient de (huis)arts de volgende vijf vragen te beantwoorden:
1. Is er sprake van hypertensie?
2. Wat is het cardiovasculaire risico?
3. Welke orgaanschade ten gevolge van hypertensie is aanwezig?
4. Is er sprake van een secundaire vorm van hypertensie?
5. Zijn de hoogte van de bloeddruk (> 180/120 mmHg) en de klachten zodanig dat aan een hypertensieve crisis moet worden gedacht?

De eerste vraag is niet te beantwoorden op basis van één meting. In tabel 3.1 staat hoe vastgesteld wordt wat de bloeddruk is van een patiënt. Deze waarde kan dan gebruikt worden voor een risicoschatting met behulp van tabel 3.4.

Voor de beantwoording van vraag 2 is het nodig dat wordt vastgesteld of de patiënt rookt en wat zijn cholesterolgehalte is. Overige risicofactoren als familieanamnese, eetpatroon, beweging, body mass index (BMI) en middelomtrek moeten ook vastgelegd worden, omdat ze een rol spelen bij het bepalen van een behandelindicatie.

Hypertensieve orgaanschade wordt vastgesteld door aanwijzingen te zoeken voor atherosclerose, zoals de aanwezigheid van vaatgeruis over arteriën, het bepalen van bloeddruk aan de arm en het been (enkel-armindex). Een elektrocardiogram (ecg) kan aanwijzingen geven voor linkerventrikelhypertrofie, hoewel opgemerkt moet worden dat de sensitiviteit van een ecg voor linkerventrikelhypertrofie beperkt is. Urineonderzoek (overnacht of 24-uursmeting) kan het bestaan van een microalbuminurie aantonen.

Een secundaire hypertensie wordt gesuggereerd door een plots ontstane hypertensie die niet goed reageert op medicatie (d.w.z. een bloeddruk > 140/90 mmHg bij gebruik van minstens 2 middelen in effectieve dosering en combinatie). Een anamnese van recidiverende urineweginfecties kan wijzen op een renale oorzaak van de hypertensie. Bij paroxismale hypertensie met klachten dient een feochromocytoom uitgesloten te worden. Een geruis in de buik of flanken kan wijzen op een nierarteriestenose. Creatinine- en kaliumgehalte moeten altijd bepaald worden.

Of sprake zou kunnen zijn van een hypertensieve crisis wordt zowel bepaald door klachten die een patiënt heeft van (dreigend) orgaanfalen en de bloeddruk zelf. Dit onderwerp wordt verder behandeld in hoofdstuk 4.

7 Behandeling

De behandeling van hypertensie is er tegenwoordig vooral op gericht het cardiovasculaire risico te verlagen. Dit betekent dat niet alleen onderstaande specifieke behandeladviezen belangrijk zijn, maar dat ook andere risicofactoren aangepakt moeten worden. De Nederlandse richtlijn adviseert om bij een cardiovasculair risico van tussen de 5 en 10 procent niet-medicamenteuze therapie te geven (vooral leefstijladvies); medicamenteuze therapie is geïndiceerd bij een risico van meer dan 10 procent. Wat betreft bloeddruk ligt de streefwaarde minstens onder 140/80 mmHg. De streefwaarden liggen nog lager bij patiënten met een zeer hoog risico en bij patiënten met diabetes mellitus (zie betreffende hoofdstukken). De risicotabel voorziet niet in patiënten jonger dan 40 jaar. Hoewel het risico op tienjaarscomplicaties klein is in deze groep, kan men het risico bepalen in deze groep als ware deze 65 jaar. Ligt het risico boven de behandeldrempel, dan kan de arts overwegen deze patiënten toch te behandelen.

Leefstijl

Als vastgesteld is dat sprake is van hypertensie en het cardiovasculaire risico is zodanig dat medicamenteuze behandeling geïndiceerd is, dient eerst aandacht besteed te worden aan de leefstijl. Maar ook als het risico niet groot is, is het met het oog op de lange termijn toch zinvol patiënten te wijzen op een gezonde leefstijl. Het belang van leefstijl kan niet genoeg benadrukt worden bij de behandeling van hypertensie. Dit wordt het best geïllustreerd door het feit dat in culturen met een prewesterse leefstijl hypertensie hoegenaamd niet voorkomt. Patiënten met hypertensie moet dan ook geadviseerd worden te streven naar een ideaal gewicht (BMI < 25) en naar het regelmatig inspanning leveren (minstens een halfuur per dag, bijvoorbeeld stevig wandelen). Een innamebeperking van keukenzout tot minder dan zes gram per dag heeft een bloeddrukverlagend effect bij veel patiënten en versterkt daarnaast het antihypertensieve effect van antihypertensiva. Het meeste zout zit verborgen in de voeding (vooral kant-en-klaarproducten en brood). Beperking van zoutgebruik tijdens maaltijdbereiding en aan tafel levert hooguit een vermindering van tien tot 15 procent van het zoutgebruik op. Verder dient het alcoholgebruik beperkt te blijven tot maximaal twee eenheden per dag voor mannen en één eenheid per dag voor vrouwen. Van de medicatie die patiënten gebruiken, moet beoordeeld worden of die een rol speelt in het ontstaan van hypertensie. Vrouwen die de pil gebruiken, zouden daarmee op proef kunnen stoppen, om te kijken wat het effect op de bloeddruk is. Hoewel roken niet direct hypertensie veroorzaakt, is het in het kader van risicopreventie belangrijk dat het roken gestaakt wordt. Verder is het van belang dat de vetinname gezond is. Een bezoek aan de diëtist om het dieet door te nemen met betrekking tot zout- en vetgebruik is zinvol.

Medicatie

Helaas is een gezonde leefstijl alleen dikwijls niet de oplossing om de bloeddruk te normaliseren, en dan komt medicamenteuze therapie in beeld. Die is zeker aangewezen als de systolische bloeddruk hoger is dan 180 mmHg. Het is belangrijk om ervaring op te doen met één vertegenwoordiger uit elk der klassen antihypertensiva. Welk medicament voor welke persoon het meest effectief is, is niet te voorspellen. Een voorbeeld van een schema dat gebruikt kan worden is weergegeven in tabel 3.5.

Tabel 3.5 Klassen van antihypertensieve middelen

Stap	Klasse	Voorbeeld + dagdosering	Specifieke bijwerkingen	Opmerkingen
IA	ACE-remmers	Lisinopril 5-40 mg	Angioneurotisch oedeem, prikkelhoest	Controleer kalium en Creatinine
IA	Angiotensine receptorblokkers	Valsartan 80-320 mg		Idem
IB	Diuretica	Chloortalidon 12,5-25 mg	Jicht, hyponatriëmie, orthostatische hypotensie	Controleer natrium, kalium en nierfunctie
IB	Calciumantagonisten	Amlodipine, 5-10 mg	Oedeem	
II	Bètablokkers	Metoprolol 50-200 mg	Impotentie, moeheid	Niet meer als initiële therapie
III	Alfablokkers	Doxazosine 4-8 mg	Orthostatische hypotensie, oedeem	
IV	Mineralocorticoïd-receptorantagonisten	Spironolacton 25-200 mg	Gynaecomastie, impotentie, cyclusstoornissen	Alternatief is eplerenon 25-200 mg
V	Directe vaatverwijders	Minoxidil 5-20 mg	Haargroei, tachycardie, oedeem	Altijd in combinatie met betablokker (en diureticum)
V	Centraalwerkende sympathicolytica	Alfamethyldopa 500-2000 mg	Slaperigheid	Veilig in zwangerschap
V	Renineremmer	Aliskiren 150-300mg		Sinds 2008 beschikbaar, waarschijnlijk alternatief voor middelen uit groep IA

Bij de behandeling van hypertensie kan men beginnen met een middel uit klasse IA óf IB. Bij onvoldoende response kan men dan een middel toevoegen uit resp. klasse IB of IA. In volgende stappen kunnen dan genoemde middelen worden toegevoegd. Therapieresistentie vergt voordat medicatie verder wordt uitgebreid evaluatie van de hypertensie door een internist.

In de praktijk blijkt één middel vaak niet voldoende en dient men niet te aarzelen een combinatie van antihypertensiva voor te schrijven. Hierbij is het zaak te bedenken dat een lastig te behandelen hypertensie een kenmerk van een secundaire hypertensie kan zijn en dat een dergelijke vorm van hypertensie eerst uitgesloten moet worden (zie hoofdstuk 4). Het schema in figuur 3.1 laat zien van welke combinaties bewezen is dat ze een additief of zelfs synergistisch effect hebben. Verder moet men als de patiënt het verdraagt en een secundaire hypertensie onwaarschijnlijk is, niet aarzelen een derde of vierde middel toe te voegen en zelfs een middel uit de groep van alfablokkers of directe vaatverwijders (in het laatste geval onder toevoeging van een bètablokker en een diureticum). Als combinatietherapie van meer dan twee middelen noodzakelijk is, is het belangrijk dat in ieder geval een diureticum deel uitmaakt van de combinatie; bij normale nierfunctie kan een thiazidediureticum gegeven worden en in de overige gevallen een lisdiureticum. Als bij deze hoeveelheid medicamenten de bloeddruk nog steeds te wensen overlaat, is het geven van een mineralocorticoïdreceptorantagonist doorgaans succesvol; men kan zich zelfs afvragen of die niet vaker in een eerder stadium al voorgeschreven zou moeten worden.

Therapieresistente hypertensie

Een therapieresistente hypertensie (officieel: een bloeddruk > 140/90 mmHg bij gebruik van drie middelen in adequate dosering, waarvan één middel een diureticum is) kan wijzen op een secundaire hypertensie als er geen twijfel is aan de therapietrouw. Therapieontrouw is een frequente oorzaak van recalcitrante hypertensie en is helaas moeilijk vast te stellen. Eenvoudige manieren zijn het bestaan van een trage pols bij gebruik van bètablokkade, een verhoogd urinezuurgehalte in het bloed bij gebruik van een diureticum of een onderdrukt gehalte van het angiotensineconverterend enzym bij gebruik van angiotensine-converting enzyme-remmers (ACE-remmers).

Bètablokkade

Hoewel bètablokkers een bewezen nut hebben na bijvoorbeeld een myocardinfarct of bij hartfalen is het gebruik van bètablokkers bij hypertensie als enige indicatie de laatste jaren sterk aan discussie onderhevig. Uit metaanalyses blijkt dat het gebruik van bètablokkade bij behandeling van essentiële hypertensie aanzienlijk minder bescherming biedt tegen HVZ dan andere middelen, ondanks een gelijke bloeddrukrespons. Ofschoon in veel richtlijnen nog steeds bètablokkers worden genoemd als initiële behandeling bij primaire hypertensie, neigt men in toenemende mate tot het afraden van bètablokkers, tenzij er zoals gezegd sprake is van coronairlijden of hartfalen, waarbij bètablokkers juist geïndiceerd zijn, of tenzij bètablokkers worden toegevoegd aan een combinatie van andere antihypertensiva.

Follow-up

Twee weken na starten van het gebruik van ACE-remmers en angiotensinereceptorblokkers dienen het kalium- en het creatininegehalte gecontroleerd

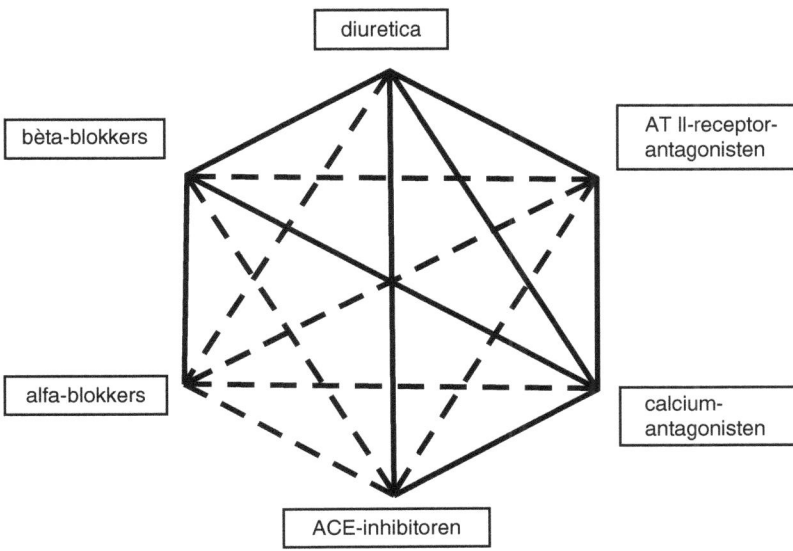

Figuur 3.1
Mogelijke combinaties van enkele klassen antihypertensiva. Combinaties van voorkeur zijn verbonden door een doorgetrokken lijn. De omkaderde klassen hebben een in gecontroleerde en gerandomiseerde onderzoeken bewezen gunstig effect.

te worden. Een stijging van het creatininegehalte kan wijzen op een nierarteriestenose. Een lichte stijging tot 125 procent van de uitgangswaarde kan worden geaccepteerd. Na de start van diuretica moet behalve kalium en creatinine het natrium gecontroleerd worden. Een hypokaliëmie kan wijzen op een primair hyperaldosteronisme. Bij gebruik van thiazidediuretica kan met name bij oudere vrouwen een hyponatriëmie ontstaan. Vervanging van het thiazidediureticum door een lisdiureticum is dan een oplossing.

Het maximale effect van antihypertensiva wordt meestal na vier weken bereikt. Mocht de streefwaarde van de bloeddruk nog niet bereikt zijn, dan kan een middel worden toegevoegd volgens bovenstaande richtlijnen.

Controles van een goed ingestelde bloeddruk kunnen elke drie maanden plaatsvinden. In overleg met de patiënt kan er ook voor worden gekozen de zelfmetingen een belangrijke rol te geven in de follow-up. Dit bevordert de betrokkenheid van de patiënt bij de behandeling, en bovendien kan de frequentie van de controles waarschijnlijk verminderd worden zonder verlies van instelling. Jaarlijks dienen gewicht, nierfunctie, lipidenprofiel en albuminurie bepaald te worden.

Stoppen van medicatie bij een langdurig ingestelde goede bloeddruk raden wij niet aan. Hoewel het soms enige weken tot maanden goed gaat, recidiveert de hypertensie meestal.

Opsporing en diagnostiek van verhoogde bloeddruk in de huisartsenpraktijk

Dr. P.J. van den Berg

Casus

Meneer A, een 57-jarige man, bezoekt het spreekuur met een briefje van de sportschool waarop een bloeddrukwaarde staat: 168/102. 'Maar goed dat ze het daar meten, ik had nergens last van', is zijn commentaar bij het briefje. De huisarts weet dat meneer A echt uitziet naar zijn vervroegd pensioen. De laatste tijd zijn er zoveel wijzigingen op zijn werk geweest, hij houdt het niet meer bij. Verder is hij gezond, rookt niet en komt uit een familie zonder hart- en vaatziekten op jonge leeftijd. De huisarts meet zelf de bloeddruk aan beide armen en noteert een gemiddelde waarde van 164/100 mmHg. De waarden van de linker- en rechterarm ontlopen elkaar niet veel. Het consult moet afgerond worden. Misschien is het een idee om meneer A terug te laten komen bij de praktijkondersteuner. De huisarts verwerpt deze gedachte; misschien moet tijdens een volgend consult al gestart worden met medicatie en die start hij liever zelf. Er wordt een afspraak gemaakt voor een vervolgconsult over een week en meneer A krijgt een laboratoriumformulier mee om een nuchter bloedglucose en een lipidenspectrum te laten bepalen.

Bij het weggaan kan meneer A er nog niet over uit dat hij een hoge bloeddruk had, terwijl hij niets voelde. De huisarts zegt dat dit vaak het geval is, maar dat tegenwoordig zo goed op het hart-vaatziekterisico wordt gelet, dat bijna alle mensen met een hoge bloeddruk ook bij hem bekend zijn. Als meneer A weg is, vraagt de huisarts zich af wie hij nu gerust probeerde te stellen: meneer A of zichzelf. Hoeveel personen als meneer A zouden er nog in zijn praktijk zijn?

De diagnostiek van hypertensie in de huisartsenpraktijk is de laatste jaren fundamenteel veranderd. In plaats van het voorkomen van overbehandeling is nu het voorkomen van onderbehandeling het leidende principe. Ook wordt hypertensie niet meer als geïsoleerde risicofactor beschouwd. Patiënten hebben geen hypertensie meer maar een verhoogd risico van HVZ. In plaats van doel op zich is het aantonen van hypertensie nu niet meer dan een stap om de diagnose verhoogd cardiovasculair risico te stellen. Beide ontwikkelingen relativeren het belang van een grote diagnostische precisie bij het vaststellen van verhoogde bloeddruk. Ten slotte blijkt uit onderzoek naar herhaald bloeddruk meten dat deze precisie met name bepaald wordt door de eerste twee metingen.

Als praktische vertaling hiervan adviseert de laatste NHG-Standaard Cardiovasculair risicomanagement dan ook minder bloeddrukmetingen te verrichten dan we gewend waren. Niet dat we het minder druk krijgen tijdens het consult; onze aandacht wordt verlegd van het exclusief bloeddruk meten naar het vaststellen van andere risicofactoren. Ook zal er sprake zijn van meer consulten, omdat meer mensen met een verhoogd cardiovasculair risico voor behandeling in aanmerking komen.

Hoeveel patiënten met nog onontdekte hoge bloeddruk in de huisartsenpraktijk aanwezig zijn is moeilijk te zeggen, maar vermoedelijk ligt dit percentage op vijftien. Te verwachten valt dat dit percentage in de toekomst zal gaan afnemen door het toenemende gebruik van bloeddrukmeters buiten de huisartsenpraktijk. De huisarts zelf zou hier ook een bijdrage aan kunnen leveren door het organiseren van een praktijkscreening. Dit is echter veelal praktisch niet te realiseren. Relevanter voor de huisarts is de vraag of in zijn praktijk meer of minder personen met hoge bloeddruk zijn dan in een vergelijkbare praktijk. Het antwoord hierop zegt iets over de praktijkorganisatie op het gebied van cardiovasculair risicomanagement. Cijfers hierover zijn gemakkelijk toegankelijk via de website van het Nivel (Nederlands instituut voor onderzoek van de gezondheidszorg). Via het HIS (huisartsinformatiesysteem) kunnen huisartsen op deze manier hun cijfers naast die van LINH-collega's (Landelijk Informatie Netwerk Huisartsenzorg) leggen en hun conclusies trekken.

Casus (vervolg)
Inmiddels is meneer A ingesteld op medicatie. Hij gebruikt een diureticum, een ACE-remmer en een calciumantagonist. Desondanks blijft de bloeddruk van meneer A hoog. Meneer A raakt hierdoor ontmoedigd. Hij doet zijn best en het wil maar niet lukken die bloeddruk naar beneden te krijgen. De huisarts krijgt de indruk dat hij steeds nerveuzer in de stoel tegenover hem zit. Zelf twijfelt hij inmiddels aan de juiste behandelstrategie. Vermindert hij met het steeds verder ophogen van de medicatie inderdaad het risico op hart- en vaatziekten? Of behandelt hij slechts het wittejasseneffect? Hij besluit een 24-uursmeting te laten verrichten.

De 24-uursmeting is de gouden standaard voor de bloeddrukdiagnostiek. Zowel bij het stellen van de diagnose als bij het evalueren van de behandeling, zoals in deze casus, is de 24-uursbloeddruk van meerwaarde ten opzichte van de spreekuurbloeddruk. Met het beschikbaar komen van een M&I-tarief (Modernisatie en Innovatie) kunnen deze metingen in toenemende mate verricht worden door de huisarts.

Bij het stellen van de diagnose door metingen tijdens het spreekuur kunnen twee fouten optreden. De werkelijke bloeddruk (zoals gemeten met ambulante bloeddrukmeting) kan lager zijn dan tijdens het spreekuur. Dit is de bekende wittejashypertensie. Hoewel hier discussie over is, lijkt wittejashypertensie niet samen te gaan met een verhoogd risico van HVZ. Angst lijkt de belangrijkste veroorzaker te zijn van dit fenomeen. Een andere fout komt ook voor: de bloeddruk gemeten tijdens het spreekuur is lager dan de werkelijke bloeddruk. We spreken dan van gemaskeerde hypertensie. Gemaskeerde hypertensie komt veel voor, de schattingen lopen uiteen (9-23%).

In bovenstaande casus wordt de 24-uursmeting gebruikt om de oorzaak van therapieresistente hypertensie vast te stellen. Echte therapieresistentie is duidelijk meer voorspellend voor HVZ dan wittenjassentherapieresistentie. Om deze reden moet bij therapieresistentie altijd een 24-uursmeting verricht worden. De grenswaarden 135/85 mmHg en al dan niet optreden van een nachtelijke dip zijn bepalend voor de verdere medicamenteuze therapie.

Een minder kostbaar en belastend alternatief voor de 24-uursmeting is thuismeting. Voorwaarden hiervoor zijn een gevalideerde automatische bloeddrukmeter en een juiste uitvoering van de meting. De British Hypertension Society (BSHOC) geeft op zijn website een mooi overzicht van gevalideerde bloeddrukmeters. Voor de juiste uitvoering van de meting gelden de richtlijnen van de European Society of Hypertension. Deze richtlijnen en meer antwoorden op praktische vragen rond de thuismetingen zijn beschreven in een recent artikel van Verberk et al. (2008). Overigens kunnen thuismetingen nooit helemaal het meten van de bloeddruk tijdens het spreekuur vervangen. Onderzoek naar het verschil in medicamenteuze instelling op basis van thuismetingen of spreekuurmetingen laat zien dat de thuismeters weliswaar minder geld kosten aan antihypertensiva, maar ook een hogere 24-uursbloeddruk aangeven.

Casus (vervolg)
De 24-uursmeting van meneer A laat een gemiddelde waarde zien van 134/88 mmHg. Er is een nachtelijke dip. De huisarts besluit de doseringen van zijn antihypertensiva niet verder te verhogen.

Leesadvies

Bredie B. Wittejassenhypertensie en de rol van angst. Ned Tijdschr Geneesk 2009;153: A224.

Smulders Y. Therapieresistente hypertensie. Ned Tijdschr Geneesk 2009;153:A100.

Verberk WJ, Leeuw PW de, Kroon AA. Praktische vragen bij het zelf meten van de bloeddruk. Ned Tijdschr Geneesk 2008;152:546-9.

9 Voeding en hart- en vaatziekten in de spreekkamer van de huisarts

Prof. dr. J. van Binsbergen, drs. F. Langens

Casus

Een tikje kortademig is meneer Veenstra wel als hij de spreekkamer binnenkomt. Het is vrijdagmiddag. 'Ik kom zo van mijn werk, dokter, ik heb mij nog niet gewassen.' Ja, en wat voor werk, als internationaal vrachtwagenchauffeur reist hij heel Europa door. Zijn lust en zijn leven, die kerels zeggen het allemaal: 'Wat is er mooier dan met zo'n truck naar Zuid-Italië, Griekenland of de Baltische staten te rijden?' Maar het eist zijn gezondheidstol bij de 48-jarige meneer Veenstra. Iets te dik, bloeddruk marginaal verhoogd, serumlipiden net aan, een nuchtere bloedglucosewaarde waar wij vroeger niet van wakker lagen en dan: ja, roken. 'Pilsje op zijn tijd, maar nooit achter het stuur!'

Het gaat gewoon niet; Veenstra is moe, zweterig. Hij heeft geprobeerd onderweg gezond te eten maar groente en fruit zijn lastig te krijgen op de parkeerplaatsen in Midden-Europa. Meer vette vis had de diëtist gezegd, maar in wegrestaurants is doorgaans alleen een gebakken scholletje te krijgen. De 'Kartoffelsalat' is niet alleen vet maar ook zout, wel goedkoop. En dan 'meer bewegen'; ja bewegen: 'Wij lopen als chauffeurs wel eens een eindje met elkaar op, maar bewegen...'

9.1 Inleiding

Het Rijksinstituut voor Volksgezondheid en Milieu (RIVM) heeft berekend dat voor alle 40-jarige Nederlanders geldt dat een disbalans in de dagelijkse inneming van verzadigd vet, transvetzuren, vis, fruit en groente samen een verlies in levensverwachting oplevert van 1,2 levensjaren. Het gezondheidsverlies door ongezonde voeding en overgewicht samen is vergelijkbaar met het verlies door roken. Dat de samenstelling van de dagelijkse voeding en het ontstaan van HVZ met elkaar samenhangen, staat dan ook vast.

In de NHG-Standaard Cardiovasculair risicomanagement worden de navolgende risico's door atherotrombotische processen met klinische manifestaties onderscheiden: myocardinfarct, angina pectoris, herseninfarct, transient ischaemic attack (TIA), aneurysma aortae en perifeer arterieel vaatlijden. Hypertensie hoort daar nog bij. Het zogeheten risicoprofiel, het overzicht van de risicofactoren voor deze HVZ, wordt gevormd door leeftijd en geslacht, roken, hoogte van de bloeddruk, serumglucose- en -cholesterolgehalte alsmede familieanamnese, lichamelijke activiteit, BMI en middelomtrek. Ook het gebruik van alcohol is in dit verband van belang. Binnen deze context spelen leefstijladviezen: roken, bewegen en het dagelijks voedingspatroon.

Voedingsinterventie levert met name resultaat op als die is ingebed in een breed opgezet voedingsadvies, waarbij het gehele voedingspatroon bepalend is. De Gezondheidsraad heeft de Richtlijnen Goede Voeding uit 1986 in 2006 vanuit die optiek herschreven (zie kader 'Richtlijnen Goede Voeding 2006'). In het navolgende wordt getracht alle voor HVZ inclusief diabetes type 2 relevante voedingsfactoren op een rij te zetten. Daarbij wordt gekeken naar het belang voor de individuele patiënt. Als uitgangspunten gelden de NHG-Standaard Cardiovasculair risicomanagement (2006), de NHG-Standaard Diabetes type 2 (2006), de Richtlijnen Goede Voeding van de Gezondheidsraad (2006) alsmede de CBO-richtlijn Obesitas (2008).

Richtlijnen Goede Voeding 2006

Kwalitatief, algemeen geldend
- Zorg voor een gevarieerde voeding
- Zorg dagelijks voor voldoende lichaamsbeweging
- Gebruik dagelijks ruim groente, fruit en volkoren graanproducten
- Eet regelmatig een portie (vette) vis
- Gebruik zo weinig mogelijk (producten met) verzadigde vetzuren, trans-onverzadigde vetzuren
- Vermijd frequent gebruik van gemakkelijk vergistbare suikers en dranken met een hoog gehalte aan voedingszuren
- Beperk het gebruik van keukenzout
- Bij alcoholgebruik: wees matig

Kwantitatief, geldend voor personen met een stabiel en gezond lichaamsgewicht (voor volwassenen BMI: 18,5-24,9; middelomtrek mannen < 94 cm en vrouwen < 80 cm)
- Op ten minste vijf – maar bij voorkeur op alle – dagen van de week minstens een halfuur matig inspannende lichamelijke activiteit (fietsen, stevig lopen, tuinieren)
- Gebruik dagelijks honderdvijftig tot tweehonderd gram groente en tweehonderd gram fruit
- Gebruik een voeding die dagelijks dertig tot veertig gram vezel afkomstig van groente, fruit en volkoren graanproducten bevat
- Beperk het gebruik van verzadigde vetzuren tot maximaal 10 energieprocent en van trans-onverzadigde vetzuren tot maximaal 1 energieprocent
- Twee porties (100-150 g) (vette) vis per week
- Maximaal zeven eet/drinkmomenten per dag
- Beperk de inname van keukenzout tot maximaal zes gram per dag
- Indien alcoholische drank wordt gebruikt, beperk dit dan tot twee standaard glazen (mannen) of één standaardglas (vrouwen) per dag

Kwantitatief, geldend voor personen met een positieve energiebalans en een BMI ≥ 25
- Verhoog de lichamelijke activiteit tot ten minste een uur matig inspannende activiteit per dag
- Beperk zo veel mogelijk het gebruik van producten met een hoge energiedichtheid. Het gaat dan om producten met een hoog gehalte aan verzadigde en trans-onverzadigde vetzuren en toegevoegde suikers (kale calorieën)
- Beperk het gebruik van dranken die suikers bevatten zo veel mogelijk
- Beperk de portiegrootte
- Met betrekking tot lichamelijke activiteit, groente- en fruitgebruik, inneming van keukenzout en voedingsvezel kunnen hieruit voor andere leeftijdscategorieën streefwaarden worden geëxtrapoleerd. Het gebruik van alcoholische dranken door jongeren wordt ontraden

9.2 Voedingsadviezen gericht op het individu

Het gaat niet om alleen minder vet of suiker; alle voedingsadviezen in dezen behoren te zijn ingebed in de algemeen geldende Richtlijnen Goede Voeding (zie ook tabel 3.6).

Hoe groot de individuele risicoreductie van voedingsadviezen bedraagt, is nagenoeg onbekend. Onderzoek daarnaar is uitermate complex. Niet alleen beïnvloeden tal van verstorende variabelen een dergelijke interventiestudie, maar alleen al de benodigde, lange expositietijd van de interventievoeding maakt dergelijk onderzoek lastig uitvoerbaar. Gegevens hieromtrent moeten dan ook vooral geëxtrapoleerd worden uit populatieonderzoek.

In de NHG-Standaard Cardiovasculair risicomanagement wordt inzake voedingsadviezen als niet-medicamenteuze interventie vermeld:
- Gebruik minder dan 10 energieprocent verzadigd vet en minder dan 1 energieprocent transvet
- Eet minimaal eenmaal en bij voorkeur tweemaal per week (vette) vis
- Gebruik per dag minimaal tweehonderd gram groente en twee stuks fruit;
- Beperk het gebruik van zout tot maximaal zes gram per dag.
- Beperk het gebruik van alcohol. Voor vrouwen geldt een maximum van één glas per dag, voor mannen een maximum van twee glazen per dag

In deze paragraaf zal op elk van de genoemde aandachtspunten worden ingegaan: verzadigd vet, vette vis, groente en fruit, zout en alcohol.

Verzadigd vet

Het ontstaan en het terugdringen van atherosclerotisch vaatlijden is gerelateerd aan de inname van verzadigd en transvet in de dagelijkse voeding. Voedingsmiddelen die rijk zijn aan cholesterol zijn doorgaans ook rijk aan verzadigd vet. Door verlaging van de inneming van verzadigd vet neemt vanzelf de cholesterolintake af. In de Richtlijnen Goede Voeding van de Gezondheidsraad zijn dan ook geen aanbevelingen met betrekking tot voedingscholesterol opgenomen.

Overigens dragen de vetten als macronutriënt natuurlijk wel in belangrijke mate bij aan het ontstaan van overgewicht en in die zin weer aan het optreden van HVZ.

Onder strikt gecontroleerde omstandigheden bij gemotiveerde vrijwilligers blijkt dat een gerichte reductie van het verzadigd vetgehalte in de dagelijkse voeding leidt tot een daling van het serumcholesterolgehalte van 10 à 15 procent. In open populatiestudies is dat effect veel minder omdat proefpersonen zich in mindere mate aan de voedingsadviezen houden: 4 procent reductie.

Algemeen wordt aangenomen dat een daling van 10 procent van het serumcholesterolgehalte het optreden van of overlijden aan coronaire hartziekten met 13 procent doet dalen. De totale sterfte daalt met 6 procent. Bij een grotere daling van het cholesterolgehalte liggen deze percentages beduidend gunstiger (30% en 11%).

Transvetzuren uit bijvoorbeeld snacks, koek, gebak zijn zo mogelijk nog ongunstiger dan verzadigd vet: ze verhogen het LDL-C (low-densitylipoproteïne-cholesterol) en verlagen het HDL-C (high-densitylipoproteïne-cholesterol). Onverzadigde vetten (margarines, olie, vette vis) hebben een relatief gunstig effect op het serumcholesterolgehalte en vormen de bron voor onder meer de vetoplosbare vitaminen.

Voor de spreekkamer
– Een dagelijks voedingspatroon met maximaal 10 energieprocent verzadigd vet leidt tot een afname van het risico van HVZ bij mannen (7%) en bij vrouwen (11%).
– Adviseer een dagelijks voedingspatroon met maximaal 10 energieprocent verzadigd vet. Uit de jongste Voedselconsumptiepeilingen blijkt dat slechts 8 procent van de jongvolwassenen die aanbeveling haalt. Bij ouderen liggen die cijfers zo mogelijk nog ongunstiger.

Vette vis

Uit recente meta-analyses van prospectieve cohortonderzoeken is duidelijk gebleken dat gebruik van vis geassocieerd is met een verminderde sterftekans door HVZ: acute hartstilstand verminderd risico op bloedig en onbloedig cerebrovasculair accident (CVA). Dit geldt met name voor populaties met een hoog absoluut risico van HVZ. Het genoemde beschermende effect van vis is waarschijnlijk te danken aan de omega (n3-)vetzuren.

Bij een doorgaans relatief lage visconsumptie (eenmaal per maand, 100 g) is het interventie-effect het grootst, namelijk 17 procent reductie in sterfte aan coronaire hartzieken ten opzichte van nooit-visgebruik. Elke extra portie vis per week verlaagt het genoemde risico met nog eens 3,9 procent. Als meest consistente getal komt 5,5 procent risicoreductie op de sterfte aan coronaire hartziekten bij een wekelijkse visconsumptie van honderd gram uit de literatuur naar voren. Een dergelijke consumptie leidt tot een reductie van 2 procent in het optreden van een CVA.

Overigens is er ook verwarring in de literatuur over portiegrootte van vis en werkelijk eetbare delen, vandaar dat de Gezondheidsraad gekozen heeft voor een marge van honderd à honderdvijftig gram vis per week. Vette vissoorten zijn haring, makreel en zalm.

Voor de spreekkamer
- Tweemaal per week honderd à honderdvijftig gram (vette) vis reduceert het sterfterisico op coronaire hartziekten met ruim 5,5 procent en het optreden van een CVA met ruim 2 procent.
- Adviseer tweemaal per week het gebruik van honderd à honderdvijftig gram (vette) vis. Uit de jongste Voedselconsumptiepeilingen blijkt dat deze aanbevelingen nog ver staan van de dagelijkse realiteit. In 1997-1998 lag het gemiddelde visgebruik op twee- à driemaal per maand; terwijl 10 procent van de mannen aangaf nooit vis te consumeren.

Groente en fruit

De mechanismen via welke groente en fruit een beschermende werking op het ontstaan van HVZ hebben, is verre van duidelijk, evenals de vraag of er verschil bestaat tussen de diverse soorten fruit en of groente en fruit mogelijk uitwisselbaar zijn.

Zoekend naar specifieke voedingsstoffen gaat het onder meer om bioactieve, non-nutritieve stoffen die enerzijds biologische activiteit hebben, anderzijds niet essentieel (non-nutritief) zijn voor het fysiologisch functioneren van de mens maar dit wel gunstig beïnvloeden. Zij hebben een beschermende werking tegen het optreden van allerlei ziekten. Doorgaans zijn het stoffen die van nature in kleine hoeveelheden in de voeding aanwezig zijn of daaraan worden toegevoegd. In dat geval (voedingssupplementen) worden 'gezondheidsbevorderende' eigenschappen aan bioactieve stoffen toegekend. Voorbeelden van bioactieve stoffen zijn de plantensterolen zoals carotenoïden (luteïne, lycopeen), glucosinolaten (indolen, isothiocyanaten) en polyfenolen (flavenoïden) uit groente en fruit. Dithiolthionen, alkylsulfides en terpenen zijn andere voorbeelden van bioactieve stoffen uit groente en fruit evenals het co-enzym Q, dat in graanproducten en vis voorkomt. Tomaten en tomatenproducten zijn rijk aan lycopeen.

Ook de fytosterolen uit de plantaardige oliën worden tot de bioactieve stoffen gerekend.

Van de positieve effecten van bioactieve stoffen is de antioxidantwerking het bekendst, het neutraliseren van de schadelijke werking van de zogeheten vrije radicalen, vrijkomend uit allerlei oxidatiereacties. Het vrijmaken van energie uit voedingsstoffen is een voorbeeld van zo'n oxidatiereactie. Overigens hebben ook vitamine C en E een antioxidatieve werking in het lichaam.

Daarnaast zouden de bioactieve stoffen het immuunsysteem versterken, osteoporose tegengaan, het hormoonmetabolisme gunstig beïnvloeden en het serumcholesterol verlagen.

Ook worden remmende invloeden genoemd op het ontstaan van HVZ, maculadegeneratie, prostaat- en andere vormen van kanker alsmede de schadelijke invloed van ultraviolette straling (uv-straling) op de huid. De bewijsvoering berust doorgaans op epidemiologisch en experimenteel (in-vitro-)onderzoek. Inverventievoedingsonderzoek is nauwelijks mogelijk, alleen al vanwege de zeer lange expositietijd, nodig om enig effect te kunnen zien. Doorgaans wordt de invloed van bioactieve stoffen op biomarkers als intermediaire eindpunten (bijvoorbeeld het serumcholesterol) gemeten.

Duidelijk is dat de 'gezondheidsbevorderende' effecten die aan bioactieve stoffen en vitaminen worden toegeschreven niet overschat mogen worden. Zo bleek er na aanvankelijk optimisme geen grond voor de beschermende werking van foliumzuur, vitamine B6 en B12 op HVZ.

Concluderend kan worden gesteld dat het niet gaat om geïsoleerde voedingsstoffen die een specifieke bescherming tegen HVZ zouden geven, maar om een gevarieerd voedingspatroon met veelvuldig gebruik van groente en fruit waarbij alle bovengenoemde componenten in nauwe onderlinge, fysiologische samenhang worden gebruikt. Anders gesteld: er zijn geen vitaminen en voedingssupplementen met een wetenschappelijk bewezen beschermend effect tegen HVZ.

Algemeen wordt dan ook aangenomen dat een ruim gebruik van groente (200 g) en fruit (200 g) een beschermend effect heeft van 20 procent (met een spreiding van 10-35%) berekend voor coronaire hartziekten en van eveneens van 20 procent (spreiding 5-40%) voor beroerte.

Voor de spreekkamer
− Het gebruik van tweehonderd gram groente plus tweehonderd gram fruit per dag reduceert het risico op het ontstaan van HVZ met 20 procent.
− Geadviseerd wordt een dagelijks voedingspatroon met honderdvijftig à tweehonderd gram groente plus honderdvijftig tot tweehonderd gram fruit per dag. Uit de jongste Voedselconsumptiepeilingen blijkt dat slechts 2 procent van de jongvolwassenen die aanbeveling haalt. Bij ouderen liggen die cijfers iets gunstiger.

Zout

Beperking van de zoutconsumptie leidt tot een daling van met name de systolische bloeddruk. Dit effect is het sterkst bij oudere personen met een hypertensie.

Algemeen wordt aangenomen dat een daling van de natriuminneming met één gram (overeenkomend met 2,5 g keukenzout) leidt tot een daling van de systolische bloeddruk van 1 mmHg bij normotensieven en 2,5 mmHg bij hypertensieven. Voor de diastolische bloeddruk liggen deze waarden respectievelijk op 0,7 en 1 mmHg. Voorzichtig wordt geschat dat een daling van de systolische bloeddruk met 1 mmHg een daling van de sterfte aan coronaire hartziekten van anderhalf tot 3 procent zou geven. Wordt de natriuminneming verlaagd tot het aanbevolen niveau van minder dan zes gram keukenzout, dan ligt de individuele daling van de systolische bloeddruk tussen 2 en 8 mmHg. Volgt men het zogeheten DASH-dieet (dietary approach to stop hypertension), dat behalve weinig natrium veel fruit, groente (kaliumbronnen), magere zuivelproducten en een geringe hoeveelheid totaal en verzadigd vet bevat, dan daalt de systolische bloeddruk tussen 8 en 14 mmHg.

Voor de spreekkamer
– Door reductie van de dagelijkse keukenzoutinneming tot minder dan zes gram verlaagt de systolische bloeddruk met 5 mmHg.
– Geadviseerd wordt de dagelijkse keukenzoutinneming niet boven zes gram uit te laten komen hetgeen al een substantiële inspanning vergt. In een aantal kant-en-klaarproducten wordt zout industrieel toegevoegd. Brood, vleeswaren, kaas, soepen en sauzen bevatten relatief veel zout; een uitgebreide maaltijd in een Chinees restaurant bijvoorbeeld bevat tien gram.

Alcohol

De schadelijke gevolgen van veelvuldig alcoholgebruik (langdurig, meer dan 3 glazen per dag) zijn talrijk. Wat HVZ betreft gaat het om cardiomyopathie, aritmieën, hersenbloedingen, hypertensie maar ook de negatieve beïnvloeding van de absorptie van essentiële wateroplosbare micronutriënten. Tal van ecologische, patiëntcontrole- en prospectieve observationele cohortonderzoeken laten evenwel een lager sterfterisico zien bij personen die matig alcohol gebruiken ten opzichte van geheelonthouders. Dit effect wordt nagenoeg geheel toegeschreven aan de reductie van coronaire hartziekten: een alcoholinneming van twintig gram (2 standaardglazen) per dag verlaagt het sterfterisico met 20 procent. Overigens maken de verschillen in leeftijdscategorieën, sekse en bijvoorbeeld de geografische achtergrond de vergelijkbaarheid van het vele onderzoek dat beschikbaar is, lastig.

Bij matig alcoholgebruik lijkt het positieve effect op het HDL-serumcholesterol vijftig tot 75 procent bij te dragen aan de verlaging van het risico van HVZ.

Ook het type alcohol is onderzocht. Zo zouden de flavonolen, catechines, anthocyanen en andere bestanddelen van rode wijn verantwoordelijk zijn voor een gunstiger lipidenprofiel. Toch wordt niet uitgesloten dat wijndrinkers een gezonder voedingspatroon hebben met meer groeten en fruit en bovendien minder roken, beter zijn opgeleid en een lager lichaamsgewicht hebben dat gebruikers van bier of sterke drank.

Hoewel ook studies naar alcoholgebruik en bloeddrukhoogte geen uniforme uitkomsten bieden, lijkt duidelijk dat met name de systolische bloeddruk bij relatief forse drinkers bij matiging daalt met 2 à 4 mmHg.

Kernpunten uit de aanbevelingen van de Gezondheidsraad zijn: alcoholgebruik aan personen jonger dan 18 jaar wordt ontraden. Geheelonthouders wordt geadviseerd niet te beginnen met het drinken van alcohol. Mannen die gewend zijn alcohol te gebruiken wordt aangeraden piekbelastingen te vermijden en niet meer dan twintig gram alcohol (2 standaardglazen) per dag te gebruiken. Voor vrouwen geldt in verband met het relatieve risico op borstkanker het advies niet meer dan één standaardglas per dag te gebruiken. De NHG-Standaard Cardiovasculair risicomanagement is conform het Gezondheidsraadadvies.

Voor de spreekkamer
- Daling van het dagelijks alcoholgebruik tot maximaal tien tot twintig gram per dag bij respectievelijk vrouwen en mannen verlaagt de systolische bloeddruk met 2 à 4 mmHg.
- Beperking van het gebruik van alcohol tot hooguit twee glazen (20 g) per dag voor mannen en één glas (10 g) voor vrouwen.

Koffie

De discussie rond koffie en de invloed op HVZ spitst zich toe op het serumcholesterolgehalte. Koffie die gekookt wordt, verhoogt het LDL-C en is dus ongunstig. Datzelfde doet, zij het in mindere mate, koffie die is gezet in bijvoorbeeld een percolator en espressokoffie via de in de koffie aanwezige stoffen als cafestol en kahweol. Koffie gezet met behulp van papieren filters en koffiepads verhoogt het serumcholesterolgehalte niet, omdat genoemde stoffen in het filter achterblijven.

De cafeïne uit de koffie verhoogt de systolische bloeddruk met 1,2 mmHg en de diastolische bloeddruk met 0,5 mmHg – zij het kortstondig. Bij regelmatig, normaal koffiegebruik (2-4 kopjes per dag) verdwijnt die invloed. Datzelfde geldt voor de invloed van cafeïne op het hartritme. Een tijdelijke, incidentele hartritmestoornis na een kopje sterke koffie heeft geen klinische betekenis.

Voor de spreekkamer
Aan het gebruik van (niet-gekookte) koffie wordt geen beperking gesteld.

Overgewicht en obesitas

Het ontstaan van overgewicht en obesitas berust louter op een wanverhouding tussen energie-inneming en -besteding. Het lichaam beschikt van nature over regelmechanismen om energie in de vorm van opgeslagen vet te behouden voor tijden van schaarste. Dat is een van de redenen waarom afvallen zo moeilijk is. Ook de totale hoeveelheid gevormde vetcellen in de vroege levensjaren spelen een rol bij het opslaan en vasthouden van vet. Een ongunstig lichaamsgewicht – met name obesitas – is een belangrijke risico-

Tabel 3.6	Schatting individuele effect van het strikt naleven van de Richtlijnen Goede Voeding
individuele aanbeveling en interventie	*individueel effect*
maximaal 10 energie % verzadigd vet	daling serumcholesterol; gunstige invloed op het atherosclerotisch proces
tweemaal per week 100-150 gram vis	verhoging omega n3-vetzuren met antiaritmische werking alsmede waarschijnlijk een positieve beïnvloeding van het immuunsysteem
200 gram groente en 200 gram fruit per dag	positieve beïnvloeding immuunsysteem alsmede een gunstige invloed op de natrium-kaliumverhouding in de voeding. Mogelijk tevens een positieve werking op het serumcholesterolgehalte
keukenzout < 6 gram per dag	positieve beïnvloeding vaatvulling alsmede natrium-kaliumratio in de voeding
alcohol matigen tot 2 glazen per dag	positieve beïnvloeding HDL-C, stollingsfactoren, flavonolen, catechines, anthocyanen. Mechanismen op de bloeddruk goeddeels onbekend

factor voor het optreden van HVZ alsmede van diabetes mellitus type 2. Enerzijds als onafhankelijke risicofactor (obesitas) door het ontstane abdominaal vet dat het lipidenprofiel ongunstig beïnvloedt, anderzijds zeker ook door het jarenlang volgen van een ongunstig voedingspatroon als boven beschreven met als resultante overgewicht en obesitas.

Ronduit alarmerend is de situatie bij kinderen. Daar waar de toename van volwassenen met overgewicht/obesitas iets lijkt te stabiliseren, neemt het aantal kinderen met een ongunstig lichaamsgewicht schrikbarend toe. Het is bekend dat kinderen met overgewicht/obesitas doorgaans zwaarlijvig blijven tot op volwassen leeftijd.

Voor de spreekkamer
– Handhaaf en streef naar een lichaamsgewicht horend bij een BMI van 20 à 25. Reductie van de hoeveelheid energie uit de dagelijkse voeding door gebruik van voedingsmiddelen met een lage energiedichtheid alsmede een afname van de portiegrootte. Daarnaast dient de energiebesteding te worden uitgebreid door meer te bewegen. (Zie kader 'Richtlijnen Goede Voeding 2006'.)

Kinderen

De aanbevelingen van de Gezondheidsraad zijn bedoeld voor de ogenschijnlijk gezonde Nederlandse bevolking vanaf de leeftijd van 12 maanden, aangepast naar leeftijdscategorie.

Het aanleren van een gezond voedingspatroon begint op jonge leeftijd. Niet alleen omdat overgewicht op jeugdige leeftijd een grotere kans geeft op overgewicht op volwassen leeftijd, maar ook omdat kinderen met obesitas in een relatief hoog percentage een of meer risicofactoren voor HVZ en diabetes mellitus type 2 hebben. Ook in Nederland is inmiddels bij een aantal obese adolescenten type 2 diabetes gediagnosticeerd.

Voor kinderen gelden overigens andere afkapwaarden van de BMI dan voor volwassenen. Deze zijn afhankelijk van het geslacht en de leeftijd van het kind.

Gezond eten is belangrijk voor kinderen met een gezond gewicht, overgewicht en obesitas.

De pedagogische aspecten van het aanleren van een gezond voedingspatroon worden hier niet besproken. Belangrijk is echter dat ouders beseffen dat gezond eten een leerproces is dat tijd en aandacht en niet op de laatste plaats 'het goede voorbeeld' vraagt van de opvoeder.

Bij kinderen ligt de nadruk op de regelmaat van eten (ontbijt, lunch en avondeten), het aanbieden van voldoende voedingsstoffen tijdens deze maaltijden en het beperken van tussendoortjes. Deze tussendoortjes bevatten vaak veel verzadigde vetten, transvetten en zout; een hoge energie- en lage nutriëntendichtheid. Tevens eist het beweegpatroon van kinderen ruime aandacht op.

Zowel consultatiebureau- als jeugdartsen besteden steeds meer aandacht aan de problematiek van overgewicht bij kinderen. Van alle kinderen wordt de BMI berekend. Bij de diagnose overgewicht worden de vijf veelbelovende elementen besproken: borstvoeding, elke dag ontbijten, het verminderen van suikerhoudende dranken, het vermijden van inactiviteit zoals het televisiekijken of computeren en het belang van bewegen. Nu duidelijk wordt dat het voedingspatroon van de aanstaande moeder een relatief grote invloed heeft op het ontstaan van overgewicht bij kinderen zijn er ook steeds meer gynaecologen en verloskundigen die voedings- en beweegadviezen geven aan de zwangeren.

Voor in de spreekkamer
– Kinderen en ouders kunnen elkaar stimuleren gezond te eten en te bewegen. Betrek het hele gezin bij het voedings- en beweegadvies aan volwassenen.

Tot slot

De voedingsboodschap van de Richtlijnen Goede Voeding is op zich niet moeilijk. De complexiteit ligt in de individuele mogelijkheden die patiënten hebben of juist niet hebben om hun leefstijl aan te passen. Zo zal de internationaal vrachtwagenchauffeur uit de casus andere hindernissen op zijn pad vinden om het dagelijks voedingspatroon bij te sturen dan een zakenvrouw die 'verplicht uit eten moet'. Binnen de huisartsenpraktijk zal het doorgaans de praktijkondersteuner zijn, die de hoogrisicodragers onder haar hoede heeft. Zij zal de betrokkenen moeten motiveren bovengenoemde voedingsadviezen ter harte te nemen. De diëtist heeft hierin een consulterende functie.

Casus (vervolg)
Na een bezoek aan de praktijkondersteuner is meneer Veenstra er toch wel over te spreken: 'U hebt me best een paar goede tips gegeven! Ik neem nu steeds een fles water mee in de auto. Een stuk goedkoper dan al die frisdrank. In het buitenland zoek ik wat gezondere voeding: meer groenten en niet te veel vet vlees; af en toe een visje. Als lunch meer fruit. Bewegen blijft moeilijk, maar op zaterdag ga ik op de fiets naar de winkel. Opvallend,' zegt hij, 'ik voel me echt een stukje beter. In de gezellige truckerscafés blijft het wel moeilijk. Als toetje neem ik alleen koffie, maar verder is er niet zoveel veranderd. En het stoppen met roken... Daar ben ik echt nog niet aan toe, trouwens, daar word je weer dik van, zeggen ze.'

Natuurlijk zou het mooi zijn als meneer Veenstra meteen zou stoppen met roken, alleen nog maar gezond zou eten en veel meer zou gaan bewegen. Maar dat is geen reëel doel!
  Denk in kleine stappen die uitvoerbaar zijn. Het is natuurlijk het beste indien meneer Veenstra zelf met een voorstel komt. Omschrijf, of beter laat hem zelf opschrijven, wat hij wil veranderen: hoeveel, hoe vaak, op welke termijn. Het is belangrijk om een vervolgafspraak te maken waarbij het resultaat en eventuele knelpunten besproken kunnen worden. En een compliment is bij meneer Veenstra wel op zijn plaats. Dit zijn de ingrediënten van een minimale interventiestrategie zoals die momenteel voor obesitas wordt ontwikkeld.

Leesadvies

Bredie B. Witteasshypertensie en de rol van angst. Ned Tijdschr Geneesk 2009;153: A224.
Gezondheidsraad. Richtlijnen Goede Voeding. Den Haag: Gezondheidsraad; 2006.
Kwaliteitsinstituut voor de Gezondheidszorg CBO & Nederlands Huisartsen Genootschap. Multidisciplinaire richtlijn Cardiovasculair risicomanagement 2006. CBO. Alphen aan den Rijn: Van Zuiden Communications; 2006.
Kwaliteitsinstituut voor de Gezondheidszorg CBO. CBO-richtlijn Obesitas. Utrecht: CBO; 2008. {Momenteel wordt er in samenwerking met het NHG gewerkt aan een Minimale

Interventie Strategie Obesitas tevens is een begin gemaakt met de ontwikkeling van de NHG-Standaard Obesitas}

Lawes, CMM, Vander Hoorn S, Rodgers A, for the International Society of Hypertension. Global burden of blood-pressure-related disease, 2001. Lancet 2008;371:1513-8.

Mancia G, De Backer G, Dominiczak A, et al. Guidelines for the Management of Arterial Hypertension: The Task Force for the Management of Arterial Hypertension of the European Society of Hypertension (ESH) and of the European Society of Cardiology (ESC). J Hypertens 2007;25:1105-87.

Nederlands Huisartsen Genootschap. NHG-Standaard Diabetes mellitus type 2. Utrecht: NHG; 2006.

O'Brien E; Asmar R, Beilin L, et al. Practice guidelines of the European Society of Hypertension for clinic, ambulatory and self blood pressure measurement. J Hypertens 2005; 23:679-701.

Rijksinstituut voor Volksgezondheid en Milieu. Nationaal Kompas Volksgezondheid. Bilthoven: RIVM; 2007.

Smulders Y. Therapieresistente hypertensie. Ned Tijdschr Geneesk 2009;153:A100.

Verberk WJ, Leeuw PW de, Kroon AA. Praktische vragen bij het zelf meten van de bloeddruk. Ned Tijdschr Geneesk 2008;152:546-9.

Websites

http://www.cbo.nl/product/richtlijnen
www.dableducational.org
www.bhsoc.org
www.nivel.nl
http://www.bhsoc.org

4 Secundaire hypertensie

Dr. A.H. van den Meiracker, dr. J. Deinum

1 Inleiding

In dit hoofdstuk worden de belangrijkste vormen van secundaire hypertensie besproken. In de huisartsenpraktijk heeft naar schatting 5 procent van de hypertensieve populatie een secundaire hypertensie. Herkenning van secundaire vormen van hypertensie is van praktisch belang omdat dit vaak leidt tot een betere instelling en soms zelfs genezing van de hypertensie.

2 Onderscheid tussen primaire en secundaire hypertensie

Onderscheid tussen primaire en secundaire hypertensie is zelden te maken op grond van de anamnese en het lichamelijk onderzoek alleen en vereist bijna altijd aanvullend onderzoek. Voor de arts is het van belang dat hij de mogelijkheid van een secundaire hypertensie routinematig overweegt bij iedere patiënt die zich met hypertensie presenteert. Met name de aanwezigheid van een of meer van de bevindingen opgesomd in tabel 4.1 vergroot de kans op secundaire hypertensie.

De genoemde bevindingen in tabel 4.1 kunnen een aansporing zijn om aanvullend onderzoek te verrichten. Dit kan uiteraard door de huisarts zelf worden gedaan, maar vanwege de lage incidentie van secundaire hypertensie in de gemiddelde huisartsenpraktijk is het meestal efficiënter om de patiënt voor verdere analyse door te verwijzen.

De belangrijkste oorzaken van secundaire hypertensie staan vermeld in tabel 4.2. Bij een aantal aandoeningen, bijvoorbeeld de ziekte van Cushing of het cushingsyndroom, staan andere verschijnselen dan de hypertensie meer op de voorgrond, reden waarom ze hier niet afzonderlijk worden behandeld. Hetzelfde geldt voor de zeer zeldzame monogenetische vormen van hypertensie. Bij deze aandoeningen berust de hypertensie op een mutatie van één bepaald gen. Een belangrijk kenmerk van deze monogenetische vormen van hypertensie is de sterke familiaire belasting, die bij de andere vormen van secundaire hypertensie juist ontbreekt. Daarnaast presenteert de hypertensie

Tabel 4.1	Bevindingen passend bij secundaire hypertensie.

- negatieve familieanamnese
- afwezigheid van andere risicofactoren voor hypertensie, met name afwezigheid van adipositas
- iatrogene factoren (zoethoutbevattende producten)
- ontstaan van hypertensie op een leeftijd < 20 jaar of > 50 jaar
- plotselinge verergering van een langer bestaande hypertensie
- kenmerkende symptomatologie (bijvoorbeeld paroxismen bij een feochromocytoom)
- ernst van de hypertensie (maligne hypertensie)
- afwijkingen bij lichamelijk onderzoek (vaatgeruis in bovenbuik, zwakke of afwezige liespulsaties, cushingoïd uiterlijk)
- afwijkende routinelaboratoriumbepalingen (verhoogd creatinine, hypokaliëmie)
- therapieresistentie (persisterende hypertensie ondanks gebruik van drie antihypertensiva, inclusief een diureticum)

zich vaak op zeer jonge leeftijd. Zwangerschapsgerelateerde hypertensie wordt in een apart hoofdstuk besproken.

2.1 Renale hypertensie

Definitie

Renale hypertensie kan worden gedefinieerd als een hypertensie ten gevolge van een parenchymateuze nierziekte. Ongeveer 85 procent van de nierziekten wordt gecompliceerd door hypertensie, onafhankelijk van de etiologie van de nierziekte. Tussen hypertensie en nierinsufficiëntie bestaat een sterke wisselwerking, waarbij hypertensie zowel oorzaak als gevolg kan zijn van de nierinsufficiëntie. Bij een individuele patiënt is lang niet altijd duidelijk of de hypertensie dan wel de nierinsufficiëntie het primaire probleem is. Ongeacht de oorzaak is nierinsufficiëntie een belangrijke risicofactor voor hart- en vaatziekten (HVZ).

Klachten

Renale hypertensie leidt niet tot specifieke klachten. De diagnose wordt dan ook gesteld aan de hand van het laboratoriumonderzoek. Het serumcreatininegehalte is verhoogd en de geschatte of berekende creatinineklaring verlaagd. Veelal is er enige mate van proteïnurie en het urinesediment kan afwijkend zijn.

Pathofysiologie

Verminderde renale natrium- en waterexcretie speelt bij de pathofysiologie van renale hypertensie een centrale rol. De verminderde excretie leidt tot

Tabel 4.2 Oorzaken van secundaire hypertensie.

Parenchymateuze nierziekten (renale hypertensie)

Vasculair
- nierarteriestenose
- coarctatio aortae

Hormonaal
- primair hyperaldosteronisme
- feochromocytoom
- ziekte van Cushing of cushingsyndroom
- acromegalie
- hyperthyreoïdie
- hypothyreoïdie

Zwangerschap

Obstructieve slaapapneusyndroom

Iatrogeen
- zoethoutbevattende producten
- corticosteroïden
- ciclosporine
- tacrolimus
- erytropoëtine
- angiogeneseremmers

Monogenetisch
- glucocorticoïd onderdrukbaar hyperaldosteronisme
- apparent mineralocorticoid excess syndrome
- liddlesyndroom
- familiaire hyperkaliëmische hypertensie

expansie van het extracellulair volume, met als gevolg een toename van het hartminuutvolume en in een later stadium, via een slecht begrepen mechanisme, een toename van de arteriële vaatweerstand. Andere factoren die kunnen bijdragen aan de hypertensie zijn een verhoogde sympathicustonus, een verhoogde renineproductie en verminderde productie van renale vaatverwijders.

Diagnostiek

Bij de diagnostiek dienen de volgende vragen te worden beantwoord: *1* hoe ernstig is de nierinsufficiëntie, *2* is er sprake van proteïnurie en *3* is een oorzaak voor de nierinsufficiëntie aantoonbaar? De geschatte kreatinineklaring, berekend volgens de MDRD-formule (Modification of Diet in Renal Disease Study), is een veel betere maat voor de glomerulaire filtratie dan het serumkreatininegehalte. Ook bij een nog normaal serumkreatininegehalte kan de glomerulaire filtratie als globale maat voor de nierfunctie al sterk verminderd zijn. Kwantificering van de proteïnurie is belangrijk, omdat deze van prognostische betekenis is voor de snelheid waarmee de nierfunctie kan verslechteren: hoe ernstiger de proteïnurie hoe groter het risico van nierfunctieverslechtering. Soms zal de oorzaak van de nierinsufficiëntie al bekend zijn, denk bijvoorbeeld aan polycysteuze nierziekte of diabetische nefropathie. Bij onbekende oorzaak is beeldvorming in de vorm van nier- echografie, naast beoordeling van het urinesediment, aangewezen. Hierbij dient gelet te worden op de grootte van de nieren, schorsintrekkingen even- tueel wijzend op doorgemaakte pyelonefritis, en de aanwezigheid van stu- wing. Bij langer bestaande nierinsufficiëntie zijn de nieren meestal klein en echogeen, met een afgenomen schors-mergdifferentiatie. In voorkomende gevallen, maar zeker bij erytrocyturie, is een nierbiopt doorgaans aangewe- zen om tot een definitieve diagnose te komen en zo nodig specifieke thera- pie, vaak in de vorm van een immunosuppressivum, te starten.

Behandeling

Het doel van de behandeling is tweeledig: reductie van het cardiovasculaire risico en vertraging of preventie van verder nierfunctieverlies. Voor de tweede doelstelling worden lagere streefbloeddrukwaarden dan gebruikelijk geadviseerd. In veel richtlijnen wordt met name bij een proteïnurie van meer dan 1 gram per 24 uur een streefbloeddrukwaarde van < 130/80 mmHg aan- bevolen. Omdat zout- en waterretentie een centrale rol speelt in de pathofy- siologie, dient natriumbeperking tot maximaal zes gram keukenzout per dag een belangrijke pijler van de behandeling te zijn. Met betrekking tot de medicamenteuze behandeling gaat de voorkeur uit naar angiotensine-con- verting enzyme-remmers (ACE-remmers) of angiotensine II-receptorblok- kers. In vergelijking met andere klassen van antihypertensiva geven deze middelen superieure nefroprotectie, hoogstwaarschijnlijk door een sterkere afname van de intraglomerulaire druk. Om de (lage) streefbloeddrukwaar- den te halen, is combinatietherapie bijna altijd nodig. Als tweede stap kan gekozen worden voor diuretica en als derde stap voor calciumantagonisten of bètablokkers.

De werkzaamheid van thiazidediuretica neemt af bij een verminderde nierfunctie. Bij een kreatinineklaring < 40 ml/min moet geswitcht worden naar een lisdiureticum (furosemide of bumetanide). Omdat nierinsufficiën- tie het risico van HVZ sterk verhoogt, dient bij een LDL-C (low-densitylipo- proteïne-cholesterol) > 2,5 mmol/l een statine te worden voorgeschreven.

De behandeling met een ACE-remmer of angiotensine II-receptorblokker bij nierinsufficiëntie kan gecompliceerd worden door hyperkaliëmie. Bij een kalium > 5,5 mmol/l moet de dosering van genoemde middelen verlaagd worden en aandacht worden besteed aan het kalium in het dieet. Door gelijktijdige toediening van een diureticum kan het kaliumgehalte eveneens verlaagd worden. Indien de nierfunctie na het starten van een ACE-remmer of angiotensine II-receptorblokker met meer dan 30 procent afneemt, moet de mogelijkheid van (dubbelzijdige) nierarteriestenose als oorzaak van de renale hypertensie worden overwogen en is naast het stoppen van genoemde middelen verder onderzoek noodzakelijk.

2.2 Renovasculaire hypertensie

Definitie

Renovasculaire hypertensie (RVHT) kan worden gedefinieerd als een hypertensie die geneest na het opheffen van de stenose van de nierarterie. Deze definitie is voor de praktijk niet bruikbaar omdat de diagnose pas achteraf gesteld kan worden. Meestal worden de termen RVHT en nierarteriestenose dan ook door elkaar gebruikt; ook wordt wel gesproken van 'renal vascular disease'. Hierbij moet worden aangetekend dat zeker op oudere leeftijd een nierarteriestenose regelmatig voorkomt, maar absoluut niet gepaard hoeft te gaan met hypertensie.

Klachten

RVHT leidt niet tot specifieke klachten. De punten genoemd in tabel 4.1 zijn grotendeels ook van toepassing op de patiënten met renovasculaire hypertensie. Met name indien er uitingen van atherosclerose elders zijn en/of de patiënt een (ex-)roker is en er enige mate van nierinsufficiëntie is, neemt de kans op RVHT toe. Een vaatgeruis in de nierstreek abdominaal of op de rug kan het vermoeden op RVHT versterken, maar is niet bewijzend.

Flitsoedeem is een zeldzame uiting van RVHT. Hierbij is behalve van hypertensie en een verminderde nierfunctie sprake van recidiverende aanvallen van linksdecompensatio cordis bij een overigens nog goede systolische functie van de linker ventrikel.

Pathofysiologie en oorzaken

Activering van het renine-angiotensine-aldosteronsysteem (RAAS) als gevolg van hypoperfusie van de nier achter de stenose neemt een centrale plaats in bij de pathofysiologie van RVHT. Door de hypertensie is de renineproductie in de contralaterale nier onderdrukt. Hoewel de beginfase van RVHT gekenmerkt wordt door activering van het RAAS, is deze activering bij langer bestaande RVHT vaak niet meer aantoonbaar door hypertensieve schade in de contralaterale nier.

Atherosclerose en fibromusculaire dysplasie zijn de twee belangrijkste oorzaken van nierarteriestenose (figuur 4.1). De atherosclerotische nierarteriestenose is een aandoening van de middelbare en oudere leeftijd. Vrijwel altijd betreft het een origostenose. RVHT door fibromusculaire dysplasie komt vooral voor op jongvolwassen leeftijd, veel vaker bij (slanke) vrouwen dan bij mannen. De stenose zit meer distaal in de nierarterie en kan zich net als de atherosclerotische nierarteriestenose dubbelzijdig presenteren. Een kenmerkend angiografisch beeld is het kralensnoer, maar korte vernauwingen komen ook voor. Fibromusculaire dysplasie kan gegeneraliseerd voorkomen, met een voorkeur voor de halsslagaders. Op deze locatie leidt het zelden tot vasculaire problemen. Fibromusculaire dysplasie komt soms familiair voor.

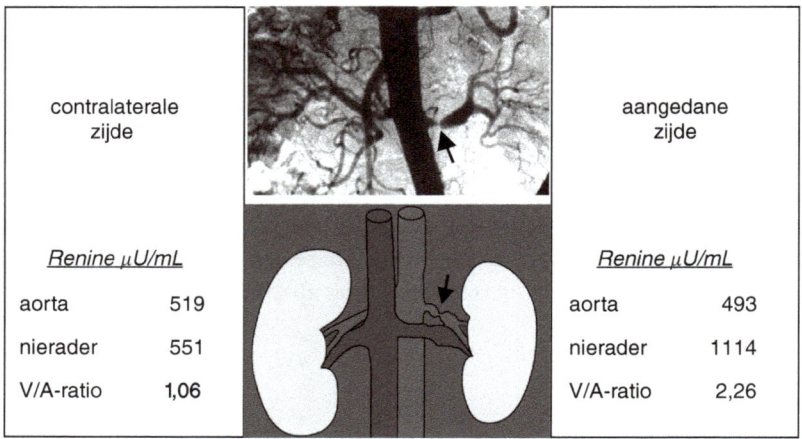

Figuur 4.1
Weergegeven zijn de concentratie van Renine in de aorta en beide niervenen. Aan de aangedane zijde is v/a Renine ratio verhoogd aan de contralaterale zijde onderdrukt (referente waarde is 1.25).

Diagnostiek

Een nierarteriestenose kan met verschillende beeldvormende technieken worden aangetoond. De gouden standaard is nog steeds de conventionele digitale substractieangiografie, waarbij een stenose van 70 procent als klinisch relevant wordt beschouwd. Alternatieve, niet-invasieve, methoden zijn de computertomoangiografie (CTA) en de magnetische resonantieangiografie (MRA). De vroeger veel toegepaste nierscintigrafie heeft geen plaats meer bij de diagnostiek, omdat hiermee geen anatomische informatie over de nierarteriën wordt verkregen.

Behandeling

De chirurgische correctie van een nierarteriestenose is geheel vervangen door de percutane intravasculaire ballondilatatie (dotterprocedure). Bij een atherosclerotische nierarteriestenose is stentplaatsing altijd noodzakelijk ter voorkoming van een recidiefstenose op de korte termijn. Angioplastiek en stentplaatsing zijn niet geheel zonder risico. Majeure complicaties zijn een ruptuur van de nierarterie, een nierinfarct en cholesterolembolieën.

De resultaten van interventie bij fibromusculaire dysplasie zijn over het algemeen uitstekend. Heel anders is het bij de atherosclerotische nierarteriestenose. Hierbij is de winst van angioplastiek op zowel bloeddruk als nierfunctie gemiddeld zeer teleurstellend. Helaas zijn er voor de individuele patiënt geen goede functionele tests die het succes van behandeling kunnen voorspellen. Vanwege de teleurstellende resultaten zijn diagnostiek en angioplastiek alleen aangewezen indien een van de situaties genoemd in tabel 4.3 aanwezig is. Indien overgegaan is tot stentplaatsing dient levenslang ascal te worden gebruikt om in-stenttrombose te voorkomen. Bij een in-stentstenose kan opnieuw worden gedilateerd.

Tabel 4.3	Situaties waarbij diagnostiek en behandeling van een nierarteriestenose geïndiceerd zijn.

- therapieresistente hypertensie e.c.i (3 middelen incl. een diureticum)
- jongere patiënt met recentelijk ontstane matige tot ernstige hypertensie e.c.i.
- achteruitgang nierfunctie met meer dan 30% na start ACE-remmer of angiotensine II-receptorblokker
- flitsoedeem
- hypertensie + progressieve nierinsufficiëntie e.c.i.

Beloop en prognose

Patiënten met RVHT op basis van atherosclerotisch vaatlijden zijn cardiovasculair gezien hoogrisicopatiënten, die vaak overlijden aan de gevolgen van een hartinfarct of beroerte. Dubbelzijdige nierarteriestenose blijkt een belangrijke oorzaak (tot 38%) van terminale nierinsufficiëntie bij ouderen; in dit verband wordt ook wel gesproken van ischemische nefropathie. Een atherosclerotische nierarteriestenose is een progressieve aandoening waarbij de stenose uiteindelijk kan evolueren naar een volledige afsluiting met atrofie van de achterliggende nier. Opvallend is de sterke variatie van progressie van de stenose in de tijd per patiënt. Betere behandeling, niet alleen met antihypertensiva, maar ook met statines en plaatjesaggregatieremmers, remt de progressie van de stenose. Patiënten met een atherosclerotische nierarteriestenose dienen, overeenkomstig de richtlijnen voor patiënten met perifeer vaatlijden, levenslang behandeld te worden met een statine en een plaatjesaggregatieremmer.

2.3 Coarctatio aortae

Definitie

Coarctatio aortae is een vernauwing van de aorta die over het gehele verloop van de aorta kan voorkomen maar meestal juist voorbij de oorsprong van de linker arteria subclavia is gelokaliseerd. In typische gevallen leidt een ernstige coarctatio aortae al op de jonge kinderleeftijd tot problemen, maar hypertensie ten gevolge van een coarctatio aortae kan zich ook voor het eerst op volwassen leeftijd manifesteren. De pathogenese van de hypertensie bij een coarctatio aortae is vergelijkbaar met die van renovasculaire hypertensie.

Klachten

Op volwassen leeftijd gaat coarctatio zelden gepaard met specifieke klachten, hoewel koude voeten, claudicatio intermittens en hoofdpijn zijn beschreven.

Diagnose

De diagnose wordt gesteld via het lichamelijk onderzoek. Kenmerkend is de combinatie van krachtige pulsaties van de polsslagaders en zwakke liespulsaties. Door bloeddrukmeting aan de armen en benen kan de diagnose worden bevestigd.

Bij aanvullend onderzoek is er op het elektrocardiogram (ecg) meestal sprake van uitgesproken linkerventrikelhypertrofie en op de thoraxfoto kan erosie van de onderzijde van de ribben aanwezig zijn door hypertrofie van de intercostale arteriën. De definitieve diagnose kan gesteld worden via magnetic resonance imaging (MRI) of CT-scan (figuur 4.2).

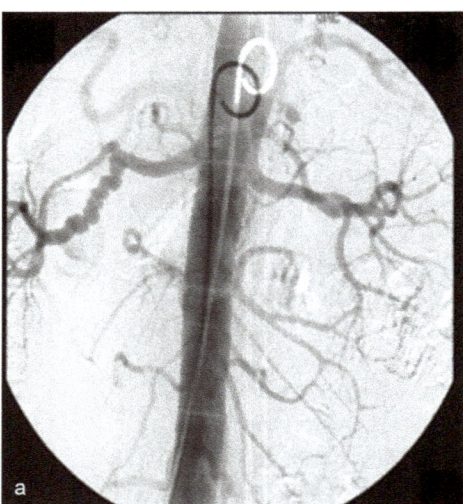 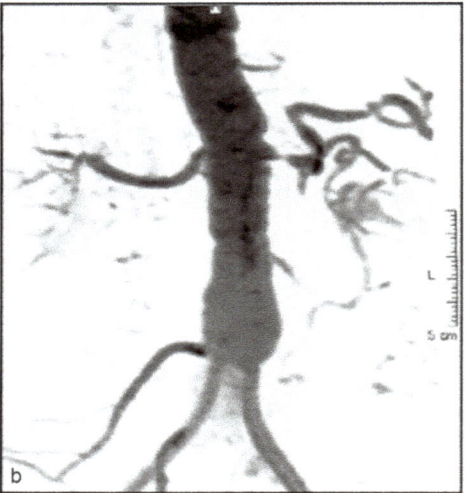

Figuur 4.2 a en b
Voorbeelden van een subtotale nierarteriestenose. Fibromusculaire dysplasie van de rechter nierarterie met typisch kralensnoeraspect (links). Atherosclerotische origostenose van de linker nierarterie met poststenostische dilatatie (rechts). Tevens status na aortabroekprothese.

Behandeling

De behandeling bestaat uit chirurgische correctie of dilatatie van de vernauwing met vrijwel altijd een gunstig effect op de bloeddruk. Een belang-

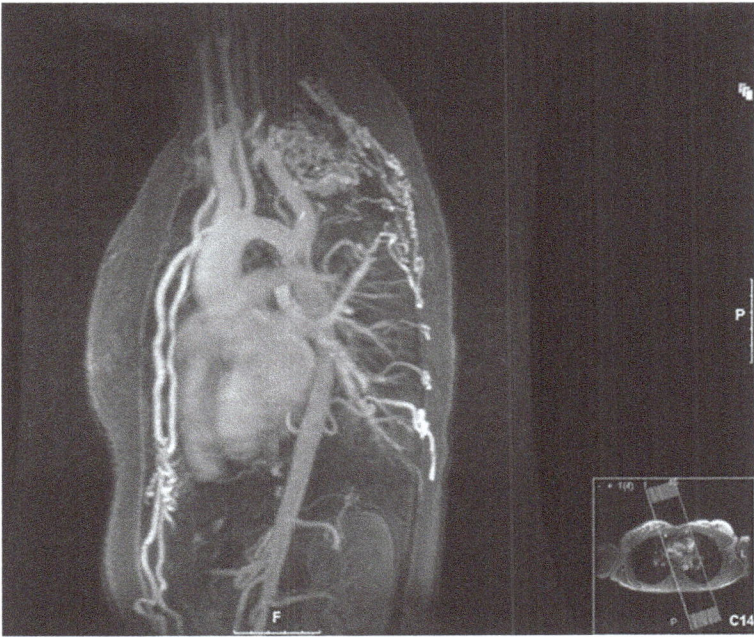

Figuur 4.3
MRA van een patiënt met coarctatio aortae. De aorta ascendens en aortaboog zijn wijd en de aorta descendens is slank. Er is sprake van opvallende hypertrofie van arteriae mammariae internae en intercostales als gevolg van de ontwikkelde collaterale circulatie.

rijk deel van de patiënten bij wie op kinderleeftijd de coarctatio is gecorrigeerd, ontwikkelt op jongvolwassen leeftijd hypertensie.

2.4 Mineralocorticoïdypertensie

Definitie

Mineralocorticoïdhypertensie kan worden gedefinieerd als een hypertensie in combinatie met een verlaagd serumkaliumgehalte en een gesupprimeerd renine. Door de wijdverbreide toepassing van de aldosteron-renineratio (ARR) als screeningstest worden meer en meer patiënten met een mineralocorticoïdhypertensie met een normaal serumkaliumgehalte gediagnosticeerd.

Bij een patiënt met hypertensie en een onverklaarde hypokaliëmie moet de mogelijkheid van een mineralocorticoïdhypertensie sterk worden overwogen en is aanvullend onderzoek geïndiceerd. Hoewel er veel verschillende vormen van mineralocorticoïdhypertensie kunnen worden onderscheiden, beperken we ons hier tot het primair hyperaldosteronisme (PHA) en zoethoutwortelhypertensie omdat deze aandoeningen regelmatig voorkomen.

Epidemiologie

Na de ontdekking van PHA als oorzaak van hypertensie werd deze aandoening lange tijd als een buitengewoon zeldzaam ziektebeeld gezien. Sinds de introductie van de ARR als screeningstest bleek PHA een onverwacht frequente oorzaak van hypertensie, met een prevalentie van rond de 4 procent in de eerste lijn en 9 procent in de tweede lijn. Van deze patiënten heeft slechts een minderheid (15% in de eerste lijn en 30% in de tweede lijn) een bijnieradenoom en dus potentieel een curabele vorm van hypertensie. De prevalentie van zoethoutwortel geïnduceerde hypertensie (drop, zoethoutthee) in Nederland is onbekend. Ongeveer 10 procent van de Nederlandse bevolking consumeert dagelijks drop. Het is noodzakelijk om grote hoeveelheden drop te consumeren om uiteindelijk een hypertensie te ontwikkelen.

Pathofysiologie

De pathofysiologie van mineralocorticoïdhypertensie is schematisch weergegeven in figuur 4.4.

Bij PHA is aldosteron de primaire factor bij de toegenomen renale natriumreabsorptie en bij zoethoutwortelhypertensie cortisol. In beide gevallen wordt de toegenomen natriumreabsorptie gemedieerd door een verhoogde expressie van de epitheliale natriumkanalen in distale tubulus- en verzamelbuiscellen van de nier (figuur 4.4). In zoethoutwortel zit glycyrrizinezuur. Dit zuur wordt in de darm omgezet in glycyrretinezuur. Glycyrretinezuur remt in de renale distale tubuluscel het enzym 11-bèta-OH-steroïddehydrogenase. Dit enzym metaboliseert cortisol tot cortison. Cortison heeft in tegenstelling tot cortisol geen affiniteit voor de mineralocorticoïdreceptor.

Klachten

Klachten die eventueel kunnen optreden bij PHA hangen samen met de hypokaliëmie. Snelle vermoeibaarheid en spierzwakte van vooral de proximale beenspieren, soms tot paralyse toe, kunnen optreden bij een kalium < 3,0 mmol/l. Hypokaliëmie kan ook het concentrerend vermogen van de nier aantasten met polyurie en polydipsie als gevolg. Ventriculaire ritmestoornissen, tot fibrilleren toe, zijn de meest gevreesde complicatie van hypokaliëmie.

Diagnostiek

De diagnose zoethoutwortelhypertensie kan eenvoudig aan de hand van de anamnese worden gesteld. De hoeveelheid glycyrrizinezuur in drop of in zoethoutthee bepaalt hoeveel er dagelijks genuttigd moet worden om de hypertensie te laten ontwikkelen. De individuele gevoeligheid varieert sterk. Oestrogenen (pilgebruik, vrouwelijk geslacht) vergroten de gevoeligheid.

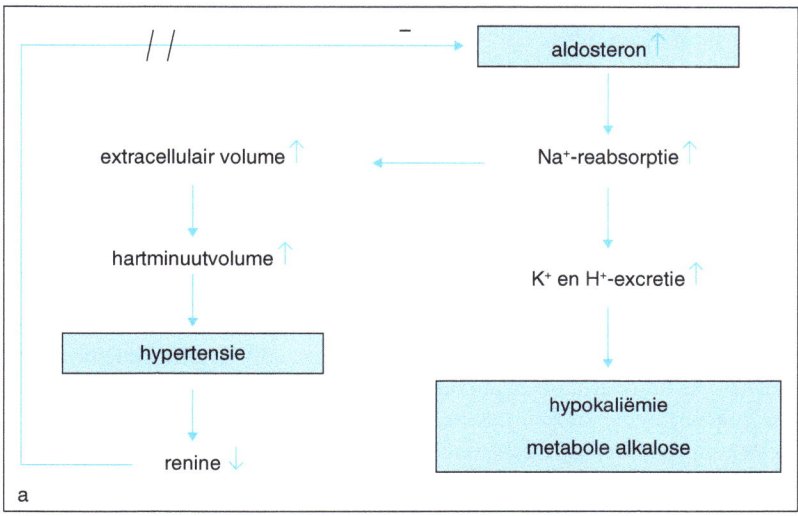

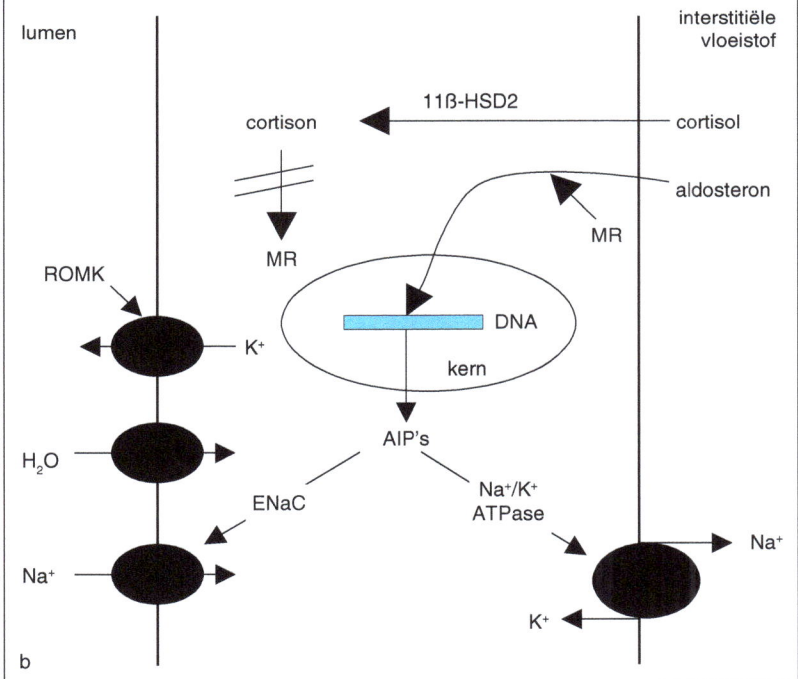

Figuur 4.4a en b
Pathofysiologie van mineralocorticoïdhypertensie (a). Moleculaire effecten van aldosteron of cortisol in de distale tubuluscel (b).

EnaC: epitheliale natriumkanaal
ROMK: kaliumkanaal, MR: mineralocorticoïdreceptor
AIP's: aldosteron geïnduceerde eiwitten
11-bèta-OHSHD2: 11-bèta-hydroxytoïddehydrogenase type 2

Biochemisch wordt de aandoening gekenmerkt door zowel een onderdrukt renine als aldosteron.

Bij verdenking op PHA zal in eerste instantie het renine en aldosteron in plasma worden bepaald. Een verhoogd aldosteron en een onderdrukt renine en daarmee een verhoogde ARR steunen de diagnose PHA. De ARR wordt beschouwd als een screeningstest die altijd gevolgd moet worden door een confirmatietest. De meest gebruikte confirmatietest is de zoutbelastingstest. Deze test onderzoekt of het aldosteron onderdrukbaar is. Bij PHA is de aldosteronproductie autonoom en derhalve niet of onvoldoende onderdrukbaar.

Klinisch worden drie subtypen van PHA onderscheiden: het aldosteron producerend bijnieradenoom (APA, ziekte van Conn), de bilaterale bijnierhyperplasie (idiopathisch hyperaldosteronisme) en het glucocorticoïd onderdrukbaar hyperaldosteronisme. APA wordt in vergelijking met de bilaterale bijnierhyperplasie gekenmerkt door een ernstiger klinische presentatie met aanzienlijke hypertensie en veelal hypokaliëmie. Het glucocorticoïd onderdrukbaar hyperaldosteronisme betreft een zeldzame genetische vorm van PHA waar crossing-over van het CYP11B1- en CYP11B2-gen tijdens de meiose heeft geleid tot een hybride gen, coderend voor aldosteronsynthase maar onder regulatie van ACTH.

Via CT-scan of MRI kunnen het bijnieradenoom en de bilaterale bijnierhyperplasie worden onderscheiden. Omdat de specificiteit van het beeldvormend onderzoek beperkt is, wordt bij een patiënt met een adenoom, indien ouder dan 40 jaar, eerst nog een selectieve bijniervenebemonstering op aldosteron verricht, alvorens te besluiten tot operatie. Hiermee wordt voorkomen dat de verkeerde bijnier wordt verwijderd.

Behandeling

Bij een aldosteronproducerend bijnieradenoom is de meest toegepaste behandeling laparoscopische bijnierextirpatie. Bij bilaterarale hyperplasie gaat de voorkeur uit naar behandeling met de mineralocorticoïdreceptorantagonist spironolacton of epleronon. Eplerenon is minder potent maar veel specifieker dan spironolacton. Bij het zeldzame glucocorticoïd onderdrukbaar hyperaldosteronisme kan gekozen worden voor de laagste dosis prednison of dexamethason die leidt tot kalium- en bloeddruknormalisatie of eveneens voor een mineralocorticoïdreceptorantagonist.

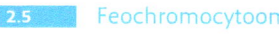

2.5 Feochromocytoom

Definitie

Het feochromocytoom is een tumor uitgaande van chromaffien weefsel met excessieve productie van noradrenaline en/of adrenaline. In 85 tot 90 procent van de gevallen is het feochromocytoom in de bijnier gelokaliseerd en in 10 tot 15 procent van de gevallen extra-adrenaal. In het laatste geval wordt ook gesproken van paragangliomen die al of niet functioneel kunnen zijn. Ongeveer 10 procent van de feochromocytomen is maligne, hetgeen gekenmerkt wordt door aanwezigheid van metastasen. Maligniteit is niet op grond van het pathologisch onderzoek vast te stellen. Het feochromocytoom kan geïsoleerd voorkomen (sporadisch feochromocytoom) of in het kader van erfelijke polytumorsyndromen (MEN-2a en -2b (multipele endocriene neoplasie), ziekte van Von Hippel-Lindau, neurofibromatose type 1 en SDHD- en SDHB-mutaties). Het feochromocytoom is een zeldzame oorzaak van hypertensie met een prevalentie van minder dan 1 procent in de hypertensieve populatie. Herkenning van een feochromocytoom is van groot belang gezien de potentieel catastrofale complicaties (hypertensieve crisis, ritmestoornissen, acuut coronair syndroom, hartfalen).

Klachten

De klachten van een feochromocytoom hangen nauw samen met de intermitterende uitstoot van de noradrenaline en adrenaline in de circulatie, waarbij adrenalineproducerende feochromocytomen meer klachten geven dan noradrenalineproducerende feochromocytomen. Kenmerkend zijn aanvallen van hoofdpijn, hartkloppingen, overmatig transpireren, bleek wegtrekken. Tijdens de klachten kan de bloeddruk torenhoog zijn. De aanvallen kunnen spontaan optreden (paroxismen) of uitgelokt worden door voedsel, mictie, defecatie en medicamenten. Minder frequente klachten zijn misselijkheid en vermagering. Hyperglykemie komt bij 40 procent van de patiënten voor.

Diagnostiek

Vanwege de gevarieerde symptomatologie wordt een feochromocytoom vaak overwogen, maar de diagnose wordt uiteindelijk bij een klein percentage van de patiënten gesteld. Het feochromocytoom staat bekend als de grote imitator en heeft een uitgebreide differentiaaldiagnose. Situaties waarin screening op een feochromocytoom geïndiceerd is, zijn vermeld in tabel 4.4.

Tabel 4.4	Situaties waarbij screening op feochromocytoom is geïndiceerd

- paroxismen van hoofdpijn, palpitaties en transpireren
- aanvalsgewijze hypertensie
- maligne hypertensie
- hypertensie en linksdecompensatio cordis e.c.i.
- incidentaloom van de bijnier
- onverwachte hypertensie en/of tachycardie na inhalatie van histamine, glucagon, tricyclische antidepressiva, naloxon, fenothiazinen
- onverwachte hypertensie en/of tachycardie tijdens inductie van narcose, operatie of partus
- familiaire polytumorsyndromen (MEN-2a en -2b, ziekte van Von Hippel-Lindau, neurofibromatose type 1, SDHB- en SDHD-mutaties)

De diagnose kan worden gesteld door het aantonen van verhoogde spiegels van catecholaminen (noradrenaline en/of adrenaline) of catecholamineafbraakproducten (normetanefrine en/of metanefrine) in plasma of urine. Een zeer bruikbare screeningstest met een sensitiviteit van bijna 100 procent en een specificiteit van rond de 80 procent is de bepaling van de uitscheiding van meta- en normetanefrine in de 24-uursurine. Teneinde te corrigeren voor onnauwkeurige urineverzameling wordt ook de creatinine-uitscheiding bepaald. Bij een sterke klinische verdenking maar negatieve test, kan aan de patiënt gevraagd worden om urine direct aansluitend aan een aanval te sparen.

Na biochemische bevestiging volgt beeldvormende diagnostiek via een CT- of MRI-scan. Veelal zal ook nog een ^{125}I-metajodobenzylguanidine (MIBG) total body scintigrafie worden verricht teneinde andere lokalisaties of metastasen op te sporen. Sporadische feochromocytomen zijn veelal grote tumoren met een gemiddelde diameter van ruim 5 cm bij het stellen van de diagnose, erop wijzend dat een feochromocytoom lange tijd onopgemerkt aanwezig kan zijn.

Behandeling

De behandeling van feochromocytoom is altijd chirurgisch. Alvorens tot operatie mag worden overgegaan is preoperatieve behandeling met een alfa-adrenerge receptorblokker, eventueel in combinatie met een bètablokker noodzakelijk. Belangrijk is dat het sympathische zenuwstelsel voor de operatie optimaal geblokkeerd is om een hypertensieve crisis tijdens de operatie te voorkomen.

Ook bij een maligne feochromocytoom is de primaire behandeling chirurgisch; hierbij wordt via debulking zo veel mogelijk tumor verwijderd. Maligne feochromocytomen zijn weinig gevoelig voor de gebruikelijke cytostatica. Behandeling met radioactief MIBG of een octreotideanaloog kan soms leiden tot een lange remissie maar niet tot genezing.

Patiënten die geopereerd zijn aan een feochromocytoom dienen langdurig vervolgd te worden wegens de kans op een recidief of metastase. Bij patiënten jonger dan 40 jaar wordt tegenwoordig aanbevolen om genetisch onderzoek naar een van de familiaire vormen van het feochromocytoom te verrichten.

2.6 Obstructieveslaapapneusyndroom

Definitie

Van obstructieveslaapapneusyndroom (OSAS) is sprake indien sprake is van meer dan vijf apneus (adempauze van minstens 10 seconden) of hypopneus (verminderde respiratie met zuurstofdesaturatie en eventueel wakker worden) per uur. De prevalentie van klinisch relevant OSAS in Nederland is ongeveer 1% bij mannen. In de Verenigde Staten heeft ruim 6 procent van de volwassen bevolking slaapapneu.

OSAS is sterk geassocieerd met obesitas en hypertensie. Zo is de prevalentie van hypertensie rond de 40 procent bij patiënten met OSAS versus 15 procent in de algemene volwassen bevolking.

De nachtelijke episoden van hypercapnie, acidose en hypoxie leiden via activering van chemoreceptoren tot een verhoogde sympathicustonus, die ten grondslag ligt aan de hypertensie.

Klachten

Klachten en bevindingen die kunnen wijzen op OSAS staan vermeld in tabel 4.5.

Tabel 4.5	Klachten en verschijnselen passend bij obstructieveslaapapneusyndroom.

Anamnese:
- snurken
- apneus tijdens slapen (heteroanamnese)
- onrustige slaap
- nachtelijk transpireren
- bewegingsonrust tijdens slapen
- slaperigheid overdag
- hoofdpijn
- concentratiezwakte

Lichamelijk onderzoek:
- romp (adipositas)
- vergrote tonsillen
- vergrote uvula
- palatumafwijkingen

Diagnose

De diagnose kan gesteld worden door het gelijktijdig registreren van ademhaling, elektro-encefalogram (eeg), oculogram en zuurstofsaturatie tijdens de slaap (polysomnografie). Indien per uur voldoende apneus of periodes met zuurstofdesaturatie worden geregistreerd, kan de diagnose worden gesteld.

Behandeling

De behandeling bestaat in eerste instantie uit leefregels: afvallen, stoppen met roken en vermijden van het gebruik van sedativa en alcohol. Omdat klachten in rugligging vaak toenemen, moet deze houding 's nachts zo veel mogelijk worden voorkomen. Indien ondanks deze maatregelen de verschijnselen van OSAS persisteren is nachtelijke continuous positive airway pressure (CPAP) te overwegen. Een overdruk van 15 cm waterdruk, waarmee wordt voorkomen dat de nasofarynx tijdens de slaap afgesloten raakt, is meestal voldoende. Sommige patiënten hebben baat bij chirurgische behandeling door de kno-arts. De effecten van CPAP op de hypertensie vallen gemiddeld tegen. In gerandomiseerde onderzoeken bedroeg de bloeddrukdaling slechts enkele mmHg.

Leesadvies

Funder JW, Carey RM, Fardella C, et al. Case detection, diagnosis, and treatment of patients with primary aldosteronism: An Endocrine Society clinical practice guideline. J Clin Endocrin & Metab 2008 (ePub, ahead of print).

Garovic V, Textor SC. Renovascular hypertension and ischemic nephropathy. Circulation 2005;112:1362-74.

Kapa S, Kuniyosi FHS, Somers VK. Sleep apnea and hypertension: interactions and implications for management. Hypertension 2008;51:605-8.

Landelijke transmurale afspraak Chronische nierschade. Huisartse en Wetenschap 2009; 52:586 e.v.

Lenders JWM, Eisenhofer G, Manelli M, et al. Pheochromocytoma. Lancet 2005;366:665-9.

2.7 Feochromocytoom

Dr. F.P.M.J. Groeneveld, prof. dr. A. Prins

Casus

Op de lijst voor de visiteronde staat mevrouw B, 28 jaar, omdat ze zich 'naar voelt' en niet in staat is naar de praktijk te komen. Drie weken geleden heeft zij onder leiding van een verloskundige, na een ongecompliceerde zwangerschap, een gezonde zoon vaginaal ter wereld gebracht. Twee dagen voor de bevalling is zij door de gynaecoloog gezien in verband met serotoniteit. De gynaecoloog meldt in zijn brief: amenorroe 42 weken en 6 dagen, bij prenatale controles was de groei conform de zwangerschapsduur, de bloeddruk steeds binnen de norm en op dit moment 140/80.

Als de huisarts bij mevrouw B thuis aankomt, ligt zij op bed en zegt: 'Ik voelde me een tijdje zweverig en viel bijna flauw, maar nu gaat het wel weer.' De tractusanamnese levert geen aanknopingspunten, met name geen braken, diarree of hoesten. Mevrouw geeft ook geen pijnklachten aan, is niet benauwd en heeft geen pijn op de borst. Bij algemeen lichamelijk onderzoek vindt de huisarts een normale lichaamstemperatuur, een pols van 80 ra/min, bloeddruk van 140/80. Aan de benen geeft mevrouw B geen pijn aan en er zijn geen aanwijzingen om een trombosebeen te vermoeden. Een duidelijke diagnose is niet te stellen, mogelijk is zij toch vermoeid na de bevalling of is er sprake van diabetes mellitus (haar zoontje was ruim 8 pond).

De volgende dag wordt besloten tot bloedonderzoek. Ze komt een week later op het spreekuur voor de uitslag. Ze voelt zich een stuk beter, Hb 7,3 mmol/l en bloedglucose nuchter 6,0 mmol/l. De huisarts en mevrouw B besluiten tot een afwachtend beleid.

Twee maanden later ziet de huisarts mevrouw B voor een pilrecept. De opgemeten bloeddruk bedraagt 120/75 mmHg. Er zijn geen klachten.

Bijna drie maanden later komt ze op het spreekuur omdat ze toch aanvallen van duizeligheid blijft houden en een neiging tot flauwvallen. De huisarts besluit tot een uitgebreider bloedonderzoek. Een paar dagen later komt ze voor de uitslag op het spreekuur. Laboratoriumwaarden BSE 3; Hb 8,8 mmol/l; leuko's $4,9 \times 10^9$ normale differentiatie; bloedglucose 5,8 creatinine 88 µmol/l. Een herhaald lichamelijk onderzoek geeft een normale bloeddruk te zien, aan hart en longen geen afwijkingen, geen nystagmus, Romberg negatief. Een ernstige oorzaak lijkt niet aanwezig, de huisarts schrijft haar cinnarizine voor en besluit om mevrouw B, wanneer herstel niet binnen vier weken optreedt, te verwijzen naar de internist. Drie weken later belt haar echtgenoot op of de huisarts direct wil komen. Bij aankomst blijkt zij dood op bed te liggen, precies op haar 29e verjaardag. In overleg met de familie is er een sectie verricht. De gemeentelijk lijkschouwer die wordt ingeschakeld onderschrijft vanzelfsprekend de beslissing daartoe. De patholoog-anatoom schrijft: Er wordt een tumor gevonden van 6,5 cm in de rechter bijnier met microscopisch de kenmerken van een feochromocytoom. Er worden geen kenmerken van persisterende hypertensie gevonden en ook geen metastasen.

Bij deze tumoren kunnen patiënten plotseling overlijden, vaak ten gevolge van zeer kleine traumata, geringe stress, anoxie.

Opmerking Het dramatische beloop van deze casus, met kennelijk episoden van (sterke) tensiestijging, geeft aan dat ook bij goede zorg verleend door gynaecoloog en huisarts een feochromocytoom tot een plotselinge dood kan leiden. Mede door de uitslag van de obductie is de relatie van de nabestaanden met de huisarts uitstekend gebleven.

3 Het slaapapneusyndroom en cardiovasculaire aandoeningen

Dr. A. Knuistingh Neven, dr. R.J. Schimsheimer

3.1 Inleiding

Het slaapapneusyndroom heeft belangrijke gevolgen voor het lichamelijk en geestelijk welzijn. Behalve directe gevolgen door de regelmatige en langdurige verstoring van de slaap zijn er ook cardiovasculaire gevolgen. In dit hoofdstuk wordt aan de hand van de recente literatuur ingegaan op de relatie tussen het slaapapneusyndroom en cardiovasculaire aandoeningen

Casus 1

Meneer C, een 45-jarige gehuwde man, directeur van een handelsonderneming, wordt in verband met klachten van vermoeidheid en slaperigheid overdag op het spreekuur van de huisarts gezien. Hij is een zeer zware snurker, met als gevolg dat de echtelieden niet meer dezelfde slaapkamer delen. Voorts is de seksuele activiteit minimaal geworden en zijn er bij navraag geobserveerde ademstilstanden tijdens de zeer onrustige slaap. Meneer C slaapt waar het maar enigszins mogelijk is. Er is geen cardiovasculair belaste voorgeschiedenis. Hij rookt twintig sigaretten per dag. Zijn BMI is 29. De bloeddruk en het lipidenspectrum zijn normaal. Met behulp van polysomnografie wordt het vermoeden op het slaapapneusyndroom bevestigd: 318 apneus met een gemiddelde duur van dertig seconden worden geregistreerd, zijn apneu-index (AI) is 45. De zuurstofsaturatie daalt tijdens de ademstops gemiddeld met 10 procent. Ademstilstanden van zowel obstructieve als gemengde oorsprong worden in alle slaaphoudingen waargenomen. Er is nauwelijks sprake van diepe slaap. Meneer C komt gezien de ernst van het slaapapneusyndroom in aanmerking voor CPAP-therapie. Twee dagen voor de geplande klinische instelling van de CPAP wordt hij opgenomen met pijn op de borst. Hij blijkt een non-Q-wave myocardinfarct te hebben. Het klinisch herstel verloopt voorspoedig. Wel blijft meneer C twintig sigaretten per dag roken, ondanks adviezen dit achterwege te laten. Na aanpassing van de CPAP verdwijnen alle klachten en voelt hij zich herboren.

Casus 2

Meneer D, een 48-jarige man, bezoekt het spreekuur van de huisarts in verband met hinderlijk snurken. De tensie is 150/95 mmHg, terwijl de BMI 28 bedraagt. Meneer D rookt. De familieanamnese wat betreft cardiovasculaire risicofactoren is belast. Op verdenking van OSAS wordt hij verwezen voor verder onderzoek. Polygrafisch onderzoek toont OSAS aan (AI: 16). De behandeling met CPAP heeft een goed resultaat. Bij latere controle van de bloeddruk is de tensie 155/105 mmHg. Er zijn geen andere, met name angineuze klachten. Meneer D krijgt metoprolol 50 mg 1 dd. Bij controle zijn de gemeten tensies 145/100 mmHg en later 120/75 mmHg. Enige tijd later wordt hij gezien in de weekenddienst met pijn de bovenbuik, wat geduid wordt als oesofageale reflux. Hij krijgt hiervoor omeprazol. Een maand later komt meneer D weer op het spreekuur voor tensiecontrole. Er zijn geen klachten meer. De tensie is 145/95 mmHg. De dosering metoprolol wordt verhoogd tot 100 mg eenmaal daags. Enkele weken later zakt meneer D plots in elkaar. Reanimatie, zowel in de ambulance als later in het ziekenhuis, heeft niet mogen baten. Doodsoorzaak: hartinfarct en recidiverend ventrikelfibrilleren.

3.2 Het slaapapneusyndroom

Definitie en begrippen

Het slaapapneusyndroom wordt gekenmerkt door ademstops die tijdens de slaap optreden. Deze ademstops kunnen aanleiding zijn van lichamelijke en psychische klachten. De hierbij gebruikte begrippen zijn:
- apneu is een ademstop langer dan tien seconden;
- hypopneu is een reductie van de airflow van 30 procent of meer;
- apneu-index (AI) is het aantal ademstops langer dan tien seconden per uur;
- apneu-hypopneu-index (AHI) is het totaal aantal apneus en hypopneus per uur;
- respiratory disturbance index (RDI) is het totaal aantal ademhalingsevents die leiden tot verstoring van de slaap; het is het meest vergelijkbaar met de AHI.

Ademstops kunnen aanleiding geven tot een verstoring van het slaappatroon (wakker worden of lichter slapen), verminderde zuurstofverzadiging van het arteriële bloed en hartritmestoornissen. Volgens de huidige consensus spreekt men van OSAS indien de RDI $\geq$ 15 is of indien de RDI $\geq$ 5 is, terwijl dit gepaard gaat met een of meer klinische verschijnselen, zoals overmatige slaperigheid en/of moeheid, onrustige slaap met (bijna) ontwaken, zwaar snurken en ademstops.

We onderscheiden:
- obstructieve ademstops (collaberen van de bovenste luchtwegen);
- centrale ademstops (ontbreken van de prikkel vanuit het ademcentrum in de hersenstam);
- gemengde ademstops met zowel een obstructieve als een centrale component.

Combinaties van verschillende vormen van ademstops kunnen bij eenzelfde patiënt voorkomen. Aangezien obstructieve apneus het meest voorkomen spreekt men meestal over het 'obstructief slaapapneusyndroom' (OSAS).

Epidemiologie

De prevalentiecijfers van OSAS lopen sterk uiteen: 0,3 tot 8,5 procent. Methodologische tekortkomingen (selectiebias) en definitieverschillen geven een vertekend beeld van de werkelijke prevalentie. Stradling (UK) stelde vast dat 0,3 procent van mannen van 30 jaar en ouder aan het syndroom leed.

Lavie (Israël) en Gislason (Zweden) vonden een prevalentie van 1 procent bij mannen. Uit eigen onderzoek kwam naar voren dat ten minste 0,45 procent van alle mannen van 35 jaar en ouder leed aan een klinisch relevant syndroom, terwijl een gelijk aantal patiënten weliswaar aan alle criteria van het syndroom voldeed, maar weinig klachten had.

Pathofysiologie en klinische verschijnselen

Door de repetitieve ademstops wordt de patiënt óf wakker óf gaat lichter slapen. Dit verklaart het pathofysiologische mechanisme van het klachtenpatroon bij OSAS. De slaap wordt dus regelmatig verstoord en is minder diep. Vooral de slaperigheid overdag, vaak met ernstige gevolgen in de werksituatie, auto-ongevallen en sociale implicaties, is een van de belangrijkste klachten waarmee de patiënt zich aan de huisarts kan presenteren. Vaak wordt de klacht ook gepresenteerd als onbegrepen, langdurige moeheid. Snurken is ongetwijfeld het meest in het oog lopende verschijnsel van het syndroom. Veel patiënten geven aan dat door de bedpartner behalve het snurken ook frequente, beangstigend lange ademstops vastgesteld worden. Voorts worden tal van andere klachten beschreven bij het syndroom zoals hoofdpijn 's morgens, keelpijn of droge mond 's morgens, libidoverlies, frequent wakker worden, prikkelbaarheid en verschijnselen van depressieve aard. Vaak hebben OSAS-patiënten overgewicht.

Diagnostiek

De anamnese kan reeds duidelijk aanwijzingen opleveren voor het bestaan van slaapapneusyndroom. Bij klachten over slaperigheid overdag of onbegrepen moeheid zou geïnformeerd moeten worden naar snurken en het voorkomen van ademstops. Informatie van de (ex-)bedpartner kan cruciaal zijn. Andere klachten zijn weinig indicatief. Verder onderzoek is geïndiceerd bij snurkers met klachten als slaperigheid en moeheid overdag en bij snurkers bij wie die heteroanamnestisch ademstops gerapporteerd worden.

Voor verder analyse moet verwezen worden naar specialisten op dit gebied. Behalve gekwalificeerde slaapcentra zijn ook andere (ook perifeer werkende) specialisten op dit terrein actief. Met name longartsen maar ook neurologen en kno-artsen kunnen verdere diagnostiek uitvoeren.

Thuisregistratie van de ademhaling kan vanuit de kliniek georganiseerd worden. Tegenwoordig zijn er meetinstrumenten beschikbaar, waarbij behalve de ademhaling het hartritme en de zuurstofsaturatie van het bloed gemeten worden. Er zijn ook systemen waarmee snurkgeluiden, hartritme, zuurstofsaturatie en lichaamshouding geregistreerd worden. Mede door de beperkte mogelijkheden om uitgebreid slaaponderzoek te verrichten wordt vaak al na de thuisregistratie met de therapie gestart. De kno-arts dient zo nodig de bovenste luchtwegen te beoordelen om eventuele obstructies en vernauwingen van de bovenste luchtwegen op te sporen.

Behandeling

Voor de behandeling van het syndroom is een aantal mogelijkheden beschikbaar. We onderscheiden conservatieve en specifieke maatregelen. Afhankelijk van de ernst van het syndroom en de bevindingen van de kno-arts zal een keuze gemaakt moeten worden.

Gewichtsreductie (om vetdeposities in het keelgebied te reduceren), rookverbod (om slijmvlieszwelling te beperken), beperking c.q. verbod van gebruik van alcohol en sedativa/hypnotica (om spierverslapping en demping van het centrale zenuwstelsel te voorkomen) zijn bekende conservatieve maatregelen. Er is overigens geen gecontroleerd onderzoek bekend dat deze maatregelen onderbouwt. Het vermijden van rugligging bij duidelijke houdingsafhankelijkheid kan bewerkstelligd worden door bijvoorbeeld een tennisbal in de pyjamajas ter hoogte van de scapulae te bevestigen. Voor het nut van neuspleisters bestaat geen wetenschappelijke onderbouwing.

Specifieke behandeling bestaat uit het inblazen van lucht om de luchtwegen open te houden (CPAP) en operatieve correcties door de kno-arts. De kno-arts kan obstructies en vernauwingen opheffen. De zeer mutilerende UPPP wordt mede gezien het beperkte resultaat vrijwel niet meer toegepast. Ook hier is gecontroleerd onderzoek beperkt beschikbaar. De eerste keus bij een evident klinisch syndroom is de CPAP-behandeling. Het verdient de voorkeur om CPAP-apparatuur klinisch in te stellen tijdens een nachtregistratie. CPAP-therapie is effectiever gebleken dan een placebo en intraorale hulpstukken. Intraorale hulpstukken blijken eveneens effectief te zijn voor de slaperigheid overdag, hoewel de bewijskracht beperkt is. Intraorale behandeling bij milde tot matige OSAS is effectief en is een goed alternatief bij falen van CPAP. Met somnoplastiek (lasersclerosering van farynx, palatum molle en tongbasis) en multilevelchirurgie bij OSAS bestaat nog weinig ervaring op de lange termijn.

3.3 Cardiovasculaire aandoeningen

In 2007 is een uitgebreide, kwalitatief goede review van McNicholas over dit onderwerp verschenen. Hierin is alle beschikbare evidence op een rij gezet. Bovendien wordt in de CBO-richtlijn 'Diagnostiek en behandeling van het obstructieve slaapapneusyndroom bij volwassenen' op heldere wijze aandacht geschonken aan de relatie tussen OSAS en cardiovasculaire problemen.

Cardiovasculaire mortaliteit

Klassiek is een studie uit 1988. Uit dit onderzoek kwam duidelijk naar voren dat het risico op overlijden vooral vergroot is in de groep met een AHI > 20 in combinatie met een leeftijd jonger dan 50 jaar. In een onderzoek werd de mortaliteit van OSAS-patiënten vergeleken met de mortaliteit in de algemene populatie. Opvallend was dat de mortaliteit lager was in de groep OSAS-patiënten ouder dan 70 jaar in vergelijking met personen van die leeftijd in de algemene populatie. Ook in een ander onderzoek werd een verhoogde mortaliteit bij ernstig, onbehandeld OSAS aangetoond. Ook hier was dit effect het duidelijkst in de leeftijdsgroep jonger dan 50 jaar. Bij met CPAP behandelde patiënten was dit mortaliteitsrisico echter verdwenen. De cardiovasculaire uitkomsten bij mannen met OSAS werd in een onderzoek vergeleken met snurkers en met niet-snurkers. Na een follow-up van tien jaar werd gekeken naar cardiovasculaire doodsoorzaken en niet-fatale cardiovasculaire gevolgen (myocardinfarct, cerebrovasculair accident (CVA), bypass of dotter). Patiënten met onbehandeld, ernstig OSAS hadden een bijna drie keer hoger risico om binnen tien jaar te overlijden. In de andere groepen (snurkers, matig ernstige OSAS en met CPAP behandelde OSAS) was het risico niet verhoogd. Het voorkomen van niet-fatale cardiovasculaire events vertoonde dezelfde tendens.

Cardiovasculaire morbiditeit

Duidelijke aanwijzingen voor een verhoogd cardiovasculair risico bij OSAS werden vastgesteld in een onderzoek bij patiënten met ernstige OSAS die de CPAP-behandeling niet verdroegen. Gebleken is dat bij hen de cardiovasculaire morbiditeit beduidend hoger is dan bij wel behandelde patiënten. Het cardiovasculaire risico van de wel behandelde patiënten was gelijk aan het risico in de algemene populatie. Uit een andere studie bleek dat patiënten met ernstig OSAS bij het vaststellen van de diagnose al veelvuldig cardiovasculaire risicofactoren hadden: bij 68 procent van de patiënten werd hypertensie gevonden, 16 procent had diabetes mellitus en 63 procent bleek een lipidemie te hebben. Opvallend was dat slechts 18 procent rookte. Het berekende tienjaarsrisico voor ischemische hartaandoeningen was bijna 14 procent, terwijl dit voor CVA 12 procent was. Het gecombineerde tienjaarscardiovasculaire risico bedroeg bijna 33 procent. In een ander onderzoek was de kans op overlijden of het krijgen van een CVA twee keer zo groot bij personen met OSAS ondanks gerichte OSAS-behandeling, vergeleken met controlepersonen zonder OSAS.

Hypertensie Er is overtuigend bewijs dat OSAS een onafhankelijke risicofactor is voor hypertensie. Met name uit casecontrolonderzoek kwam naar voren dat de associatie tussen OSAS en hypertensie onafhankelijk is van verstorende factoren zoals obesitas. Ook uit langlopend cohortonderzoek kwam deze relatie naar voren. Bovendien werd aangetoond dat behandeling van OSAS bij hypertensieven de bloeddruk doet dalen. Het is nog onduidelijk wat precies de rol van de voor OSAS kenmerkende intermitterende hypoxemieperioden hierbij is. In ieder geval staat vast dat hypertensie een belangrijke rol speelt bij het cardiovasculaire risico bij OSAS.

CVA Op basis van epidemiologisch onderzoek blijkt dat de associatie tussen OSAS en CVA overduidelijk is. Uit diverse studies kwam naar voren dat de prevalentie van het slaapapneusyndroom tussen de 44 en 72 procent is. De relatie tussen CVA en TIA's met zwaar snurken, dan wel bewezen OSAS, is aangetoond. Uit prospectief onderzoek is ook gebleken dat het vierjaarsrisico op een CVA vier keer groter is bij patiënten met een AHI ≥ 20. De relatie tussen CVA en OSAS lijkt overigens ook onafhankelijk van hypertensie te bestaan.

Ischemische hartaandoeningen De associatie tussen ischemisch hartlijden (angina pectoris, myocardinfarct) en OSAS is in diverse studies aangetoond. Onbehandelde OSAS verergert de prognose van ischemische hartaandoeningen. Behandeling met CPAP gaf blijkens een zevenjarig onderzoek juist bescherming. De incidentie van acute nachtelijke dood is hoger bij patiënten met bekend hartlijden met een hoge AHI vergeleken met personen met een bekend hartlijden en een lage AHI, ook na correctie van voor leeftijd, gewicht en roken. Obstructieve apneus veroorzaken asymptomatische ecg-veranderingen tijdens de slaap. De klinische betekenis hiervan is nog niet duidelijk.

Hartfalen Onderzoek bij patiënten met hartfalen liet afhankelijk van de ingesloten populatie een prevalentie van OSAS zien van 11 tot 53 procent. Uit crosssectioneel onderzoek kwam naar voren dat er een sterke associatie bestaat tussen OSAS en hartfalen (OR: 2,38; 95% BI: 1,22-4,62). Obstructieve apneus hebben enerzijds een negatieve invloed op de cardiale functie; anderzijds kan hartfalen weer bijdragen aan de pathogenese van zowel centrale of obstructieve apneus. De apneus veroorzaken heftige bloeddrukschommelingen. Bij patiënten met hartfalen kunnen de terugkerende apneus de hartfunctie sterk nadelig beïnvloeden. Aangetoond is dat deze effecten goed omkeerbaar zijn met CPAP.

Hartritmestoornissen Al geruime tijd is bekend dat apneus hartritmestoornissen kunnen veroorzaken. Uit onderzoek is gebleken dat bij een substantieel deel van de OSAS-patiënten bradyaritmieën voorkomen. Bij patiënten met onbehandelde OSAS was dit zelfs 47 procent. Na behandeling met CPAP verdwenen deze ritmestoornissen binnen 24 tot 48 uur. Atriumfibrilleren wordt viermaal zo frequent waargenomen bij ernstig OSAS. Ook zijn er observaties dat dit verdwijnt na behandeling van OSAS met CPAP.

Pathofysiologie

De mogelijke pathofysiologische mechanismen, waarmee de epidemiologische relatie tussen cardiovasculaire morbiditeit en mortaliteit kan worden verklaard, zijn al geruime tijd onderwerp van onderzoek. De belangrijkste mechanismen worden toegelicht.

Sympathicusactiviteit De herhaalde obstructies van de bovenste luchtwegen resulteren in tijdelijke perioden met hypoxie en wisselingen van de intrathoracale druk. Bekend is dat de verhoogde catecholaminewaarden in de urine bij ernstig OSAS worden genormaliseerd na behandeling met tracheostomie. Deze normalisatie is ook aangetoond met CPAP-therapie. Er is een direct verband aangetoond tussen hypoxemie en de activiteit van het sympathische zenuwstelsel. Een andere aanwijzing dat er bij OSAS een verhoogde sympathicustonus is, komt uit onderzoek, waarbij in de nervus peroneus de sympathicusactiviteit gemeten wordt. Gebleken is dat een toename van de sympathicusactiviteit en plasmanoradrenaline geassocieerd is met hypoxieperiodes. Geconcludeerd kan worden dat (onbehandelde) OSAS-patiënten vergeleken met controlepatiënten na verloop van tijd een verhoogde sympathicusactiviteit hebben, ook overdag bij een genormaliseerd zuurstofgehalte in het bloed.

Inflammatie en oxidatieve stress In het arteriosclerotische proces speelt systemische inflammatie een belangrijke rol. De bekendste ontstekingsmarkers, CRP en TNF-alfa, zijn ook bij OSAS duidelijk verhoogd. De hoogte van de CRP is gecorreleerd aan de ernst van OSAS. TNF-alfa is een belangrijke genregulator en activeert processen die betrokken zijn bij de atherogenese. Er zijn sterke aanwijzingen dat juist intermitterende periodes met hypoxemie de systemische inflammatie activeren. Er komen zuurstofradicalen vrij en dat resulteert in oxidatieve stress. In dierproeven is aangetoond dat dit leidt tot disfunctie van de linker ventrikel, terwijl beschadiging van hersencellen hypersomnolentie veroorzaakt.

Endotheeldisfunctie Het endotheel van de vaatwand regelt met behulp van vasoactieve mediatoren de balans tussen vasodilatatie en vasoconstrictie. Indien de endotheelfunctie verstoord is, ontstaat er vooral vasoconstrictie, die tot beschadiging van de arteriewand leidt. Bij OSAS is verstoring van de endotheelfunctie aangetoond. Opmerkelijk is dat behandeling van OSAS-patiënten met CPAP de vaatbeschadiging kan herstellen. Een belangrijke vasodilaterende stof, die geproduceerd wordt door endotheel, is stikstofmonoxide (NO). Bij OSAS is de productie hiervan verminderd; bij CPAP-therapie juist weer toegenomen. Vasoconstrictieve stoffen, zoals endotheline en angiotensine II, zijn bij OSAS in verhoogde mate aanwezig; na CPAP-behandeling wordt de vasoconstrictieve activiteit weer genormaliseerd.

Stollingstoornissen Het toegenomen cardiovasculaire risico bij OSAS is ook geassocieerd met stollingstoornissen. Zo zijn geactiveerde stollingsfactoren, verhoogde di-dimeer- en fibrinogeenwaarden en verhoogde trombocytenactivatie gevonden en is de bloedviscositeit verhoogd bij OSAS. CPAP-therapie heeft geen aangetoond effect op geactiveerde stollingsfactoren, wel op plaatjesactivatie. Vanwege de bekende 'confounding factors' bij OSAS met gescheiden effecten op de stolling, blijft nog enige onzekerheid bestaan of de gevonden afwijkingen daadwerkelijk door OSAS geïnduceerd zijn.

Metabole disfunctie Bij OSAS-patiënten is, onafhankelijk van het lichaamsgewicht, insulineresistentie aangetoond. Bovendien pleit onderzoek bij diermodellen voor het ontwikkelen van insulineresistentie bij intermitterende hypoxemie. Dit heeft te maken met de leptinestofwisseling. Verder onderzoek moet duidelijk maken hoe de relatie met OSAS is.

Conclusie

Het slaapapneusyndroom komt vaak voor en is met conservatieve maatregelen, CPAP en eventueel kno-ingrepen, goed behandelbaar. De combinatie snurken, moeheid/slaperigheid overdag en (heteroanamnestisch) vermelde ademstops is suggestief voor het bestaan van OSAS.

De relatie tussen OSAS en cardiovasculaire morbiditeit en mortaliteit is epidemiologisch duidelijk. OSAS is een onafhankelijke risicofactor voor hypertensie, ischemische hartaandoeningen en waarschijnlijk CVA. Onderzoek naar de basale atherogene achtergronden van OSAS heeft de laatste jaren veel nieuwe inzichten verschaft. Verder onderzoek om deze mechanismen te ontrafelen zal in de komende jaren de ontbrekende details hopelijk invullen.

Leesadvies

Kwaliteitsinstituut voor de Gezondheidszorg CBO. CBO-richtlijn Diagnostiek en behandeling van het obstructieve slaapapneusyndroom bij volwassenen (concept). Utrecht: Kwaliteitsinstituut voor de Gezondheidszorg CBO; 2008.

Knuistingh Neven A. Slapen is soms een adembenemende bezigheid! De huisarts en het slaapapneusyndroom. Huisarts Wet 1997;40(11):533-5.

McNicholas WT. Sleep apnoea as an independent risk factor for cardiovascular disease; current evidence, basic mechanisms and research priorities. Review. Eur Respir J 2007; 29:156-78.

Nederlands Huisartsen Genootschap. NHG-Standaard Slapeloosheid en slaapmiddelen. Utrecht: NHG; 2005.

Tractus circulatorius. Achtergrondinformatie. Farmacotherapeutisch Kompas 2008.

Websites

www.fk.cvz.nl
www.nhg.artsennet.nl

 Leg de link!

Dr. E. Crone-Kraaijeveld

Casus secundaire hypertensie

Mevrouw Jenneke de Garst, 33 jaar, werkt als serveerster in een restaurant. Ze bezoekt het spreekuur in verband met vragen over haar bloeddruk. Sinds een maand heeft ze last van hartkloppingen en vermoeide dikke benen aan het eind van de dag.

Anamnese
Bij haar broer van 49 jaar zijn een halfjaar geleden twee stents geplaatst na een hartinfarct. Daarna heeft mevrouw De Garst een bloeddrukmeter aangeschaft. Ondanks de spanning die ze voelde om haar broer waren de eerste metingen goed. Ze heeft vervolgens de meter weggelegd. Vanwege haar klachten is ze weer gaan meten. De waarden die ze nu meet zijn veel te hoog. Haar bloeddruklijstje toont vlak na aanschaf waarden van 129-141 mmHg systolisch en 70-84 mmHg diastolisch. De laatste metingen tonen waarden van 154-172 mmHg systolisch en 86-98 mmHg diastolisch.

Ze maakt zich extra zorgen omdat ze vier maanden zwanger is van haar tweede kind. De vorige zwangerschap is ze thuis bevallen, zonder bijzonderheden. Ze heeft tot zes weken voor de bevalling kunnen werken, maar heeft nu moeite om haar uren te maken. Ze is sindsdien wel zwaarder. Voor haar eerste zwangerschap woog ze 72 kg, nadien 80 kg. Van sporten komt niet veel meer. Met een peuter en het huishouden overdag en haar werk 's avonds heeft ze geen energie meer om zoals vroeger naar de sportschool te gaan. Ze is snel moe en heeft vaak hoofdpijn aan het eind van haar dienst. Als de hoofdpijn te erg wordt, neemt ze een paracetamol. Ze gebruikt geen andere medicatie. Ze slaapt goed en heeft geen last van transpireren. De verloskundige heeft vorige week een Hb geprikt en die was 7,8 mmol/l. Ook de urine was goed.

De familieanamnese is positief voor hart- en vaatziekten. Ze is de jongste van een gezin met zes kinderen. Vier van de zes slikken tabletten vanwege hun bloeddruk. Haar vader is op 54-jarige leeftijd overleden aan een hartinfarct. Haar moeder heeft diabetes mellitus type 2. Er komen in de familie geen nierziekten voor. Ze komt uit een gezin waar iedereen rookt. Zelf is ze drie jaar geleden gestopt in verband met de kinderwens. Ze rookte voorheen gemiddeld tien sigaretten per dag. Ze gebruikt geen alcohol. Ze eet wekelijks vis, bakt in olijfolie en gebruikt bij het koken geen zout.

Onderzoek
Mevrouw De Garst ziet er verzorgd uit. Ze maakt geen nerveuze of zieke indruk. Ze is 170 cm lang en heeft een BMI van 27,7. Bij de meting in de praktijk is de tensie 160/100 mmHg links en 150/95 mmHg rechts zonder orthostase. De meting na het lichamelijk onderzoek wijkt niet af van de eerste meting. Bij het oriënterende lichamelijk onderzoek zijn er geen afwijkende bevindingen. Mevrouw heeft geen palpabele schildklier, haar hartfrequentie is 76/min regulair equaal. De harttonen zijn normaal. Over de longen is er een vesiculair ademgeruis en de longgrenzen zijn beweeglijk. Er is geen oedeem aan de benen. De perifere pulsaties en capillaire refill zijn normaal. Er zijn geen arteriële souffles.

Het volgende aanvullend laboratoriumonderzoek wordt aangevraagd:
- bezinking is 14 mmHg in het eerste uur;
- Hb 7,8 mmol/l met normale celindices;
- nuchter bloedglucose 4,4 mmol/l;

- ALAT (alanine-aminotransferase) 23 U/l;
- creatinine 69 μmol/l; creatinineklaring (glomerulusfiltratiesnelheid; GFR) > 60 ml/min; urinezuur 0,33 mmol/l;
- natrium 141 mmol/l; kalium 3,3 mmol/l*; geen eiwit in urine;
- TSH (thyroïdstimulerend hormoon) 1,31 mU/l;
- cholesterol totaal 6,8 mmol/l*; HDL-C (high-densitylipoproteïne-cholesterol) 1,8 mmol/l; LDL 4,4 mmol/l*; triglyceriden 1,25 mmol/l, chol/HDL-ratio 3,8.

Bij de volgende afspraak worden de bevindingen met haar besproken. Bij uitdieping van de eerdere anamnese blijkt mevrouw een dropliefhebber. Ze eet gemiddeld een ons drop per dag. Sinds haar zwangerschap heeft ze haar favoriete dubbelzoute drop vervangen voor zoete drop in de veronderstelling dat die minder schadelijk zou zijn.

Zij staakt haar dropgebruik en binnen enkele weken is de bloeddruk genormaliseerd en zijn haar klachten verdwenen. Ze is inmiddels thuis bevallen van een gezonde zoon.

* bloedwaarden die afwijken van de norm

Beschouwing

Zodra de diagnose hoge bloeddruk wordt gesteld is het belangrijk om reversibele oorzaken voor het ontstaan hiervan op te sporen en zo mogelijk te elimineren. Naar schatting gaat het in minder dan 5 procent van de nieuwe gevallen van hypertensie in de huisartsenpraktijk om hypertensie met een aanwijsbare oorzaak: secundaire hypertensie. De kans op secundaire hypertensie is groter naarmate de bloeddruk sterker verhoogd of moeilijker te behandelen is, de patiënt jonger is of de verhoogde bloeddruk korter bestaat (indien dat bekend is) of ontspoort na een goede instelling. Voor de adolescentie komt een secundaire oorzaak van hoge bloeddruk vaker voor. In de meeste gevallen wordt die dan veroorzaakt door een nierziekte. Een zorgvuldige anamnese en lichamelijk onderzoek gericht op mogelijke oorzaken zijn essentieel en kunnen duur aanvullend onderzoek voorkomen. Belangrijke oorzaken voor secundaire hypertensie zijn: nierziekten, storingen in de hormoonhuishouding, zwangerschap en medicamenten zoals orale anticonceptiva, NSAID's en antidepressiva. Daarnaast kunnen verkeerde leefgewoonten een nadelige invloed op de bloeddruk hebben, zoals overmatig roken of alcoholgebruik, cocaïnegebruik, voeding met te veel zout en vet, stress en overgewicht.

Bij mevrouw De Garst was de invloed van medicatie anamnestisch uitgesloten. De invloed van haar zwangerschap was onwaarschijnlijk, gezien het ongecompliceerde verloop van de eerste zwangerschap. Zelfs een symptoomloze urineweginfectie veroorzaakt geen acute verhoging van de bloeddruk. Haar erfelijke belasting ten aanzien van HVZ is duidelijk zowel anamnestisch als qua cholesterolwaarden. Volgens de SCORE-risicofunctie heeft ze echter een risico van 0 tot 4 procent van sterfte ten gevolge van HVZ in de komende tien jaar. Door de additionele risicofactoren, zoals de belaste familieanamnese, kan het risico van HVZ hoger zijn dan in tabel 4.6 is aangegeven, maar dit is geen verklaring van haar klacht noch een reden om nu medicamenteus in te grijpen. Blijft het lage kalium. De bepaling van het plasmakalium kan bij de analyse van hypertensie een diagnostische clue zijn.

Bij laboratoriumonderzoek wordt kalium bepaald om PHA onwaarschijnlijk te maken en in verband met het eventueel voorschrijven van een diureticum. Een eventueel verminderde nierfunctie wordt uitgesloten met de bepaling van het serumcreatinine, de klaring en de bepaling van eiwit in de ochtendurine, waarbij een spoortje eiwit meestal geen klinische betekenis heeft.

Bij de combinatie van hypokaliëmie en hoge bloeddruk is het in de eerste lijn niet nodig om direct aan relatief zeldzame aandoeningen als de ziekte van Conn te denken. Bij de ziekte van Conn is het plasma-aldosteron te hoog. Hierbij bevordert het aldosteron de kaliumuitscheiding enerzijds en geeft natriumretentie anderzijds. Het is in de huisartsenpraktijk belangrijk om aan een meer voor de hand liggende factor te denken. Het klinisch beeld kan ook ontstaan door overmatig gebruik van drop of zoethout. Het glycyrrizinezuur in deze producten wordt in de darm omgezet in glycyrretinezuur en dit remt de omzetting van cortisol in cortison. Dit leidt uiteindelijk tot daling van het serumkalium, stijging van het serumnatrium en metabole alkalose. De vochtretentie zorgt voor een stijging van de bloeddruk. Regelmatig en overmatig gebruik van producten met glycyrrizinezuur bootst zo het klinische beeld van de ziekte van Conn na. De inname van twee tot vijf dropjes per dag zou aanvaardbaar zijn.

De bloeddrukstijging wordt bij gemiddeld honderd gram dropgebruik per dag niet veroorzaakt door het zout in de drop. Zoete drop bevat weliswaar minder natrium dan zoute drop, maar de invloed hiervan op de bloeddrukstijging lijkt na diverse trials verwaarloosbaar.

Een andere potentiële valkuil is cocaïnegebruik. Cocaïne blokkeert de neuronale opname van noradrenaline. Er ontstaat een accumulatie van de neurotransmitter ter hoogte van de synaps en daardoor een sterke stimulatie van de sympathicus, waardoor hypertensie en tachycardie ontstaan. De invloed op de bloeddruk is vergelijkbaar met die van monoamineoxidaseremmers (MAO-remmers) die via een verlenging van de halfwaardetijd van noradrenaline de sympathicus stimuleren, maar ten aanzien van de tricyclische antidepressiva en selectieve serotonineheropnameremmers (SSRI's) zijn hypertensieve bijwerkingen beschreven.

Conclusie

Vooral bij jongere patiënten met kort bestaande verhoogde bloeddruk, zoals mevrouw De Garst, is het van belang oorzaken van secundaire hypertensie uit te sluiten voordat tot een uitgebreide specialistische analyse en/of een

Tabel 4.6
Tienjaarssterfterisico voor mannen en vrouwen zonder hart- en vaatziekten en/of diabetes mellitus type 2.

		Vrouwen							Leeftijd		Mannen							
		Niet-rookster				Rookster					Niet-roker				Roker			
SBD	180	8	10	11	14	15	18	20	26	65	13	15	17	22	23	27	31	38
	160	6	7	8	10	11	13	15	19		9	11	13	16	17	20	23	29
	140	4	5	6	7	8	9	11	14		6	8	9	12	12	15	17	21
	120	3	3	4	5	5	7	8	10		5	6	7	8	9	11	14	16
	180	4	5	6	8	8	10	11	14	60	7	9	10	13	14	16	19	24
	160	3	4	4	5	6	7	8	10		5	6	7	9	10	12	14	17
	140	2	3	3	4	4	5	6	7		4	5	5	7	7	9	10	13
	120	1	2	2	3	3	3	4	5		3	3	4	5	5	6	7	9
	180	2	3	3	4	4	6	6	8	55	4	5	6	8	8	10	11	15
	160	2	2	2	3	3	4	4	5		3	4	4	6	6	7	8	11
	140	1	1	2	2	2	3	3	4		2	3	3	4	4	5	6	8
	120	1	1	1	1	2	2	2	3		2	2	2	3	3	4	4	5
	180	1	2	2	2	2	3	3	4	50	3	3	4	5	5	7	8	9
	160	1	1	1	2	2	2	3	3		2	2	3	3	4	4	5	6
	140	1	1	1	1	1	1	2	2		1	2	2	2	3	3	4	5
	120	0	1	1	1	1	1	1	2		1	1	1	2	2	3	3	3
	180	1	1	1	1	1	1	2	2	40	1	1	1	2	2	2	3	3
	160	0	1	1	1	1	1	1	1		1	1	1	1	1	2	2	2
	140	0	0	0	1	1	1	1	1		1	1	1	1	1	1	1	2
	120	0	0	0	0	0	1	1	1		0	0	1	1	1	1	1	1
		4	5	6	7	4	5	6	7		4	5	6	7	4	5	6	7

Totaal cholesterol/HDL-cholesterol ratio

- 0 – 4% risico van sterfte door HVZ
- 5 – 9% risico van sterfte door HVZ
- ≥10% risico van sterfte door HVZ

langdurige preventieve behandeling wordt besloten. Hoewel de stijging van de bloeddruk bij mevrouw hoger was dan in de literatuur op basis van glycyrretinezuur wordt vermeld, bleek dit uiteindelijk toch de veroorzaker.

Leesadvies

Boganen H, Hee K van, Grundmeijer HGLM. Hypertensie door consumptie van drop en zoethoutthee. Ned Tijdschr Geneeskd 2007;151(51):2825-8.

May JF. Diagnostiek bij hypertensie. In JP Persijn, et al. (red.). SAN Diagnostisch Handboek voor de eerste lijn (hoofdstuk 6.2). Baarn: BakkerBaarn; 2002.

Nederlands Huisartsen Genootschap. NHG-Standaard Cardiovasculair risicomanagement (M84), versie 2007. Utrecht: NHG; 2007.

5 Hypertensieve crisis

Prof. dr. P.J. Koudstaal, dr. A.H. van den Meiracker

1 Inleiding

In dit hoofdstuk worden de oorzaken en gevolgen besproken van een acute, ernstige en veelal symptomatische verhoging van de bloeddruk, de hypertensieve crisis. Snelle behandeling van de hypertensie is bij een hypertensieve crisis geboden om blijvende schade aan vitale organen te beperken of te voorkomen.

Hypertensieve crisis

Definities

Een *hypertensieve crisis* wordt gedefinieerd als een acuut ontstane, sterk verhoogde bloeddruk, die al gecompliceerd wordt of kan worden door acute orgaanschade van hersenen, hart, nieren, grote bloedvaten of ogen, of die reeds ontstane schade aan deze organen kan verergeren. Bij een hypertensieve crisis is de systolische bloeddruk bijna altijd hoger dan 220 mmHg en de diastolische bloeddruk hoger dan 120 mmHg. Van belang is te benadrukken dat de snelheid waarmee de bloeddruk in verhouding tot de eerdere bloeddruk is gestegen minstens zo belangrijk is als de absolute hoogte van de bloeddruk. Zo wordt door een patiënt met een chronische maar slecht gecontroleerde hypertensie een sterk verhoogde bloeddruk veelal probleemloos verdragen, terwijl door iemand met een tevoren normale bloeddruk een relatief matige bloedstijging tot acute orgaanschade kan leiden. Een sprekend voorbeeld in dit verband is pre-eclampsie.

Hypertensief spoedgeval/urgentie

Doorslaggevend voor snelheid van handelen bij een hypertensieve crisis is dus niet het absolute bloeddrukniveau, maar het al of niet aanwezig zijn van tekenen van acute of progressieve schade aan eerdergenoemde organen. Dit heeft ertoe geleid naar Amerikaans voorbeeld hypertensieve crises onder te verdelen in spoedgevallen (emergencies) en urgenties (urgencies).

Een *hypertensief spoedgeval* is een situatie waarbij een vrijwel onmiddellijke bloeddrukdaling noodzakelijk is om verdere orgaanschade te beperken. Bij een *urgentie* dient de bloeddruk binnen enkele uren te worden verlaagd om het ontstaan van acute hypertensieve orgaanschade te voorkomen of progressie van reeds aanwezige orgaanschade te beperken. Het onderscheid tussen een hypertensief spoedgeval en een urgentie is nogal kunstmatig. Voor de medicus practicus is het belangrijk om bij een patiënt met een hypertensieve crisis de afweging te maken of de bloeddruk onmiddellijk verlaagd moet worden of dat een dergelijke haast niet geboden is. In het eerste geval is opname op een intensivecareafdeling en intraveneuze behandeling met antihypertensiva onder continue bewaking van de bloeddruk en andere vitale functies noodzakelijk. Hypertensieve encefalopathie, asthma cardiale of een aneurysma dissecans met een sterk verhoogde bloeddruk zijn voorbeelden van hypertensieve spoedgevallen.

Maligne hypertensie

Maligne hypertensie is een van de frequentere oorzaken van een hypertensieve crisis. Bij *maligne hypertensie* is er naast een sterk verhoogde bloeddruk per definitie sprake van bilaterale bloedingen en exsudaten en soms zelf papiloedeem in fundo. Afhankelijk van de symptomatologie kan maligne hypertensie beschouwd worden als een spoedgeval of urgentie. Zo is er bij aanwezigheid van hypertensieve encefalopathie wel maar bij een verminderde nierfunctie geen sprake van een spoedgeval.

2 Pathofysiologie

Een hypertensieve crisis kan op elke leeftijd ontstaan. Soms is het de eerste presentatie van een recent ontstane hypertensie, maar vaker het gevolg van een langer bestaande, verwaarloosde hypertensie. Iedere hypertensie (primair of secundair) kan ontsporen in een hypertensieve crisis, waarbij de snelheid van bloeddrukstijging een kritische factor is. De intrigerende vraag waarom de bloeddruk bij de ene patiënt wel en bij de andere patiënt niet ontspoort, is nog niet beantwoord. Verondersteld wordt dat een initiële stijging van de bloeddruk een aantal reacties uitlokt waardoor een hypertensieve crisis ontstaat.

De belangrijkste oorzaken van een hypertensieve crisis zijn weergegeven in tabel 5.1. Ernstige hypertensie zonder symptomen of acute orgaanschade is geen hypertensieve crisis. Men dient bedacht te zijn op uitlokkende momenten zoals een retentieblaas of pijn.

Door de verhoogde intravasculaire druk treedt er in eerste instantie beschadiging op van het endotheel. Ten gevolge van deze beschadiging zal de

Tabel 5.1	Oorzaken van hypertensieve crisis.

Essentiële hypertensie

Renale parenchymateuze aandoeningen
- acute glomerulitis
- vasculitis (systemische lupus erythematodes (SLE), sclerodermie, polyarteriitis nodosa)
- hemolytisch-uremisch syndroom
- trombotische trombocytopenische purpura

Renovasculair
- nierarteriestenose

Zwangerschap
- (pre-)eclampsie

Endocriene aandoeningen
- feochromocytoom
- cushingsyndroom
- primair hyperaldosteronisme (PHA)

Cerebrale afwijkingen
- beroerte
- trauma capitis

Medicatie/drugs
- cocaïne, amfetamine, tricyclische antidepressiva
- erytropoëtine, ciclosporine, tacrolimus, interferon-alfa
- cisplatine

Autonome hyperreactiviteit
- guillain-barrésyndroom
- onttrekking van clonidine
- acute intermitterende porfyrie

bloeddruk verder stijgen door een afname van de productie van endotheelafhankelijke, vaatverwijdende stoffen, met name stikstofmonoxide, en wellicht ook door een verhoogde productie van endotheline, een buitengewoon krachtige, endotheelafhankelijke vaatvernauwer. De endotheelbeschadiging leidt tevens tot activering van de intravasculaire stolling en een verhoogde expressie van zogenaamde adhesiemoleculen, waardoor een ontstekingsreactie wordt geïnitieerd. Als gevolg van deze processen en de hoge mechanische druk in de arteriolen, hopen plasma-eiwitten, inclusief fibrine, zich op in de vaatwand en ontstaat het beeld van fibrinoïde necrose, het pathologisch-anatomische kenmerk van maligne hypertensie. Er zijn experimentele aanwijzingen dat activering van het renine-angiotensine-aldosteronsysteem een rol speelt bij het ontstaan van maligne hypertensie, maar indien de bloeddruk maar hoog genoeg is kan ook zonder activering van dit systeem fibrinoïde necrose van de arteriolen ontstaan.

Bloedingen en exsudaten bij funduscopisch onderzoek zijn zichtbare uitingen van fibrinoïde necrose. In de nieren leidt fibrinoïde necrose vooral tot beschadiging van de glomeruli. Klinisch wordt die gekenmerkt door een stijging van het creatininegehalte, erytrocyturie en proteïnurie en wordt er gesproken van maligne nefrosclerose. Activering van de stolling in de arteriolen kan gepaard gaan met beschadiging van erytrocyten: microangiopathische hemolytische anemie. Naast tekenen van hemolyse, zoals een laag hemoglobine- en haptoglobinegehalte en een verhoogd lactaatdehydrogenase (LDH), worden in het bloeduitstrijkje fragmentocyten gezien. Tevens kan het trombocytenaantal, door een verhoogd verbruik, verlaagd zijn.

3 Epidemiologie

Gegevens over de incidentie van hypertensieve crisis of maligne hypertensie zijn in Nederland niet beschikbaar. Gegevens uit Birmingham in Engeland komen uit op een incidentie van één tot twee maligne hypertensiegevallen per 100.000 per jaar. Omgerekend voor Nederland komt dit neer op 160 tot 320 gevallen per jaar. Uit zowel Amerikaans als Europees onderzoek blijkt dat dan meer dan 50 procent van de patiënten die wegens een hypertensieve crisis op de afdeling Spoedeisende Hulp worden gezien, reeds bekend waren met hypertensie. Dit geeft aan dat therapieontrouw en/of onvoldoende controle van de hypertensie belangrijke factoren zijn bij het ontstaan van een hypertensieve crisis.

Risicofactoren voor maligne hypertensie zijn een lage sociale klasse en het behoren tot een etnische minderheidsgroep. In Nederland betreft dit vooral patiënten met een Afrikaans-etnische achtergrond. Maligne hypertensie komt vaker voor bij rokers en bij patiënten met nierarteriestenose en is zeldzaam bij 70-plussers.

De prognose van een hypertensieve crisis wordt bepaald door de ernst van de complicaties en uiteraard de onderliggende pathologie. Sinds het beschikbaar zijn van effectieve antihypertensiva is de vijfjaarsoverleving van vroeger 0 procent gestegen tot boven 75 procent.

4 Klachten

De complicaties van een hypertensieve crisis zijn in belangrijke mate bepalend voor de klachten waarmee de patiënt zich presenteert. Een acute visusdaling is met regelmaat de eerste klacht waardoor, dankzij een oplettende oogarts die de bloeddruk meet, de diagnose maligne hypertensie aan het licht komt. Soms zijn de klachten weinig specifiek en zal in combinatie met een sterk verhoogde bloeddruk aan de diagnose hypertensieve crisis worden gedacht. Presenterende klachten en initiële bevindingen bij aanvullend onderzoek, die bij een relatief grote groep patiënten met maligne hypertensie werden gevonden in een Schotse hypertensiekliniek, staan vermeld in tabel 5.2. Opvallend is het aanzienlijke percentage gastro-intestinale klachten. Er is hier sprake van een duidelijke analogie met pre-eclampsie. Bij deze aandoening staan gastro-intestinale klachten ook vaak op de voorgrond.

Tabel 5.2	Klachten en bevindingen bij patiënten met maligne hypertensie in de Glasgow Blood Pressure Clinic.
	%
hoofdpijn	63
visusstoornissen	59
gastro-intestinale klachten, inclusief gewichtsverlies	49
hartfalen	30
neurogene complicaties	17
linkerventrikelhypertrofie op ecg	86
serumcreatinine 115-300 µmol/l	46
serumcreatinine > 300 µmol/l	33
microangiopathische hemolytische anemie	28

5 Lichamelijk onderzoek

Bij het lichamelijk onderzoek dient aandacht te worden te besteed aan de aanwezigheid van hypertensieve orgaanschade en/of bevindingen die kunnen wijzen op de oorzaak van de hypertensie, zoals een belangrijk bloeddrukverschil tussen beide armen en eventueel afwezige liespulsaties, wijzend op een dissectie van de aorta of een souffle in de bovenbuik eventueel passend bij een nierarteriestenose. Bij het onderzoek dient tevens gelet te worden op tekenen van hartfalen. Neurologisch onderzoek kan uitvalsverschijnselen aan het licht brengen, hetgeen belangrijk is voor de differentiaaldiagnose tussen maligne hypertensie of een beroerte gecompliceerd door een sterke bloeddrukstijging (tabel 5.3). Voor het stellen van de diagnose maligne hypertensie is beoordeling van de retina noodzakelijk. Omdat in verreweg de meeste gevallen van een hypertensieve crisis de behandeling niet afhankelijk is van de oogheelkundige bevindingen, kan beoordeling van de retina meestal op een later tijdstip plaatsvinden.

6   Laboratoriumonderzoek

In alle gevallen is bloedonderzoek vereist. Dit omvat een volledig bloedbeeld inclusief trombocyten en beoordeling van het rode bloedbeeld op fragmentocyten. Verder bloedchemie met bepaling van ureum, creatinine, natrium, kalium, LDH, bilirubine en haptoglobine in het serum. Ten slotte urineonderzoek: sediment en eiwit kwalitatief.

Bij ieder patiënt dient een ecg en X-thorax gemaakt te worden en een echo van de nieren indien er sprake is van een gestoorde nierfunctie.

7   Behandeling

De behandeling van een *hypertensieve crisis* zal altijd in het ziekenhuis plaatsvinden. We beperken ons hier tot de algemene behandelprincipes. Bij een spoedgeval zal de patiënt in eerste instantie behandeld worden op een intensivecareafdeling. Onder bewaking van de continu gemeten intra-arteriële druk wordt via intraveneuze antihypertensieve therapie de bloeddruk snel verlaagd, waarbij erop wordt gelet dat de bloeddruk de eerste 24 uur niet meer dan 20 tot 25 procent van de uitgangswaarde daalt, om hypoperfusie van de hersenen te voorkomen. Omdat patiënten met een hypertensieve crisis vaak ondervuld zijn ten gevolge van de door de hoge bloeddruk geïnduceerde druknatriurese zijn diuretica in de eerste fase gecontra-indiceerd. Om de hypertensieve schade zo veel mogelijk te beperken, is het belangrijk dat de behandeling van de hypertensie zo snel mogelijk plaatsvindt. Diagnostiek naar een mogelijk oorzaak van de hypertensie moet worden uitgesteld naar een later tijdstip. Veelal is het mogelijk via parenterale antihypertensieve therapie de bloeddruk in ongeveer 24 uur zodanig te verlagen dat de patiënt zonder bezwaar kan worden overgeplaatst naar een gewone verpleegafdeling. Hier zal dan met orale antihypertensieve therapie de bloeddruk in enkele dagen verder worden verlaagd tot de gebruikelijke streefwaarde van < 140/90 mmHg. Labetalol, een gecombineerde alfa- en bètablokker is in veel centra een middel van eerste keus, zeker indien de hypertensieve crisis gecompliceerd wordt door encefalopathie.

Bij een *hypertensieve urgentie* vindt de behandeling plaats op een verpleegafdeling. Intraveneuze behandeling is niet noodzakelijk. Gekozen kan worden voor een angiotensine-converting enzyme-remmer (ACE-remmer), een langwerkende calciumantagonist of labetalol per os.

8   Hypertensieve encefalopathie

Een hypertensieve encefalopathie is een levensbedreigende aandoening die onmiddellijke diagnostiek en behandeling behoeft. Herkenning van dit ziektebeeld is belangrijk, omdat bij snelle behandeling het herstel vrijwel altijd volledig is. Hypertensieve encefalopathie is zeldzaam, hetgeen tijdige herkenning bemoeilijkt. Categorieën patiënten bij wie de aandoening relatief vaker voorkomt zijn vrouwen met een pre-eclampsie, patiënten met een nierinsufficiëntie en patiënten met SLE. Verraderlijk is dat het ziektebeeld ook kan voorkomen bij een slechts licht tot matig verhoogde bloeddruk, onder andere bij gelijktijdig gebruik van de immunosuppressiva ciclosporine, tacrolimus, interferon-alfa, het cytostaticum cisplatine, erytropoëtine en als complicatie van het hemolytisch-uremisch syndroom en trombotische trombocytopenische purpura. Vanwege de lokalisatie in de hersenen en de reversibiliteit wordt dan gesproken van het reversibele posterieure leuko-encefalopathiesyndroom.

De typische patiënt met hypertensieve encefalopathie is iemand die al enige tijd bekend is met hypertensie en vaak ook al een verminderde nierfunctie heeft en die in voorafgaande uren tot dagen een snel toenemende hoofdpijn krijgt, klaagt over wazig zien, braakt en toenemend verward raakt. Hierna volgen binnen uren een geleidelijke daling van het bewustzijn, epileptische insulten en soms aanvalsgewijze focale uitval, met name corticale blindheid en afasie. Bij neurologisch onderzoek treft men een suffe patiënt aan met in fundo bloedingen en exsudaten, soms focale uitval zoals afasie en een sterk verhoogde bloeddruk. Niet zelden worden extreme waarden van meer dan 250/150 mmHg gemeten. In de differentiaaldiagnose moet onderscheid worden gemaakt met een beroerte. Belangrijke verschillen tussen beide ziektebeelden staan vermeld in tabel 5.3.

Tabel 5.3	Verschillen tussen hypertensieve encefalopathie en herseninfarct.	
	hypertensieve encefalopathie	*herseninfarct*
ontstaan van klachten	subacuut	acuut
neurologische verschijnselen	diffuus en focaal	alleen focaal
funduscopie	bilaterale bloedingen/exsudaten/papiloedeem	geen bloedingen of exsudaten
effect van bloeddrukverlaging	snelle verbetering van symptomen	geen verandering of soms progressie

De pathologisch-anatomische afwijkingen bestaan vooral uit diffuus oedeem, en voorts puntbloedingen en micro-infarcten. Het oedeem ontstaat door een verhoogde intracapillaire druk als gevolg van de sterk toegenomen cerebrale bloeddoorstroming (doorbraakvasodilatatie), het betreft hier dus vasogeen oedeem.

Een hypertensieve encefalopathie is altijd een indicatie voor een spoedopname op een intensivecareafdeling. Er dient snel een CT-scan (computertomografie) gemaakt te worden om andere aandoeningen uit te sluiten, met name een subarachnoïdale bloeding, intracerebrale bloeding of herseninfarct. Bij al deze aandoeningen kan in de acute fase sprake zijn van een tijdelijke bloeddrukverhoging (zie verderop). De CT-scan toont bij de hypertensieve encefalopathie meestal geen afwijkingen. Soms is er oedeem, met name rond de achterhoorns (zie figuur 5.1a) met soms een kleine bloeding, vooral occipitaal (zie figuur 5.1b).

De MRI-scan (magnetic resonance imaging) is veel gevoeliger en toont vaak wittestofafwijkingen rond de achterhoorns, soms ook in het cerebellum en/of de hersenstam. Bij bloedonderzoek wordt meestal een verhoogd ureum- en creatininegehalte gevonden.

Mits tijdig onderkend, heeft de aandoening een goede prognose. De epileptische insulten en cognitieve disfunctie kunnen ondanks snelle behandeling nog enige dagen blijven bestaan.

De behandeling bestaat uit een snelle gecontroleerde daling van de bloeddruk. Een snelle daling van 25 procent van de uitgangswaarde is zonder risico, maar verdere daling moet geleidelijk in de volgende 24 tot 48 uur plaatsvinden. Wegens kans op toename van het hersenoedeem wordt het gebruik van directe vaatverwijders ontraden en wordt bij voorkeur intraveneus labetalol gegeven.

9   Hypertensie rond de beroerte (herseninfarct of hersenbloeding)

9.1   Bloeddruk in de acute fase van de beroerte

Bij ongeveer 80 procent van de patiënten met een herseninfarct en bij meer dan 90 procent van de patiënten met een hersenbloeding is de bloeddruk in de acute fase van de beroerte verhoogd. Hierbij moet worden aangetekend dat ongeveerd 50 procent van de patiënten al hypertensie in de voorgeschiedenis heeft.

Bij vrijwel alle patiënten met een beroerte treedt in de eerste dagen een spontane bloeddrukdaling op. Deze daling bedraagt gemiddeld ruim 11 mmHg in de eerste 24 uur en ruim 12 mmHg na 66 uur. Het overgrote deel van de spontane bloeddrukdaling vindt dus al binnen 24 uur na de acute gebeurtenis plaats en al binnen drie dagen is de bloeddruk bij de meeste patiënten gestabiliseerd.

9.2   Bloeddruk en cerebrale perfusie

Wanneer aan een willekeurige neuroloog de vraag wordt voorgelegd waarom de bloeddruk niet te snel moet worden gecorrigeerd bij patiënten met een beroerte, zal het antwoord zijn dat de autoregulatie, het verband tussen perfusiedruk en doorbloeding, in de hersenen verstoord is door de beroerte. In tegenstelling tot de normale situatie wordt verondersteld dat in de acute fase van een beroerte de perfusie van de hersenen direct afhankelijk is van de systemische bloeddruk, met als consequentie dat verlaging van de bloeddruk

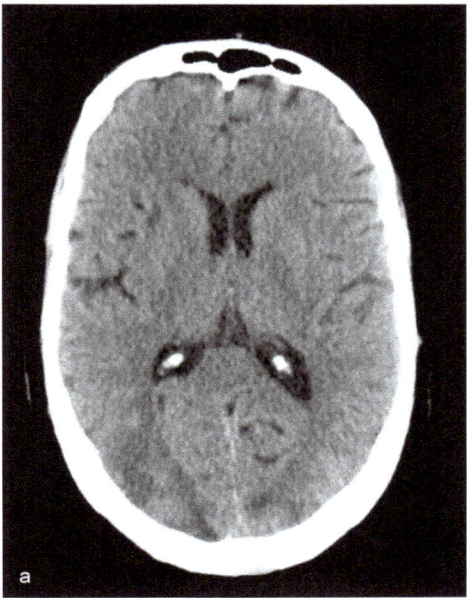 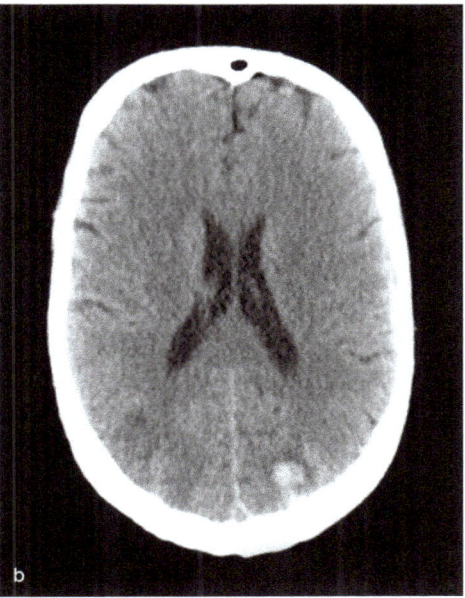

Figuur 5.1a en b
CT-scan bij hypertensieve encefalopathie, met beiderzijds oedeem vanaf de achterhoorns tot occipitaal (a), en een kleine intracerebrale bloeding occipitaal (b).

de cerebrale doorbloeding doet afnemen, hetgeen bij een beroerte uiteraard nadelig kan zijn. Deze algemeen aanvaarde visie is gebaseerd op slechts twee artikelen, beide uit 1973, dus ver voor de komst van functionele CT-, MRI- en nucleaire perfusiescans. Sindsdien is alleen in een kleine studie van slechts zestien patiënten met een beroerte een afname van hersendoorbloeding gezien op de nucleaire perfusiescan na het starten van antihypertensiva. Er is derhalve dringend behoefte aan nieuwe studies om een beter inzicht te verkrijgen in de relatie tussen bloeddruk en cerebrale perfusie in de acute fase van een beroerte.

9.3 Prognostische betekenis van de bloeddruk in de acute fase

Over de voorspellende waarde van een verhoogde bloeddruk in de acute fase (eerste 7 dagen) van een herseninfarct of hersenbloeding is recentelijk een meta-analyse verschenen.

Afkappunt voor de systolische bloeddruk was 150 mmHg, voor de diastolische bloeddruk 90 mmHg en voor de gemiddelde bloeddruk 110 mmHg. De belangrijkste conclusie van deze meta-analyse was dat zowel de systolische, diastolische als de gemiddelde bloeddruk significante voorspellers zijn (relatief risico (RR) 1,6-4,7) van sterfte en invaliditeit bij zowel een herseninfarct als hersenbloeding. De diastolische bloeddruk heeft tevens een voorspellende waarde voor een recidief herseninfarct (RR 2,2) en de systolische bloeddruk ten aanzien van vergroting van het hematoom (RR 2,0). Een belangrijke beperking van deze meta-analyse is dat er geen individuele patiëntengegevens beschikbaar waren. De auteurs waren derhalve aangewezen op de analyse van de gepubliceerde gegevens. Hierdoor was correctie voor variabelen als leeftijd en duur, ernst en behandeling van hypertensie niet mogelijk. De resultaten van de meta-analyse bevestigen die van een eerdere studie waarbij een significant slechtere uitkomst werd gevonden bij patiënten met systolische bloeddruk van boven de 140 mmHg.

9.4 Behandeling van de bloeddruk in de acute fase

De richtlijnen voor de behandeling van acute beroerte adviseren terughoudend te zijn met het verlagen van de bloeddruk gedurende de eerste week. Hierbij moet worden aangetekend dat er nog weinig onderzoek is verricht naar de effecten van bloeddrukbehandeling in de acute fase op uitkomst en/of op cerebrale perfusie. Argumenten voor het al vroeg verlagen van de bloeddruk zijn de bovengenoemde prognostische betekenis van de bloeddruk in de acute fase op sterfte en invaliditeit en op een recidief herseninfarct, en toename van de grootte van het hematoom. Argumenten tegen zijn de gevonden afname van de cerebrale perfusie tijdens bloeddrukverlaging en de resultaten van een oudere studie met de calciumantagonist nimodipine. Deze studie liet een dosisafhankelijke bloeddrukdaling en een slechtere uitkomst zien na intraveneuze toediening van nimodipine bij patiënten met een acuut herseninfarct. Een meta-analyse van de effecten van calciumantagonisten bij het herseninfarct toonde eveneens een overwegend ongunstig resultaat. In een meer recente studie werd gevonden dat behandeling met de angiotensine II-receptorblokker candesartan, gestart op dag 1, tot een betere uitkomst leidde. Studies met andere bloeddrukverlagers worden voorbereid of zijn intussen gestart. Zolang geen resultaten van deze studies bekend zijn, is het verstandig de huidige richtlijnen te volgen, dat wil zeggen de bloeddruk niet actief verlagen gedurende de eerste drie dagen tenzij er sprake is van extreme hypertensie, met waarden systolisch hoger dan 200 mmHg of diastolisch hoger dan 120 mmHg. Of bij patiënten met pre-existente hypertensie die op het moment van de beroerte al antihypertensiva gebruiken de bestaande medicatie moet worden voorgezet of tijdelijk gestaakt is geheel onduidelijk en vereist nader onderzoek.

Leesadvies

Blood pressure in Acute Stroke Collaboration (BASC). Interventions for deliberately altering blood pressure in acute stroke (Cochrane Review). Oxford: The Cochrane Library; 2001. Update Software, issue 4.

Dippel DWJ, Worp HB van der, Meiracker AH van den. Bloeddrukverlagende behandeling bij patiënten met een herseninfarct of hersenbloeding. Tijdschr Neurol Neurochir 2004; 5:235-42.

Feldstein C. Management of hypertensive crisis. Am J Ther 2007;14:135-9.

Hacke W, Kaste M, Olsen TS, Bogousslavsky J, Orgogozo J-M, for the EUSI Executive Committee. Acute treatment of ischemic stroke. Cerebrovasc Dis 2000;10(suppl 3):22-33.

Nederlandsche Internisten Vereeniging. Richtlijn Hypertensieve crisis. Alphen aan den Rijn: Van Zuiden Communications, 2003.

Tisdale JE, Huang MB, Borzak S. Risk factors for hypertensive crisis: importance of outpatient blood pressure control. Fam Pract 2004;21:420-4.

Vaughan CJ, Delanty N. Hypertensive emergencies. Lancet 2000;356:411-7.

10 Hypertensieve crisis in de huisartsenpraktijk

Prof. dr. A. Prins

Casus

Mevrouw L, een 23-jarige secretaresse, consulteert haar huisarts vanwege moeheid en spanningen in de werksfeer. Bij lichamelijk onderzoek vindt de huisarts alleen vergrote lymfeklieren in de hals. Op basis van laboratoriumonderzoek stelt hij de diagnose ziekte van Pfeiffer. Na zes weken ziekteverlof hervat mevrouw L haar werk volledig, maar het valt haar zwaar. Tijdens het winkelen in een provinciestad voelt ze zich onwel en bezoekt daarvoor de afdeling Spoedeisende Hulp van het ziekenhuis. In het bericht aan de huisarts staat vermeld: lichamelijk onderzoek geen afwijkingen. Tensie: 160/110 mmHg. Conclusie: psychosomatische klachten. Advies: gesprek met huisarts. Mevrouw L bezoekt de huisarts twee maanden later omdat ze een oraal anticonceptivum wil gaan gebruiken. Ze krijgt een recept voor een monofasische sub-50-pil van de tweede generatie. Vier maanden na dit consult overlijdt haar moeder plotseling.

Wegens langdurige verwerkingsproblematiek komt ze via de bedrijfsarts onder behandeling van een psycholoog. Tijdens diens behandeling bezoekt mevrouw L enkele malen wegens bovensteluchtweginfecties, toenemende hoofdpijn (reeds 6 jaar migraineaanvallen) en hyperventilatieklachten de huisarts, een waarnemend huisarts en een huisarts in opleiding. Inschakeling van een fysiotherapeut in verband met de hyperventilatieklachten is redelijk succesvol.

Na telefonisch overleg met de bedrijfspsycholoog wordt mevrouw L door de huisarts verwezen naar een neuroloog, met als doel het uitsluiten van een somatische afwijking. De neuroloog stelt 'een uitgebreid poliklinisch onderzoek in verband met hoofdpijnklachten' voor. Voor de start van dit onderzoek, tijdens de tien dagen na het consult bij de neuroloog, is de hoofdpijn met braken zo ernstig dat de huisarts de neuroloog om opname verzoekt. Bij opname is de bloeddruk systolisch 220 mmHg en diastolisch tussen 140 en 160 mmHg. Bij funduscopie worden exsudaten en overkruisfenomenen gezien 'passend bij langdurig bestaand ernstig hypertensief beeld'. In verband

met de sterk verhoogde bloeddruk en verdenking op hypertensieve encephalopathie wordt de internist ingeschakeld als hoofdbehandelaar.
Met antihypertensiva daalt de bloeddruk tot onder de 140/90 mmHg. Na de ziekenhuisopname wordt mevrouw L ontslagen met als samenvattende conclusie: hypertensie, encefalopathie en een verminderde nierfunctie (serumcreatinine 220 umol/l), herhaald onderzoek van de urine geen afwijkingen. Geen aanwijzingen voor een feochromocytoom of nierarteriestenose.
Drie maanden na het ontslag constateert de oogarts aan het rechter oog een visus van 0,3 op basis van neuropathie van de nervus opticus en aan het linker oog een visus van 1,0 na correctie.

Nabespreking

Uit de ziektegeschiedenis blijkt dat er bij opname in het ziekenhuis sprake was van een hypertensieve crisis, gecompliceerd door hypertensieve encephalopathie, nierinsufficiëntie en visusdaling. Buiten de zwangerschap is een hypertensieve crisis op de leeftijd van patiënte uiterst zeldzaam en wordt dan meestal veroorzaakt door een nierarteriestenose op basis van fibromusculaire dysplasie of een nierinsufficiëntie en in zeer zeldzame gevallen door een coarctatio aortae. Hoe lang tevoren een verhoogde bloeddruk heeft bestaan is niet te achterhalen. In het journaal van de huisarts is toen patiënte 18 jaar was, een bloeddruk genoteerd van 140/90 mmHg. Vijf jaar later bij het bezoek aan de afdeling Spoedeisende Hulp van het ziekenhuis bedroeg de bloeddruk 160/110 mmHg en ongeveer zes maanden daarna bij opname in de kliniek 220/140-160 mmHg.
Het is een omissie dat de huisarts na twee maanden, bij het voor de eerste maal voorschrijven van een oraal anticonceptivum, geen bloeddruk heeft gemeten. Bij het opnieuw vaststellen van een verhoogde bloeddruk hadden in een eerder stadium diagnostiek en behandeling kunnen plaatsvinden, waarbij gezien de jonge leeftijd van patiënte verwijzing naar een internist was geïndiceerd. Dat het gebruik van het orale anticonceptivum de hypertensieve crisis heeft veroorzaakt is niet waarschijnlijk, maar kan zeker wel bijgedragen hebben aan het ontstaan ervan. Hoewel de voor de klinische opname gepresenteerde klachten niet specifiek waren voor hypertensie en de geuite klachten goed gedocumenteerd waren in het journaal van de huisarts, is het opmerkelijk dat door geen van de artsen een (herhaal)bloeddrukmeting is verricht. Onbegrijpelijk is dat de neuroloog tijdens het eerste consult de bloeddruk niet heeft gemeten. Indien hypertensie eerder was vastgesteld en behandeld, hadden de hypertensieve crisis en blijvende orgaanschade voorkomen kunnen worden. Of de nierinsufficiëntie oorzaak of gevolg was van de hypertensie is door het ontbreken van eerdere serumcreatininebepalingen niet te zeggen.
Levenslange periodieke controle en behandeling zijn bij verhoogde bloeddruk noodzakelijk.
Het is verraderlijk dat een snelle stijging van zelfs een licht verhoogde

bloeddruk kan leiden tot een hypertensieve encefalopathie. Hoewel in het algemeen hoofdpijn een weinig specifiek symptoom is en bij patiënten met of zonder hypertensie even vaak voorkomt, illustreert deze casus dat het meten van de bloeddruk bij een patiënt met hoofdpijn geïndiceerd is omdat hiermee een ernstige hypertensie c.q. een encefalopathie kan worden opgespoord. Bij een eventuele toekomstige zwangerschap is intensieve begeleiding door internist en gynaecoloog aangewezen. Rest nog op te merken dat mevrouw L nu redelijk functioneert. Van de visusbeperking heeft ze weinig last. Wegens teleurstelling over het gevoerde beleid is ze van huisartsenpraktijk veranderd.

 Hypertensie en CVA: een klinische les

Dr. J. Schuling

Casus

Mevrouw Doornbos belt 's ochtends om acht uur haar huisarts. Haar stem klinkt gejaagd. Ze heeft haar man op de grond in de badkamer gevonden, hij kan niet overeind komen. Zijn mond hangt scheef en ook komt hij niet goed uit zijn woorden.
De huisarts kent meneer Doornbos al jaren met hypertensie en overgewicht, waarvoor hij met eenmaal daags enalapril 10 mg behandeld wordt. Meneer Doornbos is een echte levensgenieter; gelukkig is hij na veel tegenstribbelen een aantal jaren geleden na herhaald aandringen toch met roken gestopt. De huisarts vraagt mevrouw Doornbos naar de verschijnselen horend bij de FAST-test.

FAST-test

De FAST-test (face-arm-speech-time) bevat vier vragen, waarmee de patiënt, zijn naasten of omstanders een CVA snel kunnen vaststellen. Afwijkingen bij vraag 1, 2 of 3 maken een CVA waarschijnlijk.
1 Gezicht. Vraag de patiënt zijn tanden te laten zien. Let op of de mond scheef staat en een mondhoek naar beneden hangt.
2 Arm. Vraag de patiënt om beide armen tegelijkertijd horizontaal naar voren te strekken en de binnenzijde van de armen naar boven te draaien. Let op of een arm wegzakt of rondzwalkt.
3 Spraak. Vraag of er veranderingen zijn in het spreken (onduidelijk spreken of niet meer uit de woorden kunnen komen).
4 Tijd. Vraag de patiënt hoe laat de klachten begonnen zijn of probeer er op een andere manier achter te komen.

Casus (vervolg)
De antwoorden op de punten 1, 2 en 3 van de FAST-test wijzen op een CVA, maar mevrouw Doornbos vermoedt dat de verschijnselen al eerder in de nacht begonnen zijn. De huisarts besluit snel een huisbezoek af te leggen, om hierover meer duidelijkheid te verkrijgen en ook omdat de ontreddering van het echtpaar dat vereist.
Bij aankomst vindt hij bij de heer Doornbos een rechtszijdige hemiparese en een slecht verstaanbare spraak, ook lijkt de heer Doornbos naar woorden te zoeken. Er is duidelijk sprake van een CVA, maar is het een infarct of een bloeding? Het antwoord heeft belangrijke consequenties, daar patiënten met een recent ontstaan herseninfarct in aanmerking kunnen komen voor een causale behandeling, namelijk trombolyse.
Epidemiologisch onderzoek heeft aangetoond, dat een CVA in 85 procent van de gevallen een infarct betreft en in 15 procent een bloeding. Om voor trombolyse in aanmerking te komen moet de patiënt binnen viereneenhalf uur na ontstaan van de verschijnselen behandeld kunnen worden. Volgens mevrouw Doornbos is haar man rond 6.30 uur opgestaan om naar de wc te gaan; zij viel weer in slaap en bemerkte pas rond 7.45 uur dat haar man niet naast haar lag. Het is nu 8.30 uur.

Trombolyse

Redenen om niet in aanmerking te komen voor trombolyse:
- geen behandeling mogelijk binnen viereneenhalf uur na ontstaan van de uitvalsverschijnselen;
- gedaald bewustzijn;
- CVA of trauma capitis in de voorafgaande drie maanden;
- grote operatie in de afgelopen veertien dagen;
- intracraniale bloeding in het verleden;
- snelle verbetering van de uitvalsverschijnselen;
- gastro-intestinale of urogenitale bloeding in de afgelopen 21 dagen;
- epileptisch insult bij het ontstaan van de klachten;
- gebruik van orale anticoagulantia.

NB. Een systolische bloeddruk > 185 mmHg of een diastolische bloeddruk > 110 mmHg ter plekke is geen contra-indicatie voor trombolyse, omdat de bloeddruk nog medicamenteus in het ziekenhuis verlaagd kan worden.

Casus (vervolg)
De huisarts besluit – gelet op de ernst en de aard van de uitvalsverschijnselen – meneer Doornbos te verwijzen naar de stroke-unit van het nabijgelegen ziekenhuis. Hij legt aan het echtpaar zijn beslissing uit. Een stroke-unit is een afdeling van een ziekenhuis, waar een multidisciplinair team bestaande uit

ten minste een neuroloog, een revalidatiearts, een gespecialiseerd verpleegkundige, fysiotherapeuten en logopedisten, intensieve, gecoördineerde zorg verleent aan patiënten met een CVA. De behandelresultaten op een gespecialiseerde afdeling als een stroke-unit zijn beter dan die van een algemeen ziekenhuis.

Tijdens de opname blijkt meneer Doornbos een infarct te hebben in het stroomgebied van de linker arteria cerebri media. Naast de hemiparese bestaat een lichte expressieve afasie. Op grond van een zeer waarschijnlijk langer dan viereneenhalf uur bestaand interval tussen het begin van de verschijnselen en het stellen van de diagnose wordt afgezien van trombolyse. Meneer Doornbos krijgt een dosis Ascal van 200 mg per dag. Al op de volgende dag wordt begonnen met de revalidatie, door de fysiotherapeut en de logopedist in te schakelen. Bij de screening op risicofactoren blijkt de heer Doornbos een goed gereguleerde hypertensie te hebben, wel is er een verhoogd cholesterol (LDL (low-densitylipoproteïne) 2,8) en een te hoog bloedglucose (niet nuchter 11,2 mmol/l).

In de eerste dagen na het optreden van een CVA kan het ziektebeeld sterk wisselen in ernst, zowel verergering als verbetering van de verschijnselen behoort tot de mogelijkheden, maar aan het einde van de eerste week is het ziektebeeld gestabiliseerd en kan met enige voorzichtigheid een prognose worden gesteld. De aanwezigheid van een bewustzijnsstoornis, urine-incontinentie of een slechte zitbalans aan het einde van de eerste week voorspellen een verblijf in een verzorgings- of verpleeghuis. Gelukkig heeft meneer Doornbos 'slechts' een hemiparese, die al zover is opgeknapt dat hij kan staan en met ondersteuning enkele passen kan lopen. Zijn taalbegrip is goed, maar hij heeft nog wel moeite met het vinden van de juiste woorden. Na een week wordt hij op advies van de revalidatiearts overgeplaatst naar een verpleeghuis voor verdere revalidatie.

Revalidatiebehandeling

Wil een patiënt voor revalidatiebehandeling in aanmerking komen, dan dient aan de volgende voorwaarden voldaan te zijn:
- De patiënt moet leerbaar zijn. Ernstige cognitieve stoornissen (bewustzijnsverlies, ernstige geheugenstoornissen) maken het aanleren van en oefenen met bijvoorbeeld nieuwe bewegingsstrategieën onmogelijk.
- De patiënt moet trainbaar zijn. Interveniërende comorbiditeit leidend tot een slechte algemene conditie bemoeilijkt een behandelprogramma.
- De patiënt moet gemotiveerd zijn. Depressie, apathie of onwil tot bewegen blokkeert een effectieve behandeling.

Is er sprake van enkelvoudige problematiek (bijvoorbeeld een geïsoleerd motorisch hemibeeld met enige loopstoornissen), dan kan over het algemeen volstaan worden met thuisbehandeling door een fysiotherapeut. Bij meervoudige restverschijnselen, zoals de combinatie van loopstoornissen met afasie en zeker bij neglect of apraxie is verwijzing voor een klinische of poliklinische revalidatiebehandeling aangewezen. Deze multidisciplinaire behandeling richt zich op het bestrijden, verminderen en zo mogelijk voorkomen van beperkingen en handicaps, optredend als gevolg van het CVA. De hierbij betrokken disciplines zijn: fysiotherapie, ergotherapie, logopedie, maatschappelijk werk, psychologie, orthopedisch instrument- en schoenmaker en de revalidatiearts of verpleeghuisarts, die de behandeling coördineert. Uit wetenschappelijk onderzoek blijkt dat deze multidisciplinaire behandelvorm bij meervoudige problematiek effectiever is dan een in frequentie en duur gelijkwaardige behandeling door de diverse disciplines apart. De rolverdeling is als volgt.

De *fysiotherapeut* tracht de bewegingsmogelijkheden van de patiënt te verbeteren of op het bestaande niveau te handhaven. De therapeut zal de patiënt leren op de juiste wijze te staan, het evenwicht te bewaren, te lopen en uitleggen hoe de bewegingen het beste gecoördineerd kunnen worden. Daarnaast geeft de fysiotherapeut adviezen over loop-, zithulpmiddelen, rolstoel en rolstoelaanpassingen.

De *ergotherapeut* streeft ernaar de patiënt met een handicap zo zelfstandig mogelijk te laten deelnemen aan het dagelijks leven. Daarbij wordt aandacht geschonken aan:
- zelfverzorging: wassen, eten, toiletbezoek, enzovoort;
- keuze en gebruik van hulpmiddelen: rolstoel, looprek, huisaanpassingen;
- vervaardigen van aanpassingen: bestek, spalken enzovoort;
- overleg met betrokkenen bij de thuissituatie: eerste lijn, familie, leveranciers, gemeentelijke instanties, woningbouwvereniging;
- samenwerking met fysiotherapeut bij de training in het gebruik van hulpmiddelen.

De *logopedist* onderzoekt de spraak en het taalvermogen van patiënten. Hij tracht bij problemen op dit gebied de communicatie via taal te handhaven of te bevorderen door oefening en zo nodig door het gebruik van hulpmiddelen. Ook wordt daarbij aandacht geschonken aan patiënten met slikproblemen.

Door het aanbieden van verschillende activiteiten, individueel of in groepsverband, wordt geprobeerd de zelfstandigheid van de patiënt te verbeteren. Deze activiteiten kunnen zijn: koken, tuinieren, een spel. Daarnaast wordt op deze wijze ook getracht het beoefenen van hobby's te stimuleren, die kunnen bijdragen aan plezier in het dagelijks leven. Een dag bestaat vanzelfsprekend niet alleen uit oefenen; er zijn ook rustmomenten ingebouwd, terwijl de sociale contacten eveneens van belang zijn voor de patiënten.

Casus (vervolg)
Na zes weken opname in het verpleeghuis wordt meneer Doornbos naar huis ontslagen. Aan zijn energiebeperkte vetarme dieet is simvastatine 40 mg

toegevoegd. Het streven is door gewichtsreductie en meer bewegen een normalisering van de bloedsuikerwaarden te bereiken. De dagelijkse dosis Ascal is na twee weken verlaagd naar 100 mg. De huisarts bezoekt het echtpaar in de week na thuiskomst. Meneer Doornbos loopt met behulp van een rollator; zijn rechter hand voelt nog wat vreemd en is nog wat 'knoffelig'. Verder kan hij alle ADL-activiteiten (algemene dagelijkse levensverrichtingen) zelfstandig uitvoeren. Gelukkig blijken ook de fatische stoornissen nauwelijks meer hinder te geven.
'Zal mijn man nog verder opknappen, dokter?' vraagt mevrouw Doornbos. 'En wat we kunnen we doen om herhaling te voorkomen?'

Het meeste herstel na een CVA vindt plaats in de eerste drie maanden; na een halfjaar valt geen intrinsieke verbetering meer te verwachten. Wel kunnen patiënten daarna nog leren hun beperkingen beter te hanteren en ook door gebruik van passende hulpmiddelen hun functionele toestand te verbeteren. Hoewel de kans op herhaling zeker aanwezig is, is deze niet heel groot en kan op ongeveer 8 procent per jaar geschat worden. Van belang is echter na te vragen of de patiënt en diens naaste bepaalde denkbeelden hebben over de oorzaak van het CVA, bijvoorbeeld 'drukte en emoties vermijden', 'niet te veel lichamelijke inspanning'. De huisarts dient dergelijke onjuiste cognities te corrigeren, omdat deze – gevoed door de angst voor een recidief – de kwaliteit van het dagelijks leven verminderen en het herstel bemoeilijken.

Casus (vervolg)
De huisarts maakt een afspraak voor maandelijkse controles van de bloeddruk en het gewicht bij de praktijkondersteuner zoals voorheen, driemaandelijks zal ook de bloedglucose bepaald worden. Hij vraagt het echtpaar om 'aan de bel te trekken' als zij zijn hulp mochten wensen.

Ongeveer een halfjaar later belt mevrouw Doornbos om een huisbezoek voor haar man te vragen. Aan het eind van de middag treft de huisarts een stuurs kijkende mijnheer Doornbos aan in zijn leunstoel bij het erkerraam, maar het is zijn echtgenote die het woord doet: 'Mijn man heeft toch beter gelopen dan hij de laatste twee weken doet; hij is zo moe en vaak te duizelig om op zijn benen te staan, terwijl de bloeddruk steeds goed is. Hoe kan dat nu?'

Het behandelen van CVA-patiënten in de chronische fase is geen eenvoudige zaak: functiestoornissen, beperkingen, omgevingsfactoren, psychische reacties vormen een moeilijk te ontwarren kluwen. Wil de huisarts in deze complexe problematiek kunnen helpen, dan zal hij de klachten stapsgewijs moeten analyseren. Een schema zoals in tabel 5.4 kan daarbij behulpzaam zijn.
Bij een gezondheidsprobleem kan men een aantal niveaus onderscheiden.

Tabel 5.4	Probleemgebieden en de wijze van inventarisatie ervan bij CVA-patiënten in de chronische fase.	
SAMPC*	probleem	inventarisatie via
somatisch	- neurologische uitval - contracturen - pijn	(hetero)anamnese/LO** LO (hetero)anamnese/LO
ADL***	zie items barthelindex	barthelindex
maatschappelijk	- huisvesting - werk - hobby - partner/mantelzorg	(hetero)anamnese idem idem idem
psychisch-emotioneel	- depressie - prikkelbaarheid - apathie - initiatief- en interesseverlies - motivatieproblemen	(hetero)anamnese idem idem idem idem
cognitief	- geheugenstoornissen - concentratiestoornissen - persoonlijkheidsverandering - oriëntatieproblemen - apraxie - neglect	(hetero)anamnese + NHG**** idem idem idem (hetero)anamnese/LO idem
communicatief	- dysartrie - afasie	(hetero)anamnese idem

* Somatisch, ADL, maatschappelijk, psychisch, communicatief
** Lichamelijk onderzoek
*** Algemene dagelijkse levensverrichtingen
**** NHG-Standaard Dementiesyndroom

Allereerst is daar het niveau van 'pathologie', de onderliggende pathologische oorzaak van de verschijnselen. Dat betekent dat de arts dient na te gaan of het CVA verantwoordelijk is voor de verschijnselen, of dat er een andere oorzaak aan ten grondslag ligt. Het tweede niveau is dat van de 'stoornis', de gevolgen van de ziekte op orgaanniveau, zoals krachtsverlies van een ledemaat. Het derde niveau is dat van de 'beperking'; deze verwijst naar de functie die de patiënt niet kan uitvoeren, bijvoorbeeld lopen, aankleden, eten. Het vierde niveau is dat van de 'handicap': dit verwijst naar de sociale gevolgen van het CVA, zoals het verlies van sociale contacten, van een werkkring.

Gewoonlijk zal de aandacht van de behandelaar bij de patiënt met een CVA in de loop van de tijd verschuiven van 'pathologie' in de acute fase naar 'handicap' in de chronische fase en parallel daaraan zal ook het belang van de omgeving voor de functionele toestand van de patiënt gaandeweg toenemen.

Behandelbeleid

Bij het opstellen van een beleid dienen de volgende vragen als leidraad:
1 Op welk niveau ligt het probleem? Gaat het om een stoornis, een beperking, een handicap?
2 Welke factoren (waaronder eventuele andere ziekten) zijn verantwoordelijk?
3 Hoe kom ik eventuele belangrijke bijkomende zaken op het spoor?
4 Moet de interventie gericht worden op de patiënt, de omgeving of beide?
5 Hoe kan de interventie georganiseerd worden?
6 Hoe kan het effect ervan beoordeeld worden?

> *Casus (vervolg)*
> In het geval van meneer Doornbos gaat het er eerst om wie nu eigenlijk een probleem heeft. Daarom trekt de huisarts een stoel bij en gaat tegenover meneer Doornbos zitten. Op zijn vraag wat deze er nu zelf van vindt, antwoordt hij: 'Ach, dat lopen wordt toch niets meer.' Na enig aandringen van de huisarts vertelt hij dat hij 'door zijn benen zakt', maar ook vaak licht in het hoofd is. Dit leidt ertoe dat hij de laatste tijd eigenlijk de stoel alleen verlaat om met het looprekje naar de wc te gaan. Op de vraag van de huisarts of hij nog wel eens buiten de deur komt, haalt hij zijn schouders op. 'Vroeger droeg ik de boodschappen voor mijn vrouw, maar nu heeft ze meer last dan gemak van me bij het winkelen; ik blijf liever thuis.' Ook zijn kaartavondje blijkt hij niet meer te bezoeken.
> De huisarts vraagt hem even op bed te gaan liggen in de achterkamer, zodat hij hem kan onderzoeken. Het lopen gaat inderdaad moeizaam. De huisarts vindt naast de verminderde kracht in het rechter been ook een beperkte functie van de heup aan dezelfde zijde, vooral exorotatie en abductie. De bloeddruk bedraagt 140/80 mmHg, zijn pols is regulair 74 slagen per minuut. Aanvullend laboratoriumonderzoek, dat de volgende dag plaatsvindt, leert dat meneer Doornbos geen anemie heeft, een niet nuchter bloedglucose van 8,8 mmol/l en een LDL van 2,3.

Onder verwijzing naar de analyse kan gesteld worden dat het bij meneer Doornbos om een beperking (slecht lopen) gaat, waarbij naast de hemiparese wellicht coxartrose en inactiviteit een rol spelen, mogelijk ook een orthostatische hypotensie. Aanwijzingen voor nieuwe cerebrale pathologie zijn er niet.

Casus (vervolg)
Wanneer ze weer gedrieën in de voorkamer zitten zegt mevrouw Doornbos: 'Dokter, het kan zo niet langer; straks valt mijn man en breekt hij zijn heup. Dan zijn we nog verder van huis. Is een rolstoel niet beter voor hem?'
Het lijkt erop dat ook de angst van mevrouw Doornbos het zelfstandig lopen van meneer Doornbos afremt, waardoor het gebrek aan oefening tot een vicieuze cirkel van krachtsverlies en gebrek aan conditie leidt. Als de huisarts rondkijkt, valt hem op dat de kamer weinig ruimte voor oefening biedt. Het is er vol met meubels en bijzettafeltjes.
Het lijkt wel of meneer Doornbos letterlijk en figuurlijk weinig ruimte van zijn vrouw krijgt. Zijn stemming is wellicht mede daardoor wat somber en mat. Hoewel de huisarts de mogelijkheid van een beginnende depressie niet wil uitsluiten, besluit hij dit punt eerst te laten rusten.
Daarmee zijn ten minste drie belangrijke bijkomende factoren geïdentificeerd: de bezorgdheid van mevrouw, het gebrek aan ruimte voor meneer Doornbos en diens sombere stemming.

Een interventie die gericht wordt op alle relevante aspecten biedt hier de meeste kansen op succes. De huisarts stelt voor:
- meneer Doornbos een dagrevalidatieprogramma te laten volgen; daarbij zal de nadruk liggen op algemene conditieverbetering en op looptraining;
- hem voorlopig nog geen NSAID te geven gezien de kans op duizeligheid;
- nog eens een gesprek te voeren met mevrouw Doornbos over het belang van oefenen en aanpassing van de inrichting van de woonkamer en daarnaast met haar over haar bezorgdheid verder te praten;
- een gesprek met meneer Doornbos apart te voeren om de diepte van zijn somberheid te peilen.

Doorgaans verwijst de huisarts de wat jongere, vitale patiënt met eventuele arbeidsgerelateerde problematiek naar een revalidatiecentrum en de oudere patiënt bij wie het accent ligt op dagbesteding en ontlasting van het thuisfront, naar de revalidatieafdeling van een verpleeghuis.
Nadat de indicatie voor revalidatiedagbehandeling is goedgekeurd door het Centrum indicatiestelling zorg, neemt de huisarts contact op met de verpleeghuisarts in kwestie en legt hem de zaak voor. Deze oordeelt, dat meneer Doornbos in principe in aanmerking zou kunnen komen voor dagbehandeling; hij zal intussen meneer Doornbos vast op de wachtlijst plaatsen.
Besloten wordt tot viermaal per week dagbehandeling. Het accent ligt daarbij op de oefentherapie voor het lopen.

Na verloop van tijd lijkt meneer Doornbos geheel op te bloeien; hij waardeert de contacten met medepatiënten en behandelaars. Het 'groepsgebeuren'

roept duidelijk herinneringen op aan zijn leven als hotelier; hij laat zich kennen als een onderhoudend causeur. Zijn sombere stemming blijkt situatief bepaald te zijn; bij de dagbehandeling is er weinig van te merken.
Als zijn looppatroon, afgezien van startpijn en ochtendstijfheid, voldoende verbeterd is – hij kan een wandeling van vijftien minuten maken met alleen een stok als hulpmiddel – stelt de verpleeghuisarts voor om de behandeling te stoppen. Dit voorstel valt niet in goede aarde bij meneer Doornbos; hij vindt zelf dat hij er nog niet aan toe is. De verpleeghuisarts neemt contact op met de huisarts om hem op de hoogte te stellen van een en ander.
De huisarts heeft inmiddels een gesprek gehad met mevrouw Doornbos. Zij gaf daarin blijk van haar angst voor herhaling van het CVA; een angst die zij alleen in toom lijkt te kunnen houden door maximaal zorgzaam te zijn voor haar man. Dit impliceert dat zij hem bijkans alles uit handen neemt en elk initiatief zijnerzijds meewarig begroet.

Uit onderzoek is gebleken dat de aanwezigheid van een partner een belangrijke begunstigende voorwaarde is voor herstel van de functionele toestand na een CVA. Hoe dit effect tot stand komt, is nog onvoldoende onderzocht. Naar men mag aannemen vervult de partner een stimulerende rol bij het ondernemen van activiteiten. Men zou aldus bezien aandacht voor de partner kunnen kenschetsen als indirecte zorg voor de CVA-patiënt. Echter ook andere, negatieve effecten van partners op de patiënt zijn beschreven. Het blijkt dat partners die onvoldoende geïnformeerd zijn over de aandoening, over de vooruitzichten en die onvoldoende bij het behandelplan betrokken worden, een remmend effect kunnen hebben op de functionele toestand van de patiënt.

Voor de begeleiding van de CVA-gehandicapte patiënt stelt de huisarts een plan op, waarbinnen hij op gezette tijden zelf het initiatief neemt om zich op de hoogte te stellen van de patiënt en diens naaste. Een huisartsinformatiesysteem is hierbij van groot belang. Door de patiënten met een CVA te voorzien van een code, ontsnappen zij minder snel aan de aandacht van de huisarts.
Patiënten met een barthelscore lager dan 14 en met wie de huisarts niet om andere redenen, zoals aanwezige comorbiditeit, contacten onderhoudt, dienen ten minste gedurende een jaar na het CVA enkele malen vervolgd te worden (tabel 5.5). Heeft de huisarts contact met de CVA-gehandicapte, dan is het belangrijk systematisch aandacht aan diens functionele toestand te schenken. Neuropsychologische stoornissen bepalen in belangrijke mate het succes van adaptatie en/of revalidatie na een CVA, en hebben vaak grote gevolgen voor het dagelijks leven van de patiënt en diens naasten.
In het zorgplan voor een CVA-patiënt dient niet alleen ruimte te zijn voor medisch handelen, maar ook voor 'luisteren' en 'medeleven'. Zorg voor CVA-patiënten vereist systeemgericht denken. Het 'systeem' waar CVA-patiënten deel van uitmaken is vaak een wankel evenwicht. Veel patiënten hebben geen

Tabel 5.5	Barthelindex.	
item	*waarde*	*score*
– ontlasting	incontinent	0
	soms incontinent	1
	continent	2
– urine	incontinent/katheter	0
	soms incontinent	1
	continent	2
– persoonlijke verzorging	hulpbehoevend	0
	zelfstandig wat betreft gelaat/haar/tanden-poetsen/scheren	1
– toiletbezoek	hulpbehoevend	0
	weinig hulp nodig	1
	zelfstandig	2
– baden	hulpbehoevend	0
	zelfstandig	1
– eten	hulpbehoevend	0
	hulp nodig bij smeren/snijden	1
	zelfstandig	2
– van bed naar stoel gaan	niet toe in staat	0
	veel hulp, kan zitten	1
	weinig hulp (verbaal of lichamelijk)	2
	zelfstandig	3
– lopen	niet toe in staat	0
	zelfstandig in rolstoel	1
	lopen met hulp (verbaal of lichamelijk)	2
	zelfstandig	3
– aankleden	hulpbehoevend	0
	gedeeltelijk mogelijk	1
	zelfstandig (incl. rits, knopen, veters)	2
– traplopen	niet toe in staat	0
	met hulp (verbaal of lichamelijk)	1
	zelfstandig	2

Scorebreedte 0-20
Interpretatie:
0-4 volledig hulpbehoevend; 5-9 ernstig hulpbehoevend; 10-14 wel hulp nodig, kan veel zelf; 15-19 redelijk tot goed zelfstandig; 20 volledig zelfredzaam bij ADL

partner (meer). Als er een partner is, is deze doorgaans zelf ook op leeftijd en kwetsbaar. Steun voor de partner is derhalve van groot belang. Daarbij kunnen informatie en lotgenotencontact, zoals de patiëntenvereniging 'Samen verder' biedt, van grote waarde zijn.

Leesadvies

Faber E, Bont M de, Beusmans GHMI, Eekma H, Kapitein I, Nood S van, Raat AMC, Vriezen JA, Wiersma Tj. Landelijke Eerstelijns Samenwerkings Afspraak CVA. Huisarts Wet 2007;50:S5-S8.

Giesen AGM, Franke CL, Wiersma Tj, Binsbergen JJ van, Boiten J, Flikweert S, Kruijk RA van der, Luijckx GJR, Pleumeekers HCJM, Verhoeven S, Vriezen JA. Landelijke Transmurale Afspraak CVA. Huisarts Wet 2004;47:521-6.

Uyttenboogaart M, Luijckx GJ, Kappelle LJ, Oostenbrugge RJ van, Dippel DWJ, Stam J. Behandeling van het acute herseninfarct met intraveneuze trombolyse: meer tijd, maar geen minuut te verliezen. Ned Tijdschr Geneeskd 2008;152:2653-5.

Vaughan CJ, Delanty N. Hypertensive emergencies. Lancet 2000;356:411-7.

Verhoeven S, Beusmans GHMI, Bentum STB van, Binsbergen JJ van, Pleumeekers HCJM, Schuling J, Wiersma Tj. NHG-standaard CVA. Huisarts Wet 2004;47:509-20.

6 Hypertensie tijdens de zwangerschap

Dr. W. Visser, dr. A.H. van den Meiracker

1 Inleiding

De meest voorkomende aandoening tijdens zwangerschap is hypertensie. Ongeveer 8 tot 10 procent van alle zwangerschappen wordt gecompliceerd door hypertensie, waarvan ongeveer 70 procent veroorzaakt wordt door zwangerschapgerelateerde hypertensie en 30 procent door chronische hypertensie. Hypertensie tijdens zwangerschap gaat gepaard met een hoge maternale en perinatale morbiditeit en mortaliteit. In Nederland is hypertensie de belangrijkste oorzaak van moedersterfte. In de periode 2000-2004 overleden 27 vrouwen ten gevolge van hypertensie in de zwangerschap, met als belangrijkste doodsoorzaak een hersenbloeding.

Classificatie van hypertensieve aandoeningen tijdens zwangerschap

I Chronische hypertensie: hypertensie die gediagnosticeerd is voor de zwangerschap of in de eerste twintig weken van de zwangerschap, of die twaalf weken na de bevalling nog steeds aanwezig is

II Zwangerschapgerelateerde hypertensieve aandoeningen:
  1 *Zwangerschapshypertensie*: het ontwikkelen van hypertensie na de twintigste zwangerschapsweek
  2 *Pre-eclampsie*: zwangerschapshypertensie + proteïnurie
  3 *Eclampsie*: het optreden van gegeneraliseerde convulsies tijdens de zwangerschap, bevalling of het vroege kraambed
  4 *HELLP-syndroom (hemolysis elevated-liver-enzymes low-platelet-count syndrome)*: (pre-)eclampsie gepaard gaande met hemolyse, gestegen leverenzymen en een trombocytopenie. Het HELPP-syndroom kan ook zonder (pre-)eclampsie voorkomen.
  5 *Gesuperponeerde pre-eclampsie*: het na de twintigste zwangerschapsweek ontstaan van proteïnurie of een plotse toename in ernst van de

hypertensie of het optreden van klachten passend bij HELLP-syndroom bij een zwangere met pre-existente hypertensie

Definities

Hypertensie: een indirect gemeten diastolische bloeddruk ≥ 90 mmHg en /of een systolische bloeddruk ≥ 140 mmHg. De diastolische bloeddruk valt samen met het verdwijnen van de korotkovtonen.
Proteïnurie: dipstick eiwit ≥ 1+ of een eiwit-creatinineratio van ≥ 30 mg/mmol, of een eiwituitscheiding in de 24-uursurine van ≥ 0,3 g/dag. De gouden standaard is de eiwituitscheiding in de 24-uursurine.

2 De bloeddruk tijdens de zwangerschap

Reeds vanaf een zwangerschapsduur van 6 weken treedt er een daling op van de bloeddruk; aan het eind van het tweede, begin derde trimester stijgt de bloeddruk weer naar de uitgangswaarde. De genoemde bloeddrukdaling wordt zowel bij normotensieve als bij hypertensieve zwangeren gevonden en wordt de mid-pregnancy drop genoemd. Het is zaak hiermee rekening te houden als een zwangere pas laat voor prenatale controle komt. Bij iemand met chronische hypertensie zou dan ten onrechte de diagnose zwangerschapshypertensie kunnen worden gesteld. Bij een zeer ernstige chronische hypertensie treedt soms geen mid-pregnancy drop op.

3 Chronische hypertensie

Chronische hypertensie bij zwangeren wordt onderverdeeld in milde tot matige hypertensie (140/90-160/110 mmHg) en ernstige hypertensie (≥ 160/110 mmHg). Zwangeren met een milde tot matige chronische hypertensie hebben een risico op gesuperponeerde pre-eclampsie van tien tot 25 procent (normaal 2-8%), bij zwangeren met een ernstige hypertensie is dit risico ongeveer 50 procent.

3.1 Behandeling

Bij de behandeling van hypertensie bij een zwangere moet steeds worden afgewogen wat het nut is van de behandeling voor de zwangere en welke risico's de foetus loopt door deze behandeling. Het verlagen van de bloeddruk om op lange termijn cardiovasculaire risico's te voorkomen speelt in de negen maanden durende zwangerschap geen rol. Een bloeddruk van 160/110 mmHg of hoger wordt algemeen beschouwd als een bloeddruk waarbij antihypertensieve behandeling moet worden gestart om dreigende hypertensieve orgaanschade te voorkomen. Ook is het advies om zwangeren met een milde tot matige hypertensie en al aanwezige secundaire orgaanschade te behandelen. Er bestaat nog veel discussie of zwangeren met een milde tot matige chronische hypertensie zonder secundaire orgaanschade behandeld moeten worden. Uit onderzoek blijkt dat het achterwege laten van antihypertensieve therapie vrijwel nooit leidt tot ernstige maternale complicaties, terwijl er in de behandelde groepen mogelijk meer foetale groeivertraging voorkomt. Deze groeivertraging blijkt vooral geassocieerd te zijn met het gebruik van bètablokkers, in het bijzonder atenolol. Hoewel er dus meer argumenten tegen behandeling van een milde tot matige chronische hypertensie zijn, wordt er in de praktijk vaak begonnen met behandeling indien er bij herhaling een bloeddruk hoger dan 140/90 mmHg wordt vastgesteld.

Methyldopa is een van de oudste en meest gebruikte antihypertensiva in de zwangerschap. De maximumdosis is vier gram per dag. Uit wereldwijde, jarenlange ervaring blijkt dat het gebruik van dit middel tijdens de zwangerschap zowel voor moeder als kind veilig is. Andere veel gebruikte middelen in de zwangerschap zijn bètablokkers en de gecombineerde alfa- en bètablokker labetalol. Bovenstaande middelen leiden niet tot aangeboren afwijkingen. Bij neonaten waarvan de moeders een bètablokker hebben gebruikt, wordt vaker een bradycardie gevonden, maar interventie met sympathicomimetica is hiervoor vrijwel nooit nodig. Indien voor een bètablokker wordt gekozen, heeft metoprolol de voorkeur. De laatste jaren worden ook dikwijls calciumantagonisten gebruikt, in het bijzonder de retardvorm van nifedipine tot een maximumdosering van negentig mg per dag. Hoewel de ervaring met calciumantagonisten geringer is dan met methyldopa en bètablokkers, blijken ze veilig en effectief te zijn. Over het gebruik van amlodipine tijdens zwangerschap is minder bekend dan over de retardvorm van nifedipine. Dit laatste middel heeft dan ook de voorkeur.

Het gebruik van thiazidediuretica die ook veel worden gebruikt in de zwangerschap, is niet geassocieerd met aangeboren afwijkingen of ernstige bijwerkingen. Hoewel diuretica theoretisch de fysiologische volume-expansie in de zwangerschap kunnen verstoren, zijn er geen aanwijzingen dat dit een nadelig effect heeft op de foetale groei. Desalniettemin zijn veel obstetrici terughoudend met het gebruik van diuretica tijdens zwangerschap. Angiotensine-converting enzyme-remmers (ACE-remmers) en angiotensine II-receptorantagonisten mogen absoluut niet worden gebruikt tijden de zwangerschap. Bij het gebruik van deze middelen in het eerste trimester is de kans op aangeboren afwijkingen verhoogd. Het gebruik van deze middelen in het tweede en derde trimester kan leiden tot foetale en neonatale nierinsufficiëntie, oligohydramnion, longhypoplasie, schedelafwijkingen en contracturen. Per ongeluk zwanger worden onder deze middelen is geen reden om de zwangerschap te beëindigen, maar de zwangere moet wel direct overgaan op het gebruik van een voor de zwangerschap veilig antihypertensivum.

4 Zwangerschapgerelateerde hypertensieve aandoeningen

4.1 Zwangerschapshypertensie

Zolang er alleen sprake is van zwangerschapshypertensie, dus zonder proteïnurie, lopen moeder en foetus geen direct risico en behoeft de bloeddruk, tenzij er sprake is van een ernstige hypertensie, geen behandeling. In de praktijk wordt vaak begonnen met behandeling indien de bloeddruk bij herhaling hoger is dan 140/90 mmHg. Meestal kan dan volstaan worden met orale antihypertensiva. Ongeveer 20 procent van de patiënten met zwangerschapshypertensie ontwikkelt uiteindelijk pre-eclampsie. Patiënten met zwangerschapshypertensie dienen dan ook gewezen te worden op de symptomen van pre-eclampsie en het advies te krijgen bij het optreden van deze klachten direct een arts of verloskundige te raadplegen. Ook moeten ze een- tot tweemaal per week gecontroleerd worden op het ontstaan van proteïnurie. Hoe vroeger in de zwangerschap hypertensie ontstaat, hoe groter de kans op pre-eclampsie. Het ontstaan van pre-eclampsie kan noch door bedrust, noch door dieet, noch door antihypertensiva worden voorkomen.

4.2 Pre-eclampsie

Pre-eclampsie is een aandoening die alleen voorkomt tijdens zwangerschap en kraambed en dus per definitie verdwijnt na de zwangerschap. Symptomen van pre-eclampsie zijn ernstige hoofdpijn, visusklachten zoals sterretjes zien, wazig zien en blindheid, misselijkheid en braken, fors oedeem, pijn in rechter bovenbuik, epigastrio of rug en verminderde kindsbewegingen. Ongeveer twee tot acht procent van alle zwangerschappen wordt gecompliceerd door pre-eclampsie. Pre-eclampsie treedt vooral op in de eerste zwangerschap met een incidentie van 3 tot 5procent. Andere risicofactoren van pre-eclampsie zijn een eerdere zwangerschap met pre-eclampsie, een pre-existente hypertensie of nierziekte, diabetes mellitus, adipositas, een auto-imuunziekte, het antifosfolipidensyndroom, een familiaire predispositie (voorkomen bij moeder of zus), een partner die geboren is uit een pre-eclamptische zwangerschap, een meerlingzwangerschap en een molazwangerschap.

4.3 Eclampsie

Eclampsie is een gevreesde complicatie van pre-eclampsie en een belangrijke oorzaak van maternale ziekte en sterfte. Tijdens een insult stijgt de bloeddruk verder, met een hersenbloeding en acuut longoedeem als mogelijke gevolgen. Een belangrijk behandeldoel bij pre-eclampsie is de progressie naar een eclampsie te voorkomen.

4.4 HELLP-syndroom

Volgens de oorspronkelijke definitie, is het HELLP-syndroom een vorm van pre-eclampsie, die gepaard gaat met een microangiopathische hemolytische anemie, gestegen leverenzymen en een trombocytopenie. Het HELLP-syndroom kan echter ook optreden zonder dat er sprake is van pre-eclampsie, dus zonder hypertensie en proteïnurie. Een typische klacht van een patiënte met het HELLP-syndroom is hevige pijn in rechter bovenbuik, epigastrio of midden in de rug. Soms klaagt de patiënte over pijn op de borst. Iedere zwangere met genoemde klachten in de tweede helft van de zwangerschap moet worden onderzocht op de aanwezigheid van het HELLP-syndroom (d.w.z. bepalen van het aantal trombocyten, leverenzymen en haptoglobine) en pre-eclampsie. Ook bij een zwangere in de tweede helft van de zwangerschap met pijn in rechter bovenbuik, in epigastrio of in de rug zonder hypertensie en/of proteïnurie, maar met een trombocytopenie en/of gestegen leverenzymen en/of aanwijzingen voor hemolyse moet men denken aan het HELLP-syndroom. Een gevreesde complicatie bij het HELLP-syndroom is het subcapsulair leverhematoom dat kan ruptureren met soms dodelijke afloop. In de differentiaaldiagnose moet gedacht worden aan een acute leververvetting en trombotische trombocytopenische purpura (TTP) of hemolytisch-uremisch syndroom (HUS). Acute leververvetting is ook een typische zwangerschapgerelateerde aandoening. Hierbij staat niet de pijn, maar algemene malaise, misselijkheid en braken op de voorgrond. Een acute leververvetting veroorzaakt een acute leverinsufficiëntie. Leverinsufficiëntie wordt bij het HELLP-syndroom vrijwel nooit gezien, tenzij er sprake is van extreme leverinfarcering. Bij een TTP of HUS staan hemolyse en trombocytopenie veel meer op de voorgrond dan de gestoorde leverwaarden.

5 Pathofysiologie en pathogenese

Tijdens een normale zwangerschap dalen de bloeddruk en de systemische vaatweerstand, terwijl plasmavolume en hartminuutvolume met ongeveer 40 procent stijgen. Ten opzichte van de situatie bij gezonde zwangeren is de hemodynamiek bij patiënten met pre-eclampsie fors gestoord. Het plasmavolume en het hartminuutvolume zijn verlaagd en de systemische vaatweerstand is verhoogd. Pre-eclampsie gaat gepaard met gegeneraliseerde endotheelschade, hetgeen leidt tot vasoconstrictie, vaatlekkage en activering van de stolling. Ondanks uitgebreid onderzoek is de precieze oorzaak van pre-eclampsie nog steeds onbekend. De placenta lijkt een belangrijke rol te spelen; na verwijdering van de placenta verdwijnt pre-eclampsie altijd. De fysiologische cytotrofoblastinvasie in de spiraalarteriën is bij pre-eclampsie gestoord. Hierdoor is de uteroplacentaire bloedstroom verminderd, met als consequenties intra-uteriene groeivertraging, foetale nood, vruchtdood en indirect prematuriteit. Naast placentagerelateerde factoren lijken genetische, immunologische en omgevingsfactoren een rol te spelen bij het ontstaan van pre-eclampsie. Veel oorzakelijke factoren zijn genoemd maar vaak ook weer verworpen. Zo zou er bij pre-eclampsie te veel oxidatieve stress zijn en een verstoorde tromboxaan-prostacyclinebalans ten nadele van de endotheelafhankelijke vaatverwijder prostacycline. Actueel zijn momenteel factoren die de angiogenese remmen, zoals circulerend fms-like tyrosinekinase 1(sFlt-1) en circulerend endogline. Dit zijn antagonisten van de vascular endothelial growth factor (VEGF) en van de placental growth factor (PlGF). Verondersteld wordt dat bij pre-eclampsie de placenta meer sFlt-1 en endogline maakt. De aanzet voor deze verhoogde productie is mogelijk placentaire ischemie. Ook actueel als oorzakelijke factor zijn agonistische autoantilichamen gericht tegen de type 1 angiotensine II-receptor (AT1-receptor) die in serum van vrouwen met pre-eclampsie zijn gevonden. Stimulatie van de AT1-receptor door deze antilichamen kan hypertensie en vaatschade veroorzaken.

Maternale complicaties van pre-eclampsie zijn insulten, hypertensieve encefalopathie, hersenbloeding, corticale blindheid, HELLP-syndroom, subcapsulair leverhematoom, nierinsufficiëntie, acuut linkerventrikelfalen en activering van de stolling.

6 Laboratoriumonderzoek

Bij het beoordelen van de laboratoriumuitslagen dient rekening te worden gehouden met de fysiologische veranderingen tijdens zwangerschap. In tabel 6.1 is aangegeven in welke richting een aantal laboratoriumparameters verandert bij pre-eclampsie en het HELLP-syndroom.

7 Behandeling van pre-eclampsie, eclampsie en HELLP-syndroom

Een patiënte met pre-eclampsie met of zonder HELLP-syndroom moet worden opgenomen in het ziekenhuis omdat het verloop van pre-eclampsie onvoorspelbaar is. Patiënten met pre-eclampsie en of HELLP-syndroom kunnen wekenlang stabiel blijven, maar ook in enkele uren tijd een gevaarlijk hoge bloeddruk ontwikkelen, met beschadiging van verschillende organen en soms convulsies (eclampsie) tot gevolg.

Hoewel de echte oorzaak van pre-eclampsie nog onbekend is, staat vast dat de placenta in de etiologie een kritische rol speelt. Snel nadat de placenta verwijderd is, gaat het beter met de patiënte. De meest effectieve behandeling is dan ook beëindiging van de zwangerschap. Echter, vroeggeboorte is de belangrijkste oorzaak van neonatale morbiditeit en mortaliteit. Bij de behandeling van een patiënte met pre-eclampsie en/of HELLP-syndroom zal men zich steeds moeten afvragen welke risico's moeder en foetus lopen indien de zwangerschap blijft voortbestaan en welke risico's de pasgeborene loopt ten gevolge van vroeggeboorte indien de zwangerschap beëindigd wordt. Naarmate de zwangerschap verder is gevorderd, kan eerder voor beëindiging van de zwangerschap worden gekozen. Als besloten wordt bij

Tabel 6.1 Laboratoriumuitslagen bij pre-eclampsie en HELLP-syndroom.

parameter	pre-eclampsie	HELLP-syndroom
proteïnurie	aanwezig	soms afwezig
hemoglobineconcentratie	normaal/verhoogd	normaal/verlaagd
trombocytenaantal	normaal	verlaagd
serumcreatinineconcentratie	normaal/verhoogd	normaal/verhoogd
serumurinezuurconcentratie	verhoogd	normaal/verhoogd
serumbilirubineconcentratie	normaal	normaal/verhoogd
serum-ASAT- en -ALAT-concentratie	normaal	verhoogd
serum-LDH-concentratie	normaal	verhoogd
serumhaptoglobineconcentratie	normaal	verlaagd

een nog korte zwangerschapsduur te proberen de zwangerschap te rekken om de geboorte uit te stellen, zal de bloeddruk veelal verlaagd moeten worden om complicaties te voorkomen.

Evenals bij chronische hypertensie is ook bij een zwangerschapgerelateerde hypertensie nog onduidelijk of een bloeddruk beneden de 160/110 mmHg behandeld moet worden. Antihypertensiva geven bij een milde tot matige hypertensie is nuttig voor de moeder; ze verminderen de incidentie van ernstige hypertensie en het risico van complicaties. Een argument tegen behandeling van een milde tot matige hypertensie is dat door bloeddrukverlaging de uteroplacentaire circulatie potentieel verslechtert, met foetale nood tot gevolg. In het Erasmus Medisch Centrum wordt gestart met orale antihypertensiva bij een bloeddruk tussen de 140/90 en 160/110 mmHg. Vanwege de bewezen veiligheid is methyldopa nog steeds het middel van eerste keus. Andere veel gebruikte middelen zijn de retardvorm van nifedipine en labetalol. Omdat bij zwangerschapgerelateerde hypertensie het plasmavolume is afgenomen, zijn diuretica gecontra-indiceerd, tenzij er sprake is van overvulling.

Bij een bloeddruk van 160/110 mmHg is sprake van een hypertensief spoedgeval, waarbij snelle bloeddrukdaling noodzakelijk is om directe vasculaire schade te voorkomen. Directe schade door de hoge bloeddruk wordt echter niet alleen bepaald door de absolute hoogte van de bloeddruk, maar ook door de snelheid waarmee de bloeddruk is gestegen of nog stijgt. Bij vrouwen met een ongecompliceerde zwangerschap is de bloeddruk relatief laag. Wanneer bij deze vrouwen de bloeddruk in korte tijd stijgt, kunnen al bij een licht verhoogde bloeddruk ernstige vasculaire complicaties optreden. Bij de afweging wel of niet te behandelen moet daarom niet alleen rekening worden gehouden met de absolute bloeddrukwaarde, maar ook met de preexistente bloeddruk. Bij een ernstige pre-eclampsie is een snelle, gecontroleerde bloeddrukdaling vereist met intraveneuze middelen. In het verleden werd gebruikgemaakt van de vaatverwijders dihydralazine of hydralazine. Omdat deze middelen sinds enige jaren niet meer in Nederland zijn geregistreerd en nog slechts op bewustzijnsverklaring verkrijgbaar zijn, worden ze steeds minder gebruikt. Alternatieve middelen zijn de calciumantagonist nicardipine, de gecombineerde alfa- en bètablokker labetalol en ketanserine. Dit laatste middel is een gecombineerde antagonist van alfaadrenerge en serotonerge 5-HT2-receptoren.

Magnesiumsulfaat is het anticonvulsivum van keuze bij zowel de behandeling als de preventie van eclampsie. De therapeutische breedte van magnesiumsulfaat is smal en gewaakt moet worden voor overdosering. Een eerste verschijnsel van overdosering is het verdwijnen van de achilles- en kniepeesreflex, dat gevolgd kan worden door een adem- en hartstilstand. Calciumgluconaat is het antidotum van magnesium. Als magnesiumsulfaat niet beschikbaar is, is 10 mg diazepam intraveneus of als rectiole een alternatief.

Indien mogelijk krijgt iedere patiënte met een vroege pre-eclampsie (zwangerschapsduur < 34 weken) gedurende twee dagen dexamethason of betamethason toegediend ter bevordering van de foetale longrijping.

7.1 Foetale bewaking

Pre-eclampsie, eclampsie en HELLP-syndroom kunnen leiden tot foetale groeivertraging en/of foetale nood. Foetale bewaking is daarom een belangrijk onderdeel van de behandeling van deze aandoeningen. Dagelijks wordt de foetale conditie beoordeeld via cardiotocografie (CTG). Door middel van een echo wordt er gekeken naar de aanwezigheid van foetale groeivertraging en oligohydramnion. De reservecapaciteit van de placenta wordt bepaald via echodoppler van de arteria umbilicalis.

7.2 Behandeling van pre-eclampsie post partum

Hoewel pre-eclampsie gerelateerd is aan zwangerschap en na de zwangerschap verdwijnt, moet de bloeddruk de eerste dagen post partum nog intensief gecontroleerd en indien nodig behandeld worden. Het uitlokkende moment (de zwangerschap) is weliswaar verdwenen, maar zeker de eerste 48 uur na de bevalling is de ziekte nog actief. 44 procent van de insulten vindt post partum plaats en ook het HELLP-syndroom kan zich voor het eerst post partum openbaren. De eerste dagen na de bevalling wordt vaak nog een verdere stijging van de bloeddruk gezien. Juist post partum is er geen enkele reden om de verhoogde bloeddruk niet krachtig te behandelen. Men hoeft niet te vrezen voor een nadelig effect op de uteroplacentaire circulatie en door de bloeddrukverlaging voelt de patiënte zich meestal beter. Methyldopa, nifedipine, bètablokkers, labetalol en de ACE-remmers enalapril en captopril kunnen ook tijdens borstvoeding gebruikt worden. Bij het merendeel van de patiënten met pre-eclampsie verdwijnen hypertensie en proteïnurie binnen zes weken tot drie maanden post partum.

8 Herhalingsrisico van pre-eclampsie en HELLP-syndroom

Een recentelijk in het Erasmus MC uitgevoerd onderzoek heeft laten zien dat het herhalingsrisico van pre-eclampsie in een volgende zwangerschap 20 procent is. Het risico is groter naarmate de pre-eclampsie zich vroeger in de zwangerschap openbaart. Het herhalingsrisico van het HELLP-syndroom is 10 procent. 22 procent van de vrouwen met een pre-eclampsie tijdens de eerste zwangerschap ontwikkelt hypertensie in de volgende zwangerschap. Als pre-eclampsie opnieuw optreedt, is de prognose gewoonlijk beter dan in de voorafgaande zwangerschap. De pre-eclampsie treedt gemiddeld drie weken later op, de hypertensie en proteïnurie zijn minder ernstig en de perinatale mortaliteit is lager. Een aantal vrouwen durft na een doorgemaakt HELLP-syndroom niet meer zwanger te worden. Door goede voorlichting en het doornemen van het te voeren beleid bij een volgende zwangerschap kan deze angst veelal worden weggenomen.

9 Predictie en preventie van pre-eclampsie

9.1 Predictie

Hoewel de afgelopen jaren veel tests ontwikkeld zijn om pre-eclampsie te voorspellen, is er nog geen betrouwbare test waarmee vóór of vroeg in de zwangerschap het ontstaan van pre-eclampsie voorspeld kan worden. Enkele weken tot maanden voordat de pre-eclampsie klinisch manifest wordt, kunnen verhoogde spiegels van de eerder beschreven factoren die de angiogenese remmen zoals endogline en sFlt-1 en verlaagde spiegels van VEGF en PlGF gevonden worden. Momenteel wordt onderzocht of spiegels van deze factoren of ratio's van deze factoren in plasma en/of urine het optreden van pre-eclampsie kunnen voorspellen.

9.2 Preventie

Omdat de oorzaak van pre-eclampsie nog steeds onbekend is, is primaire preventie van pre-eclampsie alleen mogelijk door het voorkomen van zwangerschap. Secundaire preventie is gebaseerd op correctie van pathofysiologische processen. De meest onderzochte methode van farmacologische preventie van pre-eclampsie is het profylactisch gebruik van een lage dosis acetylsalicylzuur. Volgens huidige inzichten is een dosering van 60 à 80 mg/dag veilig en neemt het risico van een vroege pre-eclampsie af, mits het middel wordt toegediend vanaf een zwangerschapsduur van ongeveer 12 weken. Ook vermindert een lage dosis aspirine het risico van vroeggeboorte en sterfte van de baby. Aspirine werkt mogelijk het meest effectief indien het ingenomen wordt voor het slapen.

Verscheidene onderzoeken hebben aangetoond dat vrouwen met een pre-eclampsie significant vaker een aangeboren of verworven trombofilie hebben dan vrouwen met een ongecompliceerd verlopen zwangerschap. Hoewel nog niet is aangetoond dat de herhalingskans op pre-eclampsie bij vrouwen met trombofilie is verhoogd, wordt tegenwoordig in veel landen, waaronder Nederland, geadviseerd om iedereen die een vroege pre-eclampsie heeft doorgemaakt en nogmaals zwanger wil worden uitgebreid te screenen op de aanwezigheid van trombofilie. Er wordt momenteel onderzoek verricht (in Nederland via de Fruitstudie) naar de waarde van profylaxe met laagmoleculairgewichtheparine (LMWH) bij vrouwen met een trombofilie en pre-eclampsie in de anamnese. Aan vrouwen met een doorgemaakte pre-eclampsie en een hyperhomocysteïnemie worden wel vitamine B6 en foliumzuur voorgeschreven, maar het nut hiervan is niet ondubbelzinnig aangetoond. Bij vrouwen met het antifosfolipidensyndroom kan men het risico van pre-eclampsie verkleinen via de combinatie van een lage dosis aspirine en een lage dosis LMWH.

10 Langetermijnprognose

Er zijn steeds meer aanwijzingen dat zwangerschapshypertensie en pre-eclampsie voorspellers zijn voor het optreden van cardiovasculaire pathologie op latere leeftijd. Vrouwen die pre-eclampsie hebben doorgemaakt, hebben een verhoogde kans op hypertensie, insulineresistentie, diabetes mellitus type 2, beroerte en ischemische hartziekten. Uit een recentelijk gepubliceerde studie bleek het risico van terminale nierinsufficiëntie bij pre-eclampsie met een factor 4 te zijn toegenomen. Ook de kans op tromboembolische complicaties is verhoogd na pre-eclampsie. Pre-eclampsie is mogelijk een uiting van het onvermogen van sommige organen om zich aan te passen aan de eisen van de zwangerschap. In dit opzicht kan zwangerschap gezien worden als een stresstest, waarmee patiënten met een verhoogd cardiovasculair risico worden ontmaskerd. Het doormaken van pre-eclampsie tijdens zwangerschap identificeert vrouwen die baat kunnen hebben bij leefstijladviezen, zoals niet roken, gezonde voeding, voldoende lichaamsbeweging en vroegtijdige interventies, zoals gewichtsreductie, behandeling van hoge bloeddruk, dyslipidemie en hyperglykemie.

Leesadvies

Groot CJM de, Visser W, Steegers EAP. Zwangerschap en chronische hypertensie: risico en beleid. Ned Tijdschr Geneeskd 2003;46:2281-4.

Hanff LM, Visser W, Vulto AG, Steegers EAP. Pharmacological management of severe pre-eclampsia. Eur Clinic Obstet Gynaecol 2006;2:9-17.

Wildschut HIJ, Peeters LLH, Erwich JJHM, Kanhai HHH. Hypertensieve aandoeningen tijdens de zwangerschap. In MJ Heineman, JLH Evers, LFAC Massuger, EAP Steegers (red.). Obstetrie en Gynaecologie. De voortplanting van de mens (pp. 398-411). Zesde druk. Maarssen: Elsevier Gezondheidszorg; 2007.

Website

www.nvog.nl – richtlijnen:
1. Chronische hypertensie in de zwangerschap
2. Hypertensieve aandoeningen in de zwangerschap

 HELLP-syndroom in de huisartsenpraktijk

Dr. J.C. Bakx

Casus

Mevrouw M is 32 jaar als zij voor de eerste keer zwanger wordt. Zij bezoekt de huisarts. Er zijn geen relevante problemen in de voorgeschiedenis. Mevrouw M rookt niet en gebruikt geen alcohol. Haar bloeddruk is normaal. In de familie komen geen erfelijke ziekten voor.

De huisarts verwijst mevrouw M voor verdere begeleiding naar de verloskundige.

De zwangerschap verloopt aanvankelijk moeizaam, zij heeft veel last van hyperemesis, welke klachten verdwijnen na veertien weken. Op haar verjaardag, bij een zwangerschapsduur van 30 weken en 3 dagen, krijgt mevrouw M last van heftige buikpijnaanvallen en ze is erg moe. Zij bezoekt de verloskundige. De bloeddruk is goed, de urine bevat geen eiwit en mevrouw M krijgt het advies meer rust te nemen. De buikpijn houdt in perioden bij vlagen aan. Het wordt voor mevrouw M steeds moeilijker haar werk vol te houden. Bij een zwangerschapsduur van 32 weken brengt mevrouw M opnieuw een bezoek aan de verloskundige, de bloeddruk is licht gestegen (130/85). Zij wordt verwezen naar de gynaecoloog, de zwangerschapsecho wordt normaal bevonden en mevrouw M krijgt het advies meer rust te nemen. Bij een zwangerschapsduur van 35 weken wordt de buikpijn zo heftig dat de verloskundige wordt gebeld en mevrouw M wordt wederom naar de gynaecoloog verwezen. Op dat moment is de bloeddruk verder gestegen en wordt eiwit in de urine gevonden. Mevrouw M wordt opgenomen en er blijkt sprake van het HELLP-syndroom. Er ontwikkelen zich ernstige lever- en nierfunctiestoornissen, waarvoor opname op de intensivecareafdeling noodzakelijk is. Drie dagen later is zij na een inleiding met arom en Syntocinon na een vlotte ontsluiting vaginaal bevallen van een gezonde dochter.

Na de bevalling bezoekt de huisarts mevrouw M en zij spreken over alle gebeurtenissen die zich hebben voorgedaan. Mevrouw M is teleurgesteld over de lange periode die heeft gelegen tussen het begin van haar klachten en de uiteindelijke diagnose. Het bloedbeeld herstelt zich geleidelijk in de loop van enkele weken. Mevrouw M maakt uiteindelijk een herstelperiode door die ruim een halfjaar duurt. De bloeddrukmedicatie wordt geleidelijk afgebouwd en na een halfjaar gestopt. Met de huisarts maakt mevrouw M afspraken om eenmaal per jaar haar bloeddruk te laten controleren en de urine op eiwit te onderzoeken.

Ziektebeeld

Het HELLP-syndroom werd in 1982 voor het eerst door Weinstein beschreven. De daarbij optredende hemolyse werd door hem als belangrijkste afwijking beschreven. Het HELLP-syndroom wordt gerekend tot de groep aandoeningen waarvan men een gemeenschappelijke pathogenese vermoedt. De oorzaak is niet precies bekend. Bij het ziektebeeld past een activatie van de maternale endotheelcellen ten gevolge van een ontstekingsreactie. Als zodanig kan het ziektebeeld als een vasculaire aandoening worden beschouwd. Het HELLP-syndroom kan voorkomen als een complicatie van pre-eclampsie, maar kan zich ook zonder voorgaande symptomen van pre-eclampsie ontwikkelen. Het HELLP- syndroom hoeft niet gepaard te gaan met hypertensie. Het HELLP-syndroom kan leiden tot ernstige maternale morbiditeit en mortaliteit.

Symptomatologie

Het meest kenmerkende symptoom van het HELLP-syndroom is pijn in de bovenbuik. Dit symptoom doet zich bij 90 procent van de patiënten voor. De aard van de pijn kan variëren van een continu aanwezig bandgevoel in de bovenbuik tot heftige koliekachtige pijnen.

De pijn gaat soms gepaard met misselijkheid en braken. De pijn kan uitstralen naar de rechter schouder. De klachten beginnen geleidelijk en kunnen binnen enkele dagen snel progressief toenemen (het kan ook plotseling beginnen met zeer ernstige pijn). Door het geleidelijk ontstaan van de klachten is het in het begin niet eenvoudig de diagnose te stellen, wat kan leiden tot vertraging bij de behandeling. Het ziektebeeld begint meestal na de 34e week van de zwangerschap en kan soms nog optreden in de eerste week post partum. Een leverbloeding of leverruptuur is een beruchte complicatie.

Dikwijls, maar niet altijd, wordt het HELLP-syndroom voorafgegaan door fase van pre-eclamspie. Pre-eclampsie wordt gekenmerkt door hypertensie en proteïnurie. (Pre-eclampsie gaat vaak gepaard met IUGR maar hoeft niet, hypertensie en proteïnurie per definitie.) Eclampsie kan vergelijkbare symptomen geven, maar kenmerkend voor eclampsie is het optreden van een insult in de laatste fase van de zwangerschap dan wel post partum. Eclampsie treedt tegenwoordig vaker op na de zwangerschap en kan tussen de tweede en t/m de 28e dag na de bevalling optreden. Het is van groot belang de symptomen, hoofdpijn, visusklachten of pijn in de bovenbuik te herkennen. In het algemeen herkennen zwangeren hoofdpijn of pijn hoog in de buik niet als alarmsymptomen. Behandelaars schatten het risico van hoge bloeddruk bij zwangeren vaak te laag in. Eclampsie kent namelijk ernstige complicaties als solutio placentae, diffuse intravasale stolling, neurologische problemen en nierinsufficiëntie. Pre-eclampsie komt in 2 tot 7 procent van de zwangerschappen voor.

Prevalentie

De huisarts zal niet zo vaak te maken krijgen met het HELLP-syndroom. De prevalentie is minder dan 1 procent van alle zwangerschappen. De prevalentie van pre-eclampsie ligt tussen de 2 en 8 procent. Ongeveer 20 procent van de zwangerschappen met ernstige pre-eclampsie wordt gecompliceerd door het HELLP-syndroom. Een belangrijk verschil is het optreden van stollingstoornissen, die zich bij het HELLP-syndroom voordoen en niet bij pre-eclampsie optreden. Per definitie heeft iemand met HELLP-syndroom een trombocytopenie, andere stollingstoornissen meestal niet tenzij complicatie is opgetreden zoals bijvoorbeeld solutio. Dat kan echter ook bij pre-eclampsie optreden.

Laboratoriumonderzoek

De typische afwijkingen in het bloed die worden gevonden bij laboratoriumonderzoek zijn: toegenomen waarden van leverenzymen in het serum (ASAT/ALAT) (aspartaat-aminotransferase/alanine-aminotransferase), een sterk verhoogde serum-LDH-concentratie (lactaatdehydrogenase), trombocytopenie, verlaagde antitrombine III-waarden en een verhoogde concentratie van fibrinedegradatieproducten (FDP), als uiting van intravasale stolling. Wat betreft laag antitrombine en FDP, dit is niet typisch voor HELLP, deze twee laatste afwijkingen worden ook wel bij pre-eclampsie gevonden. Je noemt het HELLP als er sprake is van hemolyse, gestoorde leverenzymen en een trombocytopenie, meestal gaat het gepaard met hypertensie en proteïnurie.

De rol van de huisarts

Omdat de rol van de huisarts bij de prenatale zorg meestal is overgenomen door verloskundigen, is de zorg van de huisarts bij de diagnostiek van het HELLP-syndroom beperkt. In Nederland vond in 2005 59 procent van alle bevallingen plaats in de tweede lijn onder leiding van de gynaecoloog; de overige 41 procent vond plaats onder leiding van de verloskundige waarvan 30 procent thuis en 11 procent poliklinisch. De sterfte bij zwangeren in Nederland is ongeveer vier per 100.000 levendgeborenen. De belangrijkste oorzaak is uit de hand gelopen verhoogde bloeddruk door suboptimale zorg.

Omdat de eerste presentatie van het HELLP-syndroom dikwijls aspecifiek is, zullen patiënten bij de eerste klachten ook vaak de huisarts bezoeken. De huisarts dient zich bewust te zijn van de mogelijke ontwikkeling van een HELLP-syndroom. Omdat de klachten ook post partum kunnen ontstaan, is het zaak alert te zijn op bijvoorbeeld eclampsie bij klachten in het kraambed die passen bij een dergelijke aandoening. De zorg beperkt zich op de korte termijn vooral tot de postpartumperiode en de herstelperiode. Op de lange termijn speelt de huisarts een rol bij het bewaken van het cardiovasculaire risico. De herstelperiode na een doorgemaakte ernstige pre-eclampsie of HELLP-syndroom is langdurig en in die periode zal een beroep gedaan kunnen worden op de huisarts. De recidiefkans bedraagt ongeveer 3 tot 10 procent.

Omdat het HELLP-syndroom gepaard kan gaan met stollingsafwijkingen (omdat vrouwen die een pre-eclampsie, eclampsie of HELLP-syndroom hebben doorgemaakt, vaak een aangeboren of verworven trombofilie hebben), dient men daarmee rekening te houden bij bijvoorbeeld het voorschrijven van orale anticonceptiva (OAC). Roken dient deze vrouwen ernstig te worden ontraden. Een doorgemaakte ernstige pre-eclampsie betekent ook een verhoogd risico van cardiovasculaire aandoeningen. Dit is een reden om afspraken te maken over regelmatige controle van de cardiovasculaire risicofactoren bij vrouwen met doorgemaakte pre-eclampsie, eclampsie of HELLP-syndroom.

Leesadvies

Aarnoudse JG. Pijn in de bovenbuik in de tweede helft van de zwangerschap: 'HELLP'. Ned Tijdschr Geneeskd 1995;135:865-8.

Peeters LH. Hoge moedersterfte door pre-eclampsie en HELLP-syndroom. Ned Tijdschr. Geneeskd 2009;153:164-5.

Sibai B, Dekker G, Kuperminc M. Pre-eclampsia. Lancet 2005;365:785-99.

Sikkema JM, Bruinse HW, Visser GHA, Franx A. Zwangerschapscomplicaties als risicofactor voor metabole en vasculaire aandoeningen op latere leeftijd. Ned Tijdschr Geneeskd 2006;150:898-902.

Steegers EAP. Plasma volume expansion and delaying delivery in pre-eclampsia. BJOG 2005;112:1337-8.

Weinstein L. Syndrome of hemolysis, elevated liver enzymes, and low platelet count: a severe consequence of hypertension in pregnancy. Am J Obstet Gynecol 1982;142:159-67.

Zwart JJ, Richters JM, Öry F, Vries JLP de, Bloemenkamp KWM, Roosmalen J van. Een landelijke studie naar ernstige maternale morbiditeit tijdens zwangerschap, bevalling en kraambed in Nederland. Ned Tijdschr Geneeskd 2009;153:691-7.

7 Hypotensieve syndromen

Prof. dr. J.W.M. Lenders, dr. W. Wieling

1 Inleiding

Definitie

Onder een hypotensief syndroom wordt hier verstaan een passagère episode van een verlaagde bloeddruk waarin de patiënt klachten heeft van een licht gevoel in het hoofd en zwarte vlekken ziet en soms, ten gevolge van een kortdurend bewustzijnsverlies, 'wegraakt' en in elkaar zakt. Bij kortdurend bewustzijnsverlies als gevolg van een acuut zuurstoftekort door afname van de hersendoorbloeding op basis van passagère systemische hypotensie gebruiken we de specifieke term: syncope. Andere vormen van een wegraking die niet berusten op een verminderde doorbloeding van de hersenen, zoals epilepsie en hypoglykemie, moeten dus niet benoemd worden als syncope.

Er zijn verschillende vormen van syncope en voor de praktijk van alledag zijn de belangrijkste syndromen die gepaard gaan met een passagère verlaagde bloeddruk: orthostatische hypotensie, vasovagale syncope en cardiogene syncope. Omdat dit wat betreft pathofysiologie volstrekt verschillende syndromen zijn, dient voor de dagelijkse praktijk een duidelijk onderscheid gemaakt te worden. Bij de vasovagale syncope en cardiogene syncope is er praktisch *altijd* sprake van kortdurend bewustzijnsverlies, terwijl bewustzijnsverlies niet obligaat optreedt bij een orthostatische hypotensie. Patiënten die zich presenteren met een vasovagale syncope hebben op het moment van onderzoek geen orthostatische hypotensie.

Situaties met een persisterend verlaagde bloeddruk zoals die bijvoorbeeld optreedt in het kader van sepsis of trauma vallen buiten het bestek van deze bespreking.

2 Orthostatische hypotensie

Definitie

We spreken van orthostatische hypotensie als na minstens drie minuten staan de systolische bloeddruk meer dan 20 mmHg lager is dan in liggende houding. In sommige definities wordt hierbij ook een daling van de diastolische bloeddruk van meer dan 10 mmHg meegenomen, maar dat is voor de dagelijkse praktijk geen relevant criterium. In de klassieke definitie, opgesteld door de American Autonomic Society, maken klachten geen deel uit van de definitie.

Oorzaken

(Symptomatische) orthostatische hypotensie is een symptoom en geen ziekte. De meest voorkomende oorzaak van dit verschijnsel is ondervulling van het vaatbed zoals die optreedt bij excessief bloed- of vochtverlies bij bijvoorbeeld gastro-intestinale bloeding, diarree, braken, en bijnierschorsinsufficiëntie.

Als tweede belangrijke oorzaak moet gedacht worden aan het gebruik van medicamenten, bijvoorbeeld antidepressiva, levodopa en alfa-adrenoceptorblokkers. Veel gebruikte antihypertensiva zoals bètablokkers, calciumantagonisten, angiotensine-converting enzyme-remmers (ACE-remmers) en angiotensinereceptorblokkers veroorzaken in de gebruikelijke dosering meestal geen orthostatische hypotensie.

In derde en laatste instantie moet overwogen worden of er sprake is van een structurele afwijking van het autonome zenuwstelsel. Hierbij gaat het specifiek om uitval van het efferente deel van het sympathisch zenuwstelsel die kan optreden als complicatie bij een lang bestaande diabetes mellitus of in het kader van specifieke neurologische ziektebeelden zoals de ziekte van Parkinson. De officiële terminologie voor deze categorie aandoeningen is autonoom falen. De uitval van het efferente deel van het sympathisch zenuwstelsel leidt tot het onvermogen bij staan adequate vasoconstrictie te bewerkstelligen waardoor de bloeddruk in staande houding excessief daalt.

Klachten

Orthostatische hypotensie kan gepaard gaan met toenemende duizeligheid en onwel voelen. Meestal voelen de patiënten dit aankomen en veelal is er tevens sprake van pijn in nek en schouders (kleerhangersymptoom). Uiteindelijk kan een wegraking optreden, maar dat hoeft allerminst. Het optreden van klachten is niet alleen gerelateerd aan het absolute bloeddrukniveau in staande houding maar wordt ook bepaald door de cerebrale autoregulatie. De klachten van onwel voelen en duizeligheid verdwijnen snel als de patiënt gaat zitten of liggen. De mate van bloeddrukdaling en het optreden van een wegraking bij gaan staan worden mede beïnvloed door andere factoren die gepaard gaan met het onttrekken van bloed aan de centrale circulatie, zoals warmte, lichamelijke inspanning of het net genuttigd hebben van een maaltijd.

Diagnostiek

Voor het vaststellen van een orthostatische hypotensie moet de bloeddruk met een conventionele bloeddrukmeter liggend en staand gemeten worden. De patiënt moet hiervoor voldoende lang blijven staan, dat wil zeggen minstens drie minuten. Soms begint de bloeddruk bij staan direct te dalen, soms duurt het enkele minuten maar in elk geval zal de bloeddrukdaling in staande houding persisteren. Indien in staande houding een bloeddrukdaling blijft bestaan van meer dan 20 mmHg ten opzichte van de liggende bloeddruk, is er sprake van orthostatische hypotensie. Bij sommige patiënten met kenmerkende klachten van orthostatische hypotensie kan de daling van de bloeddruk pas na een langere periode staan (10 minuten) worden aangetoond.

Een grondige anamnese en lichamelijk onderzoek zijn noodzakelijk om de meest voorkomende oorzaken zoals medicamentgebruik of dehydratie op het spoor te komen.

Omdat in het geval van autonoom falen ook andere organen zoals tractus digestivus en urogenitalis nogal eens zijn aangedaan, kan gevraagd worden naar de mictie, defecatie, erectiele disfunctie en zweetsecretie. Om de diagnose autonoom falen definitief te stellen, is het noodzakelijk de bloeddrukrespons te meten tijdens een valsalvamanoeuvre middels een slag-op-slag bloeddrukregistratie. Indien de bloeddrukrespons bij de valsalvamanoeuvre wijst op autonoom falen, dient verder specialistisch onderzoek plaats te vinden. Patiënten bij wie sterke verdenking bestaat op autonoom falen, dienen verwezen te worden naar gespecialiseerde centra met voldoende expertise op dit gebied.

Behandeling

Het spreekt voor zich dat zo mogelijk eerst de oorzaak van een symptomatische orthostatische hypotensie moet worden aangepakt: indien medicatie verantwoordelijk is, kan men trachten deze te wijzigen of te stoppen. Indien sprake is van diabetes of de ziekte van Parkinson, is een oorzakelijke behandeling meestal niet mogelijk.

De behandeling berust op twee pijlers: niet-medicamenteuze en medicamenteuze therapie.

De *niet-medicamenteuze therapie* is de basis en houdt het volgende in:
– uitleg aan de patiënt, diens partner of een familielid over de stoornis in de bloeddrukregeling;
– adviseren niet flink te zijn en dan proberen tóch te blijven staan;
– even gaan zitten voor opstaan uit bed;
– zittend plassen, scheren, douchen enzovoort;
– nuttigen van ruime hoeveelheden zout (> 10 g/dag) en water (> 2 liter/dag);

- vermijden van alcohol;
- eten van frequente kleine maaltijden;
- verhoging van het hoofdeinde van het bed (15-30 cm) (vermindert de nycturie);
- bij staan benen kruisen, hurken, laag stoeltje gebruiken, of een been hoger zetten;
- lichaamsbeweging (rustig continu, zoals zwemmen; geen sprintachtige inspanning).

De *medicamenteuze therapie* bestaat in eerste instantie uit een lage dosering van het mineralocorticoïd fludrocortisonacetaat. Bij patiënten met ernstige orthostatische hypotensie, die onvoldoende reageren op bovenstaande eenvoudige maatregelen, zijn vasoconstrictoire medicamenten (bijvoorbeeld midodrine) geïndiceerd, maar ook hiervoor is specialistische expertise noodzakelijk.

3   Vasovagale syncope

Definitie

Een vasovagale syncope (of collaps) is het prototype van reflexsyncope en is de meest voorkomende vorm van reflexsyncope. In de volksmond is dit het 'gewone' flauwvallen zoals dat kan voorkomen bij angst, schrik, bloedafname en lang staan.

Inleiding

Ongeveer 50 procent van alle mensen heeft in zijn leven wel eens een wegraking gehad en meestal betreft dit een zogenaamde vasovagale syncope. In de huisartsenpraktijk komt deze vorm van reflexsyncope tienmaal zo vaak voor als epilepsie. Het is ook een veelvoorkomende reden voor een bezoek aan de afdeling Spoedeisende Hulp van een ziekenhuis.

De naam reflexsyncope geeft aan dat het om een reflex gaat en doet verder geen uitspraak over hoe de reflex opgewekt wordt. Er is in elk geval geen sprake van structurele afwijkingen van het autonome zenuwstelsel maar van een functionele afwijking.

Bij een reflexsyncope treedt een abrupte vaatverwijding op doordat de activiteit van de sympathische zenuwbanen plotseling wegvalt. De vaatverwijding leidt tot een acute daling van de perifere vaatweerstand waardoor de bloeddruk niet op peil kan blijven omdat deze van onder andere de vaatweerstand afhankelijk is. Vaak treedt er naast de vaatverwijding ook een forse bradycardie op, waardoor ook het hartminuutvolume daalt, wat op zijn beurt een verdere bloeddrukdaling in de hand werkt. Hoewel er in de meeste gevallen sprake is van zowel vaatverwijding als bradycardie, overheerst bij sommigen de vaatverwijding en bij anderen de bradycardie. Er is al veel gespeculeerd over wat de directe oorzaak van de sympathicusuitval is en het is duidelijk dat bepaalde stresserende factoren de aanleiding kunnen zijn. Een typisch voorbeeld hiervan is het flauwvallen van mensen die een venapunctie ondergaan voor bloedafname. Vaatverwijding wordt ook in de hand gewerkt door bijvoorbeeld een hoge omgevingstemperatuur en treedt bijvoorbeeld op bij militairen die bij warm weer langdurig in een bepaalde houding moeten staan in een erewacht. In de kliniek wordt een vasovagale syncope regelmatig gezien bij bijvoorbeeld mobilisatie na langdurige bedrust of bij uit bed komen bij hoge koorts.

Bij sommige vormen van reflexsyncope is de prikkel echter wel bekend. Zo is bij sommige personen de sinus caroticus abnormaal gevoelig voor externe druk, zoals strakke kleding en nekbewegingen (sinuscaroticussyndroom). Door deze druk kan een vooral vagale respons met bradycardie of atrioventriculair blok ontstaan, ofwel een sympathische respons (vaatverwijding), ofwel een combinatie van beide. Ook oogboldruk kan deze reflex in werking stellen. Bij mictiesyncope en defecatiesyncope is respectievelijk de plotselinge blaaslediging of darmlediging de prikkel die de bloeddrukdaling induceert.

Klachten

Een vasovagale syncope kan plotsklaps optreden maar meestal worden door de patiënt presyncopale verschijnselen opgemerkt. Soms gaat het echter zo snel dat de patiënt achteraf niet meer kan vertellen dat hij het voelde aankomen. De bloeddoorstroming van de hersenen zal pas dalen bij een systolische bloeddruk van 60-70 mmHg en op dat moment ontstaan er klachten. De klachten beginnen meestal met geeuwen, wazig zien, het zien van zwarte vlekken en een inkrimping van het gezichtsveld van buiten naar binnen. Deze presyncopale visuele verschijnselen berusten op ischemie van het netvlies in het oog, hetgeen een gevolg is van de hoge druk in de oogbol die gevoelig is voor een lage bloeddruk. Wanneer de bloeddruk verder daalt, treedt verlies van bewustzijn en spiertonus op en de patiënt zakt in elkaar. De patiënt ziet bleek en transpireert. Na de val kunnen er soms schokken van de extremiteiten optreden. Deze schokken, die nooit vóór de val optreden, zijn in het algemeen niet ritmisch en treden niet synchroon op in de verschillende extremiteiten. Dit patroon vormt een belangrijk onderscheid met insulten zoals die gezien worden in het kader van epilepsie. De ogen blijven meestal open en draaien veelal omhoog. Incontinentie is niet gebruikelijk, maar is in tegenstelling tot de tongbeet zeker wel mogelijk. Indien er sprake is van een tongbeet moet zeer sterk gedacht worden in de richting van epilepsie. Het bewustzijn keert in liggende houding snel (< 5 minuten) terug doordat in liggende houding de veneuze terugstroom van bloed naar het hart weer toeneemt, met als gevolg herstel van hartminuutvolume en bloeddruk. Na een vasovagale syncope is de patiënt in het algemeen nooit verward, dit in tegenstelling tot na een epileptisch insult.

Diagnostiek

Het is van belang vroeg in het diagnostisch proces uit te maken of er sprake is van een echte reflexsyncope of van een cardiogene syncope. Deze laatste vorm heeft soms een slechtere prognose en wordt verder separaat besproken.

In het geval van een eenmalige syncope bij een overigens gezonde patiënt jonger dan 50 à 60 jaar is geen extra technisch onderzoek nodig, behalve bij patiënten bij wie in de familie sprake is van plotselinge hartdood op jonge leeftijd, wanneer sprake is van ongebruikelijk prikkels zoals afgaan van een alarm of bij duiken, of bij patiënten bij wie syncope *tijdens* inspanning optreedt. Deze laatste categorie moet naar een cardioloog verwezen worden voor verder onderzoek.

De anamnese dient gericht te zijn op herkenning van provocerende factoren, prodromale verschijnselen, de aanwezigheid van cardiale klachten en het gebruik van medicatie. Bij het lichamelijk onderzoek moet de nadruk liggen op het meten van de bloeddruk in liggende en staande positie en van de hartfrequentie, het vaststellen van hart- en vaatpathologie en van neurologische afwijkingen. Een elektrocardiogram (ecg) is nodig om een eventueel verlengde QT-tijd vast te stellen.

Verder onderzoek is wel geïndiceerd in het geval van recidiverende syncopes waarbij de patiënt door het vallen maatschappelijk gehandicapt is en sommige functies niet meer kan uitoefenen. Hetzelfde geldt voor personen ouder dan 50 à 60 jaar met een eerste syncope, gezien de grotere kans op onderliggende cardiale pathologie. Verder is nader onderzoek geïndiceerd in alle gevallen waarbij sprake is van een cardiale voorgeschiedenis.

Betreft het jonge personen zonder cardiale voorgeschiedenis dan is een kanteltafeltest het onderzoek van keuze om een neiging tot vasovagale syncope aan te tonen. Bij deze test wordt de patiënt passief vanuit liggende positie in een houding van zestig tot zeventig graden gekanteld en worden hartslag en bloeddruk slag-op-slag gedurende 45 minuten continu gemeten. Indien een daling van de bloeddruk en hartfrequentie optreedt die gepaard gaat met de voor de patiënt herkenbare klachten is de test afwijkend. Dit fenomeen treedt kan pas na geruime tijd (> 20 minuten kantelen) optreden, na tevoren volledig normale bloeddruk- en hartfrequentieveranderingen. De reactie verschilt daarmee dus wezenlijk van de reactie bij orthostatische hypotensie op basis van autonoom falen waarbij vrij snel na opstaan een bloeddrukdaling ontstaat. De 'sensitiviteit' van de kanteltafeltest is overigens zeer beperkt en variabel (30-90%).

Sinuscaroticusovergevoeligheid moet overwogen worden bij oudere patiënten met spontane symptomen die suggestief zijn voor het sinuscaroticussyndroom, zoals wegrakingen bij scheren of draaien van de nek. Provocatie van een syncope door sinuscaroticusmassage is dan geïndiceerd.

Behandeling

Indien de patiënt de prodromale verschijnselen herkent, kan hij door te gaan liggen of te gaan zitten of meteen te hurken, een daadwerkelijke syncope meestal voorkomen. Zogenaamd 'flink zijn' en toch blijven staan is niet verstandig: gaan zitten trekt minder aandacht dan flauwvallen. Benen kruisen in staande houding en aanspannen van buik- en beenspieren is een nuttig advies om de orthostatische tolerantie te verbeteren. Eenvoudige adviezen in de zin van inname van ruime hoeveelheden zout (> 10 g/dag) en water (> 2 liter/dag) hebben bij sommige patiënten effect. Verdere medicamenteuze behandeling is complex en dient door specialisten met expertise op dit terrein uitgevoerd te worden. Pacemakers zijn in het algemeen niet effectief bij de behandeling van de reflexsyncope, aangezien de syncope meer door gebrek aan vasoconstrictiecapaciteit/vaatverwijding dan door de bradycardie wordt veroorzaakt.

4   Cardiogene syncope

Definitie

Een cardiogene syncope is een syncope die ontstaat bij patiënten met ritme- of geleidingsstoornissen van het hart of met een hartklepafwijking zoals een aortaklepstenose.

Klachten

Syncope door ritmestoornissen kan zowel voorkomen als gevolg van bradycardie als van tachycardie. Binnen dit kader treedt de syncope vaak plotseling en zonder waarschuwing op, hoewel hartkloppingen eraan vooraf kunnen gaan. Bradycardieën komen met name bij ouderen voor. Bij een intermitterend totaal atrioventriculair blok kunnen plotselinge en kortdurende syncopes optreden (adams-stokessyndroom). Behalve bradycardieën kunnen ook tachycardieën aan een syncope ten grondslag liggen. Bij een normale pompfunctie van het hart treedt een syncope alleen maar op bij zeer hoge hartfrequenties (bijvoorbeeld atriumtachycardieën, terwijl dit bij een hart met een verminderde pompfunctie al bij een veel lagere frequentie het geval kan zijn.

Als bepaalde specifieke triggers aanleiding geven tot syncope moet aan zeldzame cardiale afwijkingen worden gedacht. Syncope in aansluiting aan het aflopen van een wekker of na het duiken in water moet doen denken aan het familiair voorkomend lang QT-intervalsyndroom. Deze levensbedreigende aandoening kan meestal met behulp van een ecg worden opgespoord.

Diagnostiek

Bij alle patiënten ouder dan 60 jaar, patiënten met een syncope tijdens inspanning en patiënten met een acute hartdood in de familie op jonge leeftijd dient een ecg gemaakt te worden. Alle patiënten bij wie op grond van anamnese, inclusief familieanamnese, lichamelijk onderzoek of ecg verdenking is op een structurele hartziekte of ritme- dan wel geleidingsstoornis dienen een volledig cardiologisch onderzoek te ondergaan. Een ritmeanalyse kan worden verricht door middel van een 24-uurs (holter-)ecg als de episodes zeer frequent zijn. De diagnostische opbrengst van dit onderzoek is echter zeer beperkt en dit hangt samen met de kortdurende registratie. Een mogelijkheid tot langduriger ecg-bewaking is een zogenaamde cardiac loop eventrecorder die de patiënt de mogelijkheid biedt bij klachten de registratie zelf te activeren. Met uitwendige loop eventrecorders kan in de praktijk weken tot maanden het ritme worden geregistreerd, met de nieuwe subcutaan implanteerbare recorders twaalf tot achttien maanden. Bij verdenking op een aortaklepstenose is uiteraard een echocardiografisch onderzoek noodzakelijk.

Behandeling

De behandeling is gericht op de onderliggende aangetoonde pathologie. In geval van geleidingsstoornissen is een pacemaker (PM) noodzakelijk, bij levensbedreigende ritmestoornsissen kan een ICD-implantatie (inwendige cardioverterdefibrillator) geïndiceerd zijn en in geval van aortaklepstenose is een aortaklepvervanging noodzakelijk.

5 Prognose

De prognose van syncopes en orthostatische hypotensie is afhankelijk van de onderliggende oorzaak. Bij patiënten bij wie de syncope van cardiale origine is, is de mortaliteit na een jaar ongeveer twintig tot 35 procent, maar hierbij moet aangetekend worden dat de hartziekte vaak zelf de oorzaak is van het overlijden. Bij patiënten zonder cardiale afwijking is er geen verhoogde sterftekans maar bij frequente syncopes is de kwaliteit van leven uiteraard wel beperkt.

Leesadvies

Brignole M, Alboni P, Benditt DG, et al: Guidelines on management (diagnosis and treatment) of syncope. Task Force Report 2004. European Heart Journal 2004;25:2054-72.

Kapoor WN. Syncope. N Engl J Med 2000;343:1856-62.

Lieshout JJ van, Wieling W, Karemaker JM. De vasovagale reactie. Ned Tijdschr Geneeskd 1993;137:989-95.

Wieling W, Ganzeboom KS, Krediet CTP, Grundmeier HGLM, Wilde AA, Dijk JG van. Initiële diagnostische strategie bij wegrakingen: het belang van de anamnese. Ned Tijdschr Geneeskd 2003:147:849-54.

Wieling W, Lenders JWM. Syncope: veelal een vasoregulatieprobleem. In: HR Buller, JJP Kastelein, ESG Stroes (red.). Leerboek Vasculaire Geneeskunde (pp. 321-337). Alphen aan den Rijn: Van Zuiden Communications BV; 2007.

Website

www.stars.org.uk

6 Orthostatische en postprandiale hypotensie bij de geriatrische patiënt

Dr. R.W.M.M. Jansen

6.1 Inleiding

Bloeddrukdalingen na het gaan staan (orthostatische hypotensie) of na een maaltijd (postprandiale hypotensie) zijn veelvoorkomende stoornissen in de bloeddrukregulatie van ouderen. Deze bloeddrukdalingen zijn vaak het gevolg van het tekortschieten van de bloeddrukhomeostase onder invloed van factoren als leeftijd, ziekten en medicamenten. Additionele factoren die de bloeddruk kunnen beïnvloeden zoals het gaan staan, mictie, defecatie en het gebruik van maaltijden, kunnen aanleiding geven tot syncope, duizeligheidsklachten, valpartijen of een herseninfarct.

Casus

Meneer Brinkman, 82 jaar, wordt naar de polikliniek Geriatrie verwezen vanwege herhaalde valpartijen. Meneer denkt een paar keer per week te vallen, maar eigenlijk weet hij het niet precies. Hij voelt het niet aankomen en heeft geen bewustzijnsverlies. Bij gaan staan heeft hij geen klachten. Zijn voorgeschiedenis vermeldt hypertensie, een CVA in 1995, en hij is bij de cardioloog bekend met een angina pectoris. Zijn echtgenote kan weinig vertellen over de valpartijen. Meestal ligt hij plotseling op de grond. Verder is er sinds het CVA sprake van geheugenstoornissen en traagheid. Het laatste jaar is er in toenemende mate sprake van een urine-incontinentie. Aan medicatie gebruikt meneer Brinkman captopril, isosorbidedinitraat, furosemide, metoprolol retard en ascal. Bij onderzoek wordt dementie vastgesteld. De bloeddruk is liggend 150/75 mmHg en staand na een minuut 120/65 mmHg zonder dat hij hier klachten bij heeft. De hartfrequentie bedraagt 60 slagen per minuur en stijgt tot 64 slagen per minuut bij staan. Hij heeft een stabiel looppatroon, is traag maar niet valgevaarlijk.

Bij aanvullend onderzoek naar eventuele wegrakingen als oorzaak voor de valpartijen toont een ecg een sinusbradycardie met een frequentie van 55 per minuut, en een Q in afleiding III. Met echocardiografisch onderzoek wordt een licht sclerotische aortaklep gevonden maar een goede linkerventrikelfunctie. Er is tot zes keer toe een holter-ecg gedaan, maar die mislukte meestal door toedoen van patiënt zelf. Er zijn in de beschikbare registraties geen ritmestoornissen gevonden. Beeldvormend onderzoek van het cerebrum, in het kader van een dementiediagnostiek, toont kleine lacunaire infarcten met uitgebreide cerebrale perfusiestoornissen.

Wanneer meneer Brinkman en zijn echtgenote terugkomen op de polikliniek Geriatrie voor een uitslaggesprek, is er eigenlijk nog geen goede verklaring voorhanden voor de herhaalde valpartijen. Zijn vrouw brengt echter de oplossing. Enigszins beduusd van alle vragen bij het eerste bezoek heeft zij haar man goed geobserveerd. Zij vertelt dat wanneer haar man voor het raam naar de paarden in de wei kijkt, of onderweg stilstaat, hij na enkele minuten als een plank omvalt of in elkaar zakt. Binnen een of twee minuten komt hij dan weer spontaan bij. Vervolgens wordt op de polikliniek opnieuw een liggende en staande bloeddruk gemeten, maar gelet op de aanvullende heteroanamnese wordt de staande bloeddruk gedurende tien minuten gemeten. De bloeddruk bedraagt liggend 164/78 mmHg en blijft enkele minuten vrij constant. Na zes minuten staan krijgt meneer Brinkman klachten en zakt op de onderzoeksbank. De systolische bloeddruk daalt op dat moment tot 88 mmHg. De diagnose orthostatische hypotensie met syncope wordt gesteld.

Wat betreft de medicatie wordt het gebruik van de furosemide en de nitraten gestopt. Tevens wordt meneer Brinkman geadviseerd om niet stil te staan, maar óf te blijven lopen óf te gaan zitten. Bij een controlebezoek na een maand blijkt dat meneer niet meer is gevallen. Er is nog wel sprake van een orthostatische hypotensie, maar waarschijnlijk is die door het stoppen van het gebruik van nitraten en furosemide beduidend minder dan voorheen.

Definitie

Er zijn veel definities van orthostatische hypotensie, maar sinds 1995 is de definitie van de Amerikaanse verenigingen voor neurologie en autonome stoornissen gangbaar: een daling van de systolische bloeddruk ≥ 20 mmHg of een daling van de diastolische bloeddruk van ≥ 10 mmHg binnen drie minuten na het gaan staan vanuit liggende houding.

Bij de definitie van orthostatische hypotensie kunnen enkele kanttekeningen worden geplaatst. Hoewel de definitie zeker van belang is voor klinisch onderzoek of screening, is het arbitrair gekozen afkappunt van 20 mmHg systolische bloeddrukdaling in de dagelijkse praktijk van beperkte waarde.

De relevantie van de bloeddrukdaling is mede afhankelijk van de cerebrale autoregulatie. Met andere woorden, een daling van 22 mmHg hoeft geen enkele consequentie te hebben voor de ene patiënt terwijl een daling van 18 mmHg belangrijke gevolgen kan hebben voor de cerebrale circulatie bij een andere patiënt.

Daarnaast wordt geen rekening gehouden met bloeddrukdalingen na de eerste drie minuten in staande positie. Bij oudere patiënten komt het regelmatig voor dat gedurende de eerste drie minuten de bloeddruk in staande positie redelijk stabiel blijft, maar dat die in de volgende minuten belangrijk daalt, met valpartijen als gevolg. De casus van meneer Brinkman is hier een goed voorbeeld van. Bij deze patiënt daalde de bloeddruk pas na zes minuten staan met wegrakingen en/of valpartijen. Een goede anamnese kan de arts bedacht maken op dit fenomeen en kan dan een overweging zijn om de bloeddruk in staande positie langer te vervolgen dan drie minuten. Het meten van de werkelijke bloeddrukdalingen en het vastleggen van gerelateerde symptomen is belangrijker dan de vermelding van al of niet aanwezigheid van orthostatische hypotensie.

Postprandiale hypotensie wordt gedefinieerd als een systolische bloeddrukdaling van ten minste 20 mmHg optredend binnen twee uur na gebruik van een maaltijd.

6.2 Epidemiologie

Gegevens over orthostatische hypotensie lopen zeer uiteen, afhankelijk van de gebruikte definitie van orthostatische hypotensie, de onderzochte populatie en de plaats waar het onderzoek is uitgevoerd. Bij gezonde ouderen is de prevalentie van orthostatische hypotensie circa 5 procent. Als er sprake is van risicofactoren zoals hypertensie en/of het gebruik van geneesmiddelen (vooral cardiovasculaire geneesmiddelen en psychofarmaca), stijgt de prevalentie tot circa 10 procent. Bij geriatrische patiënten loopt de prevalentie van orthostatische hypotensie uiteen van tien tot ruim 50 procent. Bij onderzoek van 85 patiënten (gemiddelde leeftijd 80 ± 7 jaar), opgenomen op afdelingen Geriatrie, kwam postprandiale hypotensie voor bij 67 procent en orthostatische hypotensie bij 52 procent van de geriatrische patiënten. Van alle patiënten had 37 procent zowel een orthostatische als postprandiale hypotensie. Slechts 19 procent van de patiënten had noch orthostatische noch postprandiale hypotensie. Van de patiënten met postprandiale hypotensie had 14 procent een postprandiale syncope.

Bij 571 patiënten van een geriatrische dagkliniek (gemiddelde leeftijd 79 ± 8 jaar; 36% man) werd eenmalig de liggende en staande bloeddruk gemeten door een arts op een vast tijdstip in de ochtend. Bij 37 procent van deze patiënten werd een orthostatische hypotensie vastgesteld. Patiënten met een orthostatische hypotensie hadden een hogere systolische uitgangsbloeddruk dan de patiënten zonder orthostatische hypotensie. Van de patiënten met orthostatische hypotensie had 44 procent klachten passend bij cerebrale hypoperfusie terwijl in de groep van patiënten zonder een orthostatische hypotensie 13 procent vergelijkbare klachten had.

Bij nagenoeg alle geriatrische patiënten treedt een daling op van de bloeddruk na gebruik van een maaltijd, maar de klinische betekenis ervan is onduidelijk. Bij een kwart van deze patiënten is de bloeddrukdaling van dien aard dat er klachten of symptomen optreden. Postprandiale hypotensie treedt vooral op bij patiënten met hypertensie, (diastolisch) hartfalen, ziekte van Parkinson of parkinsonisme, diabetes mellitus of primaire stoornissen van het autonome zenuwstelsel. Exacte gegevens over het voorkomen van postprandiale hypotensie zijn niet bekend, maar in enkele studies werd bij 30 procent van de oudere patiënten een postprandiale hypotensie gevonden. Bij 10 tot 15 procent van de oudere patiënten met postprandiale hypotensie is een postprandiale syncope gerapporteerd.

6.3 Klachten

De symptomatologie van de hypotensieve syndromen zoals orthostatische en postprandiale hypotensie wordt vooral bepaald door het tekortschieten van de cerebrale doorbloeding. Bij ouderen is meestal sprake van meerdere oorzaken voor het ontstaan van orthostatische en postprandiale hypotensie.

De symptomatologie van orthostatische hypotensie en postprandiale hypotensie is niet gelijk.

Orthostatische hypotensie

Orthostatische hypotensie geeft bij de meerderheid van oudere patiënten geen symptomen.

Meest voorkomende symptomen van orthostatische hypotensie zijn duizeligheid, een licht gevoel in het hoofd, een vervelend of moe gevoel, valpartijen en wegrakingen. Ook angina pectoris, gestoorde spraak, visuele stoornissen en transient ischaemic attack (TIA) worden genoemd. Zeldzamere symptomen zoals nek- en schouderpijn worden alleen gezien bij patiënten met ernstige autonoom falen.

De klinische relevantie van een eenmalig gevonden orthostatische hypotensie bij patiënten met klachten van duizeligheid, mobiliteitsstoornissen en valincidenten is twijfelachtig. In de recente multidisciplinaire CBO-richtlijn Preventie van valincidenten bij ouderen wordt orthostatische hypotensie niet genoemd als onafhankelijke determinant voor vallen bij zelfstandig wonende ouderen. Wel wordt orthostatische hypotensie genoemd als mogelijke risicofactor. In een onderzoek van Oei bij verpleeghuispatiënten bleek dat wanneer twee of meer keren orthostatische hypotensie werd vastgesteld er een verhoogde kans bestond op valpartijen. Herhaalde liggende en staande bloeddrukmetingen zijn daarom belangrijk om een goede beoordeling van het valrisico te kunnen maken.

Postprandiale hypotensie

Symptomen geassocieerd met postprandiale hypotensie zijn aspecifiek en bestaan uit wegrakingen, moeheid, een gevoel van slapte, valpartijen bij gaan staan, gestoorde spraak, TIA's en angina pectoris. Vooral bij onbegrepen wegrakingen moet men aan postprandiale hypotensie denken. Bij een patiënt die onderuitgezakt in de stoel of liggende op tafel na het eten ogenschijnlijk een dutje doet, moet een symptomatische cerebrale hypoperfusie ten gevolge van een aan de maaltijd gerelateerde hypotensie hoog in de differentiaaldiagnose staan.

6.4 Diagnostiek

Essentieel bij het stellen van de diagnose van hypotensieve syndromen is een goede (en herhaalde) anamnese en het meten van de bloeddruk in liggende en staande houding of voor en na een maaltijd.

Bij de anamnese is het van belang te weten dat bij oudere patiënten de presentatie van de klachten vrij vaag of aspecifiek kan zijn, zoals ook blijkt uit de casus van meneer Brinkman. Het herhalen van de anamnese bij zowel de patiënt als diens mantelzorgers geeft vaak belangrijke nieuwe gezichtspunten. Door cognitieve stoornissen of het ontbreken van een goede heteroanamnese is het niet altijd mogelijk om een duidelijk beeld te krijgen van de klacht en de omstandigheden waarbij de klacht optreedt. Vaak is het lastig om helder te krijgen of er sprake was van een valpartij met of zonder een wegraking. In de praktijk wordt de klacht duizeligheid vaak gebruikt; nagevraagd moet worden of de patiënt hiermee vertigoklachten, een balansstoornis, of klachten die passen bij een cerebrale hypoperfusie bedoelt. Als de klacht duidelijk is, moet gevraagd worden naar de omstandigheden bij het optreden van de klachten: wat was de patiënt aan het doen en in welke positie; was de patiënt net opgestaan uit stoel, bed of bad? Ook dient geïnformeerd te worden of de patiënt voor het optreden van de klacht had gegeten, wat kan wijzen op postprandiale hypotensie, medicatie had ingenomen, of lange tijd stilstond, zoals in de casus. Bij oudere patiënten kunnen positieveranderingen van het hoofd, zoals omhoog of zijwaarts kijken eveneens van belang zijn en bloeddrukdalingen veroorzaken door een sinuscaroticusovergevoeligheid.

Voorts moet gevraagd worden hoe de patiënt er bij het optreden van de klacht uitziet, bijvoorbeeld of hij bleek wegtrekt en – indien er sprake is van een wegraking – of er verschijnselen zijn zoals trekkingen van armen en benen, tongbeet of urine-incontinentie.

Veelvoorkomende aandoeningen die gepaard kunnen gaan met orthostatische hypotensie zijn weergegeven in tabel 7.1. Tabel 7.2 geeft een overzicht van relevante geneesmiddelen die bij oudere patiënten orthostatische hypotensie kunnen veroorzaken. Omdat veel geneesmiddelen een orthostatische hypotensie kunnen veroorzaken of verergeren is het van belang om, voordat een nieuwe medicamenteuze therapie gestart wordt, de bloeddruk liggend en staand te meten. Ook wordt hiermee voorkomen dat een al aanwezige orthostatische hypotensie ten onrechte aan een nieuw ingestelde medicamenteuze behandeling wordt toegeschreven.

Hoewel het van groot belang is om de bloeddruk correct te meten, worden er in de dagelijkse praktijk veel fouten gemaakt bij het meten van de liggende en staande bloeddruk. Een goede instructie en training van praktijkondersteuners is noodzakelijk. Het documenteren van begeleidende symptomen gerelateerd aan de bloeddrukdaling is van groot belang. Voor de uitgangsbloeddruk en hartfrequentie moet de patiënt gedurende ten minste vijf minuten in een rustige omgeving liggen. De staande bloeddruk kan het beste na minstens één minuut staan gemeten worden. Als er na een minuut staan geen verandering in bloeddruk optreedt, moet na drie minuten opnieuw de bloeddruk staand worden gemeten. Indien de anamnese hier aanleiding toe geeft, moet zelfs na langer staan de bloeddruk worden vervolgd, zoals de casus duidelijk maakt. Als bij eenmalige meting geen bloeddrukverandering wordt gevonden, moet op een ander moment opnieuw de bloeddruk liggend en staand worden gemeten omdat het optreden van orthostatische bloeddrukdalingen van dag tot dag kan variëren. Ook gedurende de dag is het voorkomen variabel waarbij orthostatische bloeddrukveranderingen vooral in de vroege ochtend optreden.

Aan de maaltijd gerelateerde bloeddrukdalingen treden binnen twee uur na de maaltijd op, maar de interindividuele variabiliteit van de maximale bloeddrukdalingen is groot en daardoor moeilijk vast te stellen. Twee derde van de maximale bloeddrukdalingen treedt op binnen 45 tot zestig minuten na gebruik van een maaltijd. Bij 15 procent van de ouderen is de postprandiale bloeddrukdaling al maximaal na vijftien minuten, terwijl bij een even groot deel van de mensen dit maximum pas optreedt na negentig minuten. Voor het vaststellen van de diagnose moet de bloeddruk voor de maaltijd en elke vijftien minuten tot twee uur na de maaltijd gemeten worden. Deze bloeddrukmetingen kunnen worden gedaan met een automatische of ambulante bloeddrukmeter.

Het mechanisme van postprandiale hypotensie is niet bekend maar lijkt gerelateerd te zijn aan de glucose in de voeding. Daarnaast spelen patiëntgerelateerde factoren en het gebruik van cardiovasculaire medicatie een rol.

Bij patiënten met een orthostatische en postprandiale hypotensie moeten door laboratoriumonderzoek van hemoglobine, hematocriet, natrium, kalium, ureum, creatinine, glucose en vitamine B12, aandoeningen als anemie, elektrolytstoornissen, nierafwijkingen, diabetes en vitamine B12-deficiëntie worden uitgesloten.

6.5 Behandeling

De behandeling van orthostatische hypotensie is gericht op het verminderen van de klachten en het reduceren van het risico op valpartijen. Bij de vaak kwetsbare oudere patiënt is het doel de staande bloeddrukdalingen zodanig te verminderen dat de klachten afnemen of geheel verdwijnen. Van belang is in gedachten te houden dat het bij ouderen meestal gaat om multifactoriële

Tabel 7.1	Oorzaken van hypotensieve syndromen.

- verminderd circulerend volume (dehydratie)
  - warm weer, diarree, braken, koorts, diuretica
  - onvoldoende intake (denk aan cognitieve stoornissen, apathie, depressie)
- geneesmiddelen (zie tabel 7.2)
- (systolische) hypertensie
- Autonoom falen
  - Primair (puur autonoom falen, multisysteematrofie, ziekte van Parkinson, Lewy-body-dementie
  - Secundair (diabetische neuropathie, amyloïdneuropathie)
- leeftijdgerelateerde factoren
  - verminderde baroreflexgevoeligheid
  - diastolische disfunctie linkerventrikel
- bedlegerigheid
- *Vasovagale syncope*
  - situationeel (drukte, warmte, prikangst e.d.)
  - medicamenteus (cardiovasculair, psychotroop enz.)
  - hoesten, niezen
  - gastro-intestinale stimulatie (slikken, defecatie, viscerale pijn)
  - mictie (post mictie)
  - postprandiaal
  - acute bloeding
  - overige (gewichtheffen, blaasinstrument spelen, enz.)
- *Sinuscaroticusovergevoeligheid*

problematiek. De aanpak moet hier dan ook op gericht zijn en vaak moeten meerdere maatregelen tegelijk genomen worden.

De eerste stap in de behandeling is *niet* het aanmeten van steunkousen of het verhogen van de hoofdzijde van het bed, maar het wegnemen van mogelijke oorzakelijke factoren zoals geneesmiddelen. Een patiënt die diuretica gebruikt kan lange tijd stabiel zijn, maar orthostatische hypotensie ontwikkelen als het warm weer is. De medicatielijst moet kritisch worden beoordeeld, vooral op geneesmiddelen die betrokken kunnen zijn bij het ontstaan van de bloeddrukdaling. Men moet afwegen of dosisvermindering of staken van deze middelen verantwoord is. Het gebruik van geneesmiddelen met hypotensieve effecten moet zo veel mogelijk worden gestopt. Bij patiënten die diuretica gebruiken kan de dosering meestal worden verminderd. Indien patiënten bekend zijn met hartfalen wordt het geheel staken van de diuretica niet aanbevolen, maar kan wel de dosering worden verminderd. Indien diuretica voorgeschreven worden in het kader van behandeling van hypertensie, is vervanging door een andere klasse van antihypertensiva zeker te overwegen. Niet zelden gebruiken oudere patiënten diuretica zonder een duidelijke indicatie, bijvoorbeeld alleen vanwege perifeer oedeem, en kunnen zij zonder problemen hiermee stoppen. Eventueel reboundoedeem aan

Tabel 7.1	Medicatie met vasculaire bijwerkingen (hypotensieve syndromen).
Psychotrope medicatie	
sedativa	benzodiazepines e.a
neuroleptica	D2-agonisten en serotonine-dopaminereceptorantagonisten
antidepressiva	tricyclische antidepressiva, selectieve serotonineheropnameremmers (SSRI's), serotonine-norepinefrineheropnameremmers en monoamineoxidaseremmers
Cardiovasculaire medicatie	
antihypertensiva	diuretica, bètablokkers, alfablokkers, centraal werkende antihypertensiva, calciumkanaalblokkers, ACE-remmers en angiotensinereceptorblokkers
antiaritmica	klasse IA antiaritmica, digoxine e.a.
vasodilatoren	nitraten e.a.
Overige medicamenten	
bètablokker oogdruppels	
analgetica	met name opioïden
antiparkinsonmedicatie	
anticholinergica	spasmolytica, mydriatica, bepaalde antiaritmica, antihistaminica, antipsychotica

de enkels moet niet worden verward met een overvullingsbeeld in het kader van hartfalen.

Patiënten met angina pectoris in het verleden hebben door een veranderde levensstijl waarschijnlijk geen nitraten meer nodig, terwijl deze middelen wel orthostatische hypotensie kunnen veroorzaken door verlaging van de voorbelasting van het hart.

Een andere pijler van de behandeling is het vergroten van het circulerend volume door te zorgen voor een voldoende vocht- en zoutinname. Een verminderde intake bij ouderen komt frequent voor en kan aanleiding geven tot een absoluut vocht- en zouttekort. Zo nodig moet de zoutbeperking in het dieet worden gewijzigd of moet extra zout worden toegevoegd.

Indien autonoom falen een belangrijke rol speelt en bij een symptomatische orthostatische hypotensie kan het hoofdeinde van het bed op klossen plaatsen (en dus niet alleen het kussen verhogen) voorkomen dat 's nachts te veel urine wordt geproduceerd, waardoor er 's ochtends sprake is van een relatieve hypovolemie.

Indien er sprake is geweest van bedlegerigheid geven geleidelijke mobilisering en verbetering van de conditie meestal een vermindering van zowel de orthostatische bloeddrukdaling als de daaraan gerelateerde symptomen. Indien een symptomatische hypotensie persisteert, moet de patiënt gemobiliseerd worden onder begeleiding van een fysiotherapeut. In ernstige situaties kan de kanteltafel worden gebruikt om de patiënt weer geleidelijk te laten wennen aan een rechtopstaande positie.

Het zeer geleidelijk opstaan en het doen van beenoefeningen (door spierpomp ontstaat een betere veneuze terugvloed van bloed naar het hart) zijn handelingen die de meeste geriatrische patiënten zelf al doen. Eenvoudig toe te passen houdingsveranderingen (benen kruisen, hurken) die bij jonge patiënten een verbetering kunnen geven van de orthostatische hypotensie zijn bij de geriatrische patiënt meestal onbruikbaar.

Lastiger wordt de aanpak wanneer er bij oudere patiënten tevens sprake is van cognitieve stoornissen en de patiënt moeilijk te instrueren is of dat deze praktische maatregelen worden vergeten.

Indien medicamenteuze behandeling met fludrocortison of midodrine wordt overwogen, moet de patiënt met een ernstige autonoom falen worden verwezen naar de internist, cardioloog of klinisch geriater met speciale expertise op dit gebied.

Postprandiale hypotensie

De behandeling van postprandiale hypotensie is grotendeels onbekend. Een pragmatische aanpak bestaat uit het frequent eten van kleine maaltijden, bijvoorbeeld zes kleine porties in plaats van de gebruikelijke drie maaltijden. Hoewel logistiek zes maaltijden niet altijd eenvoudig te realiseren zijn, bijvoorbeeld in verzorgings- of verpleeghuizen, kan deze simpele aanpak zeer effectief zijn.

Ook voor postprandiale hypotensie is het van belang dat met het gebruik van geneesmiddelen met hypotensieve effecten zo veel mogelijk wordt gestopt of doseringen worden verminderd. Waar mogelijk dient het gebruik van geneesmiddelen zoals nitraten en diuretica gestaakt te worden. Sommige patiënten hebben baat bij koffie tijdens de maaltijd. Cafeïne kan de postprandiale bloeddrukdaling verminderen. Voorwaarde is wel dat deze patiënten zich verder gedurende de dag onthouden van cafeïnehoudende producten. Ook het drinken van 500 ml water heeft een bloeddrukverhogend effect en het voorkomt tevens dat er sprake is van een relatieve ondervulling.

Indien er sprake is van een symptomatische postprandiale syncope waarbij eerdergenoemde maatregelen onvoldoende effectief zijn, kan een rustperiode van negentig minuten na de maaltijd worden overwogen.

Als de beschreven aanpak geen verbetering teweegbrengt bij patiënten met een ernstige postprandiale hypotensie kan specialistische behandeling met octreotide worden overwogen.

Leesadvies

Jansen RWMM. Cardiovasculaire aandoeningen. In PAF Jansen, J van der Laan, J Schols. Het Geriatrie Formularium (pp. 140-192). 2e dr. Houten: Bohn Stafleu van Loghum; 2008.

Kwaliteitsinstituut voor de Gezondheidszorg (CBO). Richtlijn preventie van valincidenten bij ouderen. Alphen aan den Rijn: Van Zuiden Communications BV; 2004.

Vloet L, Jansen RWMM. Postprandiale en orthostatische hypotensie bij geriatrische patiënten. Hart Bulletin 2008;39:36-40.

Vloet LCM, Smits R, Frederiks CMA, Hoefnagels WHL, Jansen RWMM. Evaluation of skills and knowledge on orthostatic blood pressure measurements in elderly patients. Age Ageing 2002;31:211-6.

Vloet LCM, Smits R, Jansen RWMM. Het effect van het tijdstip van voedselinname op de bloeddruk en klachten na de maaltijd bij geriatrische patiënten met postprandiale hypotensie. Ned Tijdschr Geneeskd 2005;149:1457-62.

7   Hypotensie door medicatie bij ouderen

N. van der Velde, dr. T.J.M. van der Cammen

Casus

Meneer K (82 jaar) presenteert zich op de polikliniek Klinische Geriatrie met klachten van duizeligheid en vallen. De klachten bestaan al langere tijd, minstens een halfjaar. Zijn voorgeschiedenis bestaat uit paroxismaal atriumfibrilleren, hypertensie, presbyacusis en bilaterale cataractextractie. Meneer K gebruikt sinds circa vier jaar acetylsalicylzuur eenmaal daags 100 mg, furosemide eenmaal daags 80 mg en digoxine eenmaal daags 0,125 mg. Hij heeft vrijwel dagelijks last van duizeligheid, dat wil zeggen een licht, draaierig gevoel in het hoofd bij het overeind komen. 's Nachts bij het plassen heeft hij hier het meeste last van. Soms zijn de klachten zodanig dat het hem zwart voor de ogen wordt en ook is hij een aantal malen ten val gekomen; ongeveer viermaal in het afgelopen halfjaar. Hij geeft aan ten tijde van de valincidenten niet buiten bewustzijn te zijn geraakt, wel voelde hij zich daarna nog lange tijd naar, misselijk en slap. Er was geen sprake van pijn op de borst of dyspneu. Hij kan zich geen hartkloppingen herinneren.

Meneer K is een vitaal ogende man. Bloeddruk in liggende houding is 160/90 mmHg met een reguliere pols van 64 slagen per minuut. De laagste bloeddruk na één, twee en drie minuten staan is 120/60 mmHg met een pols van 72 slagen per minuut. De patiënt geeft hierbij aan zijn klachten te herkennen. Aan hart, longen, abdomen en extremiteiten worden geen afwijkingen gevonden. Aanvullend laboratoriumonderzoek laat een normaal bloedbeeld zien, normale elektrolyten en een berekende klaring (cockroft-gaultformule) van 52 ml per minuut. Het ecg laat een sinusritme zien van 68/min, met een linker asdraai en aanwijzingen voor linkerventrikelhypertrofie. Tijdens de kanteltafeltest wordt wederom systolische en diastolische orthostase gevonden en tevens wordt een sinuscaroticusovergevoeligheid gediagnosticeerd met een bloeddrukdaling van meer dan 50 mmHg na sinuscaroticusmassage. Ten tijde van de massage heeft de patiënt een kortdurende wegraking, die hij zich naderhand niet kan herinneren.

Omdat medicatiegerelateerde orthostase en sinuscaroticusovergevoeligheid gezien het verhaal en de leeftijd van de patiënt het meest waarschijnlijk worden geacht, wordt naast het geven van leefstijladviezen ook de medicatie aangepast. Gebruik van de digoxine wordt gestaakt en de dosis van de furosemide wordt gehalveerd. Hierop verminderen de klachten van meneer K drastisch, hij maakt geen valincidenten meer door en is nog maar een enkele maal per maand licht in het hoofd, maar zodanig dat hij op tijd actie kan ondernemen (stilstaan, iets vastpakken, spieren spannen, zo nodig gaan zitten). Meneer K ontwikkelt gedurende follow-up geen klachten van hartkloppingen en een hernieuwd ecg laat wederom een sinusritme zien. De bloeddruk wordt vervolgd door de huisarts, deze vindt bij follow-up een normale bloeddruk, de maximale gemeten bloeddruk is 140/80 mmHg.

Klachten

De klachten die kunnen ontstaan door hypotensieve syndromen ten gevolge medicatiegebruik zijn veelvuldig. Andersom is het ook zo dat hypotensieve klachten en syndromen door allerlei verschillende oorzaken kunnen ontstaan, waarbij een bijwerking van cardiovasculaire geneesmiddelen slechts een van de mogelijkheden vormt. Zodoende is een uitgebreide en volledige anamnese inclusief heteroanamnese van groot belang, gevolgd door volledig lichamelijk en screenend aanvullend onderzoek, opdat de juiste diagnose wordt gesteld. Aanvullend onderzoek dient in ieder geval te bestaan uit laboratoriumonderzoek (elektrolyten, nierfunctie, leverenzymen, bloedbeeld, schildklierfunctie), ecg en een bloeddrukmeting inclusief meting van orthostase. Verder aanvullend onderzoek is afhankelijk van de klachtenpresentatie.

Een van de redenen waarom precisie en volledigheid belangrijk zijn, is dat ze de kans verkleinen dat eventueel aanwezige multipele diagnoses/oorzaken over het hoofd worden gezien. Juist bij ouderen is er veelal sprake van multipele aandoeningen die gezamenlijk tot een of meer klachten leiden. Meestal presenteren patiënten zich met duizeligheid, vallen of zelfs wegrakingen. Met name bij ouderen kan de presentatie erg aspecifiek zijn. Bij doorvragen kan ook algemene malaise, achteruitgang van de algemene dagelijkse levensverrichtingen (ADL) of mobiliteit veroorzaakt worden door eerdergenoemde klachten. Precies en uitgebreid doorvragen is dan ook van groot belang bij aspecifieke klachten bij ouderen.

Hypothesen; differentiaaldiagnose

De belangrijkste oorzaken van hypotensieve syndromen zijn van neurogemedieerde (vasovagale collaps en sinuscaroticusovergevoeligheid) of orthostatische aard.

Bij ouderen is de kans groot dat de onderliggende oorzaak een geneesmiddel betreft, omdat de kans op geneesmiddelenbijwerkingen aanzienlijk stijgt met de leeftijd. Dit komt doordat de fysiologische reservecapaciteit afneemt, maar ook door toename van de comorbiditeit. Daarbij is het belangrijk te weten dat ook medicatie die al jaren niet is gewijzigd, op een bepaald moment alsnog kan leiden tot (cardiovasculaire) bijwerkingen. Dit wordt enerzijds veroorzaakt door veranderingen in de farmacokinetiek en anderzijds door veranderingen in de farmacodynamiek. Met betrekking tot de *farmacokinetiek* kunnen met het toenemen van de leeftijd geneesmiddelenspiegels stijgen door afname van de nier- en/of leverklaring en door veranderingen in de lichaamssamenstelling (toename van het vetpercentage, afname van spiermassa en lichaamswater). Met betrekking tot de *farmacodynamiek* kunnen er met de leeftijd onder andere veranderingen van de receptorfunctie van het doelorgaan ontstaan. Dit kan leiden tot een verhoogde gevoeligheid voor de medicatie(bij)werking bij een gelijke plasmaspiegel. Om deze redenen is het belangrijk ook medicatie die al langere tijd wordt gebruikt mee te nemen in de differentiaaldiagnose van mogelijke oorzaken van de symptomen in kwestie.

De geneesmiddelen die kunnen leiden tot orthostase, vasovagale collaps of sinuscaroticusovergevoeligheid zijn talrijk. Een belangrijke geneesmiddelengroep hierbij betreft de cardiovasculaire medicatie. Vrijwel alle cardiovasculaire geneesmiddelen kunnen leiden tot ongewenste vasculaire bijwerkingen. De voornaamste subgroepen die deze problemen kunnen veroorzaken zijn de antihypertensiva en de vasodilatoren. Binnen de antihypertensiva worden de meeste bijwerkingen beschreven bij diuretica en alfablokkers. Maar ook de overige bloeddrukverlagende middelen kunnen leiden tot hypotensieve symptomen. ACE-remmers en angiotensinereceptorblokkers lijken in dit opzicht veiliger, maar voldoende onderzoek met name bij ouderen hierover ontbreekt nog. Overige cardiovasculaire geneesmiddelengroepen die bovengenoemde bijwerkingen kunnen veroorzaken zijn vasodilatoren, bijvoorbeeld nitraten, en antiaritmica, zoals digoxine.

Niet alleen sommige cardiovasculaire geneesmiddelen hebben hypotensieve bijwerkingen, ook psychotrope middelen geven deze problemen veelvuldig. Geneesmiddelengroepen met een hoge kans op vasculaire bijwerkingen zijn de sedativa/anxiolytica (benzodiazepines) en de antidepressiva. Voor antidepressiva geldt dat niet alleen de oudere middelen zoals de tricyclische antidepressiva deze bijwerkingen kunnen geven, maar ook de nieuwere middelen zoals SSRI's veroorzaken regelmatig hypotensieve problemen zoals orthostase. Antipsychotica kunnen ook hypotensieve bijwerkingen hebben. Andere middelen die kunnen leiden tot hypotensieve syndromen zijn onder andere bètablokker oogdruppels. Hoewel dit een lokaal toegediend middel betreft, komt het via de traanbuis in het vaatstelsel terecht en bereikt daar, door het ontbreken van een first-pass-effect, systemisch relevante spiegels wat weer kan leiden kan leiden tot systemische (bij)werkingen. Verder moet een cardiovasculaire bijwerking ook overwogen worden bij gebruik van anticholinerge middelen, pijnstillers (opioïden) en antiparkinsonmedicatie.

Anamnese

Bij duizeligheid, vallen en wegrakingen is het belangrijk te vragen naar uitlokkende factoren en symptomen tijdens het voorval, omdat daardoor meer duidelijkheid ontstaat over de onderliggende oorzaak (tabel 7.3).

Uitlokkende factoren kunnen bijvoorbeeld bestaan uit opstaan uit bed en stoel, vooroverbuigen en lang stilstaan. Andere belangrijke vragen zijn of de klachten ontstaan na inspanning, na de maaltijden, na de inname van medicatie of tijdens mictie of defecatie (persen). Ook dient uitgebreid stilgestaan te worden bij uitlokkende omstandigheden, bijvoorbeeld emotionele en stressvolle momenten (bloedprikken, begrafenis) of een hoge omgevingstemperatuur. Met betrekking tot medicatiegebruik zijn de innametijden belangrijk, de duur van gebruik van de verschillende middelen, de doseringen en ook het gebruik van niet door een arts voorgeschreven geneesmiddelen (drogist e.d.) dient niet te worden overgeslagen.

Als patiënten melding maken van duizeligheid, dient te worden doorgevraagd wat hiermee bedoeld wordt, omdat het een verzamelnaam betreft voor een keur aan klachten zoals daadwerkelijke draaiduizeligheid, licht in het hoofd zijn, zwart voor de ogen of sterretjes zien, een naar gevoel in het hoofd en soms zelfs oorsuizen. Behalve naar zwart voor de ogen worden of wazig zien kan ook gevraagd worden naar pijn in de cervicale regio, het zogenaamde kleerhangersymptoom, die kan ontstaan door hypoperfusie ter plaatse. Daarnaast is het belangrijk uit te vragen hoe de patiënt eruitziet tijdens een wegraking, of hij bleek of rood is, en of er sprake is van transpireren. Behalve trekkingen kan ook gevraagd worden naar een eventuele tongbeet en urine-incontinentie. Bij krachtsverlies is het belangrijk te informeren of dat gelokaliseerd (focaal) is of diffuus en of er sprake is geweest van afasie of dysartrie. Essentieel is zich hierbij te realiseren dat een wegraking bij een TIA zeldzaam is, omdat die alleen ontstaat indien het stroomgebied van de arteria vertebralis is aangedaan.

Onderzoek

Bij verdenking op hypotensieve klachten is een orthostasemeting een belangrijk onderdeel van het lichamelijk onderzoek. Meting van orthostase dient verricht te worden na een voldoende lange rustperiode (liggend), te weten minstens vijf minuten. Dan wordt als eerste de bloeddruk in liggende houding gemeten. Aansluitend wordt de bloeddruk gemeten in staande houding gedurende minimaal drie tot (optimaal) vijf minuten. Indien met een handbloeddrukmeter wordt gewerkt, dient de bloeddrukmeting ten minste iedere minuut herhaald te worden. Aangezien orthostase variabel

Tabel 7.3 Symptomatologie van hypotensieve syndromen.

Vasovagale collaps
- lange voorgeschiedenis van wegrakingen/vallen
- optreden na een onprettige ervaring (visueel, auditoir, olfactorisch, pijn)
- optreden bij lang staan of op drukke, warme plekken
- misselijkheid, braken bij wegraking
- tijdens of gedurende vertering van een maaltijd
- na inspanning
- spierspasmes, urine-incontinentie (bij langere duur cerebrale hypoperfusie)

Sinuscaroticusovergevoeligheid
- bij draaien van het hoofd, omhoogkijken
- bij druk op de sinus caroticus (strakke boord, scheren, tumor)
- spierspasmes, urine-incontinentie (bij langere duur cerebrale hypoperfusie)
- misselijkheid, braken bij wegraking

Orthostatische hypotensie
- na het opstaan
- temporele relatie met starten van medicatie of dosisverandering
- bij lang staan, met name op drukke, warme plekken
- aanwezigheid van autonome neuropathie of ziekte van Parkinson
- na inspanning
- wazig zien, zwart voor de ogen
- kleerhangersymptoom
- volumedepletie (dehydratie, bloeding, diarree, ziekte van Addison)

Postprandiale hypotensie
- bij positieveranderingen tot drie uur na de maaltijd

Niet passend bij hypotensieve syndromen
- aanwezigheid van een ernstige structurele hartafwijking
- ontstaan in liggende houding
- voorafgegaan door hartkloppingen of angina pectoris
- familieanamnese van acute hartdood
- bij armbewegingen
- bloeddrukverschil tussen beide armen
- bijkomende neurologische symptomen (krachtsverlies, dysartrie, afasie)
- tongbeet
- urine-incontinentie
- cyanose
- ernstig gestoorde nier- of leverfuncties
- draaiduizeligheid
- oorsuizen

over de dag aanwezig is, kan die bij een eenmalige meting gemist worden. Zodoende kan het nodig zijn de meting op een ander moment te herhalen. Tevens kunnen met een handbloeddrukmeter kortdurende dalingen gemist worden. Betrouwbaardere metingen worden gevonden indien een continue bloeddrukmeting wordt verricht, bijvoorbeeld op niet-invasieve wijze met behulp van een vingerbloeddrukmeter. Ook kan overwogen worden bij zeer verdachte symptomen de patiënt toch te behandelen als had hij een symptomatische orthostase. Dit omdat de perifere bloeddrukmeting niet altijd een goede weergave is van de werkelijke bloeddrukschommelingen in cerebro.

Voor het bevestigen of uitsluiten van hypotensieve syndromen dient zo nodig een kanteltafeltest verricht worden. Behalve naar orthostase wordt dan ook gekeken naar het ontstaan van een vasovagale collaps, het gewone flauwvallen. Dit wordt gedaan door de tafel van liggende positie naar een stand van zestig tot negentig graden te brengen en een halfuur tot veertig minuten te wachten. Het passieve staan is een belangrijke trigger voor de vasovagale collaps. Ten slotte kan ten tijde van de kanteltafeltest een sinuscaroticusmassage verricht worden, in eerste instantie liggend, in tweede instantie staand. Hierbij wordt sinuscaroticusovergevoeligheid, dat wil zeggen een bloeddrukdaling van 50 mmHg of meer opgespoord, en/of een asystolie van drie of meer seconden bij sinuscaroticusmassage. Klachten die hierbij kunnen passen zijn wegrakingen bij omhoog- of opzij kijken of bij het dragen van strakke boorden. Symptoomherkenning is van belang voor het stellen van de diagnose sinuscaroticusovergevoeligheid. Met betrekking tot laboratoriumonderzoek is het belangrijk te kijken naar elektrolyten en nierfunctie. Indien er bijvoorbeeld sprake is van dehydratie, kan dat de orthostatische en vasovagale problematiek verergeren. Hetzelfde geldt voor anemie en hypothyreoïdie.

Leesadvies

Jansen PAF. Pitfalls of drug use in the elderly. Gebu 2000;34:53-9.

Kwaliteitsinstituut voor de Gezondheidszorg (CBO). Richtlijn preventie van valincidenten bij ouderen. Alphen aan den Rijn: Van Zuiden Communications BV; 2004.

Mannesse CK, Cammen TJM van der. Adverse drug reactions in three older patients, even without changes in medication. Ned Tijdschr Geneeskd 2003;147(13):585-7.

Olhansky B. Neurocardiogenic (vasovagal) syncope and carotid sinus hypersensitivity. Up to date 2007;15.3:1-24.

Routledge PA, O'Mahony MS, Woodhouse KW. Adverse drug reactions in elderly patients. Br J Clin Pharmacol 2004;57(2):121-6.

The Task Force on Syncope, European Society of Cardiology. Guidelines on management (diagnosis and treatment) of syncope – update 2004. Eur Heart J 2004;25:2054-72.

Velde N van der, Meiracker AH van den, Stricker BHCh, et al. Measuring orthostatic hypotension with the finometer device: is a blood pressure drop of one heart beat clinically relevant? Blood Press Monit 2007;12(3):167-71.

Velde N van der, Stricker BHCh, Pols HAP, TJM van der. Withdrawal of fall-risk-increasing drugs in older persons: effects of tilt-table test outcomes. J Am Geriatr Soc 2007;55:634-9.

Wynne HA, Schoffield S. Drug induced orthostatic hypotension. In RA Kenny (ed.). Syncope in the older patient. 1st ed. Londen: Chapman & Halt Medical; 1996.

8 Dyslipidemie

Dr. J.G. Langendonk, dr. E.J.G. Sijbrands

1 Inleiding

Na de ontdekking door Brown en Goldstein (Nobelprijs 1985) van low-densitylipoproteïne (LDL) als cholesteroltransporteur en de LDL-receptor, is er steeds meer bekend geworden over cholesterol en de preventie van hart- en vaatziekten (HVZ). Het onderzoek van Brown en Goldstein betrof onder andere patiënten met familiaire hypercholesterolemie (FH). FH-patiënten hebben prematuur coronairlijden door extreem hoog cholesterol. Grote populatieonderzoeken volgden, waarvan de Framingham Heart Study de bekendste is. Deze onderzoeken hebben laten zien dat cholesterol, als risicofactor, in de algemene populatie maar relatief weinig bijdraagt aan het krijgen van HVZ. Patiënten met HVZ hebben gemiddeld een hoger cholesterol, maar de overlap met de groep zonder HVZ is bijzonder groot (figuur 8.1). Echter, in combinatie met roken, hypertensie en diabetes mellitus neemt het risico van hypercholesterolemie sterk toe (figuur 8.2).

De Framingham Heart Study heeft een algoritme ontwikkeld waarmee het tienjaarsrisico van HVZ kan worden geschat. De parameters die worden gebruikt in dit algoritme zijn leeftijd, geslacht, totaalcholesterol, high-densitylipoproteïne-cholesterol (HDL-C), behandeling voor hypertensie, systolische bloeddruk en roken. De familiegeschiedenis met betrekking tot HVZ, obesitas en diabetes mellitus worden niet meegenomen in de schatting.

Er zijn ook andere algoritmen ontwikkeld en er is een Nederlandse richtlijn voor preventie van HVZ (Multidisciplinaire richtlijn cardiovasculair risicomanagement), deze is afgeleid van de SCORE (Systematic COronary Risk Evaluation). Deze Nederlandse richtlijn is opgesteld met medewerking van het Nederlands Huisartsen Genootschap (NHG) en de Nederlandsche Internisten Vereeniging (NIV). Er is toegang tot de buitenlandse en Nederlandse algoritmen via het internet. Aan het einde van dit hoofdstuk staan de diverse websites vermeld.

Met behulp van deze algoritmen kan de behandelaar bepalen of een patiënt in aanmerking komt voor medicamenteuze behandeling. De algoritmen kunnen niet worden gebruikt voor diagnostiek, ze kunnen pas wor-

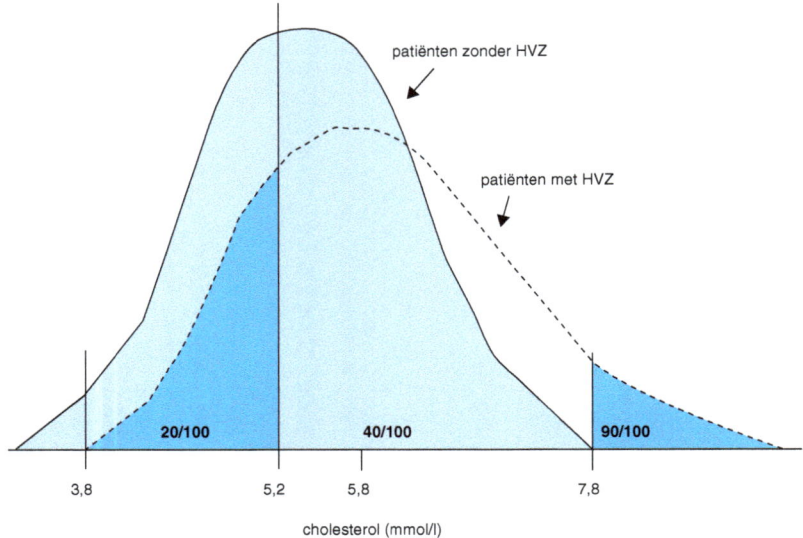

Figuur 8.1
Deze grafiek toont de normale verdeling van cholesterolconcentraties van patiënten met HVZ en zonder HVZ. Het is opvallend dat er weinig verschil is: 5,2 vs. 5,8 mmol/l.

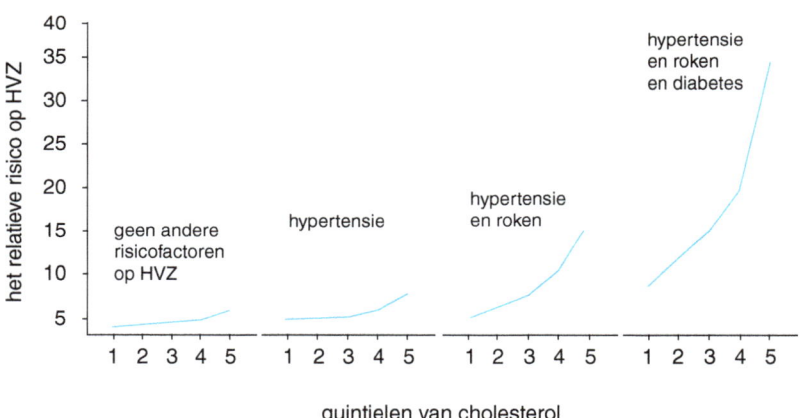

Figuur 8.2
Het relatieve risico op coronaire hartziekten geobserveerd in de Framingham Heart Study. Het cholesterol wordt uitgezet in quintielen van het totaal plasmacholesterol. Getoond wordt de interactie tussen hypercholesterolemie en hypertensie, roken en diabetes mellitus.

den toegepast als een erfelijke dyslipidemie of een secundaire oorzaak van dyslipidemie is uitgesloten en dus ook na implementatie van leefstijladviezen. Patiënten met een erfelijke dyslipidemie, met uitzondering van erfelijke hypertriglyceridemie, hebben een dusdanig verhoogd risico van HVZ dat interventie met cholesterolverlagende medicatie altijd geïndiceerd is, bij voorkeur al op jonge leeftijd. Als deze groep patiënten zou worden behandeld volgens de standaard CBO-richtlijn voor preventie van hart- en vaatziekten, dan wordt de behandeling te laat ingezet met een grote kans op prematuur coronairlijden.

Erfelijke dyslipidemieën, zoals FH, familiair gecombineerde hyperlipidemie (FCH) en familiaire dysbètalipoproteïnemie (FDB) gaan gepaard met een verhoogd risico van HVZ. Daarnaast zijn er ook zeldzame erfelijke vormen van extreme hypertriglyceridemie die gepaard gaan met een verhoogd risico van acute pancreatitis.

In de volgende paragrafen worden de verschillende dyslipidemieën apart besproken.

2 Prevalentie

De prevalentie van hypercholesterolemie is de afgelopen twintig jaar in de westerse wereld en ook in Nederland sterk toegenomen. Dat is het gevolg van omgevingsfactoren zoals een veranderd eetpatroon, onvoldoende lichaamsbeweging en overgewicht (metabool syndroom). Slechts 1 procent van de Nederlanders heeft een primaire of erfelijke dyslipidemie. Door de hoge prevalentie van hypercholesterolemie en de relatief lage prevalentie van erfelijke dyslipidemieën wordt de diagnose erfelijke dyslipidemie soms niet of pas laat gesteld. Voor het stellen van een diagnose erfelijke dyslipidemie worden de absolute waarden van LDL-C, triglyceriden (TG) en HDL-C en niet de ratio van totaalcholesterol en HDL gebruikt. De ratio TC/HDL wordt alleen gebruikt in risicotabellen voor het schatten van het cardiovasculaire risico, zoals de CBO-richtlijn.

3 Lipidenmetabolisme

Cholesterol is een bestanddeel van celmembranen en galzouten en een bouwsteen voor hormonen en vitaminen. Cholesterol wordt in de bloedbaan vervoerd in lipoproteïnen. Dat zijn bolletjes met een fosfolipidenmembraan en aan de buitenkant apolipoproteïnen, onder andere apoA, -B, -C en -E (tabel 8.1). Deze verpakking van cholesterol in lipoproteïnen is nodig om vetten in een waterig milieu te kunnen tranporteren. De verschillende apolipoproteïnen zijn tevens belangrijk voor receptorbinding en daarmee klaring en activatie van enzymen die betrokken zijn bij het lipidenmetabolisme. Van het apoE is apoE3E3 de normale variant. De variant apoE2E2 kan leiden tot FDB (zie paragraaf 4.3 en verder).

Vanuit de darm ontstaan chylomicronen (Cm), gevuld met vooral triglyceriden, zie figuur 8.3. De lever neemt de Cm op en produceert very-low-densitylipoproteïne (VLDL). VLDL bevat triglyceriden en cholesterol. Cm en VLDL worden in de circulatie door het lipoproteïnelipase (LPL) ontdaan van triglyceriden en de VLDL-deeltjes transformeren via een tussenstap (IDL) in LDL. LDL wordt via de LDL-receptor door de lever opgenomen. Bij een overmaat aan VLDL en LDL kan cholesterol zich ophopen in de perifere weefsels. In de vaatwand leidt dit proces tot atherosclerose en in de huid tot xanthelasmata of xanthomen.

HDL ontstaat in de intestinale circulatie vanuit circulerend apoA1 en fosfolipiden. Eerst ontstaat pre-HDL, dit vult zich met cholesterol tot HDL3 en vervolgens tot HDL2. Voor het vullen van pre-HDL met cholesterol en de vorming van HDL zijn de enzymen ABCA1 (ATP-binding cassette transporter 1) en LCAT (lecithinecholesterolacetyltransferase) essentieel. Door de farmaceutische industrie worden middelen ontwikkeld die deze enzymen beïnvloeden. De cholesterolestertransferproteïne (CETP) is een voor de mens uniek enzym dat triglyceriden uit VLDL kan uitwisselen tegen cholesterol uit HDL. Deze uitwisseling verklaart de daling van HDL-C bij hypertriglyceridemie.

Tabel 8.1	Lipoproteïnedeeltjes en betrokken membraaneiwitten en enzymen.		
	atherogeen	apolipoproteïne	betrokken enzymen
chylomicronen	nee	apoB48 apoE	
VLDL	ja	apoB100 apoE apoCIII	LPL/CETP
LDL	ja	apoB100	
HDL	nee	apoA1	ABCA1/LCAT/CETP

4 Erfelijke dyslipidemie

Dyslipidemieën worden ingedeeld op basis van de meest karakteristieke afwijking: hypercholesterolemie, hypertriglyceridemie, gecombineerde dyslipidemie of een geïsoleerd laag HDL. Voorheen werden ze geclassificeerd volgens de Fredrickson-indeling in type I tot en met V. Voordat diagnostiek naar en behandeling van een erfelijke dyslipidemie worden ingesteld, moet het effect van leefstijladviezen op de dyslipidemie worden afgewacht. Een uitzondering vormt een ernstige hypertriglyceridemie, waarbij wegens het verhoogde risico van een acute pancreatitis, onmiddellijke behandeling (alcoholonthouding en een streng vet- en koolhydraatbeperkt dieet) is geïndiceerd (zie paragraaf 4.4).

Extreme afwijkingen van de serumconcentraties van lipiden zijn verdacht voor een erfelijke dyslipidemie. In combinatie met een belaste familie-

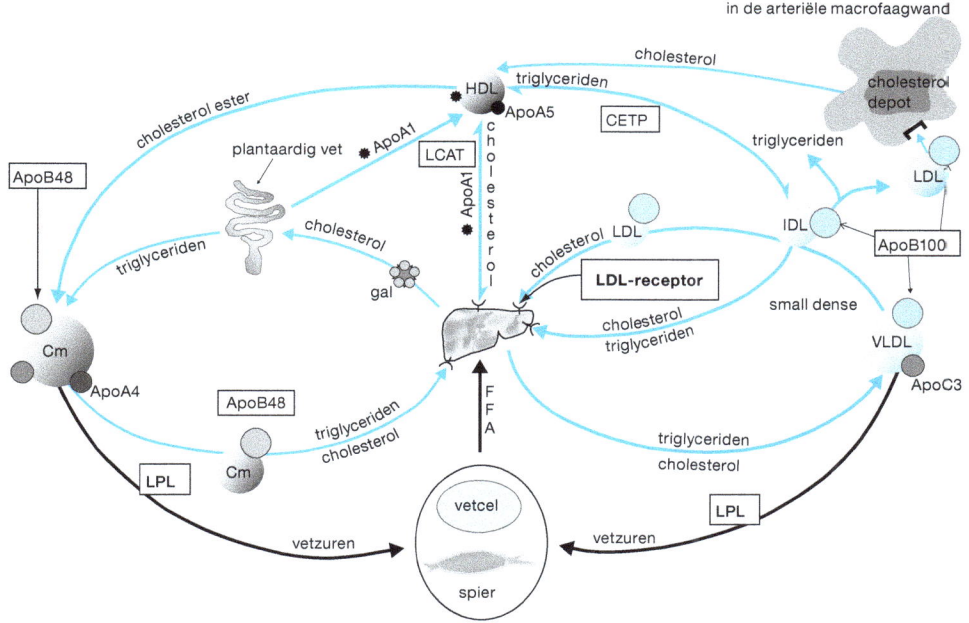

Figuur 8.3
Overzicht van cholesterol- en triglyceridentransport.

anamnese voor prematuur vaatlijden en in het bijzonder coronair vaatlijden, is de verdenking op een erfelijke dyslipidemie nog hoger. Voor het stellen van de diagnose erfelijke dyslipidemie wordt vaak gebruikgemaakt van de 95^e percentiel van het LDL-C- of totaalcholesterolgehalte (tabel 8.2).

4.1 Familiair gecombineerde hyperlipidemie (FCH)

Familiair gecombineerde hyperlipidemie (FCH) is de meest voorkomende primaire of erfelijke dyslipidemie met een prevalentie van ongeveer 1 procent in de gezonde westerse bevolking en 10 tot 20 procent bij patiënten met een hartinfarct. Bij FCH is geen uniek genetisch defect aantoonbaar. FCH wordt gekenmerkt door verhoogd VLDL en LDL , waarschijnlijk door zowel hepatische overproductie als verminderde afbraak van VLDL, resulterend in hypercholesterolemie en/of hypertriglyceridemie en een verhoogd risico van HVZ. Verschillende onderzoeksgroepen hanteren verschillende criteria voor FCH. Deze verschillende criteria zijn illustratief voor het fenotype van FCH zelf. Zowel binnen het individu als tussen eerstegraadsfamilieleden kan het fenotype sterk variëren. Dit betekent dat een persoon op verschillende momenten verschillende fenotypen kan hebben, zoals normocholesterolemie, hypercholesterolemie, hypertriglyceridemie en gecombineerde dyslipidemie. Er is overlap tussen FCH en het metabool syndroom. Vaak hebben patiënten met FCH ook overgewicht, hypertensie, glucose-intolerantie en een laag

Tabel 8.2	In deze tabel is de 95e percentiel van LDL-C voor mannen en vrouwen (mmol/l) vermeld. Voor het stellen van de diagnose erfelijke dyslipidemie wordt vaak gebruik gemaakt van deze 95^e percentiel voor leeftijd en geslacht.	
LDL-C	mannen	vrouwen
leeftijd (jaren)	95e	95e
5-9	3,3	3,5
20-29	4,2	4,1
40-49	5,1	4,9
60-69	5,4	5,9
70-79	5,2	5,6

HDL-C. Een gerichte familieanamnese naar premature HVZ en dyslipidemie is essentieel voor het onderscheid tussen FCH en het metabool syndroom. Criteria voor de diagnose FCH zijn weergegeven in tabel 8.3.

De cholesterolafwijkingen (en ook andere risicofactoren) bij FCH komen vaak pas na het 25e à 30e levensjaar tot uiting. Het is aan te raden om vanaf

Tabel 8.3	Bruikbare criteria voor familiair gecombineerde hyperlipidemie.

1 gecombineerde dyslipidemie (totaalcholesterol en triglyceriden > 95e percentiel)
2 afwezigheid van obesitas (bmi > 30), of diabetes mellitus (dm1 en dm2)
3 meerdere typen dyslipidemieën bij eerstegraadsfamilieleden (> 95e percentiel)
4 ten minste één eerstegraadsfamilielid met premature hvz (< 60 jaar)

Indien criteria 1 t/m 4 aanwezig zijn, is er zeker sprake van FCH.
Indien criteria 1 t/m 3 aanwezig zijn, is er waarschijnlijk sprake van FCH.

die leeftijd, met grote intervallen, familieleden van FCH-patiënten te onderzoeken op dyslipidemieën en andere klassieke risicofactoren (overgewicht, hoge bloeddruk en DM). In het algemeen reageert de dyslipidemie bij FCH goed op leefstijlinterventie. Indien door leefstijlinterventie de lipiden normaliseren, is aanvullende medicamenteuze therapie met statines buiten de bekende richtlijnen voor preventie van HVZ niet noodzakelijk.

4.2 Familiaire hypercholesterolemie (FH)

Familiaire hypercholesterolemie (FH) is de bekendste erfelijke dyslipidemie met een prevalentie van 0,2 tot 0,25 procent. Het wordt gekenmerkt door een geïsoleerd sterk verhoogd LDL-C. Bij een hoog triglyceridengehalte is de diagnose FCH waarschijnlijker. FH is een autosomaal dominante aandoening die wordt veroorzaakt door een mutatie van het gen dat codeert voor de LDL-receptor. De heterozygote vorm van FH wordt gekarakteriseerd door een geïsoleerde hypercholesterolemie (> 8 mmol/l) en prematuur coronair lijden. Uiterlijke kenmerken zijn peesxanthomen, een corneale arcus en xanthelasmata. Een corneale arcus en xanthelasmata op latere leeftijd kunnen ook andere oorzaken hebben. Daarom is het optreden hiervan boven het 40e jaar omwille van de diagnostiek te weinig specifiek. Het risico op coronairlijden bij FH is meer dan acht keer hoger dan in de algemene populatie. Bij meer dan de helft van de onbehandelde mannen met FH is voor hun 50e jaar sprake van symptomatisch coronairlijden en bij meer dan de helft van de vrouwen voor hun 60e jaar.

In tegenstelling tot FCH is bij FH de heterogeniteit van de hypercholesterolemie klein, zowel in de tijd als binnen het individu. Door variabele penetrantie van het genetisch defect kan het fenotype tussen patiënten en familieleden met dezelfde specifieke mutatie wel verschillen.

De homozygote vorm van FH is extreem zeldzaam. De geschatte prevalentie is één op 1.000.000, en vrijwel altijd is er sprake van consanguïniteit tussen de ouders. Bij de homozygote vorm van FH is het cholesterol extreem hoog (LDL-C >15 mmol/l). Onbehandeld bereiken de homozygote patiënten hooguit een jongvolwassen leeftijd. De levensverwachting is sterk verbeterd na de introductie van statines en LDL-ferese. Compound heterozygotie, dat wil zeggen twee verschillende mutaties in het LDL-receptorgen, komt voor bij één op 200.000. De hoogte van het cholesterol en de morbiditeit kunnen sterk wisselen, gemiddeld tussen heterozygoot en homozygoot in.

De differentiaaldiagnose van FH is FCH, familial defective apolipoprotein B-100 (FDB, niet te verwarren met familiaire dysbètalipoproteïnemie, dat ook zo afgekort kan worden, zie paragraaf 4.3), autosomaal recessieve hypercholesterolemie en sitosterolemie. Deze laatste twee aandoeningen zijn extreem zeldzaam.

Een klein deel van de FH-patiënten heeft een mutatie in het gen dat codeert voor apoB, waardoor het LDL niet goed geklaard kan worden. Er wordt dan gesproken van familial defective apolipoprotein B-100. Deze aandoening kan door DNA-onderzoek worden onderscheiden van FH. Vergeleken met een LDL-receptorgenmutatie is het fenotype bij FDB milder met lagere LDL-cholesterolwaarden en minder HVZ.

Er zijn inmiddels meer dan negenhonderd verschillende LDL-receptor- en apoB-genmutaties beschreven. Ongeveer 250 verschillende deleties, inserties of puntmutaties in genoemde genen zijn verantwoordelijk voor 75 procent van de FH in Nederland.

In Nederland is er een landelijke screening op FH. Personen met een hypercholesterolemie kunnen worden onderzocht op LDL-receptor en apoB-gen mutaties. Dit wordt uitgevoerd door de Stichting Opsporing Erfelijke Hypercholesterolemie (StOEH). Alle artsen in Nederland kunnen dit onderzoek aanvragen (zie www.stoeh.nl). De StOEH heeft als doelstelling alle patiënten met FH in Nederland op te sporen. Momenteel is ongeveer 60 procent opgespoord. De DNA screening is kosteneffectief en veel accurater in het aantonen van FH dan via het (LDL-) cholesterol. De diagnose FH, gebaseerd op een hoog LDL-C (> 95e percentiel) resulteert in 43 procent foute diagnoses, foutpositieve en deels foutnegatieve.

Moleculair onderzoek van het gehele LDL-receptorgen en het apoB-gen wordt aanvankelijk uitgevoerd bij één familielid. De andere familieleden worden na het vinden van de specifieke mutatie via cascadescreening opgespoord, de familieleden worden alleen onderzocht op aanwezigheid van de specifieke familiemutatie. De kosteneffectiviteit van deze aanpak wordt in de literatuur waarschijnlijk onderschat, omdat de statinebehandeling effectiever is gebleken dan verwacht en ondertussen ook veel goedkoper is door de generieke beschikbaarheid van simvastatine.

Uit onderzoek blijkt dat de incidentie van HVZ van behandelde FH-patiënten sinds de introductie van statines vrijwel hetzelfde is als die van de algemene bevolking.

Indien na volledige sequencing van beide genen geen mutatie wordt gevonden, is de diagnose FH minder waarschijnlijk, maar niet uitgesloten. Op basis van klinische criteria kan de diagnose ook worden gesteld (tabel 8.4). De opsporing van aangedane familieleden kan dan slechts geschieden via een lipidenprofiel.

Tabel 8.4	Criteria voor familiaire hypercholesterolemie (FH).
1	bewezen ldl-receptor- (of apob-)genmutatie
2	cholesterol > 8 mmol/l na uitsluiten van secundaire hypercholesterolemie (zie tabel 8.5)
3	peesxanthomen ongeacht de leeftijd of een arcus lipoides voor het 40^e jaar of xanthelasmata op jongvolwassenleeftijd
4	premature hartziekte bij een eerstegraadsfamilielid (mannen voor hun 55e jaar en vrouwen voor het 60e jaar (angina pectoris, hartinfarct, bypassoperatie of dotterprocedure)

Er is sprake van een definitieve diagnose in geval van criterium 1 of criteria 2+3 en van een waarschijnlijke diagnose in geval van criteria 2+4.

De behandeling van FH bestaat uit leefstijladviezen en een statine. Statinebehandeling kan als een causale therapie voor FH worden beschouwd, omdat die leidt tot een toename van LDL-receptoren op de levercel, waardoor betere LDL-C klaring ontstaat.

4.3 Familiaire dysbètalipoproteïnemie (FDB)

Familiaire dysbètalipoproteïnemie (FDB) wordt gekenmerkt door homozygotie voor apoE2 in combinatie met een gecombineerde dyslipidemie. Sommige patiënten hebben xanthomen in de handpalmen en op de huid. De geschatte prevalentie van FDB is ongeveer 0,02 procent. De meeste patiënten met homozygotie voor apoE2 hebben normale cholesterolwaarden. Bij slechts 10 procent zijn er afwijkingen in het lipidenprofiel. Kenmerkend is dat totaalcholesterol- en triglyceridewaarden ongeveer even hoog zijn. Het fenotype FDB komt waarschijnlijk tot expressie door een interactie met hyperinsulinemie. Bij de meeste patiënten verbetert het lipidenprofiel door leefstijlinterventie. Ontregeling ontstaat door opnieuw hyperinsulinemie of andere factoren zoals zwangerschap. Medicamenteuze therapie is geïndiceerd indien leefstijlinterventie niet of niet meer leidt tot een normalisatie van het lipidensprectrum. Behandeling conform de richtlijnen voor de algemene populatie voor preventie van HVZ gelden niet omdat het risico bij deze patiënten veel hoger is. Behalve een verhoogd risico van HVZ hebben patiënten met FDB ook meer kans op een acute pancreatitis ten gevolge van ernstige hypertriglyceridemie. Opsporing van aangedane familieleden kan worden verricht via het meten van een lipidenprofiel bij broers en zussen. Indien afwijkend kan aanvullend een apoE-genotypering worden bepaald. Bij andere eerstegraadsfamilieleden, zoals ouders en kinderen, is de kans op deze homozygote afwijking gering hoger dan bij de algemene bevolking.

4.4 Hypertriglyceridemie

Hypertriglyceridemie is meestal secundair aan een andere aandoening. Belangrijke oorzaken van hypertriglyceridemie zijn overmatig alcoholgebruik, DM2, overgewicht en ongezonde voeding (> 60% van de calorieën als koolhydraten en vet), in tabel 8.5 staan ook minder frequent voorkomende oorzaken.

Het onderliggende moleculaire defect van milde hypertriglyceridemie (tussen 4 en 10 mmol/l) is onbekend. Hypertriglyceridemie verlaagd HDL-C, door de uitwisseling van triglyceriden in VLDL met het cholesterol uit HDL door het enzym CETP, zie figuur 8.3. Hierdoor stijgt de hoeveelheid triglyceriden in HDL en daalt het HDL-C. Ondanks deze samenhang blijken laag HDL-C en hypertriglyceridemie beide onafhankelijke risicofactoren voor HVZ te zijn. Milde hypertriglyceridemie is veelvoorkomend en kan vaak succesvol worden behandelend via leefstijlinterventie.

Behandeling met statines en fibraten kan worden overwogen indien er onvoldoende daling is. Beide kunnen triglyceriden verlagen en het HDL verhogen. De keuze (statine of fibraat) wordt bepaald door de ernst van de hypertriglyceridemie. Hoe hoger (TG > 10 mmol/l), hoe meer kans op een acute pancreatitis. Bij matig verhoogde TG is er eerder een verhoogd risico van HVZ. Bij TG < 7 mmol/l, kan de indicatie voor behandeling met een statine worden bepaald aan de hand van de risicotabellen voor de algemene populatie, uiteraard na uitsluiten van secundaire oorzaken en een erfelijke

Tabel 8.5 Secundaire oorzaken van dyslipidemie.		
hypercholesterolemie	*hypertriglyceridemie*	*laag HDL*
hypothyreoïdie	alcohol	roken
nefrotisch syndroom	obesitas	hypertriglyceridemie
diabetes mellitus type 2	diabetes mellitus type 2	diabetes mellitus type 2
obstructieve leverziekten	nierinsufficiëntie	metabool syndroom
zwangerschap	zwangerschap	infecties/sepsis
anorexia nervosa	monoklonale gammopathieën	hemofagocytose
	stapelingsziekten	
	hypothyreoïdie	
	zwangerschap	
geneesmiddelen	*geneesmiddelen*	*geneesmiddelen*
progesteron, ciclosporine, thiazidediuretica clozapine en olanzapine	corticosteroïden, hiv, medicatie oestrogenen, tamoxifen, vitamine-A-derivaten, bètablokkers in hoge doseringen, clozapine en olanzapine	anabole steroïden (o.a. danazol), bètablokkers, thiazidediuretica, benzodiazepinen, clozapine en olanzapine

dyslipidemie, zie tabel 8.5 en figuur 8.4. Voor preventie van HVZ zijn statines de eerste keus.

Voor preventie van een acute pancreatitis (TG > 10 mmol/l) kan een fibraat worden overwogen. Hypertriglyceridemie is een frequente bevinding bij FCH en familiaire dysbètalipoproteïnemie (FDB).

De diagnose familiaire of erfelijke hypertriglyceridemie is gereserveerd voor patiënten met waarden boven 10 mmol/l nadat secundaire oorzaken van hypertriglyceridemie zijn uitgesloten, zie figuur 8.5. Indien triglyceriden weinig dalen na leefstijlinterventie en start met een fibraat, kan dit wijzen op een lipoproteïnelipase(LPL)- of apoCII-deficiëntie. ApoCII is een co-enzym van het LPL. LPL en apoCII-deficiëntie zijn beide autosomaal recessieve aandoeningen met een geschatte prevalentie van één per 1.000.000. Patiënten met een LPL- of apoCII-deficiëntie kunnen zich presenteren met een acute pancreatitis, hepatosplenomegalie en eruptieve xanthomen.

De behandeling van LPL- of apoCII-deficiëntie is een vetarm, koolhydraatbeperkt dieet aangevuld met middellangeketentriglyceriden (MCT-boter of -olie) en onthouding van alcohol. Een MCT-dieet heeft een slechte therapietrouw doordat het niet smakelijk is. Het is tevens kostbaar. De effectiviteit van behandeling met fibraten en statines bij deze aandoeningen is heel beperkt, zij werken via het verhogen van de LPL-activiteit. Van vette

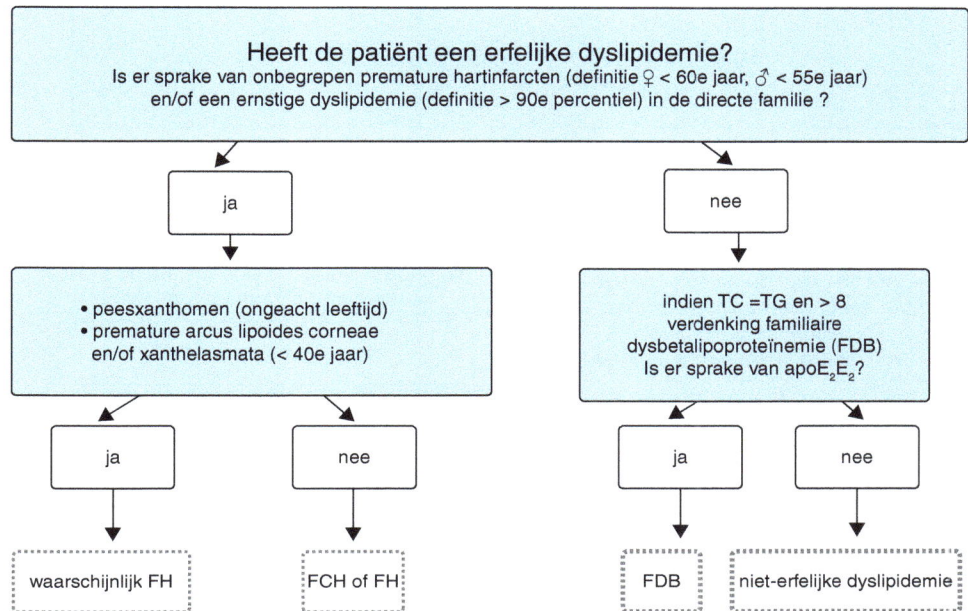

Figuur 8.4
Deze beslisboom is voor de vraag of er sprake is van een erfelijke dyslipidemie en zo ja welke dan waarschijnlijk is?

*Met onbegrepen wordt bedoeld dat er geen verklaring is, een voorbeeld van begrepen premature HVZ is diabetes of een clustering van klassieke risicofactoren. Deze beslisboom kan alleen gebruikt worden als een secundaire dyslipidemie is uitgesloten of behandeld. FDB is familiaire dysbètalipoproteïnemie. NB. De ratio TC/HDL is niet van belang in dit stroomdiagram.

vis en visolie is bekend dat het de triglyceriden verlaagt. Of visolie ook effect heeft op het verlagen van HVZ is nog in onderzoek.

4.5 Laag HDL

Uit grote populatiestudies blijkt er consequent een relatie te bestaan tussen laag HDL en het optreden van HVZ. LDL en VLDL worden beschouwd als atherogene lipoproteïnen en HDL als beschermend tegen HVZ. Deze bescherming komt mogelijk door het 'reverse cholesterol transport', hiermee wordt bedoeld het cholesteroltransport vanuit de perifere weefsels (vaatwand) naar de lever.

Aan dit concept wordt tegenwoordig getwijfeld. In tegenstelling tot bij de muis blijkt bij de mens de HDL-receptor op de lever, de SRB1, amper functioneel. Er wordt nu aangenomen dat cholesterol uit HDL wordt uitgewisseld tegen triglyceriden uit VLDL (en eventueel LDL) en dan wordt het cholesterol via LDL via de LDL-receptor geklaard. Deze uitwisseling van cholesterol uit HDL met TG verloopt door het enzym CETP. Middelen met

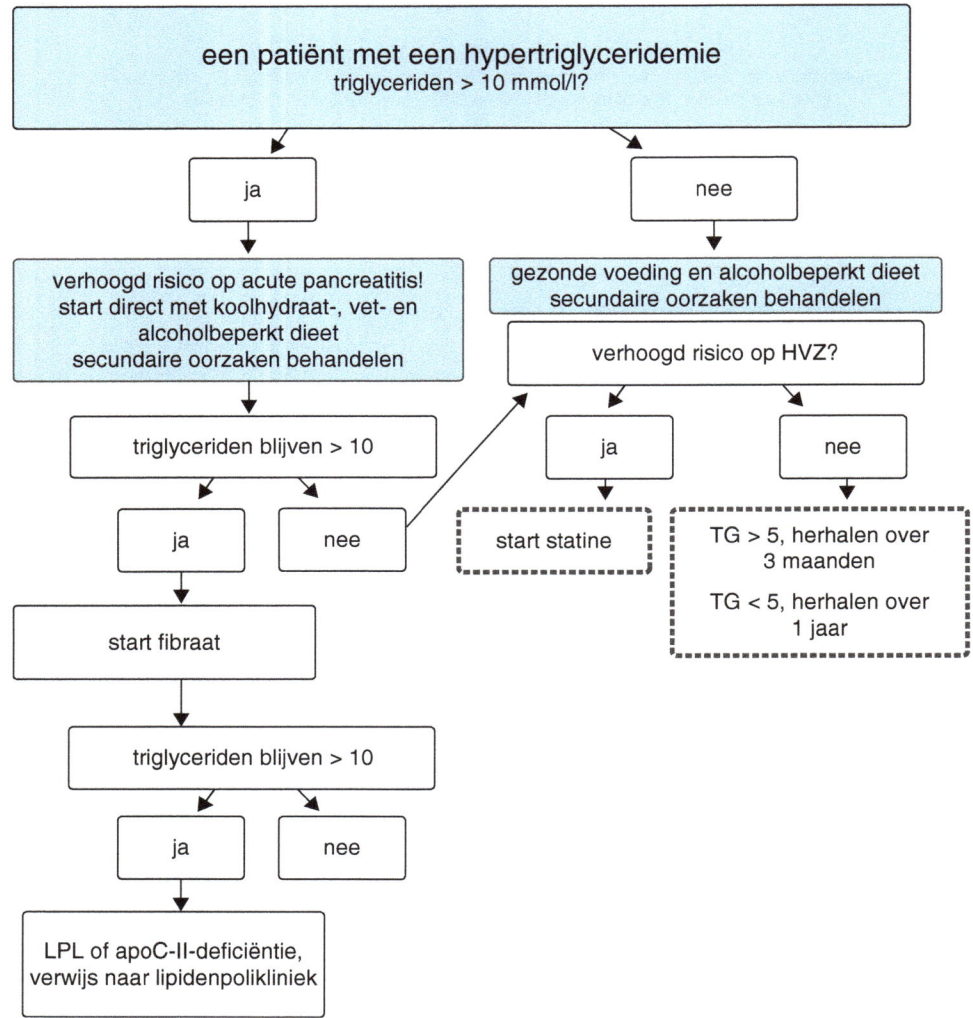

Figuur 8.5
Beslisboom bij een patiënt met een hypertriglyceridemie.

CETP-remmende activiteiten zijn inmiddels getest op hun HDL-verhogende effecten. Het eerste middel dat werd onderzocht, veroorzaakte helaas hypertensie en waardoor een toename van HVZ in plaats van een afname. Onderzoeken met andere CETP-remmers lopen momenteel.

Zeer zeldzame erfelijke afwijkingen in het HDL-metabolisme, zoals LCAT-, ABCA1- (ziekte van Tangier) of CETP-deficiëntie, illustreren het belang van HDL. Een volledige LCAT-deficiëntie resulteert in cholesterolstapeling in weefsels, zich uitend in corneatroebeling, hemolytische anemie en proteïnurie met nierinsufficiëntie. Een milde LCAT-deficiëntie veroorzaakt fish-eye disease met progressieve corneatroebeling.

HDL heeft naast een functie in het reverse cholesterol transport bewezen gunstige effecten op ontsteking, plaatjesaggregatie en oxidatieve stress. Voor de mens zijn deze eigenschappen misschien wel belangrijker voor de bescherming tegen HVZ dan het reverse cholesterol transport.

Oorzaken van laag HDL moeten worden opgespoord en zo mogelijk behandeld om het risico van HVZ te verlagen, de belangrijkste zijn roken, HTG, fysieke inactiviteit en gebruik van anabole steroïden, zie tabel 8.5.

Tot op heden is er geen HDL-verhogende behandeling bekend, behalve statines en stoppen met roken, waarvan ondubbelzinnig is aangetoond dat hiermee het risico van HVZ en sterfte wordt verlaagd. Een geïsoleerd laag HDL is op zichzelf geen indicatie voor medicamenteuze interventie ter verlaging van het risico van HVZ. Uiteraard is leefstijlinterventie een goede en veilige optie.

4.6 Verhoogd lipoproteïne-a

Verhoogd Lp(a); lees: Lp klein a) is een onafhankelijke risicofactor voor HVZ. De hoogte wordt bepaald door genetische constitutie. Het risico van HVZ geschat via Lp kleine a heeft een dichotome verdeling. Mensen met een Lp(a) > 300 mg/l hebben een verhoogd risico van HVZ ten opzichte van mensen met een Lp(a) < 300 mg/l. Een geïsoleerd verhoogd Lp(a) is op zichzelf geen indicatie voor medicamenteuze interventie ter verlaging van het risico van HVZ. Uiteraard is leefstijlinterventie een goede en veilige optie.

4.7 Secundaire dyslipidemieën

Secundaire dyslipidemieën worden vooral veroorzaakt door nierziekten, corticosteroïdengebruik, diabetes mellitus en hypothyreoïdie. Voor minder frequent voorkomende oorzaken zie tabel 8.5. Hypothyreoïdie als oorzaak van hypercholesterolemie wordt niet altijd onderkend. Zo bleek uit een studie dat hypothyreoïdie, met een TSH > 10 mU/l, bij vrouwen ouder dan 40 jaar in 20 procent van de gevallen verantwoordelijk was voor de hypercholesterolemie. Bij de meeste secundaire dyslipidemieën is er een verhoogd risico van HVZ. Onderzoek naar (tijdelijke) statinebehandeling wegens hypothyreoïdie loopt nog. Op theoretische gronden is statinebehandeling zeker te overwegen, omdat het lipidenprofiel secundair aan hypothyreoïdie sterk atherogeen is.

DM2 is een veelvoorkomende oorzaak van hypertriglyceridemie. Dit is vooral het geval bij insulineresistentie en slechte instelling (zie hoofdstuk 9).

Bij cholestatische leverziekte kan het cholesterol sterk verhoogd zijn door circulerende lipoproteïne-X (LpX). LpX-deeltjes bevatten voornamelijk fosfolipiden en vrij cholesterol. Er is een sterk verhoogd totaalcholesterol zonder een verhoging van TG, HDL- of LDL-C.

Door het gebruik van de friedewaldformule voor het schatten van LDL-C kan een extreem hoog LDL berekend worden, terwijl het in feite laag is. De foute diagnose kan leiden tot gecontra-indiceerd statinegebruik. De diagnose kan worden gesteld door het direct meten van LDL of door het vrije cholesterol te meten. LpX zijn cholesterolrijke deeltjes die niet bijdragen aan het ontstaan van atherosclerose. De prognose van deze patiënten is afhankelijk van de galgangpathologie. In verband met het ontbreken van klinische consequenties is het aan te raden het lipidenprofiel niet te bepalen bij cholestase.

Diagnostiek gericht op secundaire dyslipidemie

– Gerichte anamnese afnemen over alcohol, roken, dieet, intoxicaties, medicatie, zwangerschap en fysieke activiteit, en het bestaan van HVZ bij eerstegraadsfamilieleden.
– Lichamelijk onderzoek uitvoeren gericht op body mass index (BMI), bloeddruk, leverstigmata, koorts en steroïdengebruik (zoals anabole steroïden bij bodybuilders). De aanwezigheid van peesxanthomen, xanthelasmata en een arcus lipoides kunnen wijzen op een erfelijke dyslipidemie.
– Aanvullend laboratoriumonderzoek aanvragen: Hb, TSH, glucose, gamma-GT, ALAT, CPK, creatinine, urineonderzoek op eiwit en op indicatie een zwangerschapstest.

4.8 Dyslipidemie bij zwangerschap

Zwangerschap gaat gepaard met een milde stijging van lipiden, met name triglyceriden. Indien FH of FCH wordt vermoed bij een zwangere, is het aan te raden de lipidenmeting te herhalen na de zwangerschap en borstvoeding. Een extreme hypertriglyceridemie (triglyceriden > 10 mmol/l) moet wel direct worden behandeld om een acute pancreatitis te voorkomen. Ook bij een verdenking op homozygote FH (arbitrair LDL-C > 10 mmol/l) kan niet worden afgewacht. Behandeling met colestyramine kan tijdens de zwangerschap worden gestart en LDL-ferese kan worden overwogen.

4.9 Dyslipidemie na een hartinfarct

Een belangrijk en frequent vergeten fenomeen is het effect van een acuut hartinfarct op lipidenwaarden. In de dagen tot weken na een hartinfarct zijn cholesterolwaarden 30 tot 50 procent lager. Na gemiddeld twee maanden zijn de lipidenwaarden weer op het oude niveau. De triglyceriden zijn hoger na een hartinfarct, gemiddeld 50 procent. Als geen rekening wordt gehouden met dit fenomeen, resulteert dat in het missen van belangrijke diagnoses als FH of FCH. Voor patiënten die al een hartinfarct hebben doorgemaakt heeft dit geen consequenties voor de behandeling, maar de opsporing van eventueel aangedane familieleden blijft dan achterwege met alle gevolgen van dien.

5 Lipidenverlagende therapie

5.1 Niet-medicamenteuze therapie

Alvorens te starten met medicatie (en diagnostiek) moet bij iedere patiënt begonnen worden met dieetinterventie en andere aanpassingen van de leefstijl. Dit betekent gezonde voeding, streven naar een optimaal gewicht, voldoende bewegen en stoppen met roken. De effecten van een gezonde leefstijl op de lipiden kan na enkele maanden worden beoordeeld. Bij patiënten met een ernstige hypertriglyceridemie (TG > 10 mmol/l) kan het effect niet zo lang worden afgewacht. Vanwege een sterk verhoogde kans op een acute pancreatitis moeten zij zo snel mogelijk starten met een vetarm, koolhydraatbeperkt en alcoholvrij dieet. Als dit na enkele dagen onvoldoende effect heeft, kan aanvullende therapie worden gestart. Het is aan te raden een patiënt met een aanhoudende hypertriglyceridemie te verwijzen naar een lipidenpolikliniek. In tabel 8.6 is een overzicht opgenomen met behandelindicaties en verwijsadviezen.

Tabel 8.6	Behandelindicaties en verwijsadviezen bij dyslipidimieën.
secundaire dyslipidemieën	*actie*
ongezonde leefstijl	leefstijladviezen, daarna meting herhalen
overgewicht/obesitas	idem
hypothyreoïdie, paragraaf 4.7	streven naar euthyreoïdie daarna meting herhalen (overweeg statinebehandeling tot euthyreoïdie is bereikt)
diabetes mellitus, hoofdstuk 9	streven naar betere diabetesregulatie, daarna lipidenmeting herhalen start statinebehandeling indien LDL-C > 2,5 mmol/l
alcohol, waardoor hypertriglyceridemie	alcohol staken, daarna meting herhalen
verdenking op erfelijke dyslipidemieën aanhoudende ernstige hypertriglyceridemie	verwijzen naar lipiden- en/of vasculaire polikliniek

5.2 Medicamenteuze therapie

Statines

In oplopende sterkte zijn dit fluvastatine, pravastatine, simvastatine, atorvastatine en rosuvastatine. Statines verlagen het LDL-cholesterol door remming van een enzym in de cholesterolsynthese, HMG-CoA-reductase. Statines verlagen ook de triglyceriden enigzins en verhogen het HDL. Behalve deze werking zijn er pleiotrope effecten, dat zijn gunstige effecten op endotheelcellen, stolling en mogelijk een antioxidante werking; deze effecten lijken los te staan van het cholesterolverlagende effect.

De indicaties voor statines zijn een doorgemaakte vasculaire aandoening, DM2, erfelijke dyslipidemie, milde hypertriglyceridemie (tot 10 mmol/l), een sterk verhoogd risico van HVZ conform de CBO-richtlijn en mogelijk bij hypothyreoïdie. Het is onomstotelijk aangetoond (meer dan 35 trials) dat alle statines de kans op HVZ en sterfte verlagen. Dit is ook aangetoond voor HVZ zonder relatie met hypercholesterolemie. Recentelijk is duidelijk geworden dat het risico bij met statine behandelde FH-patiënten bijna normaliseert. De leeftijd waarop medicamenteuze therapie bij FH-patiënten moet worden gestart is onbekend.

De belangrijkste bijwerkingen zijn myalgie, transaminasestijging en rabdomyolyse (spiernecrose met creatinefosfokinase (CPK-)stijging, myoglobulinurie en nierinsufficiëntie). Rabdomyolyse is extreem zeldzaam en komt vrijwel uitsluitend voor bij patiënten met comedicatie zoals fibraten en orale antimycotica.

Bij elke patiënt met symmetrische diffuse spierpijn tijdens statinebehandeling moet het CPK worden bepaald (Zie figuur 8.6 voor een beslisboom bij een patiënt met spierpijn). Een verhoogd CPK is een matig specifieke bevinding die ook aanwezig is na toegenomen fysieke activiteit (verbeterde leefwijze), hypothyreoïdie, polymyalgia rheumatica enzovoort. Indien na staken van de statine het CPK verhoogd blijft, is aanvullend onderzoek geïndiceerd.

Bij patiënten met spierpijn zonder wezenlijke CPK-stijging is het belangrijk de patiënt gerust te stellen. Er kan gekozen worden voor herintroductie van de statine na het verdwijnen van de klachten. Of, als de patiënt toch wederom aanhoudende spierpijn heeft, kan een andere statine gekozen worden. Bij zorgvuldige begeleiding lukt het bijna altijd een statine te vinden waarvan de patiënt geen spierpijnklachten krijgt. In de statinetrials komen spierpijnklachten even vaak voor in de statine- als placebobehandelde groep. Theoretisch geven wateroplosbare statines (rosuvastatine, pravastatine en fluvastatine) minder spierpijnklachten.

De belangrijkste interacties van statines zijn die met fibraten, hiv-medicatie, ciclosporine en bergamotolie (in earlgreythee en grapefruitsap). Indien er tijdelijk een middel is geïndiceerd dat interacteert met de gebruikte statine, kan de statine bijna meestal tijdelijk worden gestopt.

Patiënten van Aziatische afkomst hebben meer kans op rabdomyolyse bij gebruik van rosuvastatine. Aan een patiënt die geen enkele statine verdraagt

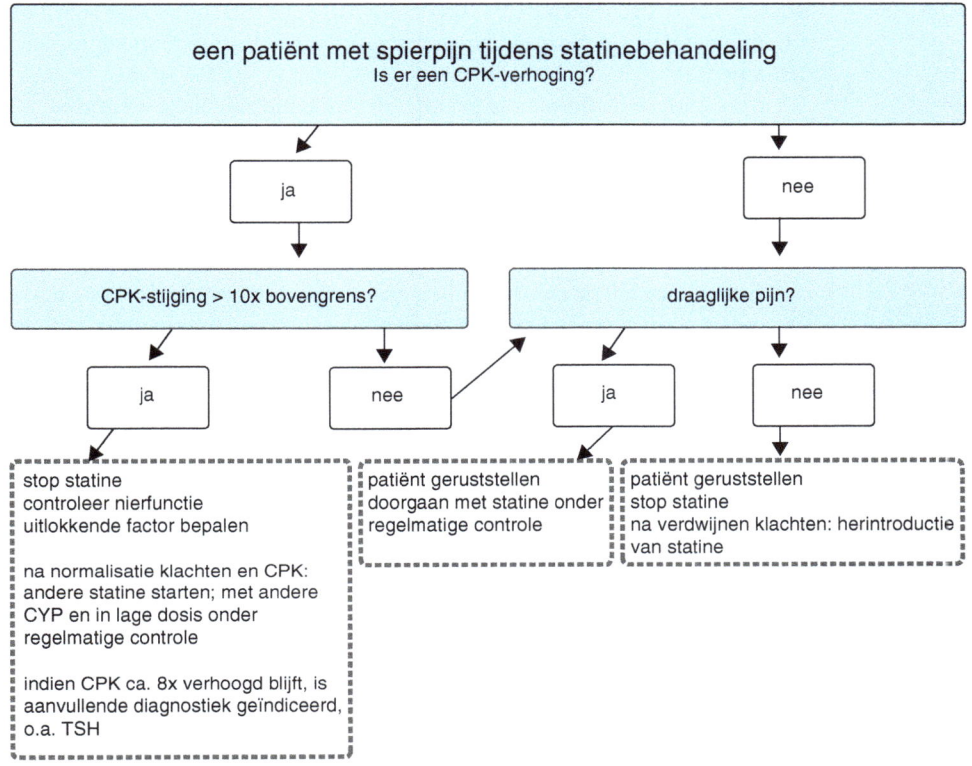

Figuur 8.6
Patiënt met verdenking statinegeïnduceerde spierpijn, na uitsluiten hypothyreoïdie.

CYP: betrokken cytochroom P450-enzym.

of de streefwaarde niet haalt, kan vervangend of aanvullend een hars, ezetimibe, nicotinezuur of visolie worden voorgeschreven.

Tijdens de zwangerschap en lactatie zijn statines gecontra-indiceerd. Door de huidige cascadescreening van FH krijgen steeds meer jonge vrouwen in de vruchtbare leeftijd statines voorgeschreven. Het is belangrijk bij elk consult de noodzaak van adequate anticonceptie te bespreken. Orale contraceptiva zijn niet gecontra-indiceerd bij hypercholesterolemie.

Fibraten

In Nederland zijn geregistreerd: bezafibraat, gemfibrozil en ciprofibraat.
Fibraten zijn PPAR-alfa-agonisten. Via afname van apoCIII neemt de LPL-activiteit toe, resulterend in een triglyceridendaling en een HDL-cholesterolstijging. Bij een absoluut tekort van LPL zoals bij een LPL-deficiëntie hebben fibraten geen effect.

Er is geen bewijs dat fibraten het risico van HVZ verlagen. Enkele substudies van onderzoeken lieten wel een gunstig effect zien, maar grote trials bij onder andere DM2-patiënten en een grote meta-analyse toonden eerder het tegendeel.

De indicatie voor fibraten is hypertriglyceridemie en enkele zeldzame metabole stoornissen.

De belangrijkste bijwerking van fibraten zijn myalgie en in heel zeldzame gevallen rabdomyolyse, maar over het algemeen worden fibraten goed verdragen.

Tijdens de zwangerschap en lactatie zijn fibraten gecontra-indiceerd.

Fibraten kunnen interactie hebben met statines en orale anticoagulantia. De opname van fibraten wordt geremd bij gelijktijdige inname met harsen. Combinatietherapie van fibraten en statines verhoogt de kans op rabdomyolyse. Deze combinatie zal dus alleen in heel zeldzame gevallen bij zowel een verhoogd risico van HVZ als van een acute pancreatitis gegeven worden en dan onder strikte controle van klachten en CPK.

Harsen

Dit zijn colestyramine en colesevelam beter bekend als Questran en Cholestagel.

Colestyramine en colesevelam binden zich in de darm aan galzuren waardoor deze niet (meer) worden opgenomen. De enterohepatische kringloop van galzuren wordt onderbroken. Hierdoor wordt in de lever de omzetting van cholesterol tot galzuren bevorderd. De aanmaak van cholesterol en het aantal LDL-receptoren in de lever nemen toe om in deze extra behoefte in cholesterol te voorzien. Het laatste effect verlaagt het LDL-C in de circulatie. Van colestyramine is een gunstig effect op HVZ aangetoond.

Indicaties: harsen kunnen overwogen worden bij patiënten die statines niet verdragen of onvoldoende de streefwaarden halen met een maximaal verdraagbare dosis statine en patiënten met contra-indicaties voor statines, zoals zwangerschap. Tevens worden ze voorgeschreven tegen jeuk bij cholestase en tegen diarree bij patiënten met een short bowel syndrome.

De belangrijkste bijwerkingen zijn misselijkheid en obstipatie, het merendeel van de patiënten ondervindt dit als zeer hinderlijk, waardoor de compliance slecht is.

Interactie van harsen: de resorptie van fibraten, anticoagulantia, digoxine, thiazidediuretica en thyroxine neemt af.

Ezetimibe

Ezetimibe is in Nederland geregistreerd als Ezetrol en in combinatie met simvastatine als Inegy. Ezetimibe remt selectief de opname van cholesterol in de darm door blokkering van het Niemann-Pick C1-like 1 protein. Het heeft weinig bijwerkingen en veroorzaakt ongeveer 18 procent cholesteroldaling. Ook indien het aan een statine wordt toegevoegd. Indicaties: ezetimibe kan overwogen worden bij patiënten die statines niet verdragen of onvoldoende de streefwaarden halen met maximaal verdraagbare dosis statine en patiënten met contra-indicaties voor statines; er zijn onvoldoende gegevens over ezetimibe tijdens de zwangerschap. Er zijn nog geen studies gepubliceerd die een gunstig effect op de preventie van HVZ laten zien.

Nicotinezuur

In Nederland is nicotinezuur bekend als Niaspan. Nicotinezuur is een wateroplosbaar vitamine B dat in het lichaam wordt omgezet in nicotinamide (NADP). Het werkingsmechanisme waardoor nicotinezuur het lipidenprofiel wijzigt, is niet geheel opgehelderd. Nicotinezuur verlaagt in hoge doses triglyceriden en cholesterol door verlaging van de VLDL en LDL en het verhoogt het HDL, waarschijnlijk secundair door triglyceridendaling.

Hoewel de lipiden zeer gunstig worden veranderd, is er geen 'bewijs' dat nicotinezuur het risico van HVZ verlaagt. Indicaties voor nicotinezuur: patiënten die statines niet verdragen of onvoldoende de streefwaarden halen met een maximaal verdraagbare dosis statine.

Bijwerkingen zijn hinderlijke opvliegers, in combinatie met ascal is dat wel minder. Tabletten met gereguleerde afgifte zouden minder bijwerkingen veroorzaken.

Visolie

Visolie bevat de essentiële vrije vetzuren, bekend als omega-3 vetzuren: docosahexaenoic acid (DHA) en eicosapentaenoic acid (EPA).

Visolie heeft effect op diverse aspecten van het atherosclerotische proces zoals de plaatjesaggregatie, fibroblastenproliferatie, plaquestabilisatie, va-

Tabel 8.7 Overzicht van de werkzaamheid van lipidenverlagende medicatie.

	LDL-verlaging	HDL-verhoging	triglyceriden-daling	HVZ-risicodaling
statines	± ± ±	±	±	ja
harsen	± ±			ja
ezetimibe	± ±			mogelijk
nicotinezuur	±	± ±	± ±	onbekend
Preventie van acute pancreatitis (TG > 10 mmol/l)				
fibraten	wisselend	±	± ±	nee
visolie		±	± ±	mogelijk

sodilatatie en lipiden. Visolie verlaagt triglyceriden met 30 tot 50 procent, dit is door een afname van VLDL.

Er zijn sterke aanwijzingen dat visolie het risico van HVZ verlaagt, het is wachten op de definitieve trials alvorens het kan worden overgenomen als standaardbehandeling.

Visoliecapsules zijn geïndiceerd voor patiënten met therapieresistente hypertriglyceridemie en patiënten met een contra-indicatie voor statines. Tijdens de zwangerschap is het veilig om omega-3 vetzuren te gebruiken voor hypertriglyceridemie, mits het een zuiver preparaat is.

Interactie: omega-3 vetzuren versterken de werking van orale anticoagulatia. Sommige mensen bemerken een verandering van lichaamsgeur.

6 Behandeling tijdens zwangerschap en borstvoeding

De meeste lipidenverlagende medicatie is gecontra-indiceerd tijdens zwangerschap en borstvoeding, uitzonderingen zijn colestyramine en zuivere visolie. Dieet en een gezonde leefstijl kunnen uiteraard worden voortgezet tijdens de zwangerschap.

Een belangrijke consequentie van bovenstaande is dat vrouwen tijdens het gebruik van deze lipidenverlagende middelen adequate anticonceptie moeten gebruiken.

6.1 Behandeling van hypercholesterolemie tijdens zwangerschap en borstvoeding

Dierexperimenten hebben laten zien dat statines in extreem hoge doseringen teratogeen zijn. Humane data van onbedoeld statinegebruik in de zwangerschap in therapeutische doseringen laten geen verhoogde incidentie zien van teratogene afwijkingen. Analyse van de Amerikaanse FDA-surveillancedatabase toont mogelijk wel een toename van afwijkingen van de extremiteiten en het centraal zenuwstelsel na expositie in het eerste trimester.

Gedurende de zwangerschap kan hypercholesterolemie verergeren, dit kan met name bij FH-patiënten tot extreme hypercholesterolemie leiden. Om die reden is het aan te raden bij erfelijke dyslipidemie in het eerste trimester de lipiden te controleren. Indien het LDL-C extreem stijgt, kan colestyramine of zuivere visolie overwogen worden. Colestyramine wordt niet opgenomen uit de darm en is daarom veilig. Voorzichtigheid is geboden bij hyperemesis gravidarum.

6.2 Behandeling van hypertriglyceridemie tijdens zwangerschap en borstvoeding

Zwangeren met hypertriglyceridemie hebben een verhoogd risico op een acute pancreatitis, waarbij sprake is van een aanzienlijke morbiditeit en sterfte. Gedurende het derde trimester zijn de triglyceriden het hoogst. Dieetinterventie blijft de belangrijkste pijler van de behandeling en met name volledige alcoholonthouding is noodzakelijk. Ingeval triglyceridendaling uitblijft, kan een MCT-dieet worden overwogen. Er is weinig informatie over fibraten en nicotinezuur tijdens zwangerschap en borstvoeding. Bij dierproeven is het in toxische dosering schadelijk. Een alternatief is visolie en in uiterste gevallen kan de patiënte worden opgenomen om een strikte naleving van een vetarm dieet te bewerkstelligen, triglyceridendaling is dan altijd te bereiken.

Leesadvies

Castelli WP. Lipids, risk factors and ischaemic heart disease. Atherosclerosis 1996; 124(Suppl):S1-9.

Kwaliteitsinstituut voor de Gezondheidszorg CBO & Nederlands Huisartsen Genootschap. Multidisciplinaire richtlijn Cardiovasculair risicomanagement 2006. CBO. Alphen aan den Rijn: Van Zuiden Communications; 2006.

Websites

www.hp2010.nhlbihin.net/atpiii/calculator.asp?usertype=prof/nhlbi.nih.gov/about/framingham/riskabs.htm (Framingham (ATP III))
www.chd-taskforce.com/index.htm (Procam Score of -Calculator)
www.escardio.org/guidelines-surveys/esc-guidelines (European Society of Cardiology)
www.internisten.nl (richtlijnen) (Nederlandsche Internisten Vereeniging)
www.cbo.nl/product/richtlijnen/folder20021023121843/ (Kwaliteitsinstituut voor de Gezondheidszorg CBO)

7 Familiaire hypercholesterolemie

Dr. E.P. Walma

7.1 Definitie en inleiding

Familiaire hypercholesterolemie is een genetisch bepaalde, autosomaal dominant overervende vorm van hypercholesterolemie. Door een mutatie in het LDL-receptorgen (low-densitylipoproteïne) is de structuur en functie van de LDL-receptor in de levercelmembraan abnormaal. Er bestaan honderden verschillende mutaties die in meer of minder ernstige mate de structuur en functie van de LDL-receptor kunnen aantasten. Bij de heterozygote vorm, die verreweg het meeste voorkomt, zal het niet-gemuteerde allel resulteren in ongeveer 50 procent van het aantal normaal functionerende LDL-receptoren, terwijl bij de zeldzame homozygote vorm 100 procent van de LDL-receptoren disfunctioneert. Als gevolg hiervan kan de mate van LDL-cholesterolverhoging in het bloed sterk variëren en daarmee ook de mate waarin het cardiovasculaire risico is verhoogd. Hoewel het risico van hart- en vaatziekten (HVZ), net als bij elke vorm van hypercholesterolemie, bij FH-patiënten sterk samenhangt met de hoogte van het LDL-cholesterol is het groter dan bij niet-FH-patiënten met een overeenkomstig LDL-cholesterol. Dit wordt verklaard door het zeer vroeg tot expressie komen van FH, terwijl andere vormen van hypercholesterolemie in het algemeen op latere leeftijd geleidelijk sterker tot expressie komen.

Casus 1

Op het spreekuur komt meneer Kool, 48 jaar, zelfstandig ondernemer, en vader van vijf kinderen, met de vraag of zijn cholesterol goed genoeg geregeld is. Hij is sinds ongeveer tien jaar bekend met een te hoog cholesterol, maar gebruikt geen medicijnen meer en was de laatste jaren niet meer onder controle. De laatst bekende waarde van het totaalcholesterol dateert van vijf jaar geleden en bedroeg 8,7 mmol/l. Meneer Kool is goed op de hoogte van een gezonde leefwijze en houdt zich daar ook redelijk aan. Kaas is zijn lievelingssnack en daar schuilt wel een probleem. In zijn eerstegraadsfamilie komt een hoog cholesterol vaker voor, hij heeft een broer met een gedotterde liesslagader en zijn vader kreeg een hartinfarct op zijn 58e. Zijn overige risicofactoren zijn zodanig dat zijn tienjaars cardiovasculaire risico volgens de SCORE-tabel 7 procent bedraagt. De huisarts is echter alert en volgens de criteria van het NHG-Standpunt Familiaire Hypercholesterolemie is er een verdenking op FH omdat ten eerste het totaalcholesterol van meneer Kool hoger is dan 8,0 mmol/l en ten tweede omdat twee eerstegraadsfamilieleden (zijn vader en zijn broer) voor hun 60e jaar een HVZ kregen. Vanwege deze verdenking wordt het FH-risicoprofiel van de heer Kool gecompleteerd met lichamelijk onderzoek en bloedonderzoek. Het totaalcholesterol is 9,4, het HDL-C is 0,8, het LDL-C 6,8 en de triglyceriden 3,7 mmol/l. Als meneer Kool FH zou hebben, geldt de SCORE-risicotabel niet omdat het cardiovasculaire risico dan hoger is dan in de tabel wordt aangegeven. Bij toepassing van de diagnostische puntenlijst uit hetzelfde NHG-Standpunt blijkt dat meneer Kool zes punten scoort en daarmee in aanmerking komt voor DNA-diagnostiek. De huisarts bespreekt dit met zijn patiënt, die begrijpelijkerwijs vraagt wat de toegevoegde waarde is van de DNA-diagnose boven de klinische diagnose. Het antwoord hierop luidt dat met de DNA-diagnose de erfelijkheid beter in beeld gebracht wordt en dat heeft consequenties voor zijn kinderen. Ook kan de DNA-diagnose door zijn onbetwistbaarheid een positieve invloed hebben op de motivatie om door een gezonde leefwijze en medicatie het risico van hart- en vaatziekten zo klein mogelijk te houden. Heel terecht wijst de huisarts meneer Kool erop dat de DNA-test ook een nadeel heeft: een genetische en dus 'zekere' diagnose geeft soms problemen met de verzekerbaarheid van ziektekosten en met op levensverzekeringen gebaseerde kapitaalverzekeringen. Vooral voor mensen met een eigen zaak of een vrij beroep, zoals meneer Kool, kan dit van belang zijn. Na thuis rustig te hebben nagedacht over de afweging meldt meneer Kool tijdens een tweede consult dat hij afziet van DNA-diagnostiek en kiest voor behandeling op basis van de klinische diagnose. Zijn kinderen roken gelukkig niet en als dat dreigt te veranderen, kan hij ze altijd nog wijzen op de kans van ongeveer 50 procent dat zij dezelfde cholesterolproblematiek hebben als hijzelf. Om deze reden is het zinvol om bij kinderen voor de puberteit het cholesterol te laten meten zodat bij afwijkende bevindingen tijdig met behandeling kan worden begonnen. Verder kan hij te zijner tijd altijd nog beslissen om wel DNA-diagnostiek te laten doen. Andersom is niet mogelijk: als hij zich nu laat testen, blijft de uitslag levenslang hetzelfde en mag hij die niet verzwijgen voor verzekeringen. Zijn huisarts respecteert deze keuze, te meer daar de behandeling, ook bij een bekende DNA-diagnose, gericht blijft op de verlaging van het LDL-cholesterol en gunstige beïnvloeding van de andere risicofactoren voor hart- en vaatziekten. Ook voor de kinderen van meneer Kool zijn de consequenties van DNA-diagnostiek vooralsnog beperkt.

Casus 2

Kate Timmer, een vrouw van 22 die nog geen kinderen heeft, komt op het spreekuur met een brief van een landelijk opsporende instantie (StOEH; Stichting Opsporing Erfelijke Hypercholesterolemie) dat zij 50 procent kans heeft op het hebben van FH omdat bij een eerstegraadsfamilielid van haar bij DNA-onderzoek deze aandoening is vastgesteld. Haar wordt aangeraden een gesprek te hebben met een medewerkster. Kate accepteert dit en zij krijgt uitgebreid voorlichting over de risico's van FH voor haarzelf en voor toekomstige kinderen. Ze accepteert het aanbod om met DNA-diagnostiek zekerheid te krijgen. Het bloedonderzoek zal op rijkskosten plaatsvinden. Kate blijkt een positieve DNA-testuitslag te hebben hoewel haar LDL-C slechts 3,3 mmol/l bedraagt en ze wordt doorverwezen naar haar huisarts. De huisarts vindt de materie complex en adviseert Kate om met een specialist te gaan praten. Hij verwijst haar naar de internist in het regionale ziekenhuis die vasculaire geneeskunde in zijn pakket heeft.

Casus 3

Ook mevrouw Meijer, 43 jaar en twee kinderen, krijgt een brief van de StOEH met de mededeling dat in haar familie FH is vastgesteld en dat ze in aanmerking komt voor deelname aan het landelijke bevolkingsonderzoek naar FH. Ze gaat naar haar huisarts die eerst een nuchter vetspectrum laat bepalen. Haar LDL-cholesterol blijkt 3,0 mmol/l te zijn en de huisarts besluit op basis hiervan dat de kans op FH zo klein is dat DNA-onderzoek niet veel meerwaarde heeft. Mevrouw Meijer ziet er daarom van af.

7.2 Epidemiologie

Naar schatting zijn er in Nederland 40.000 patiënten met FH. Daarvan zijn er ongeveer 24.000 bekend. Van ongeveer 17.000 is de DNA-diagnose bekend. Dit wil overigens niet zeggen dat de 20.000 nog niet bekende FH-patiënten onbehandeld zijn; zonder dat de diagnose FH gesteld is worden zij veelal behandeld wegens hypercholesterolemie en een verhoogd cardiovasculair risico. Door de autosomaal dominante overerving hebben alle eerstegraads familieleden 50 procent kans de aandoening eveneens te hebben. Hierdoor is familieonderzoek een effectieve manier om patiënten te identificeren en zo nodig te behandelen. In Nederland loopt een cascadebevolkingsonderzoek waarbij DNA-onderzoek de beslissende test is sinds een aantal jaren, aanvankelijk op particulier initiatief door de StOEH, later door de overheid gesteund en in de nabije toekomst waarschijnlijk ingebed in de werkzaamheden van de Klinische Genetische Centra in Nederland.

7.3 Diagnostiek

Onderscheid dient te worden gemaakt tussen de klinische diagnose en de DNA-diagnose van FH. De klinische diagnose berust op een verhoogd LDL-cholesterol in combinatie met een aantal klinische kenmerken of een herkenbaar erfelijkheidspatroon. Deze groep heeft onmiskenbaar een hoger risico van HVZ dan andere hypercholesterolemiepatiënten. De DNA-diagnose berust op het aantonen van een afwijking in het gen. Omdat sommige genetische mutaties nog behoorlijk functioneel zijn, bevinden zich in deze groep nogal wat FH-patiënten met een relatief laag LDL-cholesterol. DNA-diagnostiek wordt gedaan bij patiënten met een klinische verdenking op FH (zie tabel 8.8) en bij eerstegraadsfamilieleden. Vooral bij deze laatste groep zitten patiënten met FH en een slechts gering verhoogd LDL-cholesterol. Hun risico van HVZ is nog onduidelijk.

De Nederlandse poliklinieken voor vasculaire geneeskunde hanteren een puntenscorelijst, waarbij de kans op FH toeneemt met het aantal punten (tabel 8.8). Het onbehandelde LDL-cholesterol, de familieanamnese en HVZ in de voorgeschiedenis zijn de belangrijkste items. Peesxanthomen of een arcus lipoides corneae voor het 45e levensjaar zijn zeldzaam maar hebben een grote positief voorspellende waarde. Deze vragenlijst is gevalideerd in een Deense populatie met de DNA-diagnose als gouden standaard en bleek bij een afkapwaarde van zes punten de volgende testkarakteristieken te hebben: positief voorspellende waarde 48 procent en sensitiviteit 67 procent. Van belang is dat bij een hoog LDL-cholesterol als ingang voor de diagnostiek eerst secundaire oorzaken worden uitgesloten. Dit betreft diabetes, overmatig alcoholgebruik, schildklierfunctieafwijkingen, obstructieve leverziekten en nierziekten. Door bepaling van de nuchtere bloedglucose, TSH (thyroïdstimulerend hormoon), ALAT (alanineaminotransferase) of gamma-GT (gammaglutamyltranspeptidase) en proteïnurie is dit met eenvoudig bloedonderzoek te doen. Omdat tegenwoordig behandeling van een verhoogd cholesterol met statines vaak plaatsvindt in het kader van cardiovas-

Tabel 8.8	FH-scorelijst van Nederlandse lipidenpoliklinieken. In elke categorie moet de hoogste score worden toegekend, maar binnen een categorie mag slechts één score worden gebruikt. Bij een totaalscore van 6 of meer is er een indicatie voor DNA-diagnostiek.
kenmerk	score
onbehandelde LDL-cholesterolwaarde (mmol/l)	
> 8,5	8
6,5-8,4	5
5,0-6,4	3
4,0-4,9	1
medische voorgeschiedenis	
coronaire hartziekte < 60 jaar	2
CVA of perifeer arterieel vaatlijden < 60 jaar	1
lichamelijk onderzoek	
peesxanthomen	6
arcus lipoides <45 jaar	4
familieanamnese	
eerstegraadsfamilielid met hart- of vaatziekte < 60 jaar	1
eerstegraadsfamilielid met LDL-cholesterol >5 mmol/l	1
eerstegraadsfamilielid met peesxanthomen of arcus lipoides < 45 jaar	2
kinderen < 18 jaar met LDL-cholesterolwaarde > 3,5 mmol/l	2
totaalscore	

culair risicomanagement is niet altijd de onbehandelde LDL-cholesterolwaarde bekend. Soms zijn historische waarden in het dossier terug te vinden. Alternatief is het terugrekenen van het onbehandelde LDL-cholesterol met behulp van tabel 8.9. Ook het gedurende minimaal twee weken staken van de cholesterolverlagende therapie is tot slot een methode om het *onbehandelde* LDL-cholesterol te weten te komen.

De DNA-diagnostiek naar FH wordt in Nederland routinematig slechts in één laboratorium in het Academisch Medisch Centrum in Amsterdam verricht. Het onderzoek kan door iedere arts bij zijn eigen laboratorium worden aangevraagd, mits een bijbehorend aanvraagformulier is ingevuld. Het bloedmonster wordt dan doorgestuurd. Er zijn twee DNA-tests te onderscheiden: de zogenaamde complexe diagnostiek, waarbij tevoren niet be-

Tabel 8.9 Tabel om LDL-cholesterolwaarden bij behandelde patiënten terug te rekenen naar gemiddelde onbehandelde waarden.

geneesmiddel (mg/dag)	correctiefactor
atorvastatine	
10	1,6
20	1,8
40	2,0
80	2,2
fluvastatine	
10	1,2
20	1,3
40	1,4
80	1,5
pravastatine	
10	1,3
20	1,3
40	1,4
80	1,5
rosuvastatine	
10	1,8
20	1,9
40	2,1
80	2,4
simvastatine	
10	1,4
20	1,5
40	1,6
80	1,7
simvastatine/ezetimibe	
20/10	2,0
40/10	2,3
80/10	2,4

kend is welke mutatie kan worden verwacht en de eenvoudige diagnostiek waarbij dit wel het geval is. De tweede vorm wordt vanzelfsprekend toegepast bij familieonderzoek en de eerste bij een nieuwe patiënt met klinische verdenking op FH.

7.4 Behandeling

De behandeling richt zich op het krachtig verlagen van de risicofactoren voor HVZ. Het meest causaal is het bestrijden van het verhoogde LDL-cholesterol. Statines komen hiervoor het eerst in aanmerking. Gerandomiseerde klinische trials naar het effect van cholesterolverlagende therapie bij FH zijn er niet. Het krachtigste bewijs komt uit cohortstudies met historische controles. Desalniettemin twijfelt niemand aan het gunstige effect van medicamenteuze cholesterolverlaging. Verder is niet-roken van het grootste belang evenals zorgvuldig management van andere factoren die het cardiovasculaire risico beïnvloeden.

Gestart wordt met een statine waarmee veel ervaring bestaat, zoals simvastatine of pravastatine. Van deze middelen is de veiligheid door de jaren heen gebleken en ze zijn minder kostbaar dan nieuwere, krachtiger werkende statines. Wanneer het niet lukt hiermee voldoende cholesteroldaling te verkrijgen of wanneer een hoge dosis tot bijwerkingen leidt, kan een krachtiger statine worden voorgeschreven en zo nodig aanvullende cholesterolverlagende therapie. Hierbij kan gekozen worden voor combinatietherapie van een statine met een cholesterolabsorptieremmer (ezetimibe) of een galzuurbindende hars (bijvoorbeeld colestyramine). Van deze laatste groep zijn meer bijwerkingen en geneesmiddelinteracties beschreven. Ook nicotinezuur kan bij FH worden toegepast, veelal in een vorm met vertraagde afgifte. Voor de verlaging van de LDL-cholesterolconcentratie zijn fibraten weinig werkzaam.

FH komt, in tegenstelling tot de meeste andere vormen van hypercholesterolemie, al op de kinderleeftijd tot expressie. Vaatschade ontstaat dan ook al op jonge leeftijd. Door het huidige familieonderzoek wordt de diagnose regelmatig bij kinderen gesteld. Belangrijk is te voorkomen dat deze kinderen gaan roken en een DNA-diagnose kan een extra motivatie zijn om dit te bereiken. Medicamenteuze behandeling met cholesterolverlagers bij kinderen is afhankelijk van de hoogte van het LDL-cholesterol en de grenswaarde is een punt van discussie. De effectiviteit en de veiligheid van langdurige statinetherapie bij kinderen zijn niet bekend. Wanneer besloten wordt om reeds op de kinderleeftijd te starten met statines of andere cholesterolverlagende behandeling verdient het aanbeveling dit in overleg met een vasculair internist te laten plaatsvinden.

Behandeling van de zeldzame homozygote vorm van FH dient in superspecialistische centra te geschieden. Vanwege de zeer hoge LDL-cholesterolconcentraties in het bloed en de korte levensverwachting wordt vaak gebruikgemaakt van geavanceerde technieken om het bloed via plasmaferese te klaren van de overmaat aan LDL-cholesterol.

7.5 Verwijzingen

Verwijzen of niet verwijzen is afhankelijk van de expertise van de huisarts en van zijn bereidheid om de aanbevolen procedures na te lezen. In principe kan de huisarts de meeste patiënten met verdenking op FH zelf adviseren over het aanbevolen diagnostische traject en hij kan dit ook effectueren. Patiënten met gediagnosticeerde FH kan de huisarts zelf behandelen. Omdat de gemiddelde huisarts maar vijf patiënten met FH in zijn praktijk heeft, valt er ook veel te zeggen voor verwijzing naar een specialistisch centrum. In de praktijk blijkt dat FH-patiënten die gedurende een aantal jaren stabiel zijn ingesteld op cholesterolverlagende therapie vaak aan hun huisarts vragen om de behandeling over te nemen. Hier is niets op tegen, mits de richtlijn wordt gevolgd.

7.6 Beloop

Hart- en vaatziekten zijn als complicaties van FH te beschouwen. Hoeveel vroeger zij optreden bij FH-patiënten wordt vooral bepaald door de hoogte van het LDL-cholesterol. Gemiddeld is dit ongeveer tien jaar eerder dan bij anderen. Patiënten met de homozygote vorm worden vaak niet ouder dan 25 tot 35 jaar. Andere complicaties zijn dezelfde als die bij andere vormen van hypercholesterolemie: bijwerkingen van geneesmiddelen, cholesterolembolieën.

7.7 Voorlichting

Voorlichting aan patiënten met verdenking op FH is van groot belang. Op grond van de afweging van voor- en nadelen moeten zij namelijk de beslissing nemen om al dan niet DNA-onderzoek te ondergaan. Aspecten van erfelijkheid, beloop, behandelmogelijkheden, effect van behandeling, maatschappelijke consequenties van een bekende DNA-diagnose zijn alle van groot belang. Ook als de diagnostiekfase voorbij is zal voortdurend voorlichting nodig zijn omdat de therapietrouw en daarmee het behandelresultaat gunstig worden beïnvloed.

Leesadvies

Damgaard D, Larsen ML, Nissen PH, Jensen JM, Jensen HK, Soerensen VR, et al. The relationship of molecular genetic to clinical diagnosis of familial hypercholesterolemia in a Danish population. Atherosclerosis 2005;180:155-60.
Kwaliteitsinstituut voor de Gezondheidszorg CBO. Multidisciplinaire richtlijn Cardiovasculair risicomanagement. http://www.cbo.nl/product/richtlijnen/folder20021023121843/rl_cvrm_2006.pdf/view (laatst gecheckt op 18 januari 2009)

Nederlands Huisartsen Genootschap. NHG-Standaard Cardiovasculair risicomanagement. 2006 http://nhg.artsennet.nl/uri/?uri=AMGATE_6059_104_-TICH_R183129611676033 (laatst gecheckt op18 januari 2009)

Rader DJ, Hobbs HH. Harrison's on line, Chapter 350. Disorders of Lipoprotein Metabolism, Primary disorders of elevated ApoB-containing lipoproteins. Lipid disorders associated with elevated LDL-C with normal triglycerides, Familial Hypercholesterolaemia (FH). http://www.accessmedicine.com/content.aspx?aID=2882460&searchStr=familial+-hypercholesterolemia (laatst gecheckt op 18 januari 2009)

Scientific Steering Committee on behalf of the Simon Broome Register Group. Mortality in treated heterozygous hypercholesterolaemia: implications for clinical management. Atherosclerosis 1999;142:105-12.

Walma EP, Visseren FLJ, Jukema JW, Kastelein JJP, Hoes AW, Stalenhoef AFH. Richtlijn 'Diagnostiek en behandeling van familiaire hypercholesterolemie' van het College voor zorgverzekeringen. Ned Tijdschrift Geneeskd 2006;150:18-23.

Walma EP, Wiersma Tj. NHG-Standpunt Diagnostiek en behandeling van familiaire hypercholesterolemie. Huisarts Wet 2006;49(4):202-4.

9 Diabetes mellitus en hart- en vaatziekten

Dr. A.H. Bootsma, dr. A.A.M. Zandbergen

1 Inleiding

Naar schatting hebben in Nederland 850.000 mensen diabetes mellitus. De laatste jaren is er door de ruimere aandacht voor diabetes onder de bevolking en onder zorgverleners een groot aantal patiënten, dat nog onbekend was met diabetes, onder behandeling gekomen. Dit betreft vrijwel allemaal patiënten met diabetes mellitus type 2 (DM2). DM2 kan lang symptoomarm verlopen en daardoor lang onopgemerkt blijven. Mede daarom openbaart DM2 zich helaas nog frequent met een cardiovasculaire gebeurtenis zoals een myocardinfarct. Case finding onder mensen met een hoog risico op diabetes, zoals gesuggereerd in de NHG-Standaard Diabetes mellitus type 2 (M01) (zie tabel 9.1) kan tijdige preventieve behandeling mogelijk maken. Aangetoond is dat met preventieve behandeling minstens 50 procent risicoreductie kan worden bereikt, waarbij behandeling van de vrijwel altijd aanwezige hoge bloeddruk en dyslipidemie belangrijker blijkt dan behandeling van de hyperglykemie.

Het grote aantal patiënten en het grotendeels preventieve karakter van de behandeling maken dat in toenemende mate een beroep op de huisarts wordt gedaan om de zorg voor patiënten met diabetes mellitus op zich te nemen. Diabetes mellitus is bovendien een chronische ziekte waarmee geleefd kan maar ook moet worden. Het komt geregeld voor dat juist hierover advies en ondersteuning nodig zijn. Ook daarin kan de huisarts een rol spelen op grond van zijn oriëntatie op de mens in zijn omgeving. Door het grote aantal patiënten en onder druk van financiers in de gezondheidszorg is de druk om via protocollering de doelmatigheid van de zorg te verbeteren groot. Bij iedere patiënt met diabetes mellitus dient een cardiovasculair risicoprofiel te worden gemaakt om zijn absolute risico te kunnen inschatten en om inzicht te krijgen in de behandelbare risicofactoren (tabel 9.2).

Zoals uit diverse recente interventietrials is gebleken, is een optimale bloedglucoseregulatie alleen niet voldoende om complicaties te voorkomen. Vooral ten aanzien van de preventie van macrovasculaire complicaties is de invloed van optimale bloedglucoseregulatie beperkt gebleken. Met een be-

Tabel 9.1	Richtlijn voor het opsporen van personen met een verhoogde kans op het ontwikkelen van DM2.*

- klachten of aandoeningen die het gevolg kunnen zijn van diabetes mellitus (dorst, polyurie, vermagering, pruritus vulvae op oudere leeftijd, mononeuropathie, neurogene pijn en sensibiliteitsstoornissen)
- personen ouder dan 45 jaar
- diabetes mellitus type 2 (DM2) bij eerstegraadsfamilieleden
- hypertensie
- manifeste hart- en vaatziekten (HVZ)
- vetstofwisselingsziekten
- van Turkse, Marokkaanse of Surinaamse afkomst. Bij personen van Hindostaanse afkomst wordt een leeftijdsgrens van 45 jaar aangehouden
- body mass index (BMI) > 27

* Bij genoemde personen wordt geadviseerd om driejaarlijks de bloedglucosewaarde te bepalen.

Tabel 9.2	Vaststellen van risicoprofiel bij patiënt met diabetes mellitus.

- inventarisatie van prevalente cardiovasculaire pathologie (angina pectoris, myocardinfarct, hartfalen, cerebrovasculair accident (CVA), transient ischaemic attack (TIA), claudicatio intermittens)
- inventarisatie van HVZ bij eerstegraadsfamilieleden voor het 60e levensjaar
- leefstijlinventarisatie: roken, alcohol, lichamelijke activiteit, voedingsgewoonten
- lichamelijk onderzoek: bloeddruk, lengte, gewicht, BMI, buikomvang
- laboratoriumonderzoek: HbA1c, lipiden (nuchter totaal, high-densitylipoproteïne- en low-densitylipoproteïne-cholesterol (HDL- en LDL-C), triglyceriden), serumcreatinine, albumine-creatinineratio in ochtendurine)

handeling gericht op alle aanwezige risicofactoren, zoals in de zorgstandaard van de Nederlandse Diabetes Federatie (NDF) wordt aanbevolen, is deze preventie wel goed mogelijk. Daarbij moet de bloedglucoseregulatie zeker niet verwaarloosd worden, omdat dankzij een goede bloedglucoseregulatie de microvasculaire complicaties retinopathie, nefropathie en neuropathie, die evenals de macrovasculaire complicaties tot een groot verlies aan kwaliteit van leven kunnen leiden, deels kunnen worden voorkomen.

In dit hoofdstuk komt preventie van HVZ bij patiënten met diabetes mellitus aan de orde. 'Macrovasculaire complicaties' zijn verantwoordelijk voor het grootste deel van de morbiditeit en mortaliteit bij diabetes mellitus. Als gevolg van ons leef- en eetpatroon en de toegenomen levensverwachting zijn patiënten met DM2 de snelst groeiende groep met een sterk verhoogd risico van HVZ.

2 Advanced Glycation Endproducts

De glycering (versuikering) van hemoglobine (HbA1c) is het bekendste Advanced Glycation Endproduct (AGE). Echter ook andere eiwitten, lipiden en DNA kunnen getransformeerd worden tot AGE's en daardoor een deel van hun functie verliezen. AGE's weerspiegelen daarmee niet alleen de metabole regulatie, maar spelen ook een rol in de pathogenese van micro- en macrovasculaire complicaties.

AGE's ontstaan doordat suikers reageren met reactieve aminogroepen. Hierdoor ontstaan Schiffse basen en Amadoriproducten als intermediairs voor reacties die uiteindelijk leiden tot de vorming van irreversibel geglyceerde eindproducten, de AGE's. Deze AGE's ontstaan zowel extracellulair als intracellulair. Extracellulaire AGE's van collageen en extracellulaire matrixeiwitten in de wand van bloedvaten leiden onder meer tot verlies van vaatwandelasticiteit en een toegenomen permeabiliteit van de basaalmembraan. In de grote geleidingsbloedvaten kan dit resulteren in een verhoogde vaatwandstijfheid, in de nier tot albuminurie en in het oog tot diabetische retinopathie. Extracellulaire AGE's kunnen reageren met zogenaamde AGE-receptoren. Binding aan deze receptoren stimuleert ontstekingsprocessen door productie van pro-inflammatoire ontstekingsfactoren (cytokinen). Deze ontstekingsprocessen veroorzaken onder meer endotheeldisfunctie, hetgeen een cruciale initiële stap is in de pathogenese van atherosclerose en derhalve van macrovasculaire complicaties.

De productie van alle AGE's kan, vergelijkbaar met de daling van het HbA1c, worden geremd door een optimale bloedglucoseregulatie. Daarnaast wordt onderzoek verricht naar middelen waarmee het ontstaan van AGE's of de binding van AGE's aan AGE-receptoren kan worden beïnvloed. Hetzelfde geldt voor middelen die reeds gevormde AGE's kunnen afbreken, de zogenaamde AGE-breakers. Wellicht vinden dergelijke middelen in de toekomst een klinische toepassing, maar momenteel is optimale bloedglucoseregulatie de enige manier om de vorming van AGE's tegen te gaan.

3 Dyslipidemie

Dyslipidemie bij diabetes mellitus kenmerkt zich door zowel kwantitatieve als kwalitatieve veranderingen van de lipoproteïnen, waardoor een (sterk) atherogeen lipidenspectrum ontstaat. Een kenmerkend lipidenprofiel bij DM2 is een verhoogd triglyceriden, een verlaagd HDL-C- en een normaal of licht verhoogd totaal LDL-C-gehalte, waarbij de ratio van het totaal- en HDL-C verhoogd is. De LDL-deeltjes zijn kleiner (small dense LDL) en atherogener, waardoor een verhoogde oxideerbaarheid en grotere gevoeligheid bestaan voor glycatie. Ieder LDL-deeltje bevat een apo B-lipoproteïne. Hiermee is de concentratie van apo B een weerspiegeling van het totale aantal LDL-deeltjes en daarmee zeker bij diabetes mellitus een betere maat voor de dyslipidemie dan het LDL-C-gehalte. Ondanks deze superioriteit wordt apo B in de dagelijkse praktijk wegens onwetendheid of gebrek aan ervaring niet gebruikt. De serumconcentratie van totaalcholesterol, HDL-C en triglyceriden wordt direct gemeten. De LDL-C-concentratie kan worden gemeten, maar wordt veelal berekend met de formule volgens Friedewald:

LDL-C = totaalcholesterol − HDL-C − [triglyceriden × 0,45]

Met deze formule wordt het LDL-C-gehalte meestal goed geschat, echter bij een triglyceridenconcentratie > 4 mmol/l, die nogal eens voorkomt bij hyperglykemie, wordt met deze formule het werkelijke LDL-C-gehalte onderschat. Naast de gebruikelijke factoren voor dyslipidemie, zoals overgewicht, verkeerde voeding en aanleg, spelen insulinedeficiëntie en/of insulineresistentie een centrale rol bij het ontstaan van bovengenoemd atherogeen lipidenprofiel.

Bij een goed ingestelde DM1 is er meestal geen dyslipidemie. Wel kan er bij ontregeling van de DM1 door het absolute insulinetekort een uitgesproken hypertriglyceridemie ontstaan door verminderde activiteit van het enzym lipoproteïnelipase (LPL). LPL is gelokaliseerd op het endotheel en is noodzakelijk voor de verwijdering van triglyceriden uit chylomicronen en de triglyceriderijke very-low-densitylipoproteïne (VLDL-)deeltjes. De activiteit van LPL is afhankelijk van insuline.

DM2 kenmerkt zich door een combinatie van insulineresistentie en een (relatief) tekort aan insuline. Door de insulineresistentie is de dyslipidemie bij DM2 niet te normaliseren door insulinesuppletie. De hypertriglyceridemie bij DM2 wordt vooral bepaald door een verhoogde VLDL-productie door de lever, onder invloed van een verhoogd aanbod van vrije vetzuren. Door de insulineresistentie wordt de flux van vrije vetzuren uit het viscerale vet door insuline onvoldoende geremd. Hierdoor is het aanbod van vrije vetzuren aan de lever via de portale circulatie verhoogd. Tevens is de activiteit van het LPL verminderd (zie boven). Verminderde LPL-activiteit leidt tot een verminderde afbraak van VLDL-partikels, waardoor hypertriglyceridemie ontstaat en er tegelijkertijd minder bouwstenen beschikbaar zijn voor HDL-vorming. Onder invloed van het cholesterol ester transfer protein (CETP) worden in de circulatie triglyceriden uit VLDL uitgewisseld met cholesterol uit HDL. De toegenomen triglyceridenconcentratie in het HDL leidt tot een versnelde klaring van het HDL en daardoor tot een lagere HDL-concentratie. De verhoogde flux van vrije vetzuren naar de lever draagt tevens bij aan het ontstaan van de non-alcoholische vetlever die frequent bij DM2 wordt gezien.

3.1 Behandeling

Niet-medicamenteuze behandeling

Diabetische dyslipidemie is een extra argument om patiënten aan te sporen te streven naar een BMI van 25 of lager en naar een optimale bloedglucoseregulatie. Lichaamsbeweging heeft eveneens een gunstig effect op het lipidenspectrum en het is aan te bevelen ten minste driemaal per week een halfuur te sporten. Alcoholconsumptie dient beperkt te blijven tot maximaal twee tot drie eenheden per dag bij mannen en een tot twee eenheden per dag voor vrouwen.

Medicamenteuze behandeling

HMG-CoA-reductaseremmers ofwel statines zijn eerste keus bij de behandeling van diabetische dyslipidemie. Door statines wordt de verhoogde VLDL-productie door de lever geremd en neemt de klaring van LDL-cholesterol toe. Globaal kan gesteld worden dat statines een relatieve risicoreductie geven van HVZ van ruim 25 procent. De absolute risicoreductie is uiteraard afhankelijk van het absolute a priori risico. De NHG-Standaard Diabetes mellitus adviseert iedereen met diabetes, ongeacht de cholesterolwaarden, te behandelen met een statine, tenzij de patiënt daarvan afziet of de indicatie voor die individuele patiënt minder strikt is. Dat laatste is het geval bij niet-rokende vrouwen tot 60 jaar en niet-rokende mannen tot 50 jaar met een diabetesduur korter dan tien jaar, een goede glykemische instelling (Hba1c < 7%), een goede bloeddruk en geen albuminurie. Bij deze patiënten kan in overleg besloten worden al of niet te starten met statine.

De streefwaarde is een LDL-C lager dan 2,5 mmol/l. Bij mensen met een HbA1c hoger dan 8,5 procent wordt het LDL onderschat en is de alternatieve streefwaarde een totaalcholesterol lager dan 4,5 mmol/l. Secundaire streefwaarden zijn een triglyceridengehalte lager dan 2,0 mmol/l en een HDL-C hoger dan 1,0 mmol/l voor mannen en hoger dan 1,1 mmol/l voor vrouwen. In de praktijk kunnen deze waarden het best nagestreefd worden door leefstijlaanpassingen (lichaamsbeweging en beperking alcoholgebruik). Bij een triglyceridengehalte boven 4 mmol/l bij goede glykemische regulatie en een gezonde leefstijl kan aanvullende behandeling met fibraten overwogen worden. Indien fibraten in combinatie met statines worden voorgeschreven, dient regelmatig het creatinekinase(CK-)gehalte te worden gecontroleerd wegens een verhoogde kans op myopathie.

4 Hypertensie

De prevalentie van hypertensie is verhoogd bij patiënten met diabetes mellitus. De cumulatieve prevalentie van hypertensie bij DM1 wordt geschat op hoger dan 50 procent, en op hoger dan 70 procent bij DM2. In het bijzonder bij DM1 is er een sterke associatie tussen de aanwezigheid en de ernst van de diabetische nefropathie en hypertensie: 15 tot 25 procent van de patiënten met microalbuminurie heeft hypertensie, terwijl dit percentage tussen de 75 en 85 ligt bij patiënten met macroalbuminurie en/of een verminderde nierfunctie. Hieruit volgt dat de prevalentie van hypertensie sterk stijgt met het aantal jaren dat DM1 aanwezig is: ongeveer 5 procent na tien jaar, 33 procent na twintig jaar en 70 procent na veertig jaar. Of hypertensie het gevolg is of oorzaak van de nefropathie is niet altijd duidelijk.

Bij DM2 is hypertensie veel minder duidelijk geassocieerd met nefropathie. Het grootste deel van de DM2-patiënten heeft al hypertensie ten tijde van het stellen van de diagnose. Bij ongeveer de helft wordt dan nog geen microalbuminurie of een andere uiting van diabetische nefropathie vastgesteld. Zoals ook bij primaire hypertensie is bij DM2 de aanwezigheid van hypertensie gerelateerd aan obesitas.

4.1 Pathogenese

Hypertensie bij diabetes mellitus is multifactorieel bepaald. Hyperinsulinemie en insulineresistentie spelen een belangrijke rol. De verhoogde insulinespiegels (bij DM1 het gevolg van exogene insulinetoediening en bij DM2 het gevolg van toegenomen endogene insulineproductie vanwege de insulineresistentie) hebben de volgende bloeddrukverhogende effecten:
– toename van lichaamsgewicht;
– activatie van het sympathische zenuwstelsel;
– water- en zoutretentie;
– bevorderen van endotheeldisfunctie.

Water- en zoutretentie wordt bij diabetes niet alleen veroorzaakt door verhoogde insulinespiegels, maar ook door de toegenomen tubulaire filtratie van glucose; bij een milde hyperglykemie wordt glucose, samen met natrium, teruggeresorbeerd in de proximale tubulus. Door eerdergenoemde AGE's neemt bij patiënten met een gestoorde bloedglucosehuishouding of manifeste diabetes mellitus de vaatwandstijfheid toe, daarnaast is de vaatwand gevoeliger voor vasoactieve stoffen. Beide factoren kunnen een verdere stijging van de bloeddruk induceren.

4.2 Behandeling

Doel en streefwaarden

Vroegtijdige behandeling van hypertensie bij patiënten met diabetes mellitus is niet alleen belangrijk om het risico van cardiovasculaire complicaties te verkleinen, maar ook het risico van nefropathie en retinopathie. De United Kingdom Prospective Diabetes Study (UKPDS) toonde bij DM2 een risicoreductie van complicaties van 12 procent aan bij een systolische bloeddrukdaling van 10 mmHg. Ter preventie van de macrovasculaire complicaties blijkt een goede bloeddrukregulatie belangrijker te zijn dan een strikte bloedglucoseregulatie. Een gecombineerde behandeling van de verschillende cardiovasculaire risicofactoren is het meest effectief.

De streefwaarden voor bloeddrukbehandeling werden in 1999 door de Wereldgezondheidsorganisatie (WHO) gesteld op een bloeddruk onder de 130/80 mmHg voor patiënten met diabetes mellitus. De NHG-Standaard (2006) hanteert een streefwaarde van de systolische bloeddruk van onder de 140 mmHg bij patiënten met diabetes mellitus.

Niet-medicamenteuze behandeling

De volgende niet-medicamenteuze adviezen dienen altijd gegeven te worden:
- stoppen met roken;
- voldoende lichaamsbeweging;
- gewichtsreductie bij overgewicht;
- voedingsadviezen: richtlijnen gezonde voeding en beperken zout-(natrium)inname.

Medicamenteuze behandeling

Preventie van cardiovasculaire complicaties is aangetoond voor verschillende soorten antihypertensiva. Veelal is een combinatietherapie nodig om de streefwaarden te behalen. Bij de keuze moet rekening gehouden worden met onder meer de comorbiditeit.

Bij DM1 zijn de remmers van het renine-angiotensine-aldosteronsysteem (RAAS), de angiotensine-converting enzyme (ACE-)remmers en angiotensine II-receptorantagonisten de middelen van eerste keus, vanwege de sterke relatie tussen hypertensie en nefropathie. Aangezien de meeste studies naar cardio- en renoprotectieve effecten bij DM1 verricht zijn met de ACE-remmers, hebben deze de voorkeur. Bij bijwerkingen (kriebelhoest) kunnen angiotensine II-receptorantagonisten worden gebruikt. Het toevoegen van een thiazidediureticum versterkt de werking van ACE-remmers en angiotensine II-antagonisten. Bètablokkers zijn geïndiceerd bij manifeste macrovasculaire complicaties, zoals na een myocardinfarct, en kunnen tevens gebruikt worden in combinatie met ACE-remmers voor verdere bloeddrukdaling. Indien nodig kan een volgende stap het toevoegen van een calciumantagonist zijn.

De hypertensiebehandeling van patiënten met DM2 hangt volgens de huidige NHG-Standaard (2006) af van het al dan niet bestaan van (micro)-albuminurie. Zonder microalbuminurie wordt eerst gestart met een thiazidediureticum, indien nodig gecombineerd met een remmer van het renine-angiotensinesysteem (RAS). Hoewel de meeste klinische studies bij DM2 zijn verricht met angiotensine II-receptorantagonisten, adviseert de NHG-Standaard in eerste instantie te starten met een ACE-remmer, en bij bijwerkingen over te gaan op een angiotensine II-receptorantagonist. Het kostenaspect en de veronderstelling van een gelijkwaardig beschermend effect van beide middelen spelen hierbij een rol. Als derde middel kan een bètablokker of calciumantagonist worden toegevoegd, afhankelijk van de comorbiditeit. Bij patiënten met microalbuminurie wordt gestart met een RAS-remmer, en komen thiazide en bètablokkers of calciumantagonisten op de tweede respectievelijk derde plaats.

Verwijzing naar een specialist wordt aanbevolen indien de bloeddruk niet tot de streefwaarde verlaagd kan worden met een combinatiebehandeling van drie soorten antihypertensiva. Opgemerkt kan worden dat het vooral bij oudere patiënten met diabetes mellitus door de toegenomen stijfheid van onder andere de aorta vaak lastig is om de systolische bloeddruk tot onder 140 mmHg, laat staan onder 130 mmHg te laten dalen.

Nierfunctiecontrole is geïndiceerd vóór en twee weken na het starten met een RAS-remmer. Tijdens gebruik van thiazidediuretica moet men alert zijn op de ontwikkeling van een hypokaliëmie of hyponatriëmie.

5 Microvasculaire complicaties

5.1 Retinopathie

Van alle patiënten met diabetes mellitus ontwikkelt 40 procent diabetische retinopathie, een verzamelnaam voor alle vormen van microvasculaire netvliesschade ten gevolge van diabetes. In de westerse wereld is diabetische retinopathie de belangrijkste oorzaak van blindheid bij volwassenen. Belangrijke risicofactoren voor het ontstaan van diabetische retinopathie zijn een langere duur van de diabetes, afkomst (verhoogd risico bij Hindostanen en personen van Afrikaanse afkomst), slechte glykemische instelling, hypertensie (met name systolische hypertensie), puberteit (ten gevolge van de hormonale schommelingen) en zwangerschap (ten gevolge van vaak snelle en sterke daling van bloedglucosespiegels). Verder is albuminurie geassocieerd met retinopathie.

Diabetische retinopathie wordt ingedeeld in niet-proliferatieve retinopathie, diabetische maculopathie en proliferatieve retinopathie. De niet-proliferatieve fase kenmerkt zich door het ontstaan van capillaire hyperdilatatie, microaneurysmata, exsudaten en bloedinkjes in de retina. Zolang deze afwijkingen niet voorkomen in de nabijheid van de fovea centralis veroorzaken zij geen visusstoornissen. Visusstoornissen treden op wanneer vochtlekkage ontstaat uit de microaneurysmata in het maculagebied, in of vlak bij de fovea. Langdurig maculaoedeem leidt tot irreversibele maculopathie met vaak ernstige visusdaling. Ischemische veranderingen in de retina leiden tot vaatnieuwvorming (neovascularisatie) waardoor het beeld van een proliferatieve retinopathie kan ontstaan. De nieuwgevormde bloedvaatjes groeien op in plaats van in het netvlies, bloeden gemakkelijk en kunnen leiden tot netvliesloslating door verlittekening van meegroeiende bindweefselstrengen. Vaatnieuwvorming kan ook optreden in het voorste oogsegment. Uitbreiding ervan tot in de kamerhoek kan verhoogde oogboldruk en neovasculair glaucoom veroorzaken door afvloedbelemmering van kamerwater. De fase van proliferatieve retinopathie kan door de patiënt lange tijd onopgemerkt blijven en tot ernstige asymptomatische afwijkingen leiden. Als er preretinale bloedingen optreden, worden deze door de patiënt vaak beschreven als het waarnemen van vlokken of gordijnen voor de ogen.

Aangezien diabetische retinopathie kan leiden tot irreversibele schade zonder dat de patiënt dit bemerkt, dient screening inclusief funduscopisch onderzoek om de een of twee jaar plaats te vinden. Bij patiënten met DM1 moet de eerste screening verricht zijn vijf jaar na het stellen van de diagnose, of maximaal twee jaar na het begin van de puberteit. Bij patiënten met DM2 moet de eerste screening zo spoedig mogelijk verricht worden nadat de diagnose is gesteld. De behandeling is gericht op preventie van progressie van retinopathie en het voorkomen van visusdaling, en bestaat naast specifieke oogheelkundige therapie zoals lasercoagulatie, uit strikte metabole regulatie en het zo goed mogelijk behandelen van andere risicofactoren zoals hypertensie.

5.2 Nefropathie

De term diabetische nefropathie omvat elke vorm van nierschade ten gevolge van diabetes mellitus, in ernst variërend van microalbuminurie tot terminale nierinsufficiëntie. Naar schatting ontwikkelt 25 tot 40 procent van de patiënten met DM1 en DM2 een vorm van diabetische nefropathie. In de westerse wereld is diabetes mellitus de belangrijkste oorzaak van terminale nierinsufficiëntie. Behalve een slechte bloedglucoseregulatie zijn de belangrijkste risicofactoren voor het ontwikkelen van diabetische nefropathie: hypertensie, dyslipidemie, roken en genetische factoren (Hindostanen en personen van het negroïde ras hebben een hoger risico van nefropathie).

De NHG-Standaard adviseert een jaarlijks urineonderzoek van de diabetespatiënt op eiwituitscheiding (albuminurie) en creatinine. Verschillende meetmethoden en eenheden worden gebruikt. Hoewel de gouden standaard het meten van de eiwituitscheiding in 24-uursurine is, kan voor de jaarlijkse screening in de huisartsenpraktijk het meten in ochtendurine volstaan. Een normale eiwituitscheiding (normoalbuminurie) in de urine is minder dan 20 mg/l. Een lichte mate van eiwitverlies in de urine wordt microalbuminurie genoemd en kan nog niet gedetecteerd worden met de gebruikelijke eiwitindicatorstrips. Meer dan 200 mg/l albumine-excretie in de urine wordt macroalbuminurie genoemd (tabel 9.3).

Tabel 9.3	Albumine-uitscheiding in de urine.			
	portie urine albumine/creatinineratio (mg/mmol)	portie urine (mg/l)	'getimede' urine' (µg/min)	24-uurs-urine (mg/24 uur)
normoalbuminurie	m < 2,5 v < 3,5	< 20	< 20	< 30
microalbuminurie	m 2,5-25 v 3,5-35	20-200	20-200	30-300
macroalbuminurie	m > 25 v > 35	> 200	> 200	> 300

Bij de interpretatie van de uitslag van het urineonderzoek moet rekening gehouden worden met een grote intra-individuele variatie, en verhoging van albuminurie door koorts, urineweginfecties en zware lichamelijk inspanning. De NHG-Standaard (2006) adviseert bij een voor het eerst gemeten albuminurie het onderzoek een tot twee weken later te herhalen, alvorens tot behandeling over te gaan.

In het stadium van microalbuminurie is de glomerulaire filtratiesnelheid (glomerular filtration rate; GFR) meestal nog normaal; de bloeddruk kan normaal zijn of begint te stijgen. Met strikte bloedglucoseregulatie, leefstijlmaatregelen (zoutbeperking, niet roken), en behandeling met een RAS-remmer (ook bij normotensieve patiënten) kunnen microalbuminurie en progressie van structurele nierschade afnemen, waarbij de GFR stabiliseert. In het stadium van macroalbuminurie is er evidente nierschade en daalt de GFR per jaar met gemiddeld 10 ml per minuut. Er is vrijwel altijd sprake van hypertensie. Optimale behandeling van de bloeddruk (zie ook betreffende paragraaf), maximale RAS-remming met behulp van ACE-remmers of angiotensine II-receptorantagonisten, strikte bloedglucoseregulatie en leefstijladviezen zijn gericht op remming van de nierschade en albuminurie. Bij een creatinineklaring minder dan 60 ml per minuut wordt geadviseerd een internist met nefrologische belangstelling of een nefroloog te consulteren voor aanvullende behandeling met bijvoorbeeld erytropoëtine en fosfaatbinders; bij een creatinineklaring minder dan 30 ml per minuut moet de patiënt verwezen worden naar een nefroloog.

(Micro)albuminurie is niet alleen de eerste klinische uiting van diabetische nefropathie, maar is tevens een onafhankelijke voorspeller voor het optreden van HVZ. Bij patiënten met (elk stadium van) diabetische nefropathie moeten dan ook alle cardiovasculaire risicofactoren strikt gecontroleerd en behandeld worden. Desondanks overlijden veel diabeten (met name DM2) aan een cardiovasculaire complicatie voordat terminale nierinsufficiëntie is ontstaan.

5.3 Neuropathie

In de westerse wereld is diabetes mellitus de meest voorkomende oorzaak van neuropathie. Zowel bij DM1 als bij DM2 hangt de prevalentie van neuropathie nauw samen met de duur van de diabetes. Globaal kan gesteld worden dat 50 procent van alle diabetespatiënten na 25 jaar een vorm van neuropathie heeft ontwikkeld.

Diabetes mellitus kan de sensibele, de motorische alsmede de autonome zenuwvezels aantasten. Verschijnselen van sensibele neuropathie zijn onder andere pijn en tintelingen, stoornissen in de temperatuur- en tastzin, gevoelsvermindering van de huid en verlies van proprioceptie. Motorische neuropathie kan zwakte en atrofie veroorzaken van de intrinsieke spieren van voeten en handen, waardoor standsafwijkingen en coördinatiestoornissen kunnen ontstaan. Bij autonome neuropathie kunnen zowel de sympathische als de parasympathische zenuwvezels beschadigd zijn, waardoor een groot aantal functiestoornissen en symptomen kan optreden zoals verminderde zweetsecretie, vasculaire stoornissen van de huid, passagestoornissen in de tractus digestivus, mictiestoornissen, seksuele disfunctie en orthostatische hypotensie. Diabetische neuropathie kan leiden tot ernstige morbiditeit en complicaties, waaronder recidiverende infecties, diabetische voet en amputaties.

De meest gebruikte indeling van diabetische neuropathie is gebaseerd op topografie, waarbij sprake is van veel overlappende uitingsvormen (tabel 9.4).

Tabel 9.4	Indeling diabetische neuropathie
locatie	vorm van neuropathie
distale symmetrische polyneuropathie	voornamelijk sensibel
	voornamelijk motorisch
	gemengd sensibel, motorisch, autonoom
proximale motorische neuropathie	motorisch
(diabetische amyotrofie)	
focale en multifocale neuropathie	neuropathie hersenzenuwen
	mononeuropathie

De meest voorkomende vorm van diabetische neuropathie is de distale symmetrische polyneuropathie van de onderbenen, waarbij voornamelijk de sensibele zenuwvezels zijn aangedaan. De eerste klinische uitingen bij lichamelijk onderzoek zijn afname van de vibratiezin en verandering van de proprioceptie. De belangrijkste klachten van de patiënt zijn gevoelsstoornissen zoals gevoelsvermindering, pijn en paresthesieën.

In een vroeg stadium van diabetische neuropathie kan regressie of in ieder geval remming van progressie verkregen worden door optimale metabole regulatie. In een verder gevorderd stadium is de behandeling voornamelijk symptomatisch en gericht op het voorkomen van complicaties. Goede voorlichting en uitgebreide preventieve maatregelen zijn essentieel om het risico op het ontstaan van een diabetische voet te verkleinen. De patiënt dient als volgt geïnstrueerd te worden:
– dagelijkse inspectie van voeten en nagels op wondjes en verwondingen;
– goede verzorging van de voeten: goed afdrogen, verzorging nagels en eelt;
– dagelijkse inspectie van de schoenen op onregelmatigheden;
– dragen van goed passende sokken en schoenen.

Voor pijnbestrijding kan gebruikgemaakt worden van gewone pijnstillers en indien nodig tricyclische antidepressiva of anti-epileptica. Ulceraties en infecties dienen onmiddellijk en multidisciplinair behandeld te worden.

Patiënt met diabetes mellitus en amputatie wegens perifeer arterieel vaatlijden

C.L. van Dalsen

Casus

Arnold Leidekker, gepensioneerd vertegenwoordiger, is 66 jaar en heeft sinds 33 jaar een met insuline behandelde diabetes mellitus type 2. Hij bezoekt het spreekuur van de huisarts in verband met sinds een aantal dagen bestaande pijn, zwelling en roodheid van de rechter voet met sinds vanmorgen toename van de klachten en een donker verkleurde kleine teen.

Een oudere patiënt met diabetes mellitus en claudicatio intermittens die al lange tijd gevolgd wordt met een sterk verhoogd risico op hart- en vaatziekten presenteert zich met een bedreigde voet. Anamnese, onderzoek en de behandeling door de huisarts kunnen nu kort zijn: deze patiënt moet snel naar de vaatchirurg! Maar wat ging eraan vooraf?

Arnold Leidekker heeft een bewogen arbeidsleven achter de rug met veel stress, diverse wisselingen van baan, verhuizingen en langere perioden van werkloosheid en arbeidsongeschiktheid. In zijn persoonlijke leven heeft hij onder andere een pijnlijke echtscheiding en de uitgebreide problematiek van een aangenomen, autistische, zwakbegaafde zoon meegemaakt. Sinds zijn achttiende rookt hij gemiddeld een pakje per dag en drinkt hij regelmatig alcohol, maar gemiddeld niet meer dan drie glazen per dag. Zijn ziektegeschiedenis vermeldt veel discontinuïteit in de controles door de internist van zijn 33 jaar bestaande met insuline behandelde diabetes mellitus, vooral door privéomstandigheden. Zijn suikerwaarden zijn door de tijd heen onvoldoende in te stellen geweest met regelmatige hypo- en hyperglykemieën. Zijn gemiddelde gewicht bedraagt circa 90 kg zonder al te veel schommelingen bij een lengte van 1,80 m (BMI 28). Hij heeft sinds 25 jaar hypertensie waarvoor hij meerdere antihypertensiva gebruikt. Zijn lipiden zijn matig verhoogd en worden behandeld met een statine. De therapietrouw is matig, de controles bij de internist en diabetesverpleegkundige worden dikwijls verschoven of afgezegd. Sinds vijftien jaar is hij bekend met een diabetische polyneuropathie. Sinds tien jaar heeft hij een diabetische retinopathie waarvoor hij onder controle staat van de oogarts. Sinds zeven jaar zijn er aanwijzingen voor een nefropathie en claudicatio intermittens van het rechter been. Vijf jaar geleden werd hij door de cardioloog opgenomen met angina pectoris waarbij tijdens opname ondanks een hoog cardiaal risico geen ischemie werd vastgesteld. Uit de specialistenbrieven blijkt dat herhaaldelijk en dringend is geadviseerd het roken te staken. Ondanks veel pogingen met en zonder begeleiding van hulpverleners en hulpmiddelen lukte dat niet evenals afvallen. De overige medische voorgeschiedenis vermeldt radiculaire klachten bij spondylartrose, een ulcus duodenum en wondjes door matige verzorging aan de voeten. Meneer Leidekker gebruikt diverse geneesmiddelen. Naast insuline zijn dat carbasalaatcalcium, antihypertensiva, een statine, een nitraat, een protonpompremmer en analgetica.

Zijn huidige klachten bestaan uit een sinds enkele weken bestaand wondje bij de kleine teen van zijn rechter voet. Hij heeft dat zelf behandeld met een bij de drogist gekocht zalfje. Sinds enkele dagen is de voet pijnlijker, dik en rood. Vanmorgen zijn de klachten verder verergerd en kleurde de kleine teen donkerder. Hij draagt sloffen vanwege de pijn. De familieanamnese is positief wat hart- en vaatziekten betreft. Zijn ouders zijn beiden overleden. Vader was ook een stugge roker en is overleden aan een hartinfarct op zijn 65e. Hij tobde ook altijd met zijn benen. Zijn moeder had suikerziekte gekregen op latere leeftijd. Zij was erg zwaar en rookte ook. Ze overleed aan een beroerte op 66-jarige leeftijd. Broers en zussen heeft hij niet. Hij heeft geen eigen kinderen, wel een uit Zuid-Amerika geadopteerde autistische zoon.

De huisarts schrikt als hij bij lichamelijk onderzoek de voet ziet. Er is sprake van een rode en pijnlijk oedemateuze voet met een donkergekleurde, gangreneuze vijfde teen. De tenen voelen koud aan. De voetarteriën pulseren beiderzijds niet. Er is geen aanwijzing voor een aneurysma van de aorta abdominalis. De lichaamstemperatuur is licht verhoogd, maar meneer Leidekker toont niet ziek. De bloeddruk is rond de 150/90 mmHg. Onderzoek van het hart levert geen bijzonderheden op. Er is enig oedeem aan de onderbenen. Het niet nuchtere glucose bedraagt 10,3 mmol/l. De laatste Hba1C bedroeg 7,9 %. De conclusie is dat er sprake is van een diabetische voet met beginnende necrose van de vijfde teen. De huisarts overlegt met de vaatchirurg van het lokale ziekenhuis en stuurt meneer Leidekker direct door naar de afdeling Spoedeisende Hulp.

De vaatchirurg stelt dezelfde diagnose. Op de röntgenfoto is er sprake van osteomyelitis van het os metatarsale V. De duplexscan (combinatie van echografie en doppleronderzoek) en angiografie tonen dat de arteriële voorziening van het rechter been insufficiënt is. Meneer Leidekker wordt opgenomen en behandeld met antibiotica. Een dag later wordt een popliteale bypass verricht en een vijfde straalresectie van de voet. Hij herstelt volledig.

Een halfjaar later na een periode van verven en schuren thuis ontstaat vrij plotseling bij meneer Leidekker een nieuwe necrose op basis van een wondje van de vierde teen van de rechtervoet. Omdat hij pas na twee weken (!) de chirurg consulteert – de huisarts wordt niet bezocht – heeft de necrose zich nodeloos uitgebreid. Bij beeldvormend onderzoek wordt een occlusie van de bypass vastgesteld. Er vinden met spoed mislukte pogingen tot trombolyse en percutane transluminale angioplastiek (PTA) plaats. Hierna wordt een inflowprocedure verricht door middel van een aortafemorale bypass. Helaas heeft ook deze interventie geen duidelijk effect: de necrose breidt zich snel uit naar de gehele voet. Daarbij is er sprake van ernstige oedeemvorming en veel pijn. De voet stinkt. Uiteindelijk wordt besloten tot een exarticulatie van het rechter onderbeen. Daarna volgt een lange periode van revalidatie in het revalidatiecentrum met diverse stomp- en protheseproblemen. Meneer Leidekker kan na vier maanden naar huis met hulp van de thuis- en mantelzorg. Thuis is de begeleiding geïntensiveerd, nu ook met hulp van de praktijkverpleegkundige. Zij regelt met de partner de afspraken en belt na als meneer Leidekker onverhoopt niet verschijnt. De controles, ook bij de internist en de diabetesverpleegkundige, worden veel minder vaak verschoven of afgezegd. De therapietrouw is verbeterd. Meneer Leidekker vindt het heel moeilijk om van levensstijl te veranderen. Hij rookt minder, maar stoppen is niet gelukt. Hij is vier kilo afgevallen. Zijn bloedglucosewaarden en Hba1C zijn verbeterd maar blijven te hoog. Voor zijn resterende gezondheid en het linker been wordt gevreesd.

6.1 Therapeutische mogelijkheden bij diabetespatiënten met perifeer arterieel vaatlijden

Bij oudere patiënten is diabetes mellitus een belangrijke risicofactor voor HVZ. Door een combinatie van verschillende risicofactoren hebben patiënten met diabetes mellitus een twee- tot viermaal hoger risico op cardiovasculaire aandoeningen dan de gemiddelde bevolking. HVZ zijn al vele jaren de belangrijkste doodsoorzaak in Nederland. Eén op drie Nederlanders sterft aan een HVZ.

Perifeer arterieel vaatlijden (PAV) wordt in de NHG-Standaard gedefinieerd als atherosclerose distaal van de aortabifurcatie. Claudicatio intermittens wordt gedefinieerd als het klachtenpatroon van PAV, waarbij tijdens het lopen pijn ontstaat in de beenspieren, die verdwijnt na rust en opnieuw optreedt bij inspanning. Er wordt gesproken over kritieke ischemie als er sprake is van persisterende pijn in rust en nachtelijke pijn, eventueel met ulcera, necrose of gangreen.

In de huisartsenpraktijk ligt de prevalentie van PAV met klachten of symptomen tussen de twee en zeven per duizend patiënten. De geschatte prevalentie van PAV bij patiënten van 55 jaar en ouder is 20 procent. De prevalentie en incidentie zijn bij mannen en vrouwen vrijwel gelijk, maar mannen ontwikkelen wel eerder claudicatioklachten.

De risicofactoren voor PAV zijn over het algemeen gelijk aan die van de overige HVZ. Centraal staat het roken. Claudicatio intermittens wordt in de volkstaal wel 'rokersbenen' genoemd. Naast het roken zijn de belangrijkste risicofactoren diabetes mellitus, dyslipidemie, hyperhomocysteïnemie, een bestaande HVZ en een positieve familieanamnese voor HVZ. Omdat er bij patiënten met PAV sprake is van algemeen atherosclerotisch vaatlijden, hebben zij een sterk toegenomen risico op klinische manifestatie van cerebraal en cardiaal vaatlijden, zeker als er meer risicofactoren op HVZ (diabetes mellitus!) zijn. Ook patiënten met PAV hebben door een combinatie van verschillende risicofactoren een twee- tot viermaal hoger risico voor cardiovasculaire aandoeningen dan de gemiddelde bevolking. Volgens sommige studies zou 50 procent van de diabetespatiënten ook lijden aan PAV! Patiënten met PAV met of zonder klachten hebben een vergelijkbaar verhoogd risico van HVZ. De levensverwachting is ongeveer tien jaar korter dan die van gezonden. Van alle patiënten bij wie PAV gediagnosticeerd is, wordt 50 procent binnen vijf jaar getroffen door en hart- of herseninfarct en 28 procent overlijdt binnen dezelfde termijn aan de gevolgen van gegeneraliseerd vaatlijden. PAV leidt bij 25 procent van de patiënten binnen vijf jaar tot pijnklachten in rust en(/of) wonden met necrose. Uiteindelijk ondergaat 1,5 tot 5 procent een amputatie. Voor de morbiditeit en overleving zijn de manifestaties van atherosclerose elders in het lichaam van meer belang dan die in de perifere vaten. PAV is ten slotte nog een belangrijke oorzaak van erectiestoornissen. Bij jonge mensen kan er ook sprake zijn van een PAV op basis van een vasculitis.

Bij patiënten met risicofactoren voor HVZ maar zonder klachten of symptomen van PAV kan de diagnose alleen worden gesteld door actieve opsporing: het meten van de enkel-armindex (EAI). Op dit moment is volgens de NHG-Standaard niet duidelijk bij welke patiëntengroepen opsporing en adequate behandeling van cardiovasculaire risicofactoren (kosten)-effectief zijn, zodat hiervoor vooralsnog geen richtlijnen voor de huisartsenpraktijk gegeven kunnen worden.

Bij patiënten met diabetes mellitus dient volgens de NHG-Standaard actief onderzoek gedaan te worden naar de perifere arteriën. Zijn één of beide afwezig, dan wordt geadviseerd onderzoek te doen naar PAV en daartoe de EAI te bepalen.

Bij patiënten met diabetes mellitus richt de behandeling zich niet alleen op goede regulering van de bloedglucose, maar zeer zeker ook op de aanpak van andere cardiovasculaire risicofactoren. Daarbij gaat het om aanpassing in levensstijl en medicamenteuze behandeling. Behandeling van diabetes mellitus vermindert het risico van microvasculaire complicaties (retinopathie, neuropathie en nefropathie) en macrovasculaire complicaties (HVZ, PAV). Aanpak van overige risicofactoren vermindert het risico van macrovasculaire complicaties bij patiënten met diabetes.

Bij patiënten met PAV komt de aanpak van cardiovasculaire risicofactoren overeen met die van diabetes mellitus. De behandeling van PAV is allereerst gericht op verandering van de leefgewoonten. Stoppen met roken is essentieel vanwege het effect op de lokale klachten en de loopafstand, en ook omdat daardoor de noodzaak tot operatie en eventuele amputatie afneemt. Stoppen met roken heeft ook een gunstig effect op de andere HVZ. Regelmatig bewegen en looptraining met hulp van en gesuperviseerd door de fysiotherapeut hebben een gunstig effect op de loopafstand bij patiënten met claudicatioklachten. Omdat een patiënt met PAV door de verminderde weefseldoorstroming meer risico loopt op huidproblemen van de voeten, die door slechte genezing kunnen leiden tot gangreen en uiteindelijk amputatie, is een goede voetverzorging erg belangrijk. Eventueel kan een podotherapeut ingeschakeld worden.

Oppervlakkige, niet-geïnfecteerde ulcera die niet gelokaliseerd zijn op de voetzool kunnen in eerste instantie nog in de eerste lijn worden behandeld. Andere ulcera dienen met spoed behandeld te worden in de tweede lijn, bij voorkeur door een multidisciplinair 'voetenteam'.

Ten slotte is een goede behandeling van de eventueel aanwezige diabetes mellitus noodzakelijk.

Bij PAV worden ter preventie van andere manifestaties van atherosclerose trombocytenaggregatieremming (acetylsalicylzuur) aanbevolen. Vasodilatantia, bijvoorbeeld xantinolnicotinaat (Complamin) zijn niet effectief gebleken. Middelen als pentoxifylline (Trental) of buflomedil (Loftyl) hebben klinisch een gering effect op de loopafstand. Mogelijk kunnen ze een rol spelen bij patiënten met ernstige vormen van PAV die niet in aanmerking komen voor invasieve behandeling. Voor anticoagulantia is geen plaats bij PAV. Ze kunnen wel worden toegepast bij acute trombotische gebeurtenissen en bij de profylaxe van restenose na interventies.

Ondanks ontwikkelingen in vaatchirurgische en radiologische interventietechnieken komt uiteindelijk ongeveer 40 procent van alle patiënten met kritieke ischemie vanwege uitgebreidheid of lokalisatie van de afwijkingen niet in aanmerking voor revascularisatie en is amputatie de enige behandeloptie.

Diabetes mellitus en PAV zijn chronische aandoeningen, waarbij behalve de huisarts, praktijkverpleegkundige en diabetesverpleegkundige de diëtist en verschillende specialisten betrokken zijn. Samenwerkingsafspraken zijn van essentieel belang bij de gezamenlijke behandeling. Onderdelen van de samenwerking moeten zijn: een protocollaire opzet van zorg, een sluitend registratie-, afspraak- en oproepsysteem, samenwerkingsafspraken met betrekking tot diagnostiek, afstemming van controles en (terug)verwijzing, behandeling van risicofactoren, stoppen met roken, indicaties voor de diverse al of niet medicamenteuze behandelingen en periodieke evaluatie van al het bovenstaande. Echter, ook al lukt samenwerking volledig, is niet elke patiënt ontvankelijk voor de geboden voorlichting, strategieën voor gedragsverandering en behandeling.

Leesadvies

Bartelink ML, Stoffers HEHH, Boutens EJ, Hooi JD, Kaiser V, Boomsma LJ. NHG-Standaard Perifeer arterieel vaatlijden (eerste herziening). Huisarts Wet 2003;46(14):848-58.

Nederlandsche Internisten Vereeniging en Kwaliteitsinstituut voor de Gezondheidszorg CBO, Werkgroep Diabetische voet. Richtlijn diabetische voet. Alphen aan den Rijn: Van Zuiden Communications; 2006.

Rutten GEHM, Grauw WJC de, Nijpels G, Goudswaard AN, Uitewaal PJM, Does FEE van der, Heine RJ, Ballegooie E van, Verduijn MM, Bouma M. NHG Standaard Diabetes mellitus type 2 (tweede herziening). Huisarts Wet 2006;49(3):137-52.

Sprengers RW, Lips DJ, Bemelman M, Verhaar MC, Moll FL. Onderbeenamputatie wegens kritieke ischemie: morbiditeit, sterfte en mogelijkheden tot revalidatie. Ned Tijdschr Geneeskd 2007;151:2185-91.

7 Cardiovasculair risicomanagement bij diabetes mellitus in de praktijk van de huisarts

Dr. Y. Groeneveld

Casus

Mevrouw W, 60 jaar oud, klaagt over vaginale jeuk. De huisarts ziet bij speculumonderzoek een witte, korrelige afscheiding berustend op een infectie met *Candida albicans*. Omdat op deze leeftijd een candidavaginitis ongebruikelijk is, vermoedt de huisarts een verhoogde gevoeligheid voor deze infectie door diabetes mellitus. Met hulp van een handglucosemeter wordt het capillaire bloedglucosegehalte gemeten. De uitslag bedraagt 12,3 mmol/l. Ter bevestiging van de diagnose vindt de volgende ochtend in het laboratorium een nuchtere veneuze bloedglucosebepaling plaats met als uitslag 8,3 mmol/l. Mevrouw W heeft dus diabetes mellitus.

Diezelfde middag vertelt de huisarts mevrouw W dat ze diabetes mellitus heeft. Ze heeft wel een idee van wat het inhoudt, want haar vader kreeg na zijn pensionering ook diabetes. In haar beleving gaat het niet om een bijzonder ernstige aandoening. Haar vader had er nooit last van. Hij overleed op zijn 70e aan de gevolgen van een hartinfarct. De huisarts merkt op dat de kans op een hartinfarct bij diabetes twee- tot vijfmaal groter is dan bij mensen zonder diabetes, dus dat hij er wellicht meer last van heeft gehad dan de familie vermoedt.

Het is duidelijk dat mevrouw W niet zo van slag is dat ze nu geen informatie kan verwerken. Haar wordt verteld dat de behandeling van diabetes gericht is, enerzijds om klachten zo veel mogelijk te behandelen en anderzijds diabetische complicaties te voorkomen. Bij diabetes is er een verhoogde kans op een hartinfarct, een beroerte of PAV. Visusproblemen, voetafwijkingen en nierproblemen zijn eveneens regelmatig voorkomende complicaties. Om de complicatiekans te verkleinen is een gezonde leefstijl belangrijk. Daarnaast zijn regelmatige controles nodig om de cardiovasculaire risicofactoren in kaart te brengen en zo nodig te behandelen. Leefstijlaanpassing alleen is meestal niet voldoende om de kans op complicaties te verkleinen en aanvullende medicamenteuze behandeling is vrijwel altijd noodzakelijk. Na dit exposé maakt de huisarts een risico-inventarisatie.

Behalve haar vader kent mevrouw W geen andere eerstegraadsfamilieleden met diabetes. Haar cardiovasculaire anamnese is blanco. Ze heeft nooit gerookt, ze fietst veel, heeft een normaal eetpatroon met een zwak voor chocolade.

De bloeddruk is 168/104 mmHg, de pols 90/min, regulair, equaal. Mevrouw W weegt 97 kg bij een lengte van 171 cm. De BMI bedraagt 33 en de middelomtrek is 95 cm.

Het laboratoriumonderzoek (nuchter) levert de volgende waarden op: HA1c 8,3%; serumkalium 4,0 mmol/l; cholesterol 5,1 mmol/l; HDL-cholesterol 0,97 mmol/l; triglyceride 4,8 mmol/l. Het LDL-cholesterol is niet te berekenen. Het serumcreatinine is 121 μmol/l. De albumineuitscheiding in urine is met 45 mg/l verhoogd (microalbuminurie) evenals de urine albumine/creatinineratio (4,5 mg/mmol). In een tweede portie urine, enkele dagen later, wordt de microalbuminurie bevestigd.

Definitie

De diagnose diabetes mellitus wordt gesteld indien het nuchtere (na 8 uur vasten) bloedglucosegehalte in veneus plasma $\geq$ 7,0 mmol/l (of in capillair volbloed $\geq$ 6,1 mmol/l) bedraagt. Indien het bloedglucosegehalte op een willekeurig tijdstip gemeten $\geq$ 11,1 mmol/l is, is er eveneens sprake van diabetes mellitus. Een afwijkende uitslag moet door een tweede bepaling worden bevestigd, tenzij er al evidente symptomen van diabetes mellitus aanwezig zijn. Het HbA1c of glycoHb wordt voor het stellen van de diagnose niet gebruikt, omdat de hoogte mede afhankelijk is van andere factoren dan de bloedglucosespiegel. Ook de orale glucosetolerantietest speelt bij het stellen van de diagnose geen rol.

Epidemiologie

Diabetes mellitus is een verzamelnaam van een groep aandoeningen met als gemeenschappelijk kenmerk een structureel verhoogde bloedglucosespiegel. DM2 komt het meest voor. Kenmerkend bij deze aandoening is een verminderde gevoeligheid voor insuline (insulineresistentie) met daarbij een relatieve of absolute verminderde productie van insuline. Genetische factoren spelen een rol, maar een ongezonde leefstijl, in de zin van te weinig bewegen en te veel eten, geeft vaak de doorslag bij het ontstaan van de ziekte. Na een aanvankelijke aanpassing van de insulineproductie aan de verhoogde vraag door de insulineresistentie in lever, spieren en vetcellen, schiet deze productie uiteindelijk tekort en stijgt de bloedglucosespiegel tot boven de grenswaarde waarbij gesproken wordt van diabetes mellitus.

In Nederland zijn minstens 740.000 mensen met diabetes mellitus bekend, van wie 90 procent met een DM2. Mogelijk zijn er bovendien nog 250.000 ongedetecteerde personen met DM2. De prevalentie voor DM1 is circa 4,5 per duizend per jaar, voor DM2 35,5 per duizend per jaar (Continue Morbiditeits Registratie (CMR) 2000-2004). Het aantal mensen met een verhoogd risico van DM2 wordt op 750.000 geschat. Tot 2025 zou het aantal mensen met diabetes met circa een derde toenemen en diabetes mellitus is daarmee de snelst groeiende chronische aandoening in Nederland.

Klachten

De meeste patiënten met DM2 hebben geen klachten op het moment dat de diagnose wordt gesteld. Vaak wordt de diagnose gesteld in het kader van screening, zoals in de NHG-Standaarden wordt aanbevolen. De NHG-Standaarden Diabetes mellitus type 2 en Cardiovasculair risicomanagement geven aanbevelingen voor zowel doelgerichte (targeted) als opportunistische screening (case finding). Doelgerichte screening is van toepassing voor individuen die wegens aandoeningen die met een verhoogd cardiovasculair risico gepaard gaan al onder controle staan. Opportunistische screening wordt geadviseerd bij:
– personen met een systolische bloeddruk $\geq$140 mmHg;
– personen met een totaalcholesterolgehalte $\geq$ 6,5 mmol/l;
– personen ouder dan 45 jaar en:
  • zichtbaar overgewicht;
  • een bekend verhoogd risico van HVZ of diabetes in de familie;
  • ooit een verhoging van bloeddruk of bloedglucosewaarde;
– personen van bepaalde etnische groepen met verhoogd risico;
– personen ouder dan 35 jaar uit etnische groepen met zeer hoog risico (Surinaams-Hindostaans);
– personen die roken (mannen > 50 jaar, vrouwen > 55 jaar).

Door middel van de screening wordt het risicoprofiel bepaald. Dit profiel wordt bij mensen met hypertensie of diabetes mellitus jaarlijks en bij de anderen driejaarlijks opnieuw bepaald.

Het opmaken van het risicoprofiel betreft navraag naar HVZ voor het 60e levensjaar in de familie, de aanwezigheid van angineuze en/of claudicatioklachten, het rookgedrag, voedingsgewoonten, alcoholgebruik en beweegpatroon. Lengte, gewicht, bloeddruk en middelomtrek worden gemeten.

Het laboratoriumonderzoek omvat het lipidenprofiel, de (nuchtere) bloedglucosewaarde, en de nierfunctie inclusief de mate van albuminurie.

Indien de huisarts het cardiovasculair risicomanagement in zijn praktijk op orde heeft, worden in de praktijk bijna alle nieuwe gevallen van DM2 via het opmaken van dit profiel gedetecteerd.

Het klassieke klachtenpatroon van polydipsie, polyurie, moeheid en afvallen wordt sporadisch gezien en betreft dan meestal DM1. Soms is een infectie (zoals bij mevrouw W) de sleutel tot de diagnose. Vaak betreft het een *Candida*-infectie leidend tot een balanitis of vaginitis. Een balanitis bij een volwassen man moet altijd leiden tot het meten van bloedglucosespiegel. Diabetes mellitus kan ook de oorzaak zijn van een vaginitis of hardnekkige urineweginfectie bij een oudere vrouw.

7.1 Cardiovasculair risicoprofiel

Indien de diagnose diabetes vaststaat, vertelt de huisarts dat de behandeling vooral zal bestaan uit maatregelen die erop gericht zijn om het verhoogde risico van HVZ te verkleinen. Die maatregelen moeten deels door de patiënt zelf worden genomen Het gaat hierbij om leefstijlaanpassing: vooral anders (minder) eten en meer bewegen. Medicamenteuze therapie draagt ook in belangrijke mate bij aan het verlagen van het cardiovasculaire risico. Daarvoor is het noodzakelijk dat de patiënt elke drie maanden langskomt op de praktijk om de stand van zaken te bespreken en het beleid zo nodig aan te passen. Eenmaal per jaar (zie boven) wordt een uitgebreider onderzoek uitgevoerd.

Roken

Roken is niet alleen geassocieerd met het krijgen van diabetes mellitus, het is de belangrijkste risicofactor voor het ontstaan van cardiovasculaire complicaties bij diabetes mellitus. Door publieke maatregelen neemt het aantal rokers af. De huisartsenpraktijk vormt de ideale omgeving voor een effectief rookstopadvies. Zowel de huisarts als de praktijkondersteuner kan de Minimale Interventiestrategie Stoppen met roken voor de Huisartsenpraktijk (H-MIS) uitvoeren, een aanpak die speciaal voor de huisartsenpraktijk is ontwikkeld. De huisarts adviseert rokers te stoppen en biedt hun een stoppen-met-rokeninterventie aan. Met deze aanpak zijn stoppercentages van circa twintig te behalen.

Rokers zijn onder te verdelen in mensen die gemotiveerd zijn te stoppen, mensen die overwegen te stoppen en personen die in het geheel niet gemotiveerd zijn. Aan de gemotiveerde stoppers wordt een intensieve interventie aangeboden. Nicotinevervangende ondersteuning kan hiervan een belangrijk onderdeel zijn, zeker indien er kenmerken van een ernstige verslaving zijn, zoals het opsteken van de eerste sigaret binnen een halfuur na opstaan. Indien er meer dan tien sigaretten per dag worden gerookt, is het meestal zinvol om ondersteunende medicatie voor te schrijven. De patiënt spreekt met de huisarts een stopdatum af en mobiliseert de omgeving om hem te helpen bij het stoppen. De huisarts bespreekt de problemen die het stoppen met roken met zich mee kan brengen, inclusief de terugval. De huisarts toont betrokkenheid en biedt vervolgafspraken aan.

Aan personen die overwegen te stoppen met roken, maar daar nog niet voor 100 procent aan toe zijn, kan desgewenst een korte motivatieverhogende interventie worden aangeboden. De persoonlijke voors en tegens worden in kaart gebracht. NHG-patiëntenbrieven kunnen ondersteunende informatie geven.

Indien iemand verklaart niet gemotiveerd te zijn te stoppen met roken, wordt er op dat moment niet aangedrongen. De huisarts vraagt alleen of hij later nog eens op het roken mag terugkomen.

Bewegen

Voor een algemene goede gezondheid is het gewenst minimaal vijf dagen per week een halfuur te bewegen. Mensen met overgewicht hebben minstens een uur per dag beweging nodig om af te vallen. Er is geen voorkeur voor wandelen, fietsen, tuinieren of zwemmen, als er maar sprake is van inspanning die enige moeite kost.

Veel mensen overschatten hun lichamelijke activiteit. Een stappenteller is een nuttig instrument om het bewegen te kwantificeren. 10.000 stappen per dag staat voor een goed beweegpatroon, terwijl tot 5.000 stappen per dag onvoldoende is.

Bewegingsadviezen worden vaak slecht opgevolgd. Begeleiding via een sportschool kan helpen.

Voeding

Het spreekt voor zich dat een gezonde, gevarieerde voeding volgens de adviezen van het Voedingscentrum ook van toepassing is voor mensen met diabetes. Een optimaal voedingspatroon kan het aantal hartinfarcten met 50 procent reduceren.

Personen met een recentelijk vastgestelde diabetes zijn gebaat bij het advies van een diëtist en verwijzing is meestal geïndiceerd. De diëtist geeft niet alleen adviezen met betrekking tot het optimaliseren van de bloedglucoseregulatie, maar zal ook aandacht besteden aan dieetmaatregelen die het cardiovasculaire risico gunstig beïnvloeden. Denk bijvoorbeeld aan natriumbeperking bij hypertensie en het gebruik van meervoudig onverzadigde vetzuren.

7.2 Lichamelijk onderzoek

Het lichamelijk onderzoek bij mensen met diabetes is vooral gericht op het inventariseren van de aanwezigheid van cardiovasculaire risicofactoren of eindorgaanschade. De middelomtrek voorspelt cardiovasculaire risico's beter dan het gewicht. Beide worden gemeten. De middelomtrek wordt halverwege de crista iliaca en onderste rib gemeten. Bij vrouwen wordt 88 cm, bij mannen 102 cm als bovengrens van een normale middelomtrek aangehouden.

Er wordt gestreefd naar een BMI van 25 of lager. De streefwaarde van de systolische bloeddruk is lager dan 140 mmHg. De benen worden geïnspecteerd op tekenen van PAV. Bij twijfel kan met behulp van doppleronderzoek de EAI worden bepaald. Is die lager dan 1, dan is er mogelijk sprake van PAV.

7.3 Laboratoriumonderzoek

Nuchter bloedglucosegehalte en het HbA1c

Bij afwezig insulinegebruik is de nuchtere bloedglucosespiegel een goede weerspiegeling van het glucosemetabolisme. Een verhoogd nuchter bloedglucosegehalte wijst op een verhoogde nachtelijke glucoseproductie door de lever. Onder normale omstandigheden remt insuline de glucoseproductie door de lever. Bij insulineresistentie of een tekort aan insuline is de glucoseproductie door de lever als het ware 'ontremd', leidend tot een verhoogde nuchtere bloedglucosespiegel. Een verhoogde bloedglucosespiegel na de maaltijd is vooral het gevolg van een verminderde insulineproductie door de bètacel. Hier speelt de (relatieve) insulinedeficiëntie een hoofdrol.

Het HbA1c ontstaat doordat glucosemoleculen zich binden aan hemoglobine. Het is een maat voor het gemiddelde bloedgluconiveau bij de patiënt over de afgelopen zes tot acht weken. Bij een verkorte overlevingsduur van erytrocyten of bij bloedverlies is het gemeten HbA1c-percentage te laag voor de gemiddelde bloedglucosespiegel.

Bij mensen met DM2 blijkt de hoogte van de bloedglucosespiegel een duidelijke, zij het beperkte invloed te hebben op het cardiovasculaire risico. Wel is aangetoond dat vroegtijdige bloedglucoseverlagende behandeling leidt tot een significant beschermend effect op de lange termijn.

Lipiden

DM2 kenmerkt zich door een verlaagd HDL-C en een verhoogd triglyceridengehalte. Daarnaast zijn de LDL-C-deeltjes relatief klein en compact, en daardoor in versterkte mate atherogeen. Bij het routinelaboratoriumonderzoek worden deze eigenschappen van LDL-C niet bepaald.

Een betere maat voor de atherogeniteit van het lipidenspectrum is de verhouding van de hoeveelheid eiwit of apoproteïne rond elk deeltje. Elk HDL-C-deeltje heeft een apo A- en elk LDL-C-deeltje een apo B-eiwit. Een hoog apo B-gehalte geeft aan dat er veel LDL-C-deeltjes zijn. De verhouding tussen het aantal apo B- en apo A-deeltjes is een betere voorspeller van het cardiovasculair risico dan de verhouding tussen totaal- en HDL-C.

Verlaging van het LDL-C-gehalte met een statine reduceert het cardiovasculaire risico gemiddeld met 30 procent. Vrijwel iedere patiënt met diabetes mellitus komt in aanmerking voor de behandeling met een statine. Alleen diabetici met een korte levensverwachting, jonge vrouwen met een laag risicoprofiel en diabetici met een LDL-C-gehalte $\leq$ 2,5 mmol/l komen niet in aanmerking voor behandeling met een statine.

Nierfunctie, serumcreatinine en albuminurie

Het serumcreatinine weerspiegelt productie en uitscheiding van dit spierafbraakproduct. Voor het schatten van de nierfunctie is de creatinineklaring een betere maat dan het serumcreatininegehalte. Bij voorkeur wordt hiervoor de MDRD (modification of diet in renal disease-)formule gebruikt. Indien de geschatte klaring tot minder dan 50 ml/min daalt, dient verwijzing naar een internist overwogen te worden. Een voor de leeftijd te lage klaring impliceert tevens een verhoogd cardiovasculair risico. Veel diabetici met een slechte nierfunctie overlijden aan een HVZ nog voordat nierfunctievervangende therapie noodzakelijk is.

Tabel 9.5	Indeling chronische nierziekte (Kidney Diseases Outcomes Quality Initiative (K/DOQI)-richtlijn).	
stadium	omschrijving	klaring (ml/min/1,73 m²)
1	normaal	≥ 90
2	milde nierfunctiestoornis	60-89
3	matige nierfunctiestoornis	30-59
4	ernstige nierfunctiestoornis	15-28
5	(pre)terminaal nierlijden	< 15

De creatinineklaring daalt met de leeftijd. Bij oude mensen is een klaring lager dan 50 ml/min waarschijnlijk niet pathologisch. In tabel 9.6 zijn referentiewaarden per leeftijdscategorie weergegeven.

Albuminurie wordt meestal in een urineportie bepaald, bij voorkeur in ochtendurine. De verhouding tussen albumine en creatinine is over de dag meestal constant en de albumine-creatinineratio is daarom een geaccepteerde maat voor mate van albuminurie. De grenswaarde voor microalbuminurie bedraagt 3,5 mg/mmol voor vrouwen en 2,5 mg/mmol voor mannen. Bij de aanwezigheid van microalbuminurie moet altijd worden gedacht aan de mogelijkheid van een urineweginfectie.

De aanwezigheid van microalbuminurie bij diabetes wijst op een beginnende diabetische nefropathie en is tevens een marker voor een verhoogd cardiovasculair risico.

7.4 Behandeling

Niet-medicamenteuze behandeling

De behandeling van mensen met DM2 is multifactorieel. Om leefstijlverandering te implementeren is voorlichting over het ziektebeeld en de mogelijke complicaties ervan van groot belang. NHG-patiëntenbrieven en websites (bijvoorbeeld Diabetes Interactief Educatie Programma; DIEP) kunnen nuttig zijn bij het geven van voorlichting. Leefstijlaanpassing betreft voeding, lichamelijke activiteit en zo nodig het stoppen met roken. Behalve

Tabel 9.6 Berekende enkelzijdige referentiewaarden (95e percentiel) van mannen en vrouwen voor de geschatte glomerulaire filtratiesnelheid (GFR) per leeftijdscategorie, met een verdeling van het aantal waarden per leeftijdscategorie waaruit de referentiewaarden zijn bepaald.

	mannen		vrouwen	
leeftijd (jaren)	aantal	geschatte GFR (ml/min/1,73 m²)	aantal	geschatte GFR (ml/min/1,73 m²)
20-29	547	> 76	1.010	> 71
30-39	1.134	> 69	1.657	> 66
40-49	2.277	> 64	2.538	> 62
50-59	4.146	> 60	4.073	> 55
60-69	4.742	> 56	4.744	> 52
70-79	3.677	> 51	4.795	> 48
> 80	1.445	> 41	2.764	> 38

voor roken geldt dat de effecten bijna altijd tijdelijk zijn, de lengte van de interventie voorspelt het beste het succes ervan. Zelfmanagement is het sleutelwoord van de niet-medicamenteuze behandeling van patiënten met diabetes. Nieuwe methoden om de mogelijkheden van de patiënt om de ziekte zelf te managen, zijn ontwikkeld en worden in de praktijk toegepast.

Depressie komt bij diabetici regelmatig voor en kan een remmend effect hebben op leefstijlaanpassing.

Medicamenteuze behandeling.

De medicamenteuze behandeling van diabetes mellitus omvat drie pijlers: verlaging van bloedglucosespiegel, optimalisering van de bloeddruk en optimalisering van het lipidenspectrum. Bij micro- of macroalbuminurie zal getracht worden deze te normaliseren. In het verleden heeft de nadruk sterk gelegen op het verlagen van de bloedglucosespiegel, echter als het om het verlagen van het cardiovasculaire risico gaat, is het voorschrijven van een statine het meest effectief. Met een statine neemt het risico van HVZ gemiddeld met 30 procent af. De streefwaaarde is een LDL-C-spiegel lager dan 2,5 mmol/l.

De bloeddruk is in de regel verhoogd bij patiënten met DM2. Indien er geen sprake is van microalbuminurie, is een thiazidediureticum het preparaat van eerste keuze. Indien er microalbuminurie bestaat wordt met ACE-remmers begonnen. Veelal zal een combinatie van een ACE-remmer en thiazide nodig zijn om de streefbloeddrukwaarde te halen. Indien de ACE-remming leidt tot bijwerkingen, met name droge hoest, is een angiotensine III-receptorantagonist een logisch alternatief. Het kaliumgehalte en het serumcreatinine worden enkele weken na aanvang gecontroleerd. De creatinineklaring kan iets afnemen na RAS-remming maar is geen reden om het middel te stoppen. Als derde geneesmiddel kan een bètablokker of een calciumantagonist worden toegevoegd. Meer dan de maximale dosering van drie antihypertensiva wordt niet geadviseerd.

Bij de medicamenteuze behandeling van de hyperglykemie wordt gestart met metformine. De maximale dosering is 3.000 mg per dag, maar het middel wordt vaak lager gedoseerd in verband met gastro-intestinale bijwerkingen, met name diarree. Sulfonylureumderivaten vormen de volgende stap. Nieuwe middelen zoals incretinemimetica of dipeptidylpeptidase (DPP-4)-remmers kunnen een alternatief vormen, vooral als andere orale middelen slecht worden verdragen. De rol van thiazolidinedionen (TZD's) lijkt vanwege bijwerkingen grotendeels uitgespeeld.

Indien met orale medicatie geen bevredigende glykemische instelling wordt bereikt, wordt insuline voorgeschreven, eerst eenmaal daags 's avonds, later twee- of viermaal daags.

7.5 Verwijzing

Het optreden van cardiovasculaire complicaties leidt vrijwel altijd tot verwijzing naar een specialist. Omdat angina pectoris of zelfs een myocardinfarct kan worden versluierd door verminderde pijngewaarwording, moeten tekenen van hartfalen scherp in de gaten worden gehouden.

Indien de bloeddruk niet voldoende kan worden verlaagd met drie verschillende geneesmiddelen, is verwijzing te overwegen. De nierfunctie wordt gevolgd, en bij snelle afname van de klaring of een klaring lager dan voor de leeftijd gebruikelijk, is verwijzing naar een internist geïndiceerd. Indien het cardiovasculair risicoprofiel hoog is en de ongunstige leefstijl niet is te corrigeren, kan verwijzing naar een gespecialiseerde polikliniek zinvol zijn. Soms helpt een andere aanpak door een andere zorgverlener.

7.6 Voorlichting en preventie

Voldoende beweging en gezonde voeding zijn voor iedereen en dus zeker ook voor diabetici belangrijk. Vooral twintigers en gepensioneerde mensen neigen tot gewichtstoename. Mensen met een lagere sociale en/of economische status, Hindostanen en mensen met hun wortels in Marokko en Turkije zijn vooral gevoelig voor het ontwikkelen van diabetes en de complicaties ervan. Het is zinvol om het risico te bespreken en passend voorlichtingsmateriaal aan te bieden. Een persoonlijke opmerking heeft meestal veel meer effect dan een publiekscampagne van de overheid. Veel informatie is ook te vinden op het internet.

Leesadvies

Engbers-Buijtenhuijs P, Boer AK, Brouwer RML, Doelman CJA. Leeftijdsafhankelijke referentiewaarden van de geschatte glomerulaire filtratiesnelheid voor een betere inschatting van de nierfunctie. Ned Tijdschr Klin Chem Labgeneesk 2008;33(1).
Heine RJ, Tack CJ. Handboek Diabetes Mellitus. Utrecht: De Tijdstroom; 2004.
Nederlands Huisartsen Genootschap. NHG-Standaard Cardiovasculair risicomanagement http://nhg.artsennet.nl/uri/?uri=AMGATE_6059_104_TICH_R183129611676033.
Nederlands Huisartsen Genootschap. NHG-Standaard Diabetes mellitus type 2.

Websites

http://nhg.artsennet.nl/uri/?uri=AMGATE_6059_104_TICH_R1690081092740334
www.riskscore.org.uk
www.diep.info

10 Veneuze trombose

Epidemiologie, risicofactoren, diagnostiek en behandeling

Dr. M.J.H.A. Kruip, prof. dr. F.W.G. Leebeek

1 Definitie

Met de term 'veneuze trombose' worden die ziekten aangeduid, waarbij er een pathologisch stolsel ontstaat in een vene. De meest voorkomende vormen van veneuze trombose zijn een trombosebeen, met een trombus of stolsel in een of meer diepe venen van een been (DVT) of een longembolie, waarbij een of meer emboliëen, afkomstig van een veneus stolsel elders zijn vastgelopen in de arteria pulmonalis. Het komt vaak voor (in ongeveer 50% van de gevallen) dat een patiënt met klachten van een trombosebeen ook een (asymptomatische) longembolie heeft en vice versa patiënten met een longembolie een (asymptomatisch) trombosebeen hebben (in ongeveer 80% van de gevallen). Derhalve worden deze ziektebeelden gezien als één aandoening, veneuze trombose.

2 Epidemiologie

Veneuze trombose is een veelvoorkomende aandoening. De incidentie bedraagt één tot drie per duizend personen. De incidentie is laag bij jongvolwassenen, ongeveer één per tienduizend, en loopt op met de leeftijd tot één per honderd bij personen boven de 80 jaar. Dit betekent dat in Nederland jaarlijks ongeveer dertig- tot veertigduizend keer de diagnose veneuze trombose wordt gesteld, waarvan ongeveer twee derde trombosebeen en een derde longembolie. Het is een levensbedreigende aandoening, indien niet direct met antistolling wordt gestart. Na een adequate behandeling is de kans op recidief veneuze trombose ongeveer 5 procent per jaar in de eerste jaren na diagnose na het staken van de antistolling.

Er zijn veel risicofactoren voor het ontstaan van veneuze trombose, een aantal daarvan is omschreven in tabel 10.1. De belangrijkste zijn ouderdom, maligniteit en immobilisatie. Behoudens deze verworven risicofactoren zijn er ook erfelijke risicofactoren die de kans op trombose verhogen. Een tekort aan natuurlijk voorkomende stollingsfactorremmers, zoals proteïne C, proteïne S en antitrombine verhoogt het risico van trombose. Ook variaties in stollingsfactorgenen, zoals de factor-V-Leidenmutatie en de protrombinegenvariant gaan gepaard met een drie- tot zevenvoudig verhoogd risico van veneuze trombose. Meestal is er echter sprake van een combinatie van erfelijke en verworven risicofactoren. Zo is de kans op trombose bij draagsters van de factor-V-Leidenmutatie ongeveer vijfvoudig verhoogd, de kans bij gebruik van orale anticonceptiva drievoudig verhoogd, maar de kans bij de combinatie van deze risicofactoren is dertig tot veertig keer hoger. De waarde van het testen van deze protrombotische risicofactoren bij personen die een trombose ontwikkelen is beperkt. Ondanks dat het risico op een eerste trombose sterk verhoogd is, is de kans op een recidief trombose veel minder afhankelijk van de aan- of afwezigheid van een risicofactor. Alleen bij patiënten met een circulerend lupus anticoagulans is de kans op recidief relatief hoog, waarbij ook de duur van de behandeling wordt verlengd.

3 Klachten

De klachten van een veneuze trombose zijn divers en aspecifiek. Het is belangrijk te bedenken dat een patiënt met klachten van een trombosebeen vaak een longembolie heeft en omgekeerd. Bij een diepe veneuze trombose (DVT) klagen de meeste patiënten over pijn in het been, het been voelt zwaar en moe, is gespannen, opgezet en is soms rood en glanzend. De klachten bestaan soms enkele uren, maar kunnen ook al dagen bestaan. Ook kunnen ze (subfebriele) koorts hebben.

Patiënten met een longembolie kunnen klachten hebben van pijn op de borst, pijn bij zuchten, hoesten, opgeven van rood sputum (hemoptoë), gejaagd of angstig gevoel, hartkloppingen, koorts, en dyspnée d'effort. Het is niet mogelijk aan de hand van de anamnese de diagnose trombosebeen of longembolie te stellen of uit te sluiten en zo onderscheid te maken tussen veneuze trombose en een van de vele andere differentiaaldiagnostische mogelijkheden. Een veneuze trombose kan ook gelokaliseerd zijn in een arm (zwaar gevoel in de arm, opgezet, pijnlijk, rood, koorts), een buikvene (buikklachten, toegenomen buikomvang) of in een cerebrale vene (hoofdpijn).

4 Diagnostiek

Veneuze trombose is een frequent voorkomende ziekte. Van alle patiënten met de verdenking veneuze trombose blijkt na de diagnostiek maar 20 tot 25 procent de ziekte daadwerkelijk te hebben. De verdenking veneuze trombose is daarmee dus een nog frequenter voorkomend probleem. Omdat de overgrote meerderheid van de patiënten met verdenking veneuze trombose uiteindelijk de ziekte niet heeft, is het eerste doel van de diagnostische strategie het zo snel en eenvoudig mogelijk identificeren van die patiënten

Tabel 10.1	Oorzaken van veneuze trombose
erfelijk	*verworven*
antitrombinedeficiëntie	operatie en multipele traumata
proteïne C-deficiëntie	centraalveneuze lijn
proteïne S-deficiëntie	maligniteit
factor-V-Leidenmutatie	antifosfolipidensyndroom
protrombinegenvariant	zwangerschap en kraambed (gips)immobilisatie en bedrust orale anticonceptie en hormoonsuppletie myeloproliferatieve ziekten leeftijd reizen obesitas inflammatoire darmaandoeningen opname voor hartfalen, ernstige respiratoire aandoeningen of ernstige acute infecties

die de ziekte niet hebben. Bij de overgebleven patiënten kan vervolgens uitvoeriger diagnostiek worden verricht.

Voor het eerste doel wordt zowel in de diagnostische strategie van een trombosebeen als longembolie gebruikgemaakt van twee eenvoudige parameters; een klinische beslisregel om de voorafkans op het hebben van veneuze trombose te bepalen en de D-dimeerconcentratie in het bloed. Bij de patiënt met verdenking trombosebeen zijn de diagnostische strategieën verschillend voor de eerste en de tweede lijn. In (januari) 2008 is de NHG-standaard Diepe veneuze trombose verschenen (M86).

4.1 Uitsluiten trombosebeen of longembolie; eerste deel van de diagnostische strategie

Klinische beslisregel

Bij een patiënt met verdenking trombosebeen in de huisartsenpraktijk wordt gebruikgemaakt van een eerstelijnsbeslisregel DVT (tabel 10.2). In de tweede lijn wordt gebruikgemaakt van de klinische beslisregels volgens Wells voor trombosebeen en longembolie (tabellen 10.3 en 10.4). De beslisregels bestaan uit items afkomstig uit de anamnese en het lichamelijk onderzoek. Aan aanwezigheid of het ontbreken van deze items worden punten toegekend (tabellen 10.2, 10.3 en 10.4). Door alle items te scoren kan een totaalscore berekend worden, aan de hand waarvan de voorafkans op het hebben van veneuze trombose kan worden bepaald. Bij de eerstelijnsbeslisregel DVT is de voorafkans laag bij een score ≤ 3. Bij de Wellsregels is de voorafkans op het hebben van een trombosebeen laag bij een totaalscore < 2 en bij verdenking longembolie bij ≤ 4. Bij de patiënten met een geringe voorafkans wordt vervolgens de D-dimeerconcentratie in het bloed bepaald. Bij patiënten met een hoge voorafkans wordt altijd verder beeldvormend onderzoek verricht en is een D-dimeerbepaling niet nodig.

Tabel 10.2 Eerstelijnsbeslisregel DVT.	
klinisch kenmerk	score
mannelijk geslacht	1
gebruik orale anticonceptie	1
aanwezigheid maligniteit	1
operatie ondergaan in de laatste maand	1
afwezigheid van trauma dat zwelling in kuit verklaart	1
uitgezette venen van het been	1
verschil maximale kuitomvang ≥ 3 cm	2
totaalscore	

Totaalscore ≤ 3: lage voorafkans trombosebeen.
Totaalscore > 3: hoge voorafkans trombosebeen.

D-dimeer

Veneuze trombose gaat gepaard met fibrinolyse. Hierbij wordt fibrine afgebroken door plasmine en ontstaan er D-dimeren. De D-dimeerconcentratie in het bloed stijgt niet alleen bij de aanwezigheid van een stolsel in het bloed, maar kan ook in diverse andere omstandigheden toenemen zoals een infectie, maligniteit of ontsteking. Wanneer de D-dimeerconcentratie niet verhoogd is, met andere woorden normaal, is de kans klein dat er op dat moment een veneuze trombose aanwezig is. Er zijn diverse D-dimeertests beschikbaar en het is belangrijk dat de juiste test gebruikt wordt in de diagnostische strategie van veneuze trombose. De D-dimeerconcentratie is in deze strategie alleen van belang bij patiënten met een lage voorafkans op het hebben van een veneuze trombose (eerstelijnsbeslisregel DVT ≤ 3, Wells: DVT-score < 2 of longemboliescore ≤ 4). In deze groep kan een veneuze trombose worden uitgesloten als de D-dimeerconcentratie (gemeten met de

Tabel 10.3	Klinische beslisregel volgens Wells bij verdenking trombosebeen
klinische kenmerken	*score*
maligniteit (tot 6 maanden na laatste behandeling of palliatief)	1
immobilisatie onderste ledematen (parese, paralyse of recent gips)	1
bedrust > 3 dagen en/of grote operatie in voorbije 12 weken	1
zwelling volledige been	1
verschil in kuitomvang > 3 cm	1
pitting oedeem van het symptomatische been	1
uitgezette oppervlakkige venen (niet-variceus)	1
pijn over beloop van diepe venen	1
alternatieve diagnose minstens even waarschijnlijk	− 2
totaalscore	

Totaalscore < 2: lage voorafkans trombose.
Totaalscore ≥ 2: hoge voorafkans trombose.

juiste test) normaal is. Bij deze patiënten is verdere diagnostiek niet noodzakelijk en hoeft dus ook geen behandeling gericht op veneuze trombose gestart te worden. Bij patiënten met een hoge voorafkans wordt altijd verder beeldvormend onderzoek verricht en is een D-dimeerbepaling niet nodig.

4.2 Aantonen trombosebeen of longembolie; vervolg van de diagnostische strategie

Vervolg bij patiënt met verdenking trombosebeen

Bij patiënten met een verdenking trombosebeen en een hoge voorafkans (eerstelijnsbeslisregel DVT > 3, Wells-DVT score ≥ 2) of patiënten met een lage voorafkans (eerstelijnsbeslisregel DVT ≤ 3, Wells-DVT score < 2) in combinatie met een verhoogde D-dimeerconcentratie zal verdere diagnostiek moeten worden verricht. De eerste keus is het laten verrichten van een *compressie-echografie* van de beenvenen. Dit onderzoek heeft bij symptomatische patiënten een hoge sensitiviteit en specificiteit en kan dus betrouwbaar een trombose aantonen en veilig een trombose uitsluiten. Wanneer er geen

Tabel 10.4 Klinische beslisregel volgens Wells bij verdenking longembolie	
klinische kenmerken	score
klinische tekenen van trombosebeen (minimaal zwelling en pijn bij palpatie)	3,0
hartfrequentie > 100 slagen per minuut	1,5
immobilisatie of operatie in vier voorafgaande weken	1,5
trombosebeen of longembolie in voorgeschiedenis	1,5
hemoptoë	1,0
maligniteit (tot 6 maanden na laatste behandeling of palliatief)	1,0
alternatieve diagnose minder waarschijnlijk dan longembolie	3,0
totaalscore	

Totaalscore ≤ 4: lage voorafkans longembolie.
Totaalscore > 4: hoge voorafkans longembolie

trombose aangetoond wordt bij patiënten met een hoge klinische verdenking in combinatie met een verhoogde D-dimeerconcentratie wordt geadviseerd na vijf tot zeven dagen een compressie-echografie te herhalen (figuur 10.1).

Vervolg bij patiënten met verdenking longembolie

Bij patiënten met een verdenking longembolie en een hoge voorafkans (longembolie score > 4) of met een lage voorafkans (longembolie score ≤ 4) in combinatie met een verhoogde D-dimeerconcentratie zal verdere diagnostiek moeten worden verricht. Hiervoor kunnen meerdere beeldvormende technieken gebruikt worden. Tegenwoordig wordt meestal als eerste een *spiraalcomputertomografie* (CT) van de thorax gemaakt. Bij een spiraal-CT roteert de stralenbundel rond de gehele thorax van de patiënt in ongeveer tien seconden (1 ademteug). Door het intraveneus toegediende contrast is het mogelijk de vaatboom af te beelden en eventuele longemboliëen in het vaatbed op te sporen. In een recente grote Nederlandse studie is aangetoond dat het vrijwel altijd mogelijk is met deze techniek de diagnose longembolie te bevestigen of te verwerpen.

Een andere optie is de *ventilatie-perfusiescintigrafie*. Met deze nucleaire techniek krijgt de onderzoeker een beeld van de longperfusie (via intraveneus toegediend met ^{99m}Technetium gemerkte macroaggregaten van albumine), die kan worden vergeleken met de longventilatie (via inademen van

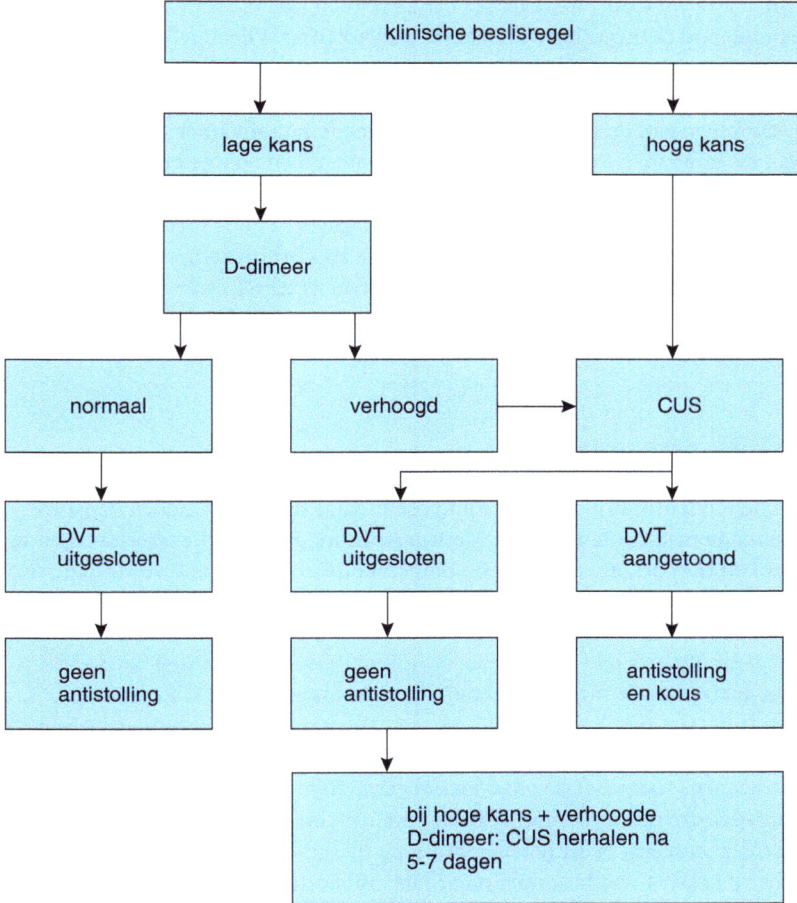

Figuur 10.1
Diagnostische strategie bij verdenking trombosebeen.

Lage kans = eerstelijnsbeslisregel ≤ 3 of Wells-score < 2.
Hoge kans = eerstelijnsbeslisregel > 3 of Wells-score ≥ 2.
CUS: compressie-ultrasonografie;
DVT: diepe veneuze trombose.

gelabeld gas). Wanneer er ventilatie is in een gebied waar geen perfusie is ('mismatch'), is de diagnose longembolie waarschijnlijk. Wanneer de perfusie ongestoord is, is de diagnose longembolie uitgesloten. In de overige gevallen (ongeveer 65% van de scans) is er geen definitieve conclusie mogelijk en moet verder beeldvormend onderzoek worden aangevraagd.

De officiële gouden standaard, maar tegenwoordig nauwelijks meer gebruikt, is de *pulmonalisangiografie*. Bij deze techniek wordt er, meestal via de vena femoralis, een angiografie gemaakt van de arteria pulmonalis rechts en links. Daarbij wordt de vaatboom afgebeeld en kan een longembolie worden aangetoond of uitgesloten. In centra met ervaring is de kans op complicaties gering, ongeveer 0,3 procent ernstige complicaties en 0,05 procent fatale complicaties.

De keuze van de beeldvormende techniek hangt af van de eigen ervaring van de aanvrager, de ervaring van de radiologen en ook de beschikbaarheid van de diverse methoden. Vooral de ventilatie-perfusiescintigrafie kan dikwijls niet elke dag van de week worden uitgevoerd en is niet in ieder ziekenhuis beschikbaar (ongeveer 65% van de ziekenhuizen beschikt over de faciliteiten). Meestal wordt aangevangen met óf de CT óf de ventilatie-perfusiescintigrafie (figuur 10.2). Afhankelijk van de uitkomst wordt mogelijk nog vervolgonderzoek aangevraagd.

5 Behandeling

De behandeling van veneuze trombose bestaat uit het toedienen van antistollende medicatie. Het doel hiervan is uitbreiding van het stolsel tegen te gaan en te voorkomen dat er een longembolie ontstaat. Ook wordt het risico van een recidief veneuze trombose of het ontwikkelen van een posttrombotisch syndroom verlaagd. Zowel patiënten met een diepe veneuze trombose, longembolie, als met een kuitvenetrombose dienen te worden behandeld met antistollende medicatie. Zodra de diagnose objectief is vastgesteld, wordt gestart met laagmoleculairgewichtheparine (low molecular weight heparin, LMWH), een- of tweemaal daags subcutaan toegediend, of met intraveneus toegediende ongefractioneerde heparine. Omdat LMWH een voorspelbare farmacokinetiek heeft en alleen op basis van lichaamsgewicht wordt gedoseerd, is dit tegenwoordig de therapie van keuze. Tegelijkertijd met de LMWH wordt gestart met orale antistolling met vitamine-K-antagonisten, zoals fenprocoumon of acenocoumarol. Na minimaal vijf dagen als de vitamine-K-antagonisten goed zijn ingesteld en de international normalized ratio (INR) twee dagen binnen het therapeutisch gebied ligt, wordt het gebruik van de LMWH gestaakt. Bij een diepe veneuze trombose van het been wordt het been, indien gezwollen, gezwachteld. Alle patiënten krijgen een therapeutische elastische kous aangemeten om de kans op een posttrombotisch syndroom te verlagen. De patiënt wordt geadviseerd de kous gedurende minimaal twee jaar te dragen. Tegenwoordig worden patiënten met een trombosebeen na het stellen van de diagnose met antistollingstherapie meestal thuis behandeld. Slechts in een minderheid van de gevallen is behandeling in het ziekenhuis noodzakelijk, onder andere bij nierinsufficiëntie en ernstige comorbiditeit. Thuisbehandeling van longembolie wordt nog niet geadviseerd, deze patiënten worden in het ziekenhuis opgenomen.

Bij patiënten met een longembolie die zich met ernstige klachten presenteren, zoals hemodynamische instabiliteit, kan trombolytische therapie worden overwogen. Er wordt dan intraveneus een fibrinolyticum toegediend (bijvoorbeeld recombinant tissue-plasminogen activator (t-PA). Het doel van trombolyse is het stolsel direct op te lossen en doorgankelijkheid van de

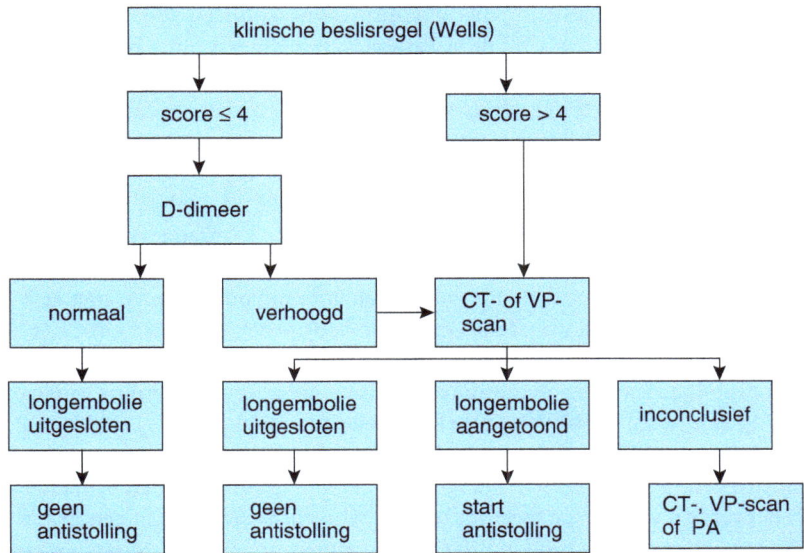

Figuur 10.2
Diagnostische strategie bij verdenking longembolie.

CT: computertomografie.
VP-scan: ventilatie-perfusiescan.
PA: pulmonalisangiografie.

longcirculatie te verkrijgen. Het nadeel van trombolyse is de kans op ernstige bloedingen. Om die reden wordt trombolytische therapie alleen uitgevoerd in een levensbedreigende situatie, of bij ernstige hemodynamische instabiliteit. De duur van de antistollingsbehandeling met vitamine-K-antagonisten bedraagt drie tot twaalf maanden, afhankelijk van de ernst en de oorzaak van de veneuze trombose. Voor een trombose die ontstaat na een luxerend moment, bijvoorbeeld na een operatie of gipsverband, wordt drie maanden antistolling aangehouden. In geval van een idiopathische veneuze trombose duurt de behandeling zes maanden. De duur van de antistollingsbehandeling is niet afhankelijk van de aanwezigheid van een erfelijke trombofiliefactor, aangezien deze afwijking het recidiefrisico niet of nauwelijks beïnvloedt.

Daarom is er ook geen indicatie voor het verrichten van onderzoek naar erfelijke trombofiliefactoren bij patiënten die een trombosebeen of longembolie hebben doorgemaakt. Vooralsnog is alleen het aantonen van een circulerend lupus anticoagulans een reden om de duur van de antistolling te verlengen tot twaalf maanden. Patiënten die een recidief trombose doormaken worden langduriger behandeld met orale antistolling. Meestal krijgen deze patiënten levenslang antistolling, maar er kan worden overwogen om patiënten, die een recidief krijgen langer dan een jaar na staken van de antistolling na de eerste veneuze trombose, gedurende slechts een jaar te behandelen. De behandeling met vitamine-K-antagonisten geschiedt onder controle van de INR, waarbij de streefwaarde 2,5 bedraagt met een therapeutische breedte van 2,0 tot 3,0. De Federatie van Nederlandse Trombosediensten hanteert een INR-streefwaarde van 2,5 tot 3,5 om de tijd binnen de therapeutische breedte te optimaliseren.

Patiënten met een onderliggende maligniteit, die een veneuze trombose ontwikkelen, vormen een uitzondering. Deze patiënten hebben een grote kans van recidief tijdens behandeling met vitamine-K-antagonisten. Behandeling met LMWH reduceert het risico van recidief veneuze trombose met ongeveer 50 procent. Deze antistollingsbehandeling bij patiënten met een maligniteit wordt ten minste zes maanden voortgezet, of langer indien er nog sprake is van actieve ziekte. Na zes maanden kan worden overgegaan op vitamine-K-antagonist. De huidige richtlijnen voor de langetermijnbehandeling van veneuze trombose zijn samengevat in tabel 10.5.

Het belangrijkste nadeel van antistollingsbehandeling is het optreden van bloedingen. Bij patiënten die langdurig met antistolling worden behandeld is het risico van ernstige bloedingen ongeveer 1 procent per jaar; een kwart daarvan is fataal. Dat betekent dat het nut van antistollingstherapie (voorkómen van recidief trombose) moet worden afgewogen tegen het risico van een bloeding. Belangrijk is per patiënt een afweging te maken over de duur van de antistolling en deze keuzes ook goed met de patiënt te bespreken.

De behandeling van veneuze trombose is in verschillende richtlijnen vastgelegd, zoals opgesteld door de American College of Chest Physicians (2004) en door de werkgroep behandeling veneuze trombose van het CBO in 2008 (www.cbo.nl).

6 Verwijzing

De diagnostiek bij een patiënt met verdenking trombosebeen is mogelijk in de huisartsenpraktijk, zoals is omschreven in de NHG-Standaard Diepe veneuze trombose en in paragraaf 4. Wanneer de voorafkans laag is (eerstelijnsbeslisregel DVT score ≤ 3) en de D-dimeerconcentratie normaal, kan de diagnose trombosebeen worden uitgesloten. Zo niet, dan dient een compressie-echografie van de benen plaats te vinden. Dit kan in het ziekenhuis, maar soms ook in een diagnostisch centrum.

De diagnostiek bij een patiënt met verdenking longembolie hoort thuis in de tweede lijn en alle patiënten dienen verwezen te worden. Er is momenteel een studie gaande in Nederland naar de mogelijkheid om ook deze diagnostiek (deels) naar de eerste lijn te verplaatsen, maar deze data zijn nog niet beschikbaar of gepubliceerd.

Bij patiënten met een aangetoond trombosebeen kan een posttrombotisch syndroom ontstaan. Deze patiënten dienen verwezen te worden naar een dermatoloog voor diagnostiek en behandeling. Bij verdenking chronische pulmonale hypertensie na longembolie dienen patiënten verwezen te worden naar een longarts.

Tabel 10.5	Behandeling van veneuze trombose
indicatie	*duur antistolling*
idiopathisch (spontaan) trombosebeen of longembolie met of zonder erfelijke risicofactor	ten minste 6 maanden vitamine-K-antagonisten
trombosebeen of longembolie met antifosfolipidenantilichamen	12 maanden vitamine-K-antagonisten
trombosebeen of longembolie met verworven tijdelijke risicofactor (operatie, gips, bedrust, centraalveneuze katheter enz.)	zolang de oorzaak blijft bestaan, met een minimum van 3 maanden vitamine-K-antagonisten
recidiverende spontane veneuze trombose of embolie *met of zonder* erfelijke risicofactor binnen één jaar na staken antistolling	onbepaalde tijd ('levenslang') vitamine-K-antagonisten
recidiverende spontane veneuze trombose of embolie *met of zonder* erfelijke risicofactor ontstaan langer dan één jaar na staken antistolling	onbepaalde tijd ('levenslang') vitamine-K-antagonisten, overweeg 12 maanden vitamine-K-antagonisten
trombosebeen of longembolie bij patiënt bekend met maligniteit	ten minste 6 maanden met LMWH; indien de maligniteit niet is genezen, doorgaan met vitamine-K-antagonisten

LMWH = laagmoleculairgewichtheparine.

7 Complicaties

De belangrijkste complicatie van een trombosebeen is het ontwikkelen van een posttrombotisch syndroom. De beste manier om dit te voorkomen is het dragen van een elastische kous gedurende een periode van minimaal twee jaar. Patiënten met een longembolie kunnen chronische trombo-embolische pulmonale hypertensie (CTEPH) ontwikkelen (1-3% van de patiënten). Deze kan al ontstaan na een jaar, maar ook na meerdere jaren. De klachten zijn vrij algemeen, zoals moeheid, dyspnée d'effort, pijn op de borst. Hieraan dient vooral gedacht te worden bij patiënten die persisterende dyspneuklachten hebben na twee maanden antistollingsbehandeling. Wanneer er een verdenking bestaat, dient de patiënt naar de longarts verwezen te worden voor diagnostiek en mogelijke behandeling.

Ook is het goed te beseffen dat patiënten met een longembolie een verhoogde kans op overlijden hebben in het jaar hieraan aansluitend (mortaliteit 15-20%). Slechts een beperkt deel overlijdt ten gevolge van de longembolie zelf. Het merendeel overlijdt ten gevolge van het onderliggend lijden, dat mogelijk ook de longembolie heeft veroorzaakt.

8 Beloop en chroniciteit

Na het starten van de antistolling zullen bij het merendeel van de patiënten de klachten snel afnemen. Tijdens de eerste drie maanden van de behandeling krijgt slechts een zeer klein percentage een recidief veneuze trombose (< 3%). Na het staken van de antistolling hangt het recidiefpercentage met name af van de oorzaak van de trombose. Is de trombose postoperatief ontstaan, dan is de recidiefkans na het staken van de antistolling zeer laag (tot 5%). Is de trombose ontstaan ten gevolge van een andere tijdelijke risicofactor, is de recidiefkans iets hoger (5-10%). Betreft het een idiopathische trombose, met andere woorden was er geen aanwijsbare risicofactor in het spel, dan is de kans op een recidief na het staken van de antistolling ongeveer 10 procent per jaar. Patiënten met een trombosebeen hebben bij een recidief meestal weer een trombosebeen en dan ook nog dikwijls aan dezelfde kant. Ook patiënten met longembolie die recidiveren hebben meestal wederom een longembolie.

9 Voorlichting en preventie

Er zijn diverse mogelijkheden om veneuze trombose te voorkomen en helaas worden deze niet altijd benut. Het nut van tromboseprofylaxe met behulp van LMWH rondom operaties en bij niet-chirurgische bedlegerige patiënten is zeer uitvoerig onderzocht en bewezen. Standaardindicaties voor tromboseprofylaxe met LMWH zijn grote abdominale chirurgie, orthopedische en neurochirurgische ingrepen. Daarnaast hebben patiënten met een maligniteit of patiënten met in het verleden een doorgemaakte veneuze trombose een verhoogd risico op een (recidief) trombose in risicovolle situaties, zoals immobilisatie of een operatie.

LMWH is het middel van eerste keuze als tromboseprofylaxe bij acuut zieke patiënten die in het ziekenhuis worden opgenomen met hartfalen, ernstige respiratoire aandoeningen of ernstige acute infecties. Het is ook aan te bevelen te starten met een profylactische dosering subcutaan toegediende LMWH bij een verwachte bedrust van ten minste vier dagen in combinatie met een of meer extra risicofactoren, zoals actieve maligniteit, voorgeschiedenis van veneuze trombose, acute neurologische aandoeningen en inflammatoire darmaandoeningen.

Leesadvies

Belle A van, Büller HR, Huisman MV, et al. Effectiveness of managing suspected pulmonary embolism using an algorithm combining clinical probability, D-dimer testing, and computed tomography. JAMA 2006;295(2):172-9.

Kearon C, et al. Antithrombotic therapy for venous thromboembolic disease: the Seventh ACCP Conference on Antithrombotic and Thrombolytic Therapy. Chest 2008;133 (6 Suppl):454S-545S.

Kruip MJ, Leclercq MG, Heul C van der, Prins MH, Büller HR. Diagnostic strategies for excluding pulmonary embolism in clinical outcome studies. A systematic review. Ann Intern Med 2003;138(12):941-51.

Oudega R, Weert H van, Stoffers HEJH, Sival PPE, Schure RI, Delemarre J, Eizenga WH. NHG-Standaard Diepe veneuze trombose. Huisarts Wet 2008;51:24-37.

Rosendaal FR. Venous thrombosis: a multicausal disease. Lancet 1999;353(9159):1167-73.

Websites

www.cbo.nl
www.chestnet.org (website American College of Chest Physicians)
www.fnt.nl (website Federatie van Nederlandse Trombosediensten)
www.artsennet.nl/standaarden.nl

Preventie van veneuze trombo-embolie

Dr. R. Oudega

Casus

Mevrouw C, een 40-jarige onderwijzeres, heeft sinds een jaar een liesbreuk. De klachten nemen toe en zij meldt zich bij de chirurg om in de schoolvakantie een liesbreukcorrectie te ondergaan. Tijdens het consult vraagt zij om postoperatieve profylaxe van trombose. Haar collega maakte onlangs na een bevalling een longembolie door. De chirurg geeft aan dat het risico op trombose bij een liesbreukcorrectie laag is en dat daarom bij snelle mobilisatie geen profylaxe nodig is. Afgesproken wordt dat zij elastische compressiekousen zal dragen tot zij weer volledig mobiel is.

Casus

Meneer D is een vitale vutter. Vorig jaar werd bij hem een prostaatcarcinoom vastgesteld en hij heeft enkele maanden nodig gehad om de diagnose en

> vooral het beleid van 'watchful waiting' te accepteren. Nu heeft hij de draad weer opgepakt en bereidt hij zich voor om ook dit jaar de vierdaagse te lopen. Tijdens de training wordt hij aangereden en loopt een onderbeenfractuur op. Hij wordt behandeld op de afdeling Spoedeisende Hulp en met zijn rechter been in het gips beweegt hij zich thuis in een rolstoel. De SEH-arts heeft een recept meegegeven voor nadroparine-injecties, een laagmoleculairgewichtheparine (LMWH) in een profylactische dosering voor de volledige periode met (gips)immobilisatie. Er wordt afgezien van instellen op acenocoumerol door de Trombosedienst omdat meneer D zelf de injecties LMWH kan geven en de periode van volledige mobilisatie beperkt is.

Bij het vaststellen van een profylaxe van DVT en longembolie dienen telkens de voor- en nadelen van antistolling tegen elkaar te worden afgewogen. Bij mevrouw C besluit de chirurg om alleen mechanische profylaxe toe te passen in de vorm van elastische kousen, omdat het lage risico op trombose niet opweegt tegen het risico op een bloeding door antistolling. Meneer D heeft daarentegen door de aanwezigheid van een maligniteit een permanent verhoogd risico op trombose. De gipsimmobilisatie van het onderbeen geeft daarbij een extra risico, waardoor de balans doorslaat naar het geven van tromboseprofylaxe. Veneuze trombo-embolie (VTE) is een multicausale aandoening waarbij continue risico's zoals leeftijd, afwijking van stollingseiwitten (o.a. factor-V-Leidenmutatie) en factoren zoals maligniteit, een chirurgische ingreep of tijdelijke immobilisatie elkaar versterken.

De profylaxe van VTE is sinds de introductie van LMWH effectief en veilig toe te passen in de huisartsenpraktijk. Tijdens ziekenhuisopname wordt een patiënt na een algemene of orthopedische operatie in het algemeen behandeld met LMWH als profylaxe voor het ontstaan van DVT of longembolie. Ook bij traumatologische patiënten met heupfracturen, onderbeenfracturen, wervelletsels of 'polytraumata' wordt meestal tromboseprofylaxe toegepast. Het bloedingrisico bij traumapatiënten is een nadeel en in de literatuur wordt niet altijd positief gerapporteerd over tromboseprofylaxe bij deze patiënten. Een alternatief voor heparineprofylaxe bij bloedingrisico's zijn elastische compressiekousen om de stase van het bloed in de beenvenen te verminderen.

Tromboseprofylaxe met LMWH is direct effectief. Er is geen sprake van een instelperiode van een aantal dagen voordat een adequate werking te verwachten is, zoals bij vitamine-K-antagonisten.

De duur van de profylactische behandeling strekt zich vaak verder uit dan de periode van de ziekenhuisopname, meestal tot een maximum van vier tot zes weken na de operatie. Bij sommige aandoeningen of bij persisterende risicofactoren valt een veel langere duur van de antistolling te overwegen.

De huisarts neemt in de thuissituatie een deel van de verantwoordelijkheid op zich van deze profylaxe en zal geconfronteerd kunnen worden met vragen van de patiënt en mogelijke complicaties.

Voor een aantal aandoeningen is de indicatie heel duidelijk, voor andere indicaties is er minder 'evidence' en het is steeds een individuele afweging van voor- en nadelen van de antistolling. Er is bijvoorbeeld nauwelijks wetenschappelijk bewijs voorhanden over profylaxe bij zieke, bedlegerige patiënten in de thuissituatie. Toch zal de patiënt in een aantal situaties voordeel hebben van ingestelde profylaxe; ook hier blijft het een individuele afweging. Indien een patiënt met een DVT in de voorgeschiedenis langer dan drie dagen volledig immobiel is, kan profylaxe met LMWH overwogen worden. Hetzelfde geldt bijvoorbeeld voor de oudere patiënt met een maligniteit of longontsteking die bedrust moet houden.

Over het algemeen heeft snelle mobilisatie de voorkeur, zoals dat post partum al gebruikelijk is. Bij een of meer risicofactoren kan er reden zijn om de huisarts medicamenteuze profylaxe te laten starten. De nieuwe versie van de CBO-richtlijn 'Diagnostiek, preventie en behandeling van veneuze trombo-embolie en secundaire preventie arteriële trombose' geeft enkele handvatten en in de NHG-Standaard 'Diepe veneuze trombose' komt behalve de behandeling ook preventie van trombose aan de orde.

LMWH kan gebruikt worden om een periode te overbruggen waarin bestaande behandeling met vitamine-K-antagonisten tijdelijk wordt gestaakt, bijvoorbeeld bij een kiesextractie of bij coloscopie van een patiënt met een mechanische hartklep of met een recidief longembolie. Meestal wordt het gebruik van de vitamine-K-antagonist een week gestaakt. Om de periode 'at risk' zo kort mogelijk te houden, kan dagelijks een injectie LMWH gegeven worden tot de dag voor de ingreep en opnieuw gestart worden aan het eind van de dag van de ingreep. Het is wel zaak in dit soort gevallen te overleggen met de behandelend specialist.

11 Recidief diepe veneuze trombose en longembolie

Casus

Mevrouw De K heeft vijf jaar geleden, na de bevalling van haar oudste zoon, een longembolie doorgemaakt. De verloskundige had de huisarts destijds gevraagd de kraamvrouw te bezoeken omdat zij een beetje kortademig leek. Bij onderzoek kon hij geen afwijkingen constateren. De volgende dag werd de huisarts opnieuw geroepen omdat mevrouw De K toenemend kortademig was geworden en de ademhaling pijnlijk was. Hij heeft haar toen direct ingestuurd op verdenking van een longembolie en zij is opgenomen en behandeld met heparine per infuus.

Sindsdien heeft de huisarts mevrouw De K verschillende malen met spoed gezien omdat zij zeer ongerust was een recidief longembolie te hebben. De eerste keer heeft hij haar direct naar de longarts verwezen. De longarts sloot een longembolie uit op basis van de klinische gegevens en een D-dimeertest en vond aanvullend onderzoek in de vorm van een ventilatie-perfusiescan niet nodig.

Nu consulteert mevrouw De K de huisarts met pijnklachten van de kuit en weer die rare kortademigheid. Zij is juist terug van een vakantie in Italië met een langdurige thuisreis per auto. De huisarts besluit het zekere voor het onzekere te nemen en meldt haar aan voor een poliklinische spiraal-CT van de longen. Aan het eind van de middag belt de echtgenoot dat zijn vrouw opgenomen is in verband met een recidief longembolie. Er is een stabiele situatie zonder collaps, hypotensie of noodzaak voor O_2-toediening en na drie dagen komt zij weer thuis. De dagelijkse injecties met LMWH gaan door tot de INR door acenocoumarolgebruik de streefwaarde heeft bereikt. De longarts heeft gezegd dat de antistolling verder levenslang gebruikt moet worden. Door deze continue profylaxe verwacht de huisarts bij deze patiënt niet meer voor het dilemma geplaatst te worden om haar bij beperkte klachten met spoed in te sturen om DVT of longembolie uit te sluiten, tenzij zich later in haar leven situaties voordoen waarbij antitrombotische profylaxe gecontra-indiceerd is.

De behandeling van DVT en longembolie dient in eerste instantie om uitbreiding van de primaire trombus en verplaatsing van het stolsel van de beenvene (DVT) naar een longarterie (longembolie) te voorkomen. Zowel de duur van de behandeling als de intensiteit (INR) heeft invloed op het optreden van een recidief. Beperken van de uitbreiding van de trombose in het been beperkt ook het later optreden van het posttrombotisch syndroom. Bij een manifeste DVT is in de helft van de gevallen al een symptomatische longembolie aantoonbaar. Mevrouw De K startte met klachten van een longembolie en heeft toen de mogelijk minimale klachten van het been niet opgemerkt. Bij de recidief trombose werden de beenklachten wel ervaren. Deze casus illustreert het dilemma van de huisarts om wel of niet bij beperkte klachten een patiënt acuut in te sturen en vaak te laten opnemen, om de diagnose longembolie te kunnen uitsluiten. De onzekerheid over de diagnose neemt sterk toe bij verdenking op een recidief DVT en/of longembolie omdat klachten ook toegeschreven kunnen worden aan bestaande restafwijkingen van eerdere trombose.

11.1 Recidief diepe veneuze trombose

Veneuze trombo-embolie kan wel opgevat worden als een chronisch bedreigend gegeven, omdat het risico op een recidief DVT of longembolie aanwezig blijft.

De kans op een recidief trombose na het stoppen van de anticoagulantia bij een eerdere DVT is ongeveer 5 procent per jaar. Na twee jaar wordt het risico kleiner, maar het blijft wel aanwezig. Een kwart van de patiënten met een DVT heeft binnen vijf jaar een recidief. De kans op een recidief is hoger naarmate de aanvankelijke trombose meer proximaal was gelokaliseerd en naarmate meer (blijvende) risicoverhogende factoren aanwezig zijn. Een risicoverhogende factor is bijvoorbeeld de aanwezigheid van een maligniteit. Mannen hebben een groter risico dan vrouwen, bij vrouwen verhoogt het gebruik van orale anticonceptiva het risico op een recidief. Daarom is het gebruik van orale anticonceptiva na een DVT gecontra-indiceerd.

Het effect van de aanwezigheid van trombofilie op het ontstaan van een recidief DVT is momenteel nog onduidelijk en heeft doorgaans geen behandelconsequenties. Als een patiënt al behandeld wordt met een vitamine-K-antagonist (acenocoumarol of fenprocoumon) is gedurende deze antistollingsbehandeling de kans op een recidief DVT of longembolie zeer klein.

De diagnose recidief DVT is vaak lastig te stellen vanwege de frequent voorkomende restafwijkingen na een trombose van het diepe veneuze systeem. Zo is de echografie bij 50 procent van de patiënten een jaar na de eerste presentatie nog steeds afwijkend. Het niet-comprimeerbaar zijn van een veneus segment is bij deze patiënten niet bewijzend voor een nieuwe trombose, pas bij aanwijzingen voor recente nieuwe trombusvorming kan gesproken worden van recidief DVT. Een vergelijking met eerdere echografie is daarom noodzakelijk. Indien sprake is van een nieuw niet-comprimeerbaar veneus segment of van een toename van de doorsnede van de oude trombus met meer dan vier millimeter, is er vrijwel zeker sprake van een recidief trombose. Mede daarom wordt in de CBO-richtlijn 'Diagnostiek, preventie en behandeling van veneuze trombo-embolie en secundaire preventie arteriële trombose' een uitgangsechografie na behandeling van DVT aanbevolen. Differentiatie tussen de klachten van een recidief trombose en toename van posttrombotische klachten is veelal problematisch en bij twijfel dient flebografie te worden verricht.

11.2 Recidief longembolie

Het probleem om onderscheid te maken tussen een oude en een recidief trombose zoals bij DVT, geldt ook voor longembolie. Het is vaak niet mogelijk om op een scan het verschil te zien tussen een verse en een oude longembolie. Restafwijkingen op de perfusie- of CT-scan persisteren na een eerste longembolie bij meer dan 50 procent van de patiënten. De diagnostiek van longembolie is mogelijk beter te interpreteren indien na een eerste episode een controlescan wordt gemaakt om de mate van trombusoplossing vast te leggen. De 'evidence' daarvoor is echter nog niet voorhanden.

Na een eerste episode van longembolie is de kans op een recidief 5 procent binnen twaalf maanden. De kans op een recidief neemt na dit eerste jaar af.

Een continue (levenslange) behandeling met vitamine-K-antagonisten geeft een sterke afname van het aantal recidieven, maar aan dit gunstig effect wordt afbreuk gedaan door de toename van het aantal ernstige bloedingen. Op dit moment worden verschillende strategieën onderzocht waarbij de duur van de behandeling gestuurd wordt door een D-dimeerbepaling of door onderzoek naar het oplossen van de trombose. De literatuur is niet eenduidig over de behandelduur en er is telkens sprake van nieuwe inzichten. De NHG-Standaard 'Diepe veneuze trombose' beveelt daarom aan om patiënten met een recidief DVT of longembolie (eenmalig) te verwijzen naar een internist of hematoloog ter bepaling van het antistollingsbeleid bij een recidief DVT of longembolie.

Leesadvies

Cannegieter SC, Doggen CJM, Houwelingen HC van, Rosendaal FR. Travel-related venous thrombosis: results from a large population-based case control study (MEGA Study). PLoS Med 2006;3(8):e307.

Kwaliteitsinstituut voor de Gezondheidszorg CBO. CBO-richtlijn Diagnostiek, preventie en behandeling van veneuze trombo-embolie en secundaire preventie arteriële trombose. Alphen aan den Rijn: Van Zuiden Communications; 2008. ISBN 978-90-8523-193-6.

Oudega R, Weert H van, Stoffers HEJH, Sival PPE, Schure RI, Delemarre J, Eizenga WH. NHG-Standaard Diepe veneuze trombose. Huisarts Wet 2008;51:24-37.

Website

www.hartstichting.nl

12 Veneuze trombose bij reizen

Dr. F.P.M.J. Groeneveld, prof. dr. A. Prins

Casus

Meneer J, solistisch werkend huisarts sedert 1970, krijgt in 1986 een forse enkeldistorsie tijdens het tennissen. Hij laat de enkel intapen met elastisch verband. Ondanks pijn en moeilijk lopen zet hij zijn praktijk voort. Alleen de huisvisites worden een paar dagen door een buurtcollega overgenomen. Na negen dagen krijgt meneer J last van pijn in de borst, vastzittend aan de ademhaling en kortademigheid. Hij consulteert een internist. Deze neemt hem op in het ziekenhuis en bevestigt het vermoeden van een longembolie. Na ontslag uit het ziekenhuis gebruikt meneer J nog zes maanden orale antistolling. Zijn werk en sportbeoefening kan hij als vanouds voortzetten.

In 2007 krijgt hij ruim een week na terugkeer per vliegtuig uit Chili een dik rechter been, heeft pijn tot in het bovenbeen en subfebriele temperatuur. Hij wordt opgenomen in het ziekenhuis. De diagnose proximale trombose met afsluiting van de vena femoralis wordt gesteld.

Na ontslag krijgt hij het advies levenslang orale antistolling te gebruiken en de eerstkomende jaren een elastische kous te dragen. Enige maanden later krijgt meneer J heftige pijn onder in de buik. Palpatie van de buikregio onder de navel is door de pijn nauwelijks mogelijk. Ziekenhuisopname is gezien de ernst van de pijn nodig. De pijn blijkt te berusten op een groot hematoom in de musculus rectus abdominis. De INR ligt binnen de therapeutische streefwaarde. Na overleg met de behandelend internist stopt hij in 2008 met de orale antistolling en gaat over op dagelijks acetylsalicylzuurgebruik. De varicose in het rechter been die aanwezig was na de 'vliegtuigtrombose' is sterk verminderd. Hij continueert het dragen van de elastische kous. Inmiddels tuiniert en sport hij, nu als rustend huisarts, enige malen per week.

Zoals veel (huis)artsen consulteert meneer J niet snel een collega en hij denkt zeer kritisch mee over diagnostiek en behandeling. VTE als DVT en longembolie komt frequent voor na een trauma en verloopt vaak asymptomatisch. Het is zeer waarschijnlijk dat de longembolie bij meneer J is ontstaan vanuit het been met de enkeldistorsie, mogelijk bevorderd door het (te) vroeg of te strak intapen.

De 21 jaar later ontstane trombose in het been is wellicht gerelateerd aan de lange vliegreis. Op basis van Nederlands onderzoek wordt de incidentie van veneuze trombose geschat op 0,3 procent bij personen die lange vliegreizen maken versus 0,1 procent in de algemene bevolking. De incidentie van veneuze trombose wordt geschat op één op de twee miljoen vliegtuigpassagiers. De trombose-incidentie blijkt het hoogst in de eerste twee weken na het begin van de reis en/of terugreis en neemt dan in twee maanden weer af tot het niveau van voor de reis (reizen). Medicamenteuze preventie voor verondersteld gezonde reizigers wordt niet aanbevolen, omdat de kans op bijwerkingen groter is dan de te behalen voordelen.

In de NHG-Standaard 'Diepe veneuze trombose' wordt geadviseerd bij reizen die langer dan zes uur duren goed te drinken, alcohol- en koffiegebruik te beperken en om de paar uur te lopen of rekoefeningen van kuitspieren te doen. De effectiviteit van deze adviezen ten aanzien van de preventie van VTE is echter nog niet bewezen. Bij personen met een verhoogd risico op VTE kan men het dragen van steunkousen klasse II overwegen. Het profylactisch gebruik van acetylsalicylzuur wordt afgeraden omdat hiermee het risico van DVT niet wordt verlaagd.

Een verhoogd risico van DVT is er vooral bij aanwezigheid van één of meer risicofactoren, eerdere DVT of longembolie, tromboflebitis, recente operatie, zwangerschap inclusief kraambed, maligniteit, veneuze insufficiëntie, stollingsafwijkingen, obesitas, en de combinatie stollingsafwijkingen of oestrogeengebruik.

Nader onderzoek omtrent de oorzaken en mogelijkheden tot preventie van DVT samenhangend met lange vliegreizen is nog nodig. De huisarts wordt steeds vaker geconsulteerd over de kans op trombose en de mogelijkheden ter preventie bij een voorgenomen of al geplande vliegreis. Of bij collega J 21 jaar na zijn eerste longembolie de kans op herhaling dusdanig hoog was dat profylaxe met anticoagulantia in verband met zijn vliegreis had moeten worden aanbevolen, is zeer twijfelachtig. De vraag of er na zijn tweede VTE een indicatie is voor levenslange antistolling is niet gemakkelijk te beantwoorden. In de nieuwe CBO-consensus is ter overweging opgenomen patiënten met een recidief veneuze trombose langer dan één jaar na het staken van de antistolling, één jaar te behandelen in plaats van levenslang. Het optreden van een buikwandbloeding heeft zijn motivatie voor levenslange antistolling niet bevorderd. Een bloeding in de musculus rectus abdominis is in het algemeen en ook bij anticoagulantiagebruikers een zeldzame maar pijnlijke complicatie. Het gebruik van acetylsalicylzuur beschermt meneer J niet tegen VTE. Artsen zijn vooral bij oudere patiënten beducht voor de risico's van een ernstige bloeding bij gebruik van vitamine-K-antagonisten. Iatrogene schade door medicatie omwille van preventieve doeleinden is zowel voor artsen als patiënten moeilijk te accepteren.

Bij de beslissing om profylaxe met anticoagulantia in verband met een vliegreis toe te passen kunnen de aanbevelingen gebruikt worden uit de recente CBO-richtlijn 'Diagnostiek, preventie en behandeling van veneuze trombo-embolie en secundaire preventie arteriële trombose'.
- Alle reizigers die langer dan vier uur reizen, in het bijzonder vliegen, kunnen overwegen goed te drinken, alcohol- en koffiegebruik te beperken en elke twee tot drie uur rekoefeningen van de kuitspieren te doen en zo mogelijk een stukje te lopen.
- Reizigers met een of meer bekende risicofactoren voor VTE die langer dan vier uur gaan reizen wordt aanbevolen een individuele risicoafweging te maken over de toepassing van tromboseprofylaxe. Bij deze afweging wordt aanbevolen de aard van de bestaande risicofactoren en de duur van de geplande reis mee te wegen.
- Alle reizigers aan wie tromboseprofylaxe wordt geadviseerd, wordt aanbevolen tijdens de reis vooraf aangemeten onderbeensteunkousen klasse I of II te dragen of vlak voor aanvang van de reis een enkele profylactische dosis LMWH te nemen.
- Profylactisch gebruik van acetylsalicylzuur is niet werkzaam ter voorkoming van DVT. Wel is het zinvol bij een verhoogde kans op arteriële trombose.
- Alle reizigers die al vitamine-K-antagonisten gebruiken wordt aanbevolen uiterlijk drie dagen voor aanvang van een reis langer dan vier uur hun stollingsstatus te laten controleren. Bij een over het algemeen goede instelling van de antistolling is dit niet nodig.

13 Posttrombotisch syndroom

Casus

Mevrouw H is een boerin uit een dorp op de Veluwe. Het boerenbedrijf heeft nooit veel voorgesteld, maar omdat haar man al sinds het begin van hun huwelijk een reumatische aandoening heeft, komt het werk voor de koeien en het kleinvee voor een belangrijk deel op haar neer. Zij heeft zes kinderen. Bij de eerste twee zwangerschappen kreeg zij een trombosebeen in het kraambed. Na het tweede trombosebeen bleek een familiare proteïne C-deficiëntie en bij de volgende zwangerschappen werden afdoende maatregelen getroffen om te voorkomen dat zij opnieuw een trombosebeen zou ontwikkelen.

De klachten na de trombose vallen aanvankelijk wel mee. Het dikke been is 's ochtends weer aardig geslonken en de jeuk is te dragen. Na de tweede trombose nemen de klachten snel toe en zij bezoekt het spreekuur voor het eerst met de klachten van haar been ongeveer een halfjaar na de tweede bevalling. Het been is dik tot de knie met een nattend schilferig eczeem. Bij de enkel zijn twee open plekken zichtbaar. De huisarts stelde een ulcus cruris vast in het kader van een posttrombotisch syndroom en behandelt haar met compressietherapie. De wonden genezen en het oedeem neemt af. Mevrouw H is haar huisarts dankbaar voor de behandeling en draagt sindsdien aangemeten elastische kniekousen met drukklasse III. Alleen af en toe, als zij het 's zomers te druk heeft om 's ochtends eerst de kousen aan te doen, heeft zij last van oedeem en jeuk.

Casus

Maaike E is 18 jaar als zij het dorp verlaat om te gaan studeren. Zij is twee maanden geleden met de pil begonnen en bij haar eerste weekendbezoek maakt zij een afspraak bij haar huisarts in verband met een dik onderbeen. De huisarts kan geen duidelijke verklaring vinden voor haar klachten. Na drie weken is de zwelling toegenomen en is ook het bovenbeen dik. De verdenking DVT komt ter sprake, ondanks haar jeugdige leeftijd. Het echo-onderzoek wijst inderdaad op een proximale DVT en Maaike start met LMWH en acenocoumarol. De aangemeten heupkous kan na een maand, als het bovenbeen voldoende is geslonken, vervangen worden door een veel patiëntvriendelijker elastische kniekous.

Na een jaar komt Maaike weer bij de huisarts, omdat zij een andere oplossing voor haar nog steeds dikke onderbeen wil dan 'die suffe elastische kous'. Als zij de kous niet draagt wordt het onderbeen binnen enkele dagen dik en heeft zij een zwaar en moe gevoel in het been.

De huisarts heeft geen andere oplossing dan haar te adviseren de twee jaar vol te maken met deze kous klasse III. Daarna kan een lichtere, wat modieuzere kous klasse II geprobeerd worden. De anticonceptie is gewijzigd van een combinatiepil in een progesteronhoudende spiraal. Maaike heeft het advies gekregen om als zij zwanger wordt, direct contact op te nemen met een gynaecoloog of internist om te bepalen of tijdens de zwangerschap antistolling moet worden gebruikt.

Een trombosebeen op jongere leeftijd is een aandenken voor je hele leven. Vooral bij een recidief DVT ontstaan veel klachten van zwelling, pijn, jeuk en eczeem en in een late fase ulcera. Mevrouw H was dolgelukkig met de compressietherapie omdat de klachten sterk afnamen. Maaike E was er – begrijpelijk – minder tevreden over. Een heupkous is meestal maar kort nodig en kan vervangen worden door een elastische kniekous. Het gaat tenslotte om de enkel(tegen)druk om het oedeem te beperken en de veneuze afvoer te stimuleren.

Het posttrombotisch syndroom is een (late) complicatie van DVT in de vorm van veneuze insufficiëntie na het doormaken van een DVT. Na rekanalisatie van de getromboseerde vene zijn de veneuze kleppen niet meer intact en ontstaat een veneuze hypertensie in het onderbeen. De pathofysiologie van posttrombotisch syndroom berust op de combinatie van veneuze hypertensie, veroorzaakt door outflowobstructie en/of klepinsufficiëntie, en abnormaal functioneren van de microvaten of verstoorde lymfatische functie. Langdurige veneuze hypertensie geeft ook insufficiëntie van de kleppen in de venae perforantes bij de enkel. Daardoor wordt de hoge veneuze druk direct overgebracht op de subcutane capillairen, met als gevolg een toegenomen permeabiliteit van het endotheel. Het daardoor binnendringen van grote moleculen in het interstitiële weefsel verklaart het typische patroon van oedeem, hyperpigmentatie, atrofie en in een late fase ulceratie. De huidige inzichten geven aan dat reflux in de proximale venen van doorslaggevend belang is voor de ontwikkeling van posttrombotisch syndroom in combinatie met persisterende veneuze obstructie.

De klachten bij posttrombotisch syndroom bestaan uit een zwaar gevoel in het been, kramp, zwelling, pijn, jeuk, eczeem en uiteindelijk trofische stoornissen van huid en subcutis van het onderbeen met ulcera als eindfase (4% van de patiënten).
   Bijna de helft van de DVT-patiënten ontwikkelt binnen twee jaar na trombosering een lichte tot ernstige vorm van posttrombotisch syndroom. De behandeling bestaat uit het terugdringen van het oedeem en het bevorderen van de veneuze terugstroom door compressietherapie. De behandeling heeft een beperkt effect, de klachten van ernstiger vormen van posttrombotisch syndroom worden tot de helft gereduceerd door het dragen van elastische kousen met een drukklasse III (30-40 mmHg bij de enkel). De grootste

risicofactor voor het ontstaan van ernstig posttrombotisch syndroom is een recidief DVT.

13.1 Compressiekousen

Compressiekousen zijn bedoeld om extra druk te geven om de ophoping van vocht, oedeem, tegen te gaan. Door de extra druk verplaatst het vocht zich deels van intercellulair naar intravasaal (vene of lymfvat). Ook de veneuze afvoer verbetert. Het dragen van een elastische kous is nuttig of nodig bij eigenlijk elke vorm van oedeem, veneuze insufficiëntie (ook zonder oedeem), na een DVT of erysipelas. Bij lang staan, zwangerschap of een lange vliegreis kan een wat minder stugge elastische kous worden gedragen, om het ontstaan van varices of trombose te voorkomen.

Rondbrei en vlakbrei

Rondbreikousen worden buisvormig gebreid, en hebben dus geen naden. Voor vlakbreikousen wordt eerst een lap gebreid, waarvan een kous gemaakt wordt. Vlakbreikousen zijn stijver, zodat ze vochtophoping in het been beter tegengaan. Maar ze zijn moeilijker aan te trekken, voelen warmer aan en hebben een naad op de kuit.

Drukklasse

Elastische kousen worden ingedeeld aan de hand van de hoeveelheid druk die op de enkel uitgeoefend wordt (tabel 10.6). Deze druk loopt richting de knie langzaam af. De benodigde hoeveelheid druk hangt af van de aandoening en zal meestal klasse II of III zijn. Tijdens het dragen van een kous kan zich nog steeds extra vocht ophopen. Ook als kousen een gelijke hoeveelheid druk geven, kunnen ze verschillen in het vermogen om uitrekken van de kous, en daarmee de vorming van extra oedeem, tegen te gaan. Dit vermogen heet de stijfheid (stiffness).

Tabel 10.6	Drukklassen elastische kousen.
compressieklasse	enkeldruk (mmHg)
A – licht	10-14
I – mild	15-21
II – normaal	23-32
III – sterk	34-46
IV – extra sterk	49-

Leesadvies

Oudega R, Weert H van, Stoffers HEJH, Sival PPE, Schure RI, Delemarre J, Eizenga WH. NHG-Standaard Diepe veneuze trombose. Huisarts Wet 2008;51:24-37.

Website

www.plosmnedicine.org

11 Ischemische darmaandoeningen

Prof. dr. E.M.H. Mathus-Vliegen

Casus

De dag voor opname neemt mevrouw Van de B, 49 jaar, vanwege pijn in de enkel diclofenac en diazepam. Enige uren hierna krijgt zij hevige buikpijn zonder bewegingsdrang die aanvalsgewijs steeds erger wordt, met eenmaal braken en eenmaal incontinentie voor ontlasting. De voorgeschiedenis vermeldt mogelijk een trombosearm links in 1998. Tien dagen voor opname had zij claudicatio-intermittensklachten, drie dagen voor opname plotseling een pijnlijk wit been rechts en dezelfde dag even later een witte wijsvinger rechts. Patiënte heeft tot voor kort gerookt (35 pakjaren) en gebruikt orale anticonceptie. Bij lichamelijk onderzoek zien we een zeer pijnlijke, goed gevoede vrouw met ondertemperatuur (34,5 °C). De buik is diffuus drukpijnlijk met normale peristaltiek. Geen souffles hoorbaar. In het laboratoriumonderzoek een leukocytose ($14,2 \times 10^9$/l), een hoog normaal lactaat, normaal amylase, creatinekinase, alkalische fosfatase en gamma-GT. Een buikoverzichtsfoto, X-thorax en echo abdomen laten geen afwijkingen zien. Ook de chirurg kan geen diagnose stellen en mevrouw Van de B wordt ter observatie opgenomen.

Drie dagen later ontstaat een acute buik en raakt patiënte in shock. Een proeflaparotomie laat een necrotische dunne darm zien waarna resectie volgt. Uiteindelijk resteert één meter dunne darm vanaf Treitz en 40 cm terminaal ileum.

Casus

Mevrouw H-S, 80 jaar, wordt thuis op de grond gevonden nadat zij is gecollabeerd. Hoe lang ze op de grond heeft gelegen is niet bekend. Mevrouw H-S voelt zich moe en suf. Een dag later heeft zij rood rectaal bloedverlies met diarree en slijm en een lichte zeurderige buikpijn. Het rectale bloedverlies is progressief en de indicatie voor opname. De voorgeschiedenis vermeldt hypertensie en paroxismaal boezemfibrilleren. Als medicatie heeft zij spironolacton, metoprolol, losartan (Cozaar), doxazosine (Cardura), ascal, omeprazol (Losec) en digoxine. Bij onderzoek zien we een niet-zieke vrouw met lichte febriele temperatuur van 38,3 °C, een irregulaire inequale pols en een tensie van 183/79 mmHg. Over het abdomen lichte diffuse drukpijn, verder soepele buik en normale levendige peristaltiek. Bij rectaal toucher rood bloed aan de handschoen. Laboratoriumonderzoek toont een verhoogd ureum en C-reactieve proteïne. Gastroscopie: geen afwijkingen. Sigmoïdoscopie: vanaf de rectosigmoïdale overgang tot voorbij de flexura lienalis coli oedemateus en paarsachtig tot zwart slijmvlies met diepe slijmvliesdefecten, ulceratie met fibrinebeslag en submucosale bloedblaren. De afwijkingen nemen toe in de richting van de flexura lienalis coli.

1 Inleiding

Ischemische darmaandoeningen worden in drie hoofdgroepen ingedeeld: acute mesenteriale ischemie, chronische mesenteriale ischemie en het ischemisch colon, die elk een eigen klachtenpatroon, klinisch beloop en therapeutische benadering kennen. Het hele spectrum van intestinale ischemie is weergegeven in tabel 11.1. Ischemie van het maag-darmstelsel ontstaat door een vermindering van de intestinale bloedstroom door vaatafsluiting, vasoconstrictie of hypoperfusie waarbij niet aan de metabole behoeften van het maag-darmstelsel kan worden voldaan. Vooral de top van de villus is gevoelig voor de ischemie gezien de hier aanwezige hoge zuurstofbehoefte. Belangrijk is hierbij enige kennis van de anatomie en fysiologie: er bestaat een enorme collaterale circulatie om het maag-darmstelsel te beschermen tegen inadequate perfusie, zoals primaire, secundaire en tertiaire arcaden in de dunne darm en een netwerk van communicerende submucosale vaten in de darmwand op microniveau, naast de verbindingen en collateralen tussen grote vaten op macroniveau. Het splanchnicusgebied neemt tien tot 35 procent van het hartminuutvolume in, afhankelijk van het nuchter zijn of de postprandiale toestand. De extractie van zuurstof uit het bloed is laag, zodat genoeg zuurstof voor de lever overblijft. Bij verminderde bloedtoevoer naar de darm neemt de zuurstofextractie toe en vaak treden er pas problemen op als de bloedtoevoer met vijftig tot 75 procent gereduceerd is. Echter, bij langdurige reductie van de bloedstroom in het splanchnicusgebied treden vaatspasmen en vasoconstrictie op waarbij uiteindelijk de collateralen mee gaan doen. Deze vasoconstrictie persisteert als de oorzaak van de hypoperfusie is weggenomen. Vooral bij hypovolemie en hypotensie is dit mechanisme bedoeld voor het behoud van de cerebrale bloedstroom. De darmischemie zal derhalve bepaald worden door de duur en aard van het ischemisch insult, het aantal en het kaliber van de aangedane vaten, de mate van systemische perfusie en collateraalvorming, de respons van het vaatbed op verminderde perfusie en de metabole behoefte van het betrokken darmsegment. De darmschade wordt bepaald door de duur van de hypoxie: binnen één uur treedt oppervlakkige mucosaschade op, gevolgd door necrose van de villi, de muscularis mucosae gaat na drie tot vier uur stuk, na zeven à acht uur wordt ook de muscularis propria necrotisch en ontstaat transmurale schade na acht tot zestien uur. Ook kan na het opheffen van de hypoxie door reperfusie schade ontstaan door het vrijkomen van oxidatieve radicalen en

Tabel 11.1	Spectrum van intestinale ischemie.
acute mesenteriale ischemie	- arteria mesenterica-embolie - arteria mesenterica-trombose - vena mesenterica-trombose - niet-occlusieve mesenteriale ischemie - focaal segmentele ischemie
chronische mesenteriale ischemie	
colonischemie	- reversibele ischemische colopathie - passagère ulcererende ischemische colitis - chronische ulcererende ischemische colitis - colonstrictuur - colongangreen - fulminante universele ischemische colitis

toxische bijproducten.

De bloedvoorziening van het maag-darmstelsel is afgebeeld in figuur 11.1. De truncus coeliacus voorziet maag, proximale dunne darm, lever en pancreas van bloed met een bloedstroom van 800 ml/min. De arteria mesenterica superior voorziet het distale duodenum, de dunne darm en het proximale colon met een bloedstroom van 500 ml/min. De arteria mesenterica inferior is een relatief klein vat dat het distale colon en het rectum van bloed voorziet. De genoemde bloedstromen kunnen met 50 à 100 procent toenemen tijdens de maaltijd.

Maagischemie is zeldzaam. Dit is goed te verklaren gezien de uitgebreide verbindingen tussen de arteria gastroepiploica dextra uit de arteria gastroduodenalis, die weer ontspringt uit de arteria hepatica communis, en de arteria gastroepiploica sinistra uit de arteria lienalis, en tussen de arteria gastrica dextra uit de arteria hepatica communis en de arteria gastrica sinistra uit de truncus coeliacus. Ook een ischemie van het rectum is zeldzaam, aangezien het rectum bloed krijgt uit de arteria rectalis superior, uit de arteria mesenterica inferior, uit de arteria rectalis media, een eindarterie van de arteria iliaca interna, en uit de arteria rectalis inferior, een eindarterie van de arteria pudenda interna. Ook zijn er anastomosen tussen de lumbale

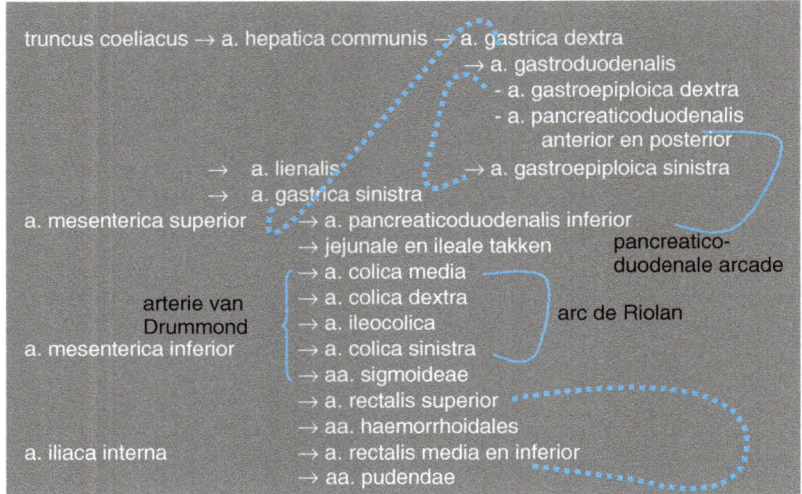

Figuur 11.1
Bloedvoorziening van het maag-darmstelsel. De twee stippellijnen (boven) geven de collateralen aan op maagniveau. De doorgetrokken lijnen de collateralen op colonniveau en de stippellijn (onder) de collateralen op rectumniveau.

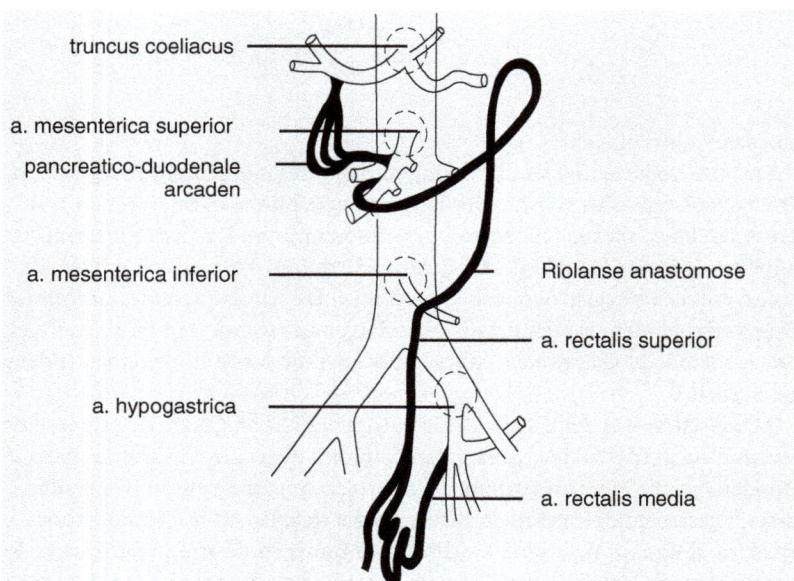

Figuur 11.2
Belangrijkste collateralen tussen truncus coeliacus, a. mesenterica superior en a. mesenterica inferior schematisch weergegeven.

vaten en takken van de arteria iliaca interna en tussen de arteria iliaca interna en externa.

De gehele dunne darm krijgt vanaf het bovenste twee derde deel van het duodenum zijn bloed uit de arteria mesenterica superior. De arteria mesenterica superior voorziet ook het merendeel van het colon van bloed: via de arteria ileocolica het terminale ileum, appendix, caecum en proximale colon ascendens, via de arteria colica dextra het resterende deel van het colon ascendens, en via de arteria colica media het transversum, met soms inbegrepen de flexura hepatica coli en de flexura lienalis coli. De flexura lienalis coli, het colon descendens en het rectum krijgen hun bloed uit de arteria mesenterica inferior. Ook hier is sprake van een uitgebreide collaterale circulatie. Zo staan de truncus coeliacus en arteria mesenterica superior via de pancreaticoduodenale arcade tussen de arteria pancreaticoduodenalis superior en inferior met elkaar in contact. De arteria mesenterica superior en inferior communiceren via de arterie van Drummond die langs de rand van het mesenterium de arteriële aftakkingen van de arteria mesenterica superior en arteria mesenterica inferior verbindt en via de arc de Riolan, een meanderende arterie die een arcade vormt tussen de arteria colica media uit de arteria mesenterica superior, en arteria colica sinistra uit de arteria mesenterica inferior. Ook is er communicatie tussen arteria mesenterica inferior en de systemische circulatie in het rectum.

Gezien de belangrijke rol van de arteria mesenterica superior is afsluiting ondanks de collateralen vaak catastrofaal voor de dunne darm met het intact blijven van 25 à 30 cm van het proximale jejunum. Wat betreft het colon zijn er twee waterscheidingsgebieden: het punt van Griffith, ter hoogte van de flexura lienalis coli waar de linker tak van de arteria colica media verbinding legt met de ascenderende tak van de arteria colica sinistra, en het punt van Sudeck, ter hoogte van de rectosigmoïdovergang, waar de laatste sigmoïdtak en de arteria rectalis superior samenkomen (zie figuur 11.3). Dit laatste punt is minder belangrijk omdat het rectum vanuit tal van andere takken bloed kan krijgen. Het eerste waterscheidingsgebied is wel belangrijk en verklaart de voorkeur van het optreden van colonischemie in de flexura lienalis coli en het linker colon en de zeer scherpe demarcatie van de mucosale ischemie zoals te zien is bij endoscopie.

De mesenteriale venen lopen parallel aan de arteriën, de vena mesenterica superior draineert dunne darm, caecum, appendix, colon ascendens en transversum via de jejunale en ileale venen, de vena ileocolica, vena colica dextra en vena colica media. De vena mesenterica inferior draineert het colon descendens via de vena colica sinistra en de vena sigmoidea en het rectum via de vena rectalis superior. De vena mesenterica inferior fuseert met de vena lienalis en komt uiteindelijk met de vena mesenterica samen uit in de vena portae. Veneuze trombose leidt tot ischemie door verhoogde weerstand tegen de bloedafvoer met daardoor oedeem van de darmwand en vochtverlies naar het darmlumen. Door hypotensie en toegenomen viscositeit van het bloed komt de arteriële voorziening in gevaar en ontstaat het beeld van ischemie.

Fysiologisch zijn er ook allerlei beschermende mechanismen: de weerstand in de mesenteriale arteriolen kan sterk fluctueren door intrinsieke autoregulatie van de gladde spieren in de arteriolen, terwijl neuronale en hormonale factoren zoals sympathicusactiviteit, renine-angiotensine en vasopressine regulerend werken. Bij onvoldoende toevoer van nutriënten en zuurstof is compensatie door verhoogde zuurstofextractie mogelijk gedurende een aantal uren, maar uiteindelijk treedt vasoconstrictie op met drukverhoging in de vaten en verminderde collaterale bloedstroom. Na herstel van de bloedtoevoer blijft deze vasoconstrictie vaak aanhouden en daarnaast treedt er reperfusieschade op door oxidatieve stress.

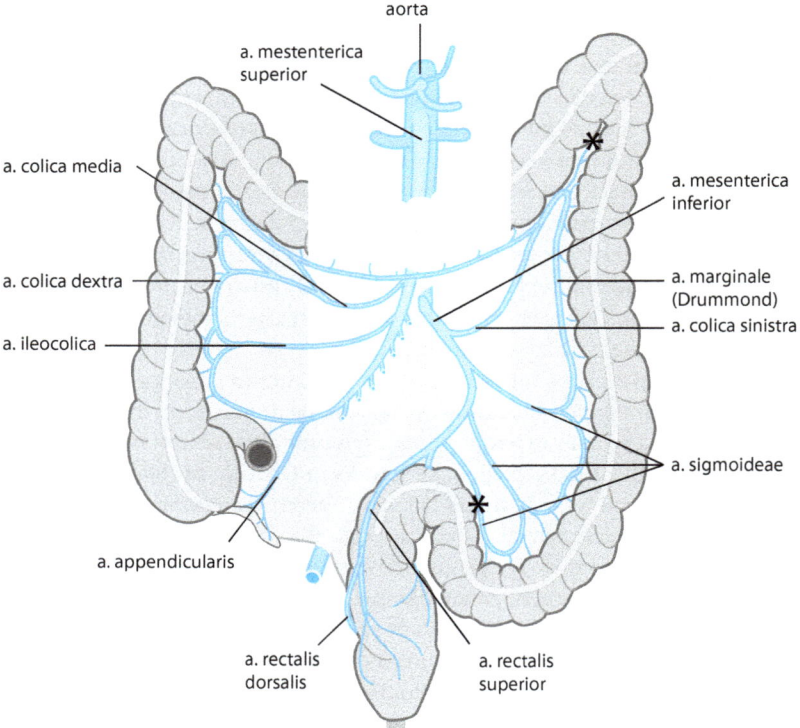

Figuur 11.3
Bloedvoorziening van het colon met de collateraalcirculatie en de twee waterscheidingsgebieden waarbij het punt van Griffith bovenin en het punt van Sudeck onderin met een * aangegeven staan.

2 Acute mesenteriale ischemie

Bij acute mesenteriale ischemie staat een arteriële of veneuze obstructie met intestinale hypoperfusie centraal. Bij de arteriële bloedtoevoer kan een occlusief (embolie, trombus) en niet-occlusief gebeuren (hypoperfusie en vasoconstrictie in het splanchnicusgebied) ten grondslag liggen aan de hypoperfusie. Niet-occlusieve mesenteriale ischemie wordt in de literatuur afgekort als NOMI. Bij de veneuze obstructie spelen trombose en segmentale strangulatie een rol. De arteriële embolie komt het meeste voor, in 50 procent van de gevallen, gevolgd door NOMI in 20 tot 30 procent en arteria mesenterica-trombose in 15 tot 25 procent. Veneuze trombose komt het minst voor (5%). De incidentie van acute mesenteriale ischemie lijkt toe te nemen, deels door veroudering van de populatie, deels door betere diagnostiek, toenemende cardiovasculaire chirurgie en toenemende intensivecarefaciliteiten.

2.1 Etiologie

De arteriële embolie uit een losgelaten trombus uit het linker atrium of ventrikel of van de hartkleppen gaat bij voorkeur de arteria mesenterica superior in, die door zijn wijze van aftakking uit de aorta en zijn grotere kaliber meer at risk is dan de arteria mesenterica inferior. De arteriële trombose is vaak gesuperponeerd op progressieve atherosclerose of treedt op bij infectieuze buikprocessen of buiktraumata. Bij een veneuze trombose moeten bij jonge mensen allerlei stollingstoornissen worden uitgesloten zoals een factor-V-Leidenmutatie of protrombinegenmutatie, deficiënties van anticoagulantiafactoren zoals proteïne S, proteïne C en antitrombine III en het antifosfolipidensyndroom, terwijl ook verworven hypercoagulabiliteit in het kader van myeloproliferatieve syndromen enzovoort moet worden uitgesloten. Daarnaast kunnen maligniteiten in de portale regio, abdominale traumata en infecties, pancreatitis, en portale hypertensie voor de veneuze trombose verantwoordelijk zijn. Bij de NOMI gaat het meestal om hypoperfusie bij aanwezige atherosclerose. Aorta-insufficiëntie, ritmestoornissen, sepsis, dialyse, cardiopulmonale chirurgie zijn risicofactoren, maar voor de huisarts is misschien informatie over het medicijngebruik van de vaak oudere patiënt belangrijker, waarbij vooral digoxine door zijn weerstandsverhogende werking op de arteria mesenterica superior en het vasoconstrictieve effect op de splanchnicusvasculatuur, alfa-adrenerge agonisten, diuretica, maar ook cocaïnegebruik genoemd zijn.

2.2 Klachten en diagnostiek

De kliniek wordt gekenmerkt door een zeer hevige periumbilicale pijn, acuut optredend bij een embolie en meer sluipend bij een trombose of NOMI, en vaak misselijkheid en braken. Meer sluipend is het beeld bij een veneuze trombose, waarbij de klachten langduriger aanwezig zijn en vaak gepaard gaan met misselijkheid en braken. Bij een NOMI is buikpijn afwezig bij een kwart van de patiënten maar vallen de predisponerende factoren op. Bij lichamelijk onderzoek zijn er weinig positieve bevindingen, geheel in discrepantie met de ernst van de klachten. Soms is er een ietwat opgezette buik zonder tekenen van peritoneale prikkeling en een normale peristaltiek. Pas als er een transmurale infarcering optreedt, komen er klachten van buikopzetting, peritoneale prikkeling, afwezige peristaltiek, fecaal riekende adem en bij ouderen vaak mentale veranderingen. Er zijn duidelijke verschillen in de symptomatologie tussen dunnedarmischemie en colonischemie (tabel 11.2). In de differentiaaldiagnose horen behalve de gebruikelijke oorzaken van een acute buik een aneurysmaruptuur en een aneurysma dissecans thuis. De ruptuur en dissectie komen bij ouderen (50-75 jaar) met atherosclerose en hypertensie voor. Bij een gerupttureerd aneurysma zijn de zeer ernstige buikpijn, een palpabele massa, ecchymosen in de flanken en shockverschijnselen opvallend. De aortadissectie uit zich als een plotse zeer hevige pijn op de borst die uitstraalt naar armen en rug en in 50 procent van de gevallen als scheurende pijn naar het abdomen, met misselijkheid en braken, zonder ecchymosen met soms een eenzijdig afwezige of ongelijke polsslag. Belangrijk bij de mesenteriale ischemie is vooral een hoge mate van klinische verdenking bij een acuut buikbeeld bij een patiënt met atriumfibrilleren, hypercoagulabiliteit, hartfalen en perifeer vaatlijden. Desondanks is er een enorme dokter's delay. Alle patiënten ouder dan 50 jaar met een cardiale voorgeschiedenis die zich melden met plotse hevige pijn met een duur van meer dan twee uur en hypovolemie hebben een acute mesenteriale ischemie tot het tegendeel is bewezen.

Bij de diagnose laten niet alleen het klinische onderzoek maar ook de laboratoriumwaarden ons in de steek omdat ze aspecifiek verhoogd zijn, een lage sensitiviteit en specificiteit hebben en duiden op een voortgeschreden stadium. Vaak wordt een forse leukocytose (> 15×10^9/l) met soms onrijpe leukocyten gezien, een metabole acidose met verhoogd lactaat, verhoogde waarden van hematocriet, amylase, fosfaat, creatinekinase en lactaathydrogenase (LDH). Nieuwere tests zoals alfa-glutathion S-transferase (alfa-GST) en intestinal fatty acid-binding protein (I-FABP) zijn veelbelovend maar het duurt te lang voordat een uitslag bekend is. Meestal vindt resuscitatie met aandacht voor circulatie en vullingstoestand plaats in afwachting van verder onderzoek zoals een buikoverzichtsfoto, CT-scan en angiografie. Een buikoverzichtsfoto kan normaal zijn in 25 procent van de gevallen, er kan een ileus met uitgezette darmlissen en een verdikte wand te zien zijn, of ook lucht in de wand (pneumatosis intestinalis) en gas in de vena portae. Meestal dient een buikoverzicht ter uitsluiting van andere acute abdominale problematiek zoals een maagperforatie of een ileus door obstructie. Angiografie is de gouden standaard en biedt mogelijkheden tot toediening van medicatie met vaatverwijdende werking (papaverine), maar is minder gevoelig voor vena mesenterica-trombose; daarvoor is een CT-scan meer geëigend.

2.3 Behandeling

De behandeling betreft resuscitatie met herstel van hemodynamische stabiliteit, correctie van de metabole acidose, breedspectrumantibiotica en ter decompressie bij een ileus nasogastrische zuigdrainage. Digoxine en andere vasoconstrictie gevende medicatie dienen te worden gestaakt. Afhankelijk van de bevindingen bij klinisch en diagnostisch onderzoek vindt laparotomie plaats en wordt een embolectomie of trombectomie een revascularisatieprocedure, of bij intestinale transmurale ischemie een darmresectie uitgevoerd. Soms wordt lokaal trombolytische therapie gegeven of papaverine

Tabel 11.2	Verschillen en overeenkomsten tussen acute mesenteriale ischemie en acute colonischemie.
acute mesenteriale ischemie	acute colonischemie
leeftijd variërend met de etiologie, meestal ouderen > 50 jaar, maar bij coagulopathie ook jongeren	90% ouder dan 60 jaar
ernstige buikpijn, rondom de navel, peritoneale prikkelingsverschijnselen als laat en omineus teken	milde abdominale pijn en drukgevoeligheid links lateraal in de buik
patiënt erg ziek	patiënt niet erg ziek, cave weinig mogelijkheid tot manifestatie van erg ziek zijn bij patiënt op de IC-afdeling (denk eraan bij bloederige ontlasting, patiënt niet (voldoende) verbeterend, koorts, leukocytose, trombopenie, hoog lactaat, sepsis)
acute precipiterende oorzaak gebruikelijk en typisch (myocardinfarct, ritmestoornis, hartfalen, hypotensie)	acute precipiterende oorzaak zelden aanwezig
predisponerende laesies niet gebruikelijk tenzij atherosclerose	predisponerende laesie aanwezig in 20%, zoals coloncarcinoom, diverticulitis, colonstrictuur
angiografie gouden standaard	coloscopie geïndiceerd

of heparine geïnfundeerd. Ook kan een percutane transluminale ballondilatatie worden verricht en een stent worden geplaatst. Voor de lange termijn wordt de patiënt met antistolling of aspirine ontslagen.

2.4 Prognose

De mortaliteit is hoog: 71 procent (variërend van 59-95%). De prognose wordt bepaald door een vroege diagnose binnen 24 uur na het ontstaan van de klachten en vóór de ontwikkeling van gangreen. De mortaliteit bij afwezigheid van gangreen is 25 tot 31 procent en bij een klachtenduur van minder dan 24 uur nul tot 57 procent. Daarentegen stijgt de mortaliteit bij de aanwezigheid van gangreen naar 68 à 75 procent en bij aanwezigheid van klachten gedurende meer dan 24 uur naar 73 tot 95 procent. Dit geldt ook ten aanzien van de vitaliteit van de darm: zo bleek bij een mesenteriale embolie de darm levensvatbaar in 100 procent van de gevallen bij een diagnose binnen 12 uur, terwijl dit percentage daalde naar 56 bij een diagnose tussen 12 en 24 uur en naar slechts 18 procent bij een diagnose gesteld na meer dan 24 uur. Belangrijk is ook kennis van risicofactoren, zoals oudere leeftijd (> 50 jaar), hartritmestoornissen, recent hartinfarct, hartfalen met een zeer beperkt hartminuutvolume, hypovolemie, hypotensie, en sepsis. Bij jonge mensen met mesenteriale ischemie moet bij afwezigheid van cardiovasculaire ziekten aan trombofilie gedacht worden.

Casus

Mevrouw Van de B blijft na de operatie septisch en wordt op de intensive-careafdeling beademd en behandeld met volumetherapie en vasoactieve stoffen in de vorm van ketanserine en nitroglycerine. De volgende dag blijkt bij een second-lookoperatie dat 30 cm van het terminale ileum necrotisch is, zodat het terminale ileum inclusief de klep van Bauhin wordt gereseceerd. Mevrouw Van de B heeft dus een short bowel van één meter dunne darm en intact colon zonder klepmechanisme. Verder onderzoek (transoesofageale echocardiografie, CT-abdomen en CT-thorax) toont aan dat het om een mesenteriale embolie gaat vanuit een groot stolsel in de aortaboog juist voor de afgang van de linker arteria subclavia. Tevens blijkt bij een flebografie van de linker arm een trombose van de vena subclavia aanwezig te zijn. Mevrouw Van de B wordt gehepariniseerd en gevoed via totale parenterale voeding en gedoseerde sondevoeding in de maag. Poliklinisch is haar dunne darm geadapteerd en verdraagt zij aangepaste normale voeding goed. Uitvoerig onderzoek naar vasculitis en trombofilie levert als verklaring een antitrombine-III-deficiëntie op. Achteraf bleken in de anamnese van mevrouw Van de B al sinds 1998 trombotische (trombose linker arm) en recente embolische klachten (wit been en witte vinger) voor te komen.

3 Chronische mesenteriale ischemie (angina abdominalis, angina intestinalis)

Bij chronische mesenteriale ischemie is sprake van periodieke of constante hypoperfusie van het maag-darmstelsel op basis van atherosclerose, met als provocerend moment een verhoogde intestinale metabole behoefte tijdens de vertering met verhoogde intestinale motiliteit, secretie en absorptie.

3.1 Klachten en diagnose

Het klinische beeld wordt gekenmerkt door postprandiale pijn, optredend tien tot twintig minuten na het eten en één à drie uur durend, soms verminderend in hurkende of voorovergebogen houding, weinig voedselinname uit angst voor de pijn en gewichtsverlies door verminderde inname en malabsorptie. Misselijkheid en braken, dyspepsie en snel een gevoel van vol zitten en opgeblazen gevoel kunnen voorkomen als tekenen van een gestoorde gastro-intestinale motiliteit. Als de klachten bij steeds kleinere maaltijden gaan optreden en steeds langer duren en er uiteindelijk ook in rust zonder eten of drinken pijn optreedt, is dit een slecht prognostisch teken en kan een darminfarct binnen dagen tot weken optreden. Er is een voorkeur van optreden in de zesde en zevende decade, bij vrouwen driemaal frequenter dan bij mannen.

Bij lichamelijk onderzoek hebben patiënten vaak een laag gewicht en is in minder dan 50 procent een arterieel geruis in epigastrio te horen. Bij het celiac artery compression syndrome varieert het geruis met in- en uitademing. In de differentiaaldiagnose staan myocardpijn die uitstraalt naar het abdomen, galstenen, pancreatitis, peptisch ulcus, hiatushernia en een carcinoom in de bovenste tractus digestivus. Bij een inspanningstonometrie kan ischemie in het maag-darmstelsel worden aangetoond, door perifeer de arteriële koolzuurspanning te meten en deze te vergelijken met de koolzuurspanning in maag en darmen. Als bij inspanning sprake is van hypoxie in het maag-darmstelsel, ontstaan er door het zuurstoftekort zuren. Deze zuren worden gebufferd en hetgeen leidt tot verhoogde koolzuurgasproductie, diffunderend vanuit de mucosa naar het maag-darmlumen. De koolzuurspanningsgradiënt tussen het intraluminale koolzuurgas en het arteriële koolzuurgas wordt gemeten en bij een toegenomen gradiënt is sprake van ischemie.

3.2 Behandeling

De behandeling bestaat uit dieetadviezen van frequente kleine maaltijden en het stoppen met roken en eventueel invasieve en operatieve behandeling. Met behulp van een echodoppler of duplexdoppler, CT-scan en (magnetic resonance-)angiografie kunnen vaatafwijkingen worden opgespoord en mogelijk een percutane transluminale mesenteriaal angioplastiek (PTMA) met een stent of chirurgische reconstructie of bypass worden overwogen. 60 procent van de patiënten heeft een eenvatsaandoening, waartoe ook het celiac artery compression syndrome behoort. Soms zijn er opvallend weinig klachten. Bij veel klachten kan chirurgie (vaatreconstructie, re-implantatie, endarteriëctomie of bypass) of een endovasculaire ballondilatatie (percutane transluminale angioplastiek) met het plaatsen van een stent worden overwogen. Het ligamentum arcuatum kan bij het celiac artery compression syndrome worden gekliefd. 40 procent van de patiënten heeft meervatslijden met meer klassieke ischemische klachten; een arteriële bypass, percutane transluminale ballondilatatie met een stent of een combinatie zijn dan mogelijk.

4 Colonischemie

Colonischemie is de meest voorkomende vorm van intestinale ischemie, die vooral bij ouderen optreedt in de zesde tot negende decade en bij vrouwen anderhalf maal vaker dan bij mannen. Het colon is gevoeliger voor hypoperfusie dan de dunne darm door een veel lagere bloedstroom vergeleken met de dunne darm en door een minder goed ontwikkelde microvasculaire plexus, die ingebed is in een dikke wand. Bij ouderen lopen de intramurale vaten zeer gekronkeld en daardoor is er sprake van een verhoogde vaatweerstand. Bovendien gaat de bloedstroom bij voedselinname bij voorkeur naar de dunne darm ten koste van de dikke darm en wordt bij persen en obstipatie de arteriële bloedstroom en de veneuze afvloed belemmerd. Ook is de reflexmatige mesenteriale vasoconstrictie bij hypotensie, hypovolemie, hypoperfusie en medicijnen meer uitgesproken op colonniveau.

4.1 Etiologie

De oorzaken van colonischemie kunnen in een aantal hoofdgroepen worden onderverdeeld en betreffen afsluiting van grote arteriën (43%), niet-occlusieve mesenterische ischemie (36%), verhoogde intraluminale druk in het colon (10%), hypoperfusie van de microvasculaire plexus door afwijkingen van de kleinere vaten (7%) en primaire veneuze afsluiting (4%). Voorbeelden van de diverse oorzaken zijn weergegeven in tabel 11.3. De ischemie boven een afsluitende of obstruerende afwijking in het colon is goed te begrijpen: als de intraluminale druk stijgt boven 30 mmHg gaan de arterioveneuze shunts in de submucosa open daardoor ten koste van de bloedstroom in de mucosa. Bovendien treedt veneuze congestie op door darmdistensie, toegenomen peristaltiek, en door verhoogde intra-abdominale druk bij persen met daardoor verminderde druk in de aorta en afname van de veneuze terugvloed. Veel medicijnen staan in een kwaad daglicht, zoals digoxine door vaatspasmen in het splanchnicusgebied en diuretica door dehydratie. Cocaïne geeft vasoconstrictie in het splanchnicusgebied via noradrenaline en dopamine, beschadigt het endotheel van de microvasculatuur en bevordert de trombocytenaggregatie via tromboxaan en prostaglandines. Een verhoogde incidentie van colonischemie bij nieuwe middelen ter behandeling van het prikkelbaredarmsyndroom (PDS), zoals de 5-HT3-antagonist alosetron bij PDS waarbij diarree op de voorgrond staat, en de 5-HT4-agonist tegaserod bij PDS met vooral obstipatie, staat vooralsnog de introductie van deze middelen op de markt in de weg. Bij het ontstaan van een ischemische colitis bij langeafstandlopers en langeafstandvluchten speelt een combinatie van factoren een rol. Bij langeafstandlopers (marathon, triathlon) shunt het bloed weg uit het splanchnicusgebied, en dehydratie, elektrolietstoornissen zoals een hyponatriëmie en hypokaliëmie, en hyperthermie komen daarbij. Bij vliegtuigtrips spelen een verminderde zuurstofspanning, dehydratie en immobilisatie een rol. In het ziekenhuis wordt frequent een ischemische colitis gediagnosticeerd via endoscopie, meestal betreft het hier patiënten die voor een aneurysma aortae zijn geopereerd of vanwege een coronary-artery bypass graft (CABG), klepvervanging of correctie van congenitale hartafwijkingen langdurig aan de beademing en intra-aortale ballonpomp gelegen hebben.

Tabel 11.3 Onderverdeling van oorzaken van colonischemie.

pathofysiologie	oorzaken
afsluiting grote arteriën	*niet-iatrogeen:* - atherosclerose, trombose, embolie - compressie van de arterie door tumor, hematoom, aneurysma aortae, aneurysma dissecans, ligamentum arcuatum - ziekte van Buerger - fibromusculaire dysplasie - takayasusyndroom *iatrogeen:* - chirurgie (aorta-iliacale reconstructie, cardiopulmonale bypass, abdominoperineale rectumresectie) - angiografie, embolisatie, coloscopie
niet-occlusieve mesenteriale ischemie (NOMI)	- cardiogeen (hartfalen, myocardinfarct, ritmestoornissen, klepafwijkingen) - hypovolemie en hypotensie bij bloeding, dehydratie, septische shock - vaatspasmen en hypotensie bij medicatie zoals digitalis, ergotamine, diuretica, antihypertensiva, efedrine, vasopressine, alosetron, tegaserod, cocaïne)
verhoogde druk in het colon	- stenoserend coloncarcinoom - stenoserende diverticulitis - colonstrictuur - invaginatie, strangulatie, volvulus - fecale impactie
hypoperfusie van kleine vaten	- proliferatieve intimahyperplasie bij diabetes, hypertensie - vasculitis bij SLE, polyarteriitis nodosa, reumatoïde artritis, dermatomyositis, henoch-schönleinpurpura - amyloïdose - radiatievasculitis - vetembolie - hemolytisch-uremisch syndroom - diffuse intravasale stolling
primaire veneuze afsluiting	- trombose (trombose vena portae, levercirrose, levercelcarcinoom) - pyotrombose (appendicitis, diverticulitis, pancreatitis) - orale contraceptie - stollingsstoornissen (trombocytose, polycythaemia vera, macroglobulinemie, antitrombine-III-deficiëntie en andere coagulopathieën, tromboflebitis migrans, neoplasmata, sikkelcelanemie - mechanische compressie van de vene

4.2 Klachten en diagnose

Klinisch meldt de patiënt zich met een milde tot matige buikpijn lateraal en links in de buik, met meteen of binnen het etmaal bloederige diarree of rectaal bloedverlies, waarbij bij lichamelijk onderzoek weinig tot enige abdominale druk- en loslaatpijn wordt gevonden. De verschillen met de acute mesenteriale ischemie bij acute presentatie staan vermeld in tabel 11.2. Belangrijk is hier dat direct na de afsluiting of periode van hypoperfusie per acuut pijn optreedt, die soms hevig en krampend en koliekachtig kan zijn door intense hypermotiliteit en spastische contracties, met bloederige diarree. Het bloedverlies is niet zodanig dat de patiënt transfusies nodig heeft. Dit wordt ook wel de hyperactieve fase van de colonischemie genoemd en komt in 80 procent van de gevallen voor. Bij de gangreneuze ischemische colitis neemt de pijn af en wordt meer continu en diffuus, de darmen zetten op, de buik is gevoelig en peristaltiek verdwijnt (paralytische fase). In de shockfase die optreedt in 10 tot 20 procent van de gevallen, gaat de patiënt in shock door vocht-, elektrolyten- en eiwitverlies in de necrotische darm; er is dan ook sprake van peritoneale prikkeling.

De diagnose wordt gesteld op de kliniek, het lichamelijk onderzoek en bevindingen bij aanvullend onderzoek. Het laboratorium kan een verhoogd lactaat, amylase, LDH, creatinekinase, een metabole acidose en een leukocytose (leukocyten > 20×10^9/l) laten zien. Op een buikoverzichtsfoto kunnen intramuraal gas en uitgezette darmlissen worden waargenomen. Thumbprinting ontstaat door submucosaal oedeem en bloeding en is in 30 procent van de gevallen op een buikoverzichtsfoto zichtbaar. Een CT-scan laat een verdikte darmwand, intramuraal gas (pneumatosis) en gas in de mesenteriale vaten zien, maar kan ook geheel normaal zijn. Een angiografie is zelden geïndiceerd en is gezien de frequente afwijkingen op arteriolair niveau vaak normaal. Wel bestaat er een indicatie tot angiografie in het uitzonderlijke geval van een rechtszijdige colonischemie. Coloscopie is bij afwezige peritonitis en perforatie en bij een onduidelijk klinisch beeld belangrijk voor de diagnose, zeker gezien de voorkeurslokalisatie in het goed bereikbare linker colon. Colonischemie komt in het linker colon voor (63%), in het colon ascendens (15%) en in het colon transversum (19%). Coloscopie kan echter geen uitsluitsel geven over de aanwezigheid van transmurale ischemie. Het coloscopisch beeld laat een bleke mucosa zien met petechiën, gevolgd door blauwe hemorragische zwellingen ten gevolge van oedeem en submucosale bloedingen, een beeld dat overeenkomt met dat van thumbprinting op de buikoverzichtsfoto. Bij ernstiger vormen is de mucosa cyanotisch en geulcereerd. Pathognomonisch is de abrupte overgang van aangedaan colon in de miltbocht en het colon descendens en sigmoïd naar niet-aangedane normale colongedeelten aan de boven- en onderzijde. In de differentiaaldiagnose staan bij het acute buikbeeld een acute darmperforatie, acute pancreatitis, een acute infectieuze colitis en bij de meer chronische vormen het inflammatoir darmlijden, pseudomembraneuze colitis, diverticulitis, radiatie-enteritis en coloncarcinoom.

4.3 Behandeling

De behandeling is vooral ondersteunend aangezien embolectomie, bypass of endarteriëctomie zelden nodig of mogelijk zijn omdat een afsluiting van een groot arterieel vat bij uitzondering de oorzaak is. Dit betekent herstel van vocht- en elektrolytenbalans en zuur-base-evenwicht, verbetering van hartfunctie en zuurstofvoorziening, het staken van vasoconstrictoïze medicatie, breedspectrumantibiotica, een neusmaagsonde bij ileus, darmrust en eventueel lokale perfusie met vasodilatatoren zoals papaverine. Bij een verslechterend beeld als teken van (dreigende) coloninfarcering moet chirurgisch worden ingegrepen. Bij trombofilie en hypercoagulabiliteit worden anticoagulantia gegeven.

4.4 Prognose

Ischemische colitis is in 85 procent van de gevallen niet-gangreneus en gaat meestal zonder restgevolgen voorbij. De mortaliteit is laag (6%). Bij een klein deel van de patiënten treedt als complicatie een strictuur of een segmentale colitis op. Een recidief ischemische colitis is zeldzaam en komt in minder dan 5 procent van de gevallen voor. Ook treedt geen uitbreiding van het infarceringsgebied naar andere colondelen op. In 15 procent van de gevallen is het colon door ischemie gangreneus met een mortaliteit van 100 procent indien niet herkend en met een mortaliteit van 50 tot 75 procent bij resectie. De prognose is slecht bij uitgebreid perifeer vaatlijden en een rechtszijdige ischemie en bij de necrotiserende gangreneuze vorm van colonischemie. De prognose wordt bepaald door de ernst van de ischemie en de comorbiditeit. Bij een niet-occlusieve ischemie verbetert de toestand van de patiënt na een à twee dagen en is hij binnen een à twee weken genezen. Een deel van de patiënten meldt zich niet en ondergaat geen behandeling; bij hen gaan de colonafwijkingen spontaan en restloos in regressie. Een ernstiger ischemie kan leiden tot een colonstrictuur of een (segmentale) chronische ischemische colitis.

Casus

Differentiaaldiagnostisch gaat het bij opname om een colitis met ulceraties door ascalgebruik, een op late leeftijd zich manifesterende colitis ulcerosa of ziekte van Crohn of een ischemische colitis. Het endoscopische beeld past het beste bij een ischemische colitis. Gezien de leeftijd van mevrouw wordt geen verder onderzoek naar de genese ingezet: het zou kunnen passen bij trombo-emboliën bij atriumfibrilleren maar ook bij dehydratie na de val en het op de grond liggen van onbekende duur en febriele temperatuur, of bij digoxine- en diureticagebruik. Het klinische beloop is echter gunstig. Na de eerste episode heeft patiënte geen rectaal bloedverlies meer. Wel toont een bloedkweek *Proteus mirabilis*, waarschijnlijk afkomstig uit de darm, waarvoor antibiotica worden voorgeschreven. Mevrouw H-S wordt ingesteld op anticoagulantia en in goede conditie naar het verpleeghuis ontslagen.

Leesadvies

Brandt LJ. Bloody diarrhea in an elderly patient. Gastroenterology 2005;128:157-63.
Brandt LJ, Boley SJ. AGA Technical review on intestinal ischemia. Gastroenterology 2000; 118:954-68.
Kolkman JJ, Mensink PBF, Petersen AS van, Huisman AB, Geelkerken RH. Clinical approach to chronic gastrointestinal ischaemia: from 'intestinal angina' to the spectrum of chronic splanchnic disease. Scand J Gastroenterol 2004:39(suppl. 241);9-16.
Reinus JF, Brandt LJ, Boley SJ. Ischemic disease of the bowel. Gastroenterol Clin N Am 1990;19:319-43.

5 Patiënt met eerst claudicatioklachten in het linkerbeen en daarna acute buikklachten

Prof. dr. A. Prins

Casus

Meneer V, 39 jaar oud, werkzaam in de metaalindustrie, met een blanco medische voorgeschiedenis bezoekt zijn huisarts voor een 'algemeen onderzoek' wegens spierklachten in rug en borst. Hij twijfelt of hij daarmee wel door kan gaan met voetballen.

Bij lichamelijk onderzoek worden geen afwijkingen gevonden. Bloeddruk 130/80 mmHg, elektrocardiogram toont geen afwijkingen. Bij laboratoriumonderzoek: BSE, lever- en nierfuncties normaal. Cholesterolgehalte is matig verhoogd (7,1 mmol/l). De huisarts overweegt als oorzaak van de spierklachten het verrichten van zwaar lichamelijk werk en ziet geen reden meneer V het voetballen te ontraden.

Een half jaar later bezoekt meneer V het spreekuur wegens een sedert twee weken bestaand slapend gevoel in het linker been met spierzwakte. Voet en onderbeen zijn wit bij koude. Op basis van anamnese en onderzoek wordt een verminderde vascularisatie met dysbasiaklachten van het linker onderbeen vermoed. Meneer V heeft nooit gerookt. Hij wordt verwezen naar een vaatpolikliniek waar de internist een recente claudicatio intermittens in het linker been bevestigt. Bij lichamelijk en laboratoriumonderzoek worden ook door de internist geen afwijkingen vastgesteld. Wel blijkt een enigszins belaste familieanamnese voor cardiovasculaire aandoeningen te bestaan. Een zuster met verhoogde bloeddruk overleed op jonge leeftijd met het beeld van een acuut coronair lijden, vader had de ziekte van Burger, een broer van zijn vader kreeg op 48-jarige leeftijd een 'waarschuwing' van zijn hart. Bij arteriografisch onderzoek worden aanwijzingen gevonden voor een cysteuze adventitia-afwijking in de arteria poplitea – MRI-onderzoek was indertijd nog niet beschikbaar. Besloten wordt tot een chirurgische exploratie over enige weken. Tijdens de ziekenhuisopname hiervoor vertelt meneer V inmiddels weinig pijnklachten meer te hebben. Het linker (onder)been blijkt echter duidelijk kouder dan het rechter. Vaatpulsaties zijn aan de linker voet niet voelbaar. Operatief wordt de arteria poplitea geëxploreerd maar er wordt geen cysteuze afwijking gevonden. Aan de buitenzijde van het bloedvat worden namelijk geen afwijkingen gezien die bij een dergelijke afwijking verwacht worden. Besloten wordt de arteria poplitea te openen via een lengtearteriotomie en ook daarbij worden geen afwijkingen gevonden. De lengtearteriotomie wordt gesloten en de operatie beëindigd. Het postoperatieve beloop is ongestoord. Op basis van nadere bestudering van de oorspronkelijke arteriografiebeelden is er mogelijk toch sprake geweest van een 'drog'beeld in de arteria poplitea, maar dat er vooral afwijkingen zijn in de kleinere vaten van het been met name in de arteria tibialis posterior en arteria tibialis anterior. Een dergelijke afwijking is echter nauwelijks voor chirurgische therapie toegankelijk. Voor het beleid in de volgende zes maanden overweegt men een sympathectomie aan die zijde en ook verdient het geven van orale anticoagulantia wellicht aanbeveling. Maar meneer V wil voorlopig afwachten. Na ontslag uit het ziekenhuis wordt hij poliklinisch gecontroleerd en wordt besloten tot het voorschrijven van orale anticoagulantia. Na enige jaren poliklinische controle wegens nog geringe claudicatioklachten worden de specialistische controle en de antistolling gestaakt.

Relevante literatuur

In een artikel van De Klerk et al. (2005) in het *Nederlands Tijdschrift voor Geneeskunde* worden drie mannen besproken die op een polikliniek vaatchirurgie werden gezien wegens acuut ontstane claudicatio intermittens-klachten aan één been. Bij alle drie werd na aanvullend radiologisch (MRI-)onderzoek een cysteuze adventitiadegeneratie van de arteria poplitea vastgesteld waarna operatie plaatsvond. In de publicatie wordt gewag gemaakt van een overzichtsartikel uit 1998 van Levien en Benn over de tot dan toe verschenen literatuur over 323 patiënten met een adventitiadegeneratie. De voorkeurslokalisatie was de arteria poplitea (85-90%). In het artikel van De Klerk et al. wordt ook aangegeven dat de aandoening vaak voorkomt bij mannen in de leeftijd van 40 tot 60 jaar en dat vasculaire risicofactoren vaak afwezig zijn. De oorzaak van de pijn kan een ruptuur of bloeding in een aanwezige cyste zijn. Soms kan de pijn fluctueren in intensiteit of zelfs verdwijnen. Voor verdere informatie over etiologie, moderne diagnostiek en therapie wordt verwezen naar het laatstgenoemde artikel.

Casus

In de periode 1972 tot 1982 wanneer nog poliklinische controles door de chirurg plaatsvinden, bezoekt meneer B de huisarts zelden. Bij herhaling heeft hij knieklachten na sporten die mogelijk te wijten zijn aan een mediale meniscuslaesie. In 1978 wordt de mediale meniscus van de rechter knie klinisch verwijderd. In de tweede week van februari 1982 krijgt meneer B plotseling zeer heftige pijn in de buik, stekend van karakter, boven de navel, met bewegingsdrang en diarree. Deze pijnklachten zijn ontstaan in de loop van de nacht, nadat hij die avond had getrimd. Vroeg in de ochtend legt de huisarts een spoedvisite af. Bij onderzoek vindt hij een druk bewegende patiënt, met forse pijn. Bij buikonderzoek: geen défense musculaire, geen ileusgeluiden en geen duidelijke druk- of loslaatpijn. Bij rectaal toucher: geen opstootpijn en geen bloed aan handschoen. Temperatuur 36,9 °C, tensie 148/72 mmHg, pols geen afwijkingen, cor en pulmones normale auscultatie. In eerste instantie wordt gedacht aan een gastro-enteritis waarvoor loperamide (Imodium) wordt voorgeschreven. Wegens aanhoudende buikpijn wordt in de tweede helft van de ochtend opnieuw een visite afgelegd. Bij onderzoek zijn er geen nieuwe gezichtspunten. Sedimentonderzoek geeft geen afwijkingen. Meneer B wordt ingestuurd naar de chirurg onder het beeld van een acute buik.

Gegevens ontslagbrief chirurg
Lichamelijk onderzoek: druk bewegende patiënt die hevige pijn schijnt te hebben. Bloeddruk 150/70 mmHg. Pols 96 equaal. Onderzoek buik: behoudens mogelijk wat verminderde peristaltiek geen afwijkingen. Aanvullend onderzoek: buikoverzichtsfoto: in gebied pancreas een enkel uitgezet dunne darmlisje waargenomen; verder geen andere afwijkingen.

X-thorax: geen pulmonale afwijkingen, normale stand middenrif, geen lucht onder diafragma.

Echografie bovenbuik: in verband met storend darmgas is het niet mogelijk tot beeldvorming te komen.

Ecg: geen afwijkingen. De uitslagen van bloedonderzoek, serumbepalingen en urineonderzoek waren niet afwijkend.

Ongeveer 24 uur na het begin van de buikklachten werd meneer B geopereerd. De dunne darm bleek over een afstand van 3,93 m hemorragisch necrotisch veranderd te zijn, beginnend ongeveer 10 cm distaal van Treitz tot 1,5 m proximaal van de valvula Bauhini. Het was niet mogelijk een arteriële reconstructie te verrichten. Het beschreven dunnedarmgebied werd gereseceerd. PA-rapport: dunne darm met hemorragische necrose, passend bij mesenteriale trombose. Aan een resectievlak is een beginnende hemorragische necrose van het slijmvlies te zien.

Meneer B is in de postoperatieve fase behandeld met heparine en sintrom. Het postoperatieve beloop was ongestoord en op de vijftiende dag na opname is patiënt ontslagen. De internist werd voor het ontslag ingeschakeld in verband met de vraagstelling resorptietests te doen. Diens advies was: voorlopig aanzien, wel na zes tot acht weken foliumzuur, serumijzer en totale bindingscapaciteit bepalen. Verder werd om nadere evaluatie door een universitaire hematologische afdeling aangevraagd in verband met mogelijke stollingsafwijking en met de vraag of patiënt verder levenslang met antistollingmiddelen behandeld moet worden.

Bij dit onderzoek werden geen stollingsafwijkingen vastgesteld. Patiënt is geadviseerd de orale antistolling blijvend te gebruiken.

Meneer B heeft verder geen gastro-intestinale klachten gehad en werkt tot heden normaal mee in zijn familiebedrijf.

Beschouwing

Een afsluiting bij de oorsprong van de arteria mesenterica superior (eindarterie) door een acute trombose is, zeker bij jongere patiënten, een zeldzaam en ernstig ziektebeeld met een hoge sterftekans. Vooral bij ouderen zijn mogelijke oorzaken emboli afkomstig uit het hart bijvoorbeeld bij mitralisstenose, atriumfibrillatie, myocardinfarct en bacteriële endocarditis. Atherosclerose en een lage ejectiefractie van het hart vergroten eveneens de kans op het krijgen van de aandoening. Dissectie van de aorta of een polyarteriitis nodosa kan soms ook een afsluiting veroorzaken. Niet altijd betreft het echter patiënten met hart- en vaatziekten of een verhoogd cardiovasculair risicoprofiel. Bij een acute mesenteriale trombose ontstaat een hevige acute buikpijn, centraal in de navelstreek. Braken en/of diarree komen frequent voor. Kort na het begin van de buikpijn vindt men bij lichamelijk onderzoek weinig of geen lichamelijke afwijkingen. In de voorgeschiedenis wordt soms gewag gemaakt van buikpijn na de maaltijd (angina abdominalis) of van gewichtsvermindering met buikkrampen door malabsorptie. De oorzaak hiervan kan een eerder bestaande gedeeltelijke afsluiting van een arterie zijn.

Verschijnselen door een acute afsluiting van de arteria mesenterica inferior zijn nog zeldzamer wegens de bestaande collaterale vascularisatie in het verzorgingsgebied. Een chronische ischemie in het verzorgingsgebied veroorzaakt een colitisbeeld met diarree met slijm- en bloedafscheiding.

Leesadvies

Klerk G de, The RM, Akkersdijk WL, et al. Cysteuze adventitiadegeneratie van de a. poplitea: een onverwachte oorzaak van claudicatio intermittens. Ned Tijdschr Geneeskd 2005;149:1802-7.

Levien LJ, Benn CA. Adventitial cystic disease: a unifying hypothesis. J Vasc Surg 1998;28: 193-205.

12 Degeneratieve perifere arteriële vaatafwijkingen

Dr. M.P.F.M. Vrancken Peeters, drs. J.M. Hendriks, prof. dr. H.J.M. Verhagen

1 Inleiding

De bekendste vorm van degeneratief perifeer vaatlijden is atherosclerose (aderverkalking). Atherosclerose is een ziekte waarbij vetten zich opstapelen in de arteriewand. De specifieke cellulaire en moleculaire processen die hierbij een rol spelen, lijken op die van een ontstekingsreactie. Het proces atherosclerose begint al in de adolescentie met de vorming van *fatty streaks* in de wand van de grote arteriën. Een fatty streak kan in de loop van tientallen jaren veranderen in een trombogene plaque, die het vaatlumen uiteindelijk geheel obstrueert. Bij onvoldoende collateraalvorming resulteert dit in ischemie van het toeleveringsgebied van de arterie. In klinische termen betekent dit het doormaken van een acuut myocardinfarct, van een cerebrovasculair accident of, in het geval van perifeer arterieel vaatlijden, het ontstaan van necrose of gangreen aan het been.

Het endotheel van bloedvaten beschadigt onder de volgende omstandigheden: nicotine uit sigaretten, hoog cholesterolgehalte (met name low-densitylipoproteïne (LDL), hoge bloeddruk, diabetes mellitus, genetische mutaties of micro-organismen, zoals herpesvirus of *Chlamydia*. Atherosclerose is de pathologische reactie die volgt op deze beschadiging. De reactie blijft niet beperkt tot het uitschakelen van het offensief mechanisme, maar blijft voortduren en bestaat uit het uitscheiden van procoagulatieve stoffen en stoffen die de vaatwand aanzetten tot proliferatie van gladde spiercellen. Bij voortschrijden van deze ontstekingsreactie zullen macrofagen en lymfocyten, door het vrijgeven van verschillende enzymen en cytokinen, de vaatwand uiteindelijk te gronde richten. Het eindresultaat is een arterie waarvan de wand bestaat uit een fibreuze kap, met daaronder een focale necrose en een vetkern. De vaatwand kan door aanhoudende proliferatie en migratie van gladde spiercellen niet meer dilateren en de atherosclerotische laesie zal de vaatwand uiteindelijk blokkeren met de verschillende uitingsvormen van ischemie tot gevolg. De trombocytenaggregatie ter plaatse van de beschadigde vaatwand heeft een negatieve invloed op de doorgankelijkheid van het bloedvat. Degradatie van de fibreuze kap onder invloed van metalloproteïnasen leidt tot plaque-instabiliteit en plaqueruptuur.

De karakteristieke plaats voor het ontstaan van atherosclerose is het gebied waar een arterie zich splitst in meerdere vertakkingen. In een bifurcatie ontstaat schade aan het endotheel van de bloedvatwand door shear stress bij toegenomen wervelingen van het bloed. Bloedstroomveranderingen veroorzaken niet alleen vaatwandschade, maar spelen ook een rol bij een veranderde expressie van genen die mogelijk invloed hebben op het proces van atherosclerose.

Verschillen tussen bloedvaten in de expressie van genen resulteert in verschillende fenotypen en dit verklaart waarom bepaalde bloedvaten vatbaar zijn voor het pathologische proces van atherosclerose en andere bloedvaten niet. Het blijft vooralsnog de vraag waarom atherosclerose van de armarteriën veel minder vaak optreedt dan atherosclerose van de beenarteriën. Atherosclerose van de beenarteriën is de bekendste vorm van perifeer arterieel vaatlijden (PAV). Dit heterogene ziektebeeld heeft een scala aan klinische verschijningsvormen, variërend van claudicatio intermittens van bil-, dijbeen- of kuitspier bij de milde vorm, tot weefselverval bij de ernstige vorm.

2 Epidemiologie

De prevalentie van PAV neemt toe met de leeftijd, van gemiddeld 3 à 10 procent voor de algemene bevolking, tot 15 à 20 procent bij personen van 70 jaar of ouder. Slechts 20 procent van de mensen met atherosclerose van het arteriële vaatstelsel van de benen heeft klachten, de overige 80 procent is asymptomatisch, of wordt door een andere oorzaak in zijn mobiliteit beperkt. Slechts iets meer dan de helft van de mensen met klachten zal hiervoor overigens medische hulp zoeken. Een groot deel van de groep met claudicatio intermittens blijft dus buiten het gezichtsveld van de huisarts of specialist.

Naast leeftijd zijn er nog andere risicofactoren, die de kans op het ontstaan van atherosclerose verhogen. Uit Amerikaanse studies blijkt dat de groep van mensen van Afrikaanse herkomst een bijna tweemaal hogere prevalentie heeft van PAV dan de blanke populatie. Dit verschil kon niet geheel verklaard worden door een verschil in de prevalentie van risicofactoren. Het mannelijk geslacht is eveneens een risicofactor voor atherosclerose, met een man-vrouwratio van 2:1. De relatie tussen roken en claudicatieklachten is al sinds het begin van de jaren negentig van de vorige eeuw bekend, waarbij de heftige rokers een viermaal verhoogd risico hebben op het krijgen van claudicatieklachten vergeleken met de niet-rokers. Een combinatie van hyperglykemie, dyslipidemie, hypertensie en obesitas is verantwoordelijk voor het verhoogde risico op atherosclerose binnen de groep patiënten met diabetes mellitus. Nadat in de vorige eeuw de rol van hypertensie in verband met atherosclerose uitvoerig is onderzocht, krijgt nu de behandeling van hyperlipidemie met statines veel meer de aandacht. Verhoogde serum-CRP-concentratie (C-reactieve proteïne), hyperviscositeit en hypercoagulabiliteit van het bloed zijn allemaal onafhankelijke risicomarkers of risicofactoren voor het krijgen van atherosclerose in het algemeen en voor het krijgen van PAV in het bijzonder.

3 Klachten

Het overgrote deel van de patiënten met PAV heeft hiervan geen klachten. De ziekte blijft onopgemerkt tijdens het leven of wordt per toeval opgemerkt bij het lichamelijk onderzoek. Kenmerkende symptomen bij het lichamelijk onderzoek zijn afwezige pulsaties bij palpatie, souffles bij auscultatie, een enkel-armindex (EAI) van minder dan 0,9 of een daling van de EAI van 0,15 bij inspanning. Minder dan 20 procent van de patiënten met PAV klaagt over de typische symptomen van de ziekte: pijn in een of meer spiergroepen van de benen, te weten de bil-, de dijbeen- of de kuitspier, na belasten van het been (met name lopen), die weer opklaart gedurende een periode van rust. De rest van de patiënten met PAV heeft min of meer atypische klachten: vermoeidheid van de benen, problemen met lopen of pijn in de benen die niet gerelateerd is aan bewegen.

De klachten die voorkomen bij PAV kunnen ook door een andere ziekte worden veroorzaakt. De meest voorkomende ziekten, die in de differentiaaldiagnose van PAV thuishoren, zijn: spinale kanaalstenose (neurogene claudicatie), artritis of artrose, veneuze stuwing (chronische veneuze insufficiëntie) en chronisch compartimentsyndroom. In tabel 12.1 staat een overzicht van deze ziektebeelden met hun onderscheidende kenmerken.

Op basis van aspecifieke klachten en voelbare pulsaties aan de enkel in rust, kan de diagnose PAV min of meer verworpen worden. In enkele uitzonderlijke gevallen heeft een patiënt, met typische claudicatieklachten en aanwezige pulsaties aan de enkelarteriën, toch een vaatafwijking. Dit komt voor bij een hoge stenose in de aorta of de arteria iliaca communis, of wanneer de arteria poplitea pas tijdens inspanning door de musculus gastrocnemius wordt afgedrukt (popliteaal entrapmentsyndroom).

4 Diagnostiek

Voor het stellen van de diagnose PAV dient als eerste een EAI te worden bepaald. De EAI kan in rust en na inspanning (loopband) worden gemeten. In de EAI wordt de bloeddruk, gemeten aan de arm (arteria brachialis), gedeeld door de hoogste bloeddruk, gemeten aan de enkel (arteria tibialis posterior of arteria dorsalis pedis). Bij een rustwaarde onder 0,9 of een daling van de index met 0,15 kan gesproken worden van vaatlijden. Bij een rustwaarde boven 1,3 is de meting niet betrouwbaar. Zo'n hoge EAI waarde ontstaat doordat de arteriën niet samendrukbaar zijn, meestal ten gevolge van mediasclerose bij diabetes mellitus, of ten gevolge van uitgebreide atherosclerose in een vergevorderd stadium van de ziekte. De ziekte zal op een

Tabel 12.1	Kenmerken van klachten binnen de differentiaaldiagnose van claudicatio intermittens.				
	perifeer arterieel vaatlijden	spinale kanaalstenose	artritis of artrose	veneuze stuwing	chronisch compartiment-syndroom
karakter	krampen en vermoeidheid	prikkelingen, tintelingen en gevoelloosheid	pijn	bandgevoel	bandgevoel
lokalisatie	bil, dijbeen of kuit	vanuit de rug, doortrekkende in het been	heup of knie	kuit	kuit
relatie met bewegen	directe relatie	variabel	variabel	na bewegen	na overmatig bewegen
vermindering van klachten	snelle afname bij rust	bij verandering positie, zitten geeft verlichting	langzame afname bij rust	langzame afname bij elevatie been	langzame afname

andere manier moeten worden aangetoond. In het geval van invaliderende claudicatie (Rutherford-classificatie 1-3) is de rustwaarde tussen de 0,4 en 0,9, terwijl in het geval van rustpijn met ischemie of weefselverval (Rutherford-classificatie 4-6) de rustwaarde lager is dan 0,4. Bij stenose van het aorta-iliacale traject kan de rustwaarde normaal zijn. Bij een dergelijke hoge instroombelemmering wordt pas na inspanning een drukgradiënt gemeten. Bij een vermoeden van PAV op basis van de anamnese, met een normale rustwaarde van de EAI, dient dus te allen tijde naar de inspanningswaarde gekeken te worden om pathologie volledig uit te sluiten. Kort samengevat: de EAI geeft aan of de ziekte aanwezig is en geeft een indicatie over de ernst. De EAI kan soms differentiëren tussen een hoge of lage stenose, maar geeft verder geen lokalisatie aan.

Afbeeldingstechnieken, zoals duplexechografie, computertomografie (CT), magnetic resonance imaging (MRI) en angiografie dienen alleen aangewend te worden indien de EAI geen uitsluitsel kan geven of er sprake is van PAV, of wanneer de patiënt (invasief) behandeld moet worden. De afbeelding moet niet alleen een goede weergave zijn van de pathologische laesie, maar moet ook de instroom en uitstroom laten zien, om een goede beslissing te nemen over het te voeren beleid. Aan de hand van de afbeelding van het pathologische vaattraject wordt een keuze gemaakt tussen een interventionele of een chirurgisch behandeling (of een combinatie van de twee). Natuurlijk kan een beoogde behandeling, na analyse van de afbeelding, altijd worden nagelaten.

In tabel 12.2 zijn de voor- en nadelen van de verschillende invasieve en niet-invasieve afbeeldingstechnieken weergegeven.

Tabel 12.2 Voor- en nadelen van de invasieve en niet-invasieve afbeeldingstechnieken, ter beoordeling van het perifere arteriële vaatsysteem.

	duplexechografie	computertomografie	magnetic resonance imaging	angiografie
voordeel	niet-invasief	niet-invasief	niet-invasief	door hoge resolutie geschikt voor cruraal traject
	beste resultaat aorto-iliacale traject	driedimensionale reconstructie mogelijk	driedimensionale reconstructie mogelijk	meteen therapeutische mogelijkheden
nadeel	resultaat afhankelijk van onderzoeker	contrastmiddel is nefrotoxisch	eerder ingebrachte stent geeft artefact	invasief
	darmgas belemmert onderzoek	kwaliteit onderzoek belemmerd door calcificaties bloedvat*	resolutie minder dan bij CT, geen calcificaties bloedvat zichtbaar*	contrastmiddel is nefrotoxisch
		radiatie	contrastmiddel kan nefrogenic systemic fibrosis veroorzaken	
			contra-indicatie bij claustrofobie	

* Het zichtbaar maken van calcificaties in de bloedvatwand kan de kwaliteit van de afbeelding verminderen, maar is soms noodzakelijk om een goede plaats te vinden waar een bypass in de toekomst kan worden aangesloten.

5 Behandeling

In tegenstelling tot patiënten met acute of chronische ischemie van het been, bij wie over het algemeen een invasieve behandeling zal worden ingesteld, kan de behandeling van patiënten met claudicatio intermittens altijd in eerste instantie conservatief zijn. Deze conservatieve benadering bestaat uit het voorschrijven van looptraining, wat een significante verbetering geeft van de loopafstand, variërend van 30 tot 200 procent. Binnen het advies dat wordt gegeven, moeten de volgende items aan bod komen: trainingssessies van minstens dertig minuten, minstens drie sessies per week, lopen als oefening, lopen tot de pijngrens, zes maanden volhouden. Er is nog weinig bekend over de mechanismen die verantwoordelijk zijn voor de verbetering in loopafstand, maar mogelijk initieert het optreden van ischemie bij inspanning de aanmaak van collaterale bloedvaten in het been.

De neiging tot spontane verbetering van claudicatieklachten en de grote diversiteit aan symptomatologie en onderzoeken bemoeilijken het onderzoek naar de waarde van medicamenteuze therapie bij claudicatio intermittens. Uit een meta-analyse blijkt dat van het meest onderzochte medicijn, pentoxifylline, slechts een zeer geringe toename van de loopafstand is te verwachten. Het gebruik van dit medicijn voor claudicatieklachten, of van vergelijkbare producten zoals vaatverwijderaars, wordt dan ook vanuit de beroepsgroep van vaatchirurgen niet geadviseerd.

Een invasieve therapie, zoals een percutane transluminale angioplastiek (PTA) of een chirurgische revascularisatie, dient altijd overwogen te worden in het geval van claudicatieklachten met rustpijn (Rutherford-classificatie 4) en bij weefselverval (Rutherford-classificatie 5 en 6) (zie tabel 12.3). Indien geen therapie wordt ingesteld om het tij te keren, zal de voortschrijdende ischemie allereerst de extremiteit en daarna het leven van de patiënt bedreigen. Bij alleen invaliderende claudicatieklachten zal alleen een invasieve therapie worden ingesteld, indien de risico's van de ingreep opwegen tegen het genot van een symptoomvrij bestaan.

De meest voorkomende laesie van het arteriële vaatstelsel is een stenose of occlusie van de arteria femoralis superficialis ter hoogte van het kanaal van Hunter (adductorenkanaal). Gerandomiseerde studies tonen aan dat er geen verschil is tussen een PTA of chirurgische correctie van een dergelijke laesie, wat betreft de doorgankelijkheid (patency) op korte termijn en het amputatievrije interval. PTA doet het beter wat betreft mortaliteit op korte termijn en heeft minder complicaties dan chirurgie. Over het algemeen kan gesteld worden dat, in eerste instantie, een PTA valt te verkiezen boven chirurgie bij de behandeling van een laesie van het femoropopliteale traject, zeker wanneer het gaat om een stenose (korter dan 10 cm). De matige langetermijnresultaten worden met name veroorzaakt door het grote percentage restenose na dilatatie. PTA is echter een relatief nieuwe techniek. Het is niet ondenkbaar dat laesies, waarvan we nu vinden dat ze ongeschikt zijn voor PTA, in de nabije toekomst toch via deze techniek behandeld zullen worden door nieuwe ontwikkelingen. Bij de keuze omtrent de behandeling speelt de comorbiditeit van de patiënt een belangrijke rol. In het geval van additionele hart- en longproblemen gaat de voorkeur eerder uit naar een PTA. In het iliacale segment wordt selectief een stent geplaatst, indien na de initiële PTA nog een hemodynamisch significante stenose aanwezig is, met een drukverval van meer dan 10 mmHg.

Bij een stenose ter plaatse van een bifurcatie heeft het de voorkeur te

Tabel 12.3	Indeling van perifeer vaatlijden volgens de classificatie van Fontaine en Rutherford.				
Fontaine		Rutherford			
Stadium	Klinisch	Stadium	Categorie		Klinisch
I	asymptomatisch	0	0		asymptomatisch
IIa	milde claudicatie	I	1		milde claudicatie
IIb	matige tot ernstige claudicatie	I I	2 3		milde claudicatie
III	ischemische rustpijn	II	4		ischemische rustpijn
IV	Ulceratie of gangreen	II	5		gering weefselverval
		III	6		uitgebreid weefselverval

kiezen voor een chirurgische desobstructie en niet voor een PTA. Zou men dit toch proberen, dan kan tijdens de PTA de plaque, die normaal bij het dilateren van de stenose over het vaatoppervlak wordt uitgesmeerd, juist intraluminaal het bloedvat obstrueren. De operatie waarbij de plaque wordt verwijderd door een vlak te maken door de longitudinale en circulaire lagen van de media, noemen we ook wel trombendarteriëctomie (TEA). De lengtetomie over het bloedvat wordt gesloten via een veneuze patch.

Een tweede chirurgische techniek is het aanleggen van een bypass. Een langere stenose of occlusie van het aorta-iliacale of femoropopliteale traject kan het best via een bypass behandeld worden. Een bypass kan worden geconstrueerd met een autologe vene of met een kunststofvat. Een veneuze bypass heeft over het algemeen een betere overleving dan een prothesebypass. Een korte bypass, waarbij de distale naad supragenuaal is aangesloten op de natieve arterie, heeft over het algemeen een betere overleving dan een langere bypass, waarbij de distale naad infragenuaal of cruraal is aangesloten. De PTA-techniek is weergegeven in figuur 12.1 (a-d).

6 Verwijzingen

Op dit moment wordt het niet zinvol geacht op zoek te gaan naar asymptomatische personen en kan een actieve opsporing van perifeer vaatlijden, door iedereen binnen de huisartsenpraktijk te onderwerpen aan een EAI, achterwege worden gelaten. Het is namelijk niet duidelijk of het opsporen van arterieel vaatlijden en het adequaat behandelen van cardiovasculaire risicofactoren kosteneffectief is.

Behalve aandacht voor de claudicatieklachten dient tijdens de anamnese tijd te worden besteed aan het uitvragen van andere risicofactoren voor atherosclerose. Het coördineren van de behandeling of het zelf behandelen van deze risicofactoren (secundaire preventie) valt binnen het takenpakket van de huisarts. Begeleiding van patiënten die willen stoppen met roken vormt de belangrijkste bijdrage voor het tot staan brengen van de progressie van atherosclerose en verbetert de overleving van deze groep. Patiënten met claudicatieklachten komen in ieder geval in aanmerking voor een trombocytenaggregatieremmer (acetylsalicylzuur) en een cholesterolsyntheseremmer (statine). Deze medicijnen reduceren het risico op cerebrale vaatziekten (cerebrovasculair accident (CVA), transient ischemic attack (TIA) of amaurosis fugax) en coronaire vaatziekten (angina pectoris of myocardinfarct) met ongeveer een kwart (zie ook NHG-Standaard Cardiovasculair risicomanagement).

De huisarts bepaalt of er sprake is van perifeer vaatlijden op basis van anamnese en lichamelijk onderzoek, eventueel aangevuld met een EAI. Wanneer er sprake is van niet-invaliderende claudicatie (Rutherford-classificatie 2), kan door de huisarts zelf een conservatief beleid worden ingesteld bestaande uit looptraining. Bij invaliderende claudicatie (Rutherford-classificatie 2 en 3) of indien er sprake is van ischemie of weefselverval, kan een verwijzing naar de vaatchirurg nuttig zijn. Ook indien de huisarts niet zelf een EAI kan meten of indien er twijfels blijven over de diagnose, kan een verwijzing naar een vaatspecialist op zijn plaats zijn.

7 Complicaties

Het initiële succespercentage voor iliacale en femoropopliteale PTA's is hoog. Technisch falen is in de orde van grootte van 1 tot 5 procent voor een iliacale stenose, 15 procent voor een iliacale occlusie, 5 procent voor een femorale stenose en 20 procent voor een femorale occlusie. De meest voorkomende complicaties na PTA zijn: nabloeding uit de insteekopening (3%), vaak gerelateerd aan het gebruik van percutane closing devices, trombose van het behandelde vaatsegment (3%), embolie van atheroom of wandstandige trombus naar het distale vaatbed (2%) en dissectie van de vaatwand waarbij de intima door kathetermanipulatie naar distal uitscheurt (1%). Dit resulteert in een zeer lage mortaliteit, van minder dan 1 procent. Slechts in 2 procent van de gevallen moet een percutane behandeling geconverteerd worden naar een open procedure om de extremiteit te redden.

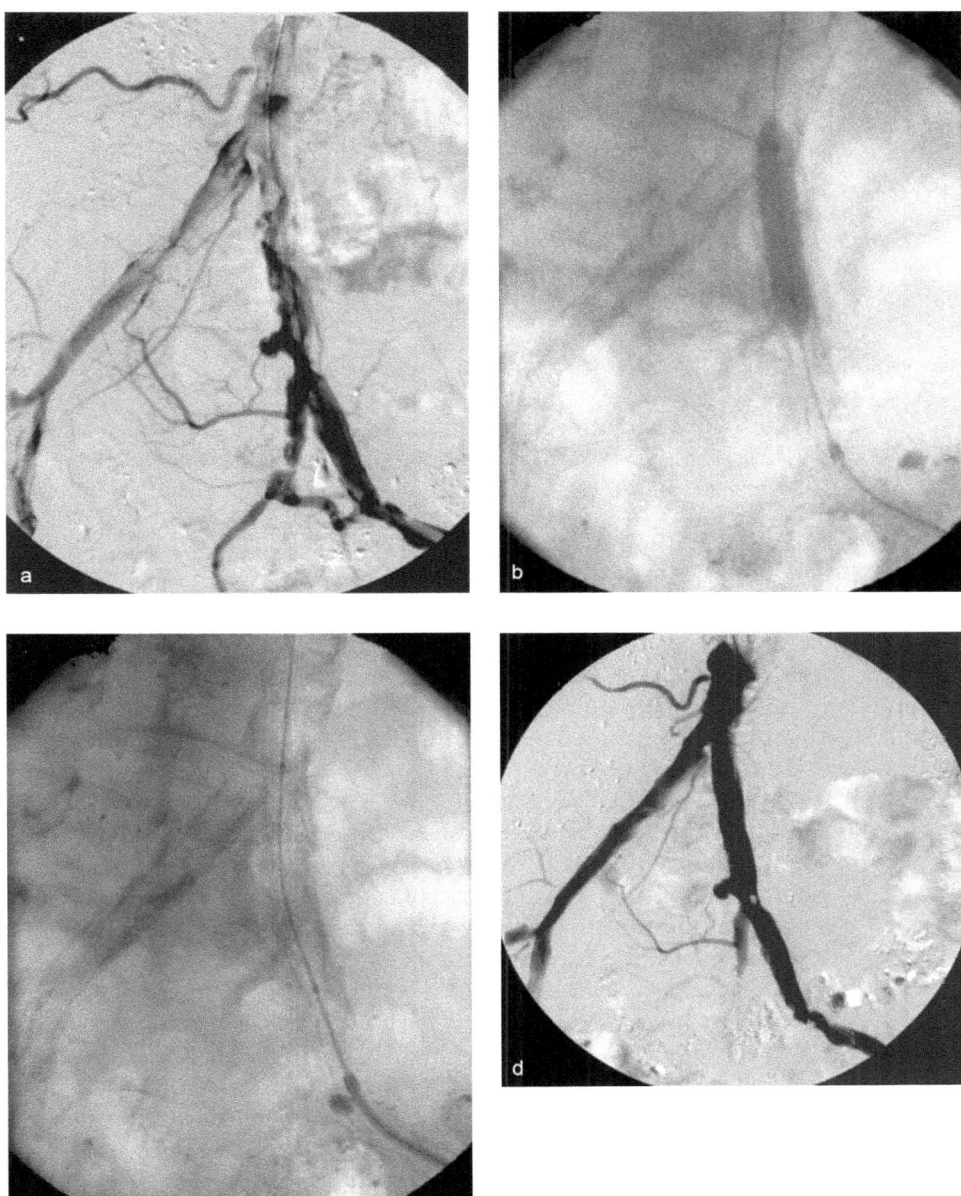

Figuur 12.1a t/m d
Percutane transluminale angioplastiek (PTA) met stentplaatsing van de arteria iliaca communis aan de linker zijde. Op het angiogram is een significante stenose zichtbaar in de arteria iliaca communis links (a). Met een ballonkatheter wordt de stenose opgerekt (b). Omdat de stenose na de PTA-procedure nog niet is verdwenen, wordt ter hoogte van de stenose in de arteria iliaca communis een stent geplaatst (c). Op dit angiogram ziet u het eindresultaat van de PTA-procedure met stentplaatsing waarbij geen stenose meer zichtbaar is (d).

Complicaties na een operatie kunnen gerelateerd zijn aan de procedure, maar kunnen ook verband houden met het verblijf in het ziekenhuis. Veelvoorkomende complicaties na een bypassprocedure zijn: wondinfectie (10-20%), vroege bypassocclusie (5-10%) en nabloeding (1-5%). De zogenaamde niet-specifieke complicaties zijn myocardinfarct, pneumonie, urineretentie en urineweginfectie. Toch is de mortaliteit ook bij deze vorm van chirurgie beperkt tot enkele procenten in de eerste dertig dagen na de ingreep. De meeste patiënten overlijden ten gevolge van een myocardinfarct, door atherosclerose in de coronairvaten.

8 Beloop en chroniciteit

Claudicatio intermittens verloopt vaak benigne. De symptomen aan het been zullen bij de meeste mensen in de loop van de tijd afnemen of gelijk blijven. Slechts in de minderheid, in minder dan 5 procent van de gevallen, neemt de ernst ervan toe. Wanneer claudicatie overgaat in ischemie of weefselverval kan niet langer een conservatief beleid worden aangehouden. Ingeval de klachten afnemen, kan dit verklaard worden door drie factoren: *1* de aanleg van collateralen, die via de arteria profunda femoris het onderbeen via een andere route dan de arteria femoralis superficialis van bloed voorzien, *2* metabole adaptatie van ischemische spiergroepen en *3* een veranderde looppas van de patiënt, die niet-ischemische spieren het werk laten opknappen. Slechts 1 tot 3 procent van de mensen die zich bij de arts presenteert met claudicatieklachten, zal in de eerste vijf jaar na de diagnose PAV een grote amputatie moeten ondergaan, zoals onder- of bovenbeenamputatie. De enige voorspellende factor voor het moeten ondergaan van een amputatie is de EAI. Wanneer die minder is dan 0,5, is de kans op progressie naar ischemie of weefselverval en een grote amputatie ongeveer 10 procent. Voor patiënten met diabetes mellitus ligt dit percentage veel hoger en is het risico op een amputatie eerder 20 procent.

Patiënten met claudicatieklachten hebben over het algemeen een verminderde kwaliteit van leven. Dit houdt niet alleen verband met de verminderde loopafstand, maar ook met de subjectieve beleving van mobiliteit en afhankelijkheid. De atherosclerosegerelateerde cardiovasculaire comorbiditeit speelt hierbij een belangrijke rol. Toch blijkt uit studies, dat 10 tot 50 procent van de mensen met een verminderde loopafstand ten gevolge van PAV hierover nooit een (huis)arts heeft geconsulteerd. De ernst van de klachten is niet alleen gerelateerd aan de EAI, maar ook aan de mate van activiteit van de patiënt. Iemand met veel dagelijkse activiteiten, zoals golfen of boodschappen doen, zal eerder klagen over claudicatie dan iemand die zich alleen thuis nog wat voortbeweegt.

Bij de patiënten die zich presenteren met een ischemie liggen de kansen geheel anders. Het overgrote deel krijgt een invasieve behandeling in de vorm van een revascularisatie (50%) of een amputatie (25%). Na één jaar is 25 procent overleden en na vijf jaar is 40 à 50 procent overleden.

9 Voorlichting en preventie

Het advies te stoppen met roken is het belangrijkste advies dat de patiënt met PAV kan worden gegeven. Stoppen met roken heeft geen gunstig effect op de loopafstand, maar vermindert op lange termijn wel de noodzaak tot opereren of amputeren. Het vermindert eveneens het optreden van andere symptomen van de atherosclerotische ziekte, zoals CVA en myocardinfarct. Het stappenplan om tot gunstige resultaten te komen bij PAV is beschreven in een aparte NHG-Standaard.

Patiënten moeten, na het gesprek met de huisarts, inzien dat een revascularisatie (radiologische interventie of operatie) het voortschrijden van de ziekte (atherosclerose) niet tot stilstand kan brengen. Veel mensen zijn bang dat als een ingreep uitgesteld wordt, er een moment komt waarop dit niet meer mogelijk is, door meer uitgebreide of nieuwe verstoppingen van de bloedvaten. Dit is een onjuiste aanname die uitvoerig besproken en weerlegd moet worden. Slechts een klein percentage van de mensen ontwikkelt uiteindelijk de ernstige vorm van PAV met rustpijn en gangreen.

Leesadvies

Ross R. Atherosclerosis – An inflammatory disease. N Engl J Med 1999;340(2):115-26.
Schepers A. Complication registration in patients after peripheral arterial bypass surgery. Ann Vasc Surg 2003;17:198-202.
Schneider PA. Endovascular surgery in the management of chronic lower extremity ischemia. In: Rutherford RB (ed.). Vascular Surgery (pp. 1192-1222). 6th ed. Philadelphia: Elsevier Saunders; 2005.
TASC II Working Group. Inter-Society Consensus for the Management of Peripheral Arterial Disease (TASC II). J Vasc Surg 2007;45(1):S5A-S67A.
White C. Intermittent claudication. N Engl J Med 2007;356(12):1241-50.

Websites

www.richtlijnonline.nl: onder het kopje richtlijnen vindt u bij cardiovasculaire aandoeningen de richtlijn Diagnostiek en behandeling van arterieel vaatlijden van de onderste extremiteit.
http://nhg.artsennet.nl: onder het kopje NHG-standaarden vindt u bij hart- en vaatziekten de richtlijn Perifeer arterieel vaatlijden.
http://nhg.artsennet.nl: onder het kopje NHG-standaarden vindt u bij hart- en vaatziekten de richtlijn Cardiovasculair risicomanagement.

10 Een patiënt met claudicatio intermittens in de huisartsenpraktijk

Dr. M.E.L. Bartelink

Casus

Mevrouw Kluiver, 70 jaar, een dame die de huisarts niet vaak consulteert, komt op het spreekuur met klachten van pijn in de kuiten na een stukje lopen. De klachten nemen toe. Anamnestisch zijn er typische pijnklachten in het rechter been na ongeveer tien minuten lopen; na stilstaan nemen de klachten weer af. De huisarts onderzoekt haar benen. Er is geen duidelijk temperatuurverschil tussen links en rechts. De perifere pulsaties lijken rechts wat zwakker te zijn. De praktijkassistente bepaalt de enkel-armindex; deze bedraagt rechts 0,8 en links 1,0. De huisarts constateert tevens dat de bloeddruk van mevrouw Kluiver te hoog is. Ze rookt niet. De huisarts besluit een nuchtere glucose en cholesterol te laten bepalen. Beide zijn normaal.

Als mevrouw Kluiver terugkomt voor de uitslagen, vertelt de huisarts haar dat ze veel moet lopen. Verwijzing naar de vaatchirurg voor een PTA of eventueel een bypass kan altijd nog, vindt hij. Gestart wordt met aspirine en een antihypertensivum.

Bij deze casus is een aantal vragen mogelijk, bijvoorbeeld of deze huisarts evidence-based handelde. In het volgende deel zullen deze vragen en de antwoorden aan bod komen. Allereerst: hoe kan de huisarts zo betrouwbaar mogelijk de diagnose claudicatio intermittens stellen. Ten tweede: hoe belangrijk is het om bij mevrouw Kluiver deze diagnose te stellen, of, met andere woorden, wat is haar prognose met en zonder behandeling? En hoe zou die behandeling er dan uit moeten zien?

10.1 Inleiding

De huisarts speelt een belangrijke rol bij de opsporing en behandeling van PAV met klachten van claudicatio intermittens als symptoom (Fontaine-classificatie IIa). Maar niet alleen de pijnklachten van het been moeten aangepakt worden, vooral ook de in de rest van het lichaam aanwezige vaatschade door gegeneraliseerd aanwezige atherosclerose. Preventie van cardiovasculaire events is mogelijk door adequate behandeling van de aanwezige risicofactoren.

10.2 Diagnose

Slechts een gedeelte van de patiënten met PAV is bekend bij de huisarts. Het merendeel van de patiënten is immers asymptomatisch en daarnaast zijn er veel patiënten die met hun klachten niet naar de huisarts gaan. Van elke honderd patiënten met PAV heeft ongeveer de helft claudicatio intermittens. Van de patiënten met klachten zoekt slechts de helft medische hulp. Er is duidelijk sprake van een ijsbergfenomeen. Huisartsen zien ongeveer twee à drie nieuwe patiënten met PAV per duizend patiënten per jaar (incidentie), dat wil zeggen ongeveer zes nieuwe patiënten per praktijk per jaar.

10.3 Anamnese

De typische pijnklachten bij claudicatio intermittens zijn via de anamnese te achterhalen, maar de klachten zijn niet altijd even typisch. Verder dient aandacht te worden besteed aan de links-rechtsverschillen, de maximale loopafstand en de beperkingen in het dagelijks functioneren. Voorts is het belangrijk te weten of een been van de patiënt recentelijk kouder aanvoelde of bleker is geworden, of er afwijkingen aan huid of nagels zijn en of er wondjes voorkomen aan de voeten of tenen die niet willen genezen (hoewel niet zo vaak voorkomend heeft dit een hoge voorspellende waarde). Ook andere aandoeningen die de mobiliteit beperken worden geïnventariseerd om een reëel beeld te krijgen van de loopafstand, zoals angina pectoris, hartfalen, COPD, reuma of artrose. Tot slot worden de risicofactoren voor hart- en vaatziekten (HVZ) geïnventariseerd (andere HVZ, roken, familie-anamnese, hypertensie, hypercholesterolemie, diabetes mellitus).

10.4 Lichamelijk onderzoek

Bij de inspectie van het been wordt links en rechts vergeleken. Kijk naar stoornissen van de huid, nagels en beharing van voeten en onderbenen en voel de huidtemperatuur. Palpeer de pulsaties beiderzijds van de arteria tibialis posterior, de arteria dorsalis pedis en de arteria femoralis en ausculteer de aorta en de arteria femoralis om een eventuele souffle op te sporen. Ausculteer bij afwijkende pulsaties van de arteriën het hart en palpeer de aorta abdominalis (aneurysmata komen vaker voor).

Bij aanwezigheid van de volgende kenmerken is de kans op PAV verhoogd: claudicatieklachten (oddsratio (OR) 3,5), afwijkende pulsaties in de voet (OR 7-16), bloeddruk >160/95 mmHg (OR 1,5), verschil in huidtemperatuur aan de voeten (OR 2,5), coronairlijden in de anamnese (OR 1,7), leeftijd > 60 jaar (OR 2,2), souffle over de arteria femoralis (OR 3,5), mannelijk geslacht (OR 1,5), roker (OR 2,1), diabetes mellitus (OR 1,6). De negatief voorspellende waarden van het ontbreken van de specifieke klachten (87-90%), van goede perifere pulsaties (86-93%) en van het ontbreken van een souffle over de arteria femoralis (91%) zijn hoog. De positief voorspellende waarden van anamnese en lichamelijk onderzoek zijn laag (resp. 22-55%; 18-49%; 37%).

De diagnose PAV kan dus met grote zekerheid worden uitgesloten als er op basis van anamnese en lichamelijk onderzoek geen aanwijzingen zijn voor deze aandoening. Bij goed pulserende voetarteriën zonder typische klachten is de kans op PAV zeer klein.

10.5 Aanvullend onderzoek

Voor het stellen van de diagnose PAV kan daarom bij de meeste patiënten in de huisartsenpraktijk niet worden volstaan met anamnese en lichamelijk onderzoek, maar is verdere diagnostiek, in de vorm van het bepalen van de EAI, noodzakelijk.

Met een dopplerapparaat worden de systolische bloeddrukken aan de enkel en aan de arm gemeten en gedeeld tot een EAI. Deze meting blijkt in de huisartsenpraktijk goed uit te voeren, mits gedaan door iemand die dit regelmatig doet. Een ervaren praktijkassistente kan dit onderzoek in ongeveer tien minuten uitvoeren tegen te declareren kosten. Als hiermee in de praktijk geen ervaring is, kan hiervoor ook naar een vaatlaboratorium of diagnostisch centrum verwezen worden.

Er wordt gebruikgemaakt van een pocket-dopplerapparaat met een 8 MHz-transducer. Voor de bepaling van de EAI wordt in eerste instantie de bloeddruk gemeten aan beide armen. Beide armen worden gemeten om niet abusievelijk de arm met een stenose in de arteria subclavia als uitgangswaarde voor de bepaling van de EAI te nemen. Vervolgens wordt met een bloeddrukband en een pocket-dopplerapparaat proximaal van de enkel de druk gemeten in de arteria dorsalis pedis en de arteria tibialis posterior. De EAI wordt bepaald door de hoogste van deze twee drukken te delen door de hoogst gemeten systolische bloeddruk over de arteria brachialis. Deze EAI dient binnen enkele weken tweemaal herhaald te worden. De interpretatie van de EAI vindt plaats op basis van het gemiddelde van deze drie bepalingen:
- EAI < 0,8 of gemiddelde van 3 bepalingen < 0,9: PAV vrijwel zeker (95%);
- EAI > 1,1 of gemiddelde van 3 bepalingen > 1,0: PAV vrijwel uitgesloten;
- EAI tussen 0,9 en 1,0: PAV niet voldoende zeker;
- EAI > 1,5 is afwijkend, deze waarde is te hoog (meet- of rekenfout).

Bij mevrouw Kluiver uit de casus is dus terecht een EAI bepaald en met deze verlaagde waarde kan de diagnose PAV gesteld worden.

10.6 Prognose

Patiënten met PAV hebben een sterk verhoogd risico op het krijgen van een hart- en/of herseninfarct. Het is dus niet zozeer een lokaal probleem van de benen maar een uiting van een systemische aandoening met een hoog risico.

Een groot deel van de patiënten met PAV heeft stadium Fontaine I en is dus asymptomatisch; deze patiënten noch hun huisarts weten dat er sprake is van PAV. Alle patiënten met een verlaagde EAI, symptomatisch of niet, hebben een verhoogde kans op atherosclerose elders en morbiditeit op basis daarvan (met coronaire hartziekten op de eerste plaats, gevolgd door de herseneninfarcten). Na tien jaar heeft 45 procent van de PAV-patiënten een coronaire hartziekte, 25 procent een beroerte of TIA doorgemaakt en 25 procent hartfalen. Bij mensen die een hartinfarct of een CVA kregen is de kans op een tweede event in die tien jaar veel kleiner. PAV is een onafhankelijke voorspeller voor het krijgen van een CVA of infarct. Een patiënt met PAV (ook als dat asymptomatisch is) heeft een driemaal zo groot risico om binnen vier jaar te overlijden als personen met een normale EAI en leeft gemiddeld tien jaar korter. Voor ernstigere PAV is de vijfjaarsoverleving te vergelijken met die van patiënten met een coloncarcinoom. De aanwezigheid van andere risicofactoren als roken, verhoogde bloeddruk, verhoogd cholesterol en diabetes doet dit risico uiteraard nog verder toenemen. Het ontstaan wordt vervroegd, bestaande PAV verergert sneller en complicaties treden eerder op. Stevig roken (meer dan 15 sigaretten per dag) verhoogt het risico met minstens een factor 4. Stoppen met roken heeft, ook in een vergevorderd stadium, gunstige effecten: de loopafstand neemt toe en de prognose verbetert. Toch stoppen maar weinig patiënten met roken.

Het natuurlijke beloop van PAV is variabel, maar na tien jaar zijn bij 70 tot 80 procent van de patiënten de beenklachten stabiel gebleven of zelfs verbeterd. Bij de overige 20 tot 30 procent verloopt de aandoening progressief en is uiteindelijk ingrijpen nodig (door de chirurg of interventieradioloog). Slechts in een kleine minderheid (3-6%) is uiteindelijk een amputatie noodzakelijk. Het probleem is dus niet alleen het been!

Het was dus heel goed om bij mevrouw Kluiver tensie, glucose en cholesterol te meten, en haar optimaal te gaan behandelen voor haar hypertensie.

10.7 Behandeling

Looptraining

Looptraining heeft een gunstig effect op de loopafstand bij patiënten met claudicatio intermittens. Gesuperviseerde looptraining heeft meer effect dan een advies het zelf te doen. Een verbetering van de loopafstand tot bijna 200 procent is te verwachten. Hoe dit effect tot stand komt is nog niet helemaal duidelijk; waarschijnlijk speelt de vorming van collateralen geen rol, omdat geen verandering in de EAI of de bloeddoorstroming in de benen gevonden wordt. Naast het effect op de klachten heeft looptraining ook op langere termijn een positief effect op de mortaliteit en de kwaliteit van leven. De NHG-patiëntenbrief of de Vereniging voor Vaatpatiënten kan de patiënt informatie geven over looptraining. Een looptrainingadvies wordt als volgt gegeven: de patiënt loopt tot de pijn of het krampgevoel in de benen begint en loopt daarna nog tien stappen door. Als na enige rust de pijn is verdwenen, begint de patiënt opnieuw met lopen. Deze oefening duurt minimaal vijftien minuten en wordt dagelijks driemaal herhaald. Het duurt vaak een paar maanden voor het effect van looptraining duidelijk wordt. Een gestructureerd en gesuperviseerd looptrainingsprogramma geeft de beste resultaten. Het Koninklijk Nederlands Genootschap voor Fysiotherapie (KNGF) heeft een richtlijn (Looptherapie voor claudicatio intermittens) voor fysiotherapeuten uitgebracht. Deze gesuperviseerde looptraining komt in aanmerking voor vergoeding door de meeste ziektekostenverzekeraars. Het lijkt daarom een goed idee mevrouw Kluiver te verwijzen voor looptherapie naar een hiervoor gekwalificeerde fysiotherapeut in haar omgeving.

Stoppen met roken

Bij mevrouw Kluiver is stoppen met roken niet aan de orde; het zou anders erg belangrijk zijn. In de NHG-Standaard Stoppen met roken (M85) van 2007 staat beschreven wat de beste aanpak is.

10.8 Behandeling gegeneraliseerde atherosclerose

Als behandeling van gegeneraliseerde atherosclerose is in eerste instantie behandeling met trombocytenaggregatieremmers geïndiceerd: acetylsalicylzuur 80 mg (indien dit niet goed verdragen wordt: clopidogrel 75 mg) per dag. Dit geeft een reductie van het risico op cardiovasculaire morbiditeit met ongeveer een kwart. Verder moet behandeling plaatsvinden van de andere risicofactoren volgens de standaarden.

Verwijzing (naar een multidisciplinair vaatteam) zou zijn aangewezen in de volgende gevallen:
1 voor diagnostiek (meting EAI) en bij onduidelijkheid over diagnose;
2 claudicatio intermittens met snelle progressie van de klachten en/of een daling van de EAI met meer dan 15 procent;
3 claudicatio intermittens met een duidelijke subjectieve invalidering ondanks adequate therapie;
4 beenklachten in rust, als na het bepalen van de EAI niet uitgesloten kan worden dat er sprake is van PAV;
5 PAV stadium III en IV, of een enkeldruk < 50 mmHg;
6 een aneurysma van de aorta abdominalis met echografisch een diameter van meer dan 5 cm of een echografisch groeiend aneurysma.

De behandeling van de patiënt met claudicatio intermittens (stadium II) hoort in principe bij de huisarts. De patiënt uit de casus komt in aanmerking voor niet-invasieve therapie en hoeft niet verwezen te worden.

Leesadvies

Bartelink ML, Stoffers HEJH, Boutens EJ, Hooi JD, Kaiser V, Boomsma LJ. NHG-Standaard Perifeer arterieel vaatlijden (eerste herz.). Huisarts Wet 2003;46:848-58.
Bendermacher BLW, Willigendael EM, Teijink JAW, Prins MH. Supervised exercise therapy versus non-supervised exercise therapy for intermittent claudication. Cochrane Database Syst Rev (2006).
Burns P, Gough S, Bradbury AW. Management of peripheral arterial disease in primary care. BMJ 2003;326:584-8.
Chavannes NH, et al. NHG-Standaard Stoppen met roken. Huisarts Wet 2007;50:306-14.
Leng GC, Fowler B, Ernst E. Exercise for intermittent claudication. Cochrane Database Syst Rev (2000).

Websites

www.cochrane.com

www.vvvp.nl (Vereniging van Vaatpatiënten)

11 Patiënten met een aneurysma aortae in de praktijk van de huisarts

S.L.C. Eerdmans-Dubbelt, prof. dr. A. Prins

11.1 Inleiding

De normale diameter van de abdominale aorta ligt bij volwassenen tussen de 15 en 24 mm. Bij een diameter van meer dan 30 mm spreekt men van een aneurysma. Hoewel een aneurysma in het gehele traject van de aorta aanwezig kan zijn, komt lokalisatie in het abdominale traject het meest frequent voor. Een aneurysma in het thoracale gedeelte van de aorta is verantwoordelijk voor een kwart van de aneurysma's. De prevalentie van een aneurysma aortae abdominalis (AAA) bij West-Europese mannen boven de 55 jaar is 5 tot 10 procent. Bij 80-plussers komt het AAA bij 10 procent of meer van de mannen voor. Bij vrouwen is de frequentie gemiddeld zesmaal lager dan bij mannen. Roken is de belangrijkste risicofactor bij het ontstaan van het AAA. De prevalentie van AAA bij rokers is viermaal zo groot als bij mannen die nooit gerookt hebben. Door de toename van de gemiddelde levensverwachting en veranderingen in rookgewoonten bij mannen en vrouwen zal de prevalentie van het AAA in de toekomst veranderen.

Een AAA, zelfs een groot aneurysma, veroorzaakt zelden klachten of symptomen. Dit verandert dramatisch bij het ontstaan van een (grote) ruptuur. De kans op het optreden van een ruptuur is vooral afhankelijk van de diameter van het AAA. Een AAA groeit gemiddeld 3 mm per jaar. Bij een diameter kleiner dan 50 à 55 mm is de kans op ruptuering per jaar kleiner dan 5 procent en daarmee te klein in verhouding tot de kans op complicaties door operatie of stentplaatsing. Soms zijn er echter toch argumenten om over te gaan tot interventie bij een aneurysma kleiner dan 55 mm, bijvoorbeeld bij een familiaire belasting, bij gelijktijdige aanwezigheid van symptomatisch PAV, bij een snelle groei van het aneurysma of als de vorm sacculair is (asymmetrisch). Bij een AAA dat nog kleiner is dan 50 mm is het noodzakelijk jaarlijks via echografie de diameter te bepalen. Vanzelfsprekend is dat ook het cardiovasculaire risicoprofiel jaarlijks geactualiseerd wordt.

Bij groei van het aneurysma (zeker bij groei van 10 mm of meer per jaar) is verwijzing naar een vaatchirurg geïndiceerd.

Er is uitvoerig gediscussieerd over het nut van screening op een AAA bij mannen van middelbare leeftijd en ouder. Hoewel het in de meeste landen rondom ons inmiddels is geïntroduceerd, is in Nederland vooralsnog de conclusie dat van een dergelijke screening moet worden afgezien. Zowel huisarts als specialist moet bij oudere patiënten op individuele basis overwegen of echografisch onderzoek van de aorta moet worden verricht, bijvoorbeeld bij een belaste familieanamnese voor AAA. of bij klachten van buik, rug of benen die mogelijk gerelateerd zijn aan een aneurysma. Indien op basis van echografisch onderzoek de indicatie tot interventie kan worden gesteld, is een electieve ingreep meestal mogelijk met veel minder complicaties en een veel geringere mortaliteit dan bij spoedinterventies. Bij een acute ruptuur is ongeveer 75 procent van de patiënten al overleden buiten het ziekenhuis, terwijl de mortaliteit na een spoedinterventie bijna 50 procent bedraagt. Preventie van ruptuur is dus van het grootste belang.

Het stellen van de diagnose gerupureerd AAA is voor de huisarts vaak lastig. Bij aankomst kan de patiënt al overleden zijn of in shock verkeren. Het bekend zijn met eerdere HVZ of een hoog cardiovasculair risico van de patiënt draagt in het algemeen meer bij aan de (waarschijnlijkheids)diagnose AAA dan bevindingen bij het lichamelijk onderzoek. In klassieke gevallen kan een ruptuur gepaard gaan met een per acuut optredende buikpijn of rugpijn, al of niet uitstralend naar de liesregio. Het beeld kan lijken op een niersteenaanval. Een pulserende weerstand bij het onderzoek van de buik wordt slechts bij een klein deel van de patiënten gevonden.

11.2 Ziektegeschiedenissen

Casus 1

Meneer O, 60 jaar, die zelden een arts raadpleegt, is al meer dan 25 jaar ingeschreven in dezelfde praktijk. Hij bezoekt eind 2005 een inloopspreekuur wegens in de afgelopen nacht begonnen pijn boven in de buik en braken. Patiënt voelt zich beroerd en denkt zelf aan een maag-darminfectie. Bij het lichamelijk onderzoek meet de huisarts een bloeddruk van 140/100 mmHg en een regelmatige polsslag van 68 per minuut.

Bij het buikonderzoek wordt een kloppende zwelling gevonden, die hard en gespannen aanvoelt. Vaatgeruis wordt niet gehoord. Wegens verdenking op een symptomatisch AAA wordt meneer O met spoed verwezen naar het ziekenhuis.

De relevante voorgeschiedenis leert dat er bij verschillende bedrijfskeuringen en preventieve screening op HVZ in de huisartsenpraktijk behoudens het roken van vijf sigaretten per dag nooit verhoogde risicofactoren voor HVZ zijn vastgesteld. In 2004 is in het journaal van de huisarts geregistreerd: RR 130/80 mmHg, gewicht 75 kg. Lengte 1,83 m, Totaal-cholesterol 6,4 mmol/l, roken 5.

Informatie van de vaatchirurg
Meneer O is opgenomen op de intensivecareafdeling wegens een AAA van 10 cm. Bij beeldvormend onderzoek is vervolgens een aneurysmatische verwijding van de gehele abdominale aorta tot aan de bifurcatie vastgesteld. In het

iliacale traject bleek sprake van een significante stenose ter plaatse van
arteria femoralis communis links en rechts. Na stabilisatie van de hemodynamische toestand werd een thoracaco-abdominale bifurcatieprothese
geplaatst via een thoracolaparotomie (Crawford-procedure). Het postoperatieve beloop werd gecompliceerd door een acute tubulusnecrose en
pneumonie. Na zestien dagen is meneer O ontslagen uit het ziekenhuis en
volgt poliklinisch een cardiovasculair revalidatieprogramma.

Casus (vervolg)
Twee maanden na ziekenhuisontslag heeft meneer O klachten van kortdurende gevoelsstoornissen in linker arm en beide benen, waarvoor verwijzing
naar de neuroloog wordt gerealiseerd.

De CT-hersenen laat rechtsfrontaal van de voorhoorn van de laterale
ventrikel een hypodens gebied zien. Op de CT-angio wordt een aneurysma
uitgaande van de truncus brachiocephalicus gezien, ongewijzigd ten opzichte
van eerder onderzoek. In de halsslagaders en vertebrale arteriën zijn geen
significante stenosen. De conclusie luidt: multipele TIA's bij een vasculair
belaste patiënt, waarvoor verdere neurologische controle niet is geïndiceerd.

Wel is na enige weken contact met de vaatchirurg voor eventuele behandeling van het aneurysma brachiocephalicus geregeld. Behandeling met
ascal wordt gestart.

Vier maanden na het ziekenhuisontslag klaagt meneer O over pijn in het
achterhoofd, wisselend optredend krachtsverlies in de linker gelaatshelft en
perioden van wazig zien. Hij is juist van plan om met vakantie te gaan.
Betrokkene wil aanvankelijk niet opnieuw naar de specialist, maar stemt
hiermee later toch in. Na verwijzing wordt zowel door neuroloog als door
de kno-arts de diagnose perifere facialisparese gesteld. De oogarts constateert beginnende staar. Na enige maanden verdwijnen de klachten en kan
meneer O alsnog genieten van een vakantie in Zuid-Europa.

Enkele maanden later wordt patiënt wegens vermoeidheid op eigen verzoek
naar de thoraxchirurg verwezen omdat de vaatchirurg volgens hem niets
meer kan doen.

Wegens een aneurysma van de aortaboog en het proximale deel van de
truncus brachiocephalicus volgt een tweede zware operatie, waarbij een deel
van de aortaboog wordt vervangen en het aneurysma van de truncus brachiocephalicus wordt geopereerd. Postoperatief maakt meneer O een verwarde periode door. Na een ziekenhuisverblijf van drie weken kan hij naar
huis. Somatisch revalideert hij wonderwel, maar psychisch duurde het enige
maanden voor hij weer goed functioneert.

Een half jaar na de operatie wordt bij naonderzoek op de CT-scan in de
rechter arteria subclavia en de eerste 2 cm van arteria carotis links een korte
dissectie vastgesteld.

Naast jaarlijkse controles door de cardiothoracaal chirurg wordt meneer O driemaal per jaar gecontroleerd in de huisartsenpraktijk in het kader van een secundair preventiebeleid zoals gebruikelijk bij een eerdere cardiovasculaire gebeurtenis. Aan medicatie gebruikt hij momenteel een bètablokker, acetylsalicylzuur en een statine.

Opmerkingen

Uit de ziektegeschiedenis van meneer O blijkt dat het spreekuurbezoek wegens atypische bovenbuiksklachten, waarbij de huisarts de kloppende weerstand terecht als alarmsymptoom beschouwde, het begin was van een periode met veel specialistische inbreng maar ook inspanning van de huisarts om deze zelden klagende man te motiveren tot specialistisch onderzoek. In hoeverre de klachten na de eerste operatie een relatie hadden met de afwijkingen in het thoracale deel van de aorta blijft onduidelijk. Opvallend is dat ondanks herhaald preventief onderzoek bij bedrijfskeuringen en screening in de huisartsenpraktijk op cardiovasculair gebied, behoudens matig roken en een licht verhoogd cholesterolgehalte, geen verhoogde risicofactoren werden vastgesteld. Zoals eerder is opgemerkt, is roken een bekende risicofactor voor het AAA.

Casus 2

Meneer D kreeg reeds onder de leeftijd van 40 jaar zijn eerste myocardinfarct. In zijn familie komt dat meer voor. Wegens angineuze klachten wordt kort daarna een bypassoperatie verricht. Meneer D blijft daarna onder controle bij de cardioloog. Er volgen ballondilataties en ruim tien jaar na de eerste bypassoperatie is een coronaire heroperatie noodzakelijk. Perioperatief krijgt meneer D een recidief onderwandinfarct. Wegens waarschijnlijk familiaire hypercholesterolemie wordt hij door de internist gecontroleerd en medicamenteus behandeld met statines en krijgt hij advies over gezonde voeding, lichaamsbeweging en het stoppen met roken. Het lukt meneer D slecht zich aan deze adviezen te houden. Tijdens een controle bij de cardioloog worden klachten geuit passend bij claudicatio intermittens waarvoor looptraining wordt voorgeschreven. Meneer D bezoekt drie maanden na de laatste cardiologische controle het spreekuur van de huisarts wegens een sinds een dag aanwezige zwelling van het linker been. Pulsaties van arteria femoralis zijn beiderzijds voelbaar. De pulsatie van de dorsale voetarterie links is zwak. Voor meneer D wordt mede op zijn verzoek een afspraak bij de vaatchirurg gemaakt in verband met een mogelijke diepe veneuze trombose (DVT) bij een cardiovasculair belaste patiënt. Een DVT wordt uitgesloten maar meneer D blijkt wel een infrarenaal abdominaal aneurysma groter dan 50 mm van de aorta (AAA) te hebben.

Hiervoor wordt hij behandeld met een endovasculaire stentprocedure via de lies.

In de ontslagbrief wordt geen verklaring gegeven voor een mogelijke oorzaak van de zwelling van het been.

Na de ingreep bezoekt patiënt enige malen het spreekuur van de huisarts wegens been- en heup/bekkenklachten, die ook na specialistisch onderzoek niet goed verklaard kunnen worden. Enkele maanden na de behandeling voor het AAA overlijdt meneer D plotseling. Er is geen sectie verricht. Gezien de voorgeschiedenis is een plotse hartdood door een recidief infarct het meest waarschijnlijk.

Beschouwing

Bij analyse van het medisch dossier blijkt dat noch huisartsen, noch specialisten deze high-riskpatiënt eerder gescreend hadden op een AAA. Hoewel daar geen richtlijnen voor bestaan hadden achteraf gezien huisarts of specialisten dat bij deze fors rokende patiënt wel moeten doen. Ofschoon een unilaterale zwelling van het been verschillende oorzaken kan hebben, was het met spoed uitsluiten van een DVT een juiste eerste stap. De verdenking op een DVT was de sleutel tot het stellen van de diagnose AAA. De stentplaatsing verliep ongecompliceerd, met een ziekenhuisopname van vijf dagen. Zoals ook bij een symptoomloos aneurysma vaak voorkomt, is patiënt hoogstwaarschijnlijk overleden aan een andere aandoening samenhangend met zijn gegeneraliseerde atherosclerose.

Casus 3

Meneer K, 60 jaar oud, vraagt een huisvisite aan wegens sinds twee dagen aanwezige heftige pijn in de bovenbuik. Hij consulteert frequent de huisarts, onder andere wegens psychische problemen en overmatig alcoholgebruik. Hij rookt gemiddeld twintig sigaretten per dag vanaf zijn 18e levensjaar. Bij het buikonderzoek wordt een zeer levendige peristaltiek, bij een overigens soepele buik, vastgesteld. Patiënt gebruikt sinds enige weken een NSAID wegens een ontsteking van het metatarsale gewricht van de eerste straal links. Hem wordt geadviseerd de NSAID te vervangen door paracetamol/codeïne.

Vier uur na de huisvisite wordt hij op de praktijk gezien door de dienstdoende huisarts wegens hevige buikpijn uitstralend naar de rug. De temperatuur is normaal, hij heeft niet gebraakt, had wel wat dunne ontlasting. Bij onderzoek ziet de dienstdoende huisarts een niet ziek uitziende man, bloeddruk 140/90 mmHg, pols 78 slagen per minuut, regulair. Over de buik worden geen vaatgeruisen gehoord, evenmin is er sprake van défense musculaire. Onderzoek van de meegebrachte urine is niet afwijkend, met name geen erytrocyturie. De dienstdoende huisarts continueert het eerder afgesproken beleid en adviseert bij toename van de klachten opnieuw contact op te nemen. Drie uur later belt zijn echtgenote op met de mededeling dat na aanvankelijke vermindering de buikpijn weer in alle hevigheid is toegenomen. De huisarts besluit een huisvisite af te leggen. Bij aankomst is de pijn weer grotendeels verdwenen. In de veronderstelling dat er mogelijk sprake is van een subileus besloot hij enige tijd bij de patiënt te blijven om te zien hoe het beloop is. De echtgenote heeft nauwelijks een kop thee voor hem neergezet of meneer K krijgt weer buikpijn. Langdurige auscultatie geeft geen gootsteengeruisen te horen. Na ruim een halfuur is de pijn weer zo goed als over. De huisarts adviseert meneer K door te gaan met de paracetamol/codeïne en bij verergering van de klachten contact op te nemen. Bij het einde van de dienst om 23.00 uur overdenkt de dienstdoende huisarts de situatie van de heer K. Hij heeft een niet-pluisgevoel. De mogelijkheid van een niersteen of een urineweginfectie is door het onderzoek van de urine nagenoeg uitgesloten. Een infectie of een ontsteking zoals een appendicitis, cholecystitis komt ook niet in aanmerking; er is namelijk geen koorts en geen défense musculaire.

Wat is er dan wel? Een man van 60 jaar met recentelijk ontstane buikklachten, eerder bekend met hypertensie en een doorgemaakt infarct. De huisarts besluit toch tot opname via de chirurg omdat een AAA een hoge a-priorikans heeft. De huisarts belt meneer K op met de mededeling tot opname te hebben besloten. Meneer K vertelt dat de pijn nagenoeg over is en dat hij een opname niet had verwacht.

Relevante medische historie in het huisartsdossier
Tien jaar geleden acuut myocardinfarct en een jaar later amaurosis fugax en TIA.

Depressieve perioden, overmatig alcohol- en tabakgebruik. Neuropathie door alcoholgebruik. Bij screening op hart- en vaatziekten cholesterol: HDL 6,1 mmol/l, bloeddruk 130/86 mmHg.

Informatie van de afdeling Chirurgie
Klachten van pijn in de buik en in de rug, langzaam progressief. Via echo en in tweede instantie een CT-scan is de diagnose gesteld op een symptomatisch aneurysma van de aorta abdominalis met een doorsnede van 6 à 7 cm. Na minimale voorbereiding werd met spoed een laparotomie verricht en een aortabuisprothese ingehecht. De aorta was zeer dunwandig met een dreigende ruptuur dorsaal. Het postoperatieve beloop was voorspoedig. Patiënt kon na tien dagen uit het ziekenhuis worden ontslagen

Beschouwing

Bij meneer K, een patiënt met een belaste cardiovasculaire voorgeschiedenis en comorbiditeit kwam het AAA pas aan het licht door buikklachten. De dienstdoende huisarts die patiënt wegens acute buikklachten, vier uur na onderzoek door de eigen huisarts, tweemaal een huisbezoek aflegde vond vooral op basis van de voorgeschiedenis de a-priorikans op een AAA zo groot dat hij patiënt alsnog instuurde naar het ziekenhuis. Het niet-pluisgevoel was daarvoor doorslaggevend. Ondanks de geslaagde operatie blijft de kans op een volgende cardiovasculaire gebeurtenis verhoogd. De nog aanwezige neuropathie kan de symptomatologie daarvan verdoezelen.

Leesadvies

Boll APM. Echografische screening van de aorta abdominalis bij oudere mannen is zinvol. Ned Tijdschr Geneeskd 2008;152:750.

Graaf Y van der. Echografische screening van de aorta abdominalis bij oudere mannen is niet zinvol. Ned Tijdschr Geneeskd 2008;152(13):747-51

Hamerlynck JVThH, Legemate DA, Hooft L. Uit de Cochrane Library: echografische screening van aorta abdominalis bij mannen van 65 jaar en ouder: kleiner risico op dodelijke aneurysmaruptuur.

Kwaliteitsinstituut voor de Gezondheidszorg CBO. Multidisciplinaire richtlijn Cardiovasculair risicomanagement 2006. Alphen aan den Rijn: Van Zuiden Communications BV; 2006. ISBN 10-90-8523-131-0.

Sakalihasan N, Limet R, Defawe OD. Abdominal aortic aneurysm. Lancet 2005;365 1577-89.

Website

www.aneurysma.nl/taa.php.

12 Aanvallen van wazig zien

Prof. dr. A. Prins

Casus

Meneer G, 78 jaar, bezoekt het spreekuur van de huisarts daar hij in de afgelopen week driemaal aanvallen heeft gehad van duizeligheid en verminderd gezichtsvermogen door wazig zien met het rechter oog. Hij is bang dat dit voorboden zijn van een beroerte.

Uitdiepen van de anamnese

Bij deze casus valt op dat meneer G duidelijk aangeeft dat er sprake is van een plotseling optredende tijdelijke stoornis van de visus. Hij kan echter niet met zekerheid aangeven of er sprake is van een tijdelijke blindheid van het rechter oog of een vermindering van de visus aan beide ogen. Hij geeft aan dat er geen sprake is van hartkloppingen, uitval van spraakvermogen of verschijnselen van motorische afwijkingen aan armen of benen.

Casus (vervolg)
De huisarts verwacht weinig aanwijzingen uit lichamelijk onderzoek te krijgen. Gezien de anamnese en de leeftijd van meneer G beperkt de huisarts zijn onderzoek tot het meten van de bloeddruk (132/84 mmHg) en auscultatie van het hart en de halsslagaders. Hierbij worden geen afwijkingen geconstateerd.

Samenvatting van de probleemlijst in het elektronisch medisch dossier
Als jongvolwassene gekuurd voor tuberculose, maar is twintig jaar geleden al uit de jaarlijkse controles ontslagen. Tien jaar geleden 35 maal bestraald wegens adenocarcinoom (graad 2) van de prostaat. Drie jaar geleden infiltrerend plaveiselcelcarcinoom achter rechter oor waarvoor radiotherapie in het halsgebied, met als later gevolg een osteoradionecrose van de rechter gehoorgang. De laatste jaren onder cardiologische controle wegen sicksinussyndroom met periodiek optredende ritmestoornissen, waarvoor medicatie met calciumantagonist en salicylaat in lage dosis.

Casus (vervolg)
De huisarts denkt aan de mogelijkheid van amaurosis fugax (AFx) door ischemie van (een deel van) de retina of een transient ischaemic attack (TIA). In de praktijk is het onderscheid daartussen, vooral bij ouderen, niet eenvoudig. De oorzaken van zowel AFx als cerebrale TIA zijn meestal atheromateuze veranderingen in de wand van de arteria carotis interna van waaruit emboliëen de bloedvoorziening van oog en hersenen (tijdelijk) kunnen onderbreken. Verwijzing naar neuroloog en oogarts is binnen een week noodzakelijk aangezien zowel AFx als TIA aandoeningen zijn waarbij een groot risico bestaat op het krijgen van een beroerte of een andere ernstige vasculaire afwijking. Meneer G kan al na twee dagen terecht op de TIA-polikliniek. Daar hij reeds geruime tijd een antitromboticum gebruikt, wordt zijn medicatie door de huisarts niet gewijzigd.

Specialistisch onderzoek en behandeling
De belangrijkste bevinding is dat er sprake was van AFx ten gevolge van een hooggradige carotisstenose rechts. De stenose lijkt te berusten op een postradiatie-effect. Meneer G is behandeld met PTA en stentplaatsing.

Epicrisis

Meneer G is terecht met spoed verwezen voor nadere analyse van zijn klachten. Bij ongeveer een kwart van de patiënten met een herseninfarct blijkt een carotisstenose te bestaan. Bij 50 procent van de mensen met een carotisstenose geeft deze geen klachten/symptomen. Met behulp van nieuwe non-invasieve afbeeldingstechnieken kunnen intravasculaire veranderingen goed worden weergegeven. Carotischirurgie heeft sedert 1950 een belangrijke plaats bij de preventie en het recidief van het herseninfarct. Later is intravasale stentplaatsing bij een deel van de patiënten een optie geworden. Een symptomatische stenose van meer dan 70 procent wordt in het algemeen beschouwd als een indicatie voor operatieve therapie.

Daarnaast moet men ook streven het algemene cardiovasculaire risicoprofiel te optimaliseren.

Bij meneer G was er sprake van een door bestraling geïnduceerd gelokaliseerd arterieel vaatlijden. Dit is een zeldzame afwijking die gezien de lange latentieperiode tussen de bestraling en de klachten vaak niet wordt herkend. Na de ingreep heeft meneer G geen last meer gehad van tijdelijke gezichtsvermindering. Na een periode met afnemende gezondheid is hij overleden aan hartfalen.

Leesadvies

Bartelink ML, Stoffers HEJH, Boutens EJ, Hooi JD, Kaiser V, Boomsma LJ. NHG-Standaard Perifeer arterieel vaatlijden (eerste herz.). Huisarts Wet 2003;46:848-58.

Kwaliteitsinstituut voor de Gezondheidszorg CBO. Multidisciplinaire richtlijn Cardiovasculair risicomanagement 2006. Alphen aan den Rijn: Van Zuiden Communications BV; 2006. ISBN 10-90-8523-131-0.

13 Raynaudfenomeen

Dr. S.J.H. Bredie

1 Definitie

Het fenomeen van Raynaud (raynaudfenomeen; RF) is een aanvalsgewijs optredende scherp gedemarkeerde verkleuring van met name de vingers en tenen, die meestal in twee (wit-rood) of in drie fasen (wit-paars-rood) verloopt.

1.1 Epidemiologie

Afhankelijk van de definiëring en de onderzochte populatie heeft ongeveer 1 tot 11 procent van de mannen en 3 tot 19 procent van de vrouwen klachten passend bij het RF. Het spectrum van RF loopt uiteen van milde pijnloze bleekheid van een enkele vinger tot ernstige ischemie met vingertopulceratie, waarbij chirurgische amputatie is geïndiceerd.

Het RF wordt veroorzaakt door een tijdelijk optredend vaatspasme van een eindarterie. Vanwege een ontbrekende collaterale circulatie in deze delen van het lichaam worden de gevolgen van een onderbroken bloedaanvoer direct zichtbaar. De meest voorkomende symptomatologie is initiële bleekheid als gevolg van het arterieel vasospasme, gevolgd door cyanose, ten gevolge van desaturatie van geoxygeneerd hemoglobine, gevolgd door een reactieve hyperemie, waardoor roodheid optreedt. Tijdens de kleurveranderingen zijn de vingers koud, is de sensibiliteit verminderd en kan pijn optreden. Gedurende de hyperemische fase kunnen paresthesieën optreden en een geringe zwelling van de vingers. Het RF treedt meestal bilateraal en symmetrisch op. Bij de meeste patiënten is het RF beperkt tot handen en voeten. Oren, neus en tong kunnen echter ook aangedaan zijn. Daarnaast kan er vasospasme optreden in de coronaire arteriën en aftakkingen hiervan (Prinzmetal- of variant-angina), in pulmonale arteriën, in de arteriële bloedvoorziening van de oesofagus (retrosternale pijn), in cerebrale arteriën (migraine), in retinale vaten (visusstoornissen), maar ook in niet-orgaangebonden vaten. Dergelijke manifestaties worden vaker gezien bij personen met een RF.

Een RF-aanval kan uitgelokt worden door koude, emotie, trillende apparatuur of bijvoorbeeld het bedienen van een toetsenbord. Sommige patiënten hebben permanent klachten en sommige vrouwen bemerken een variatie van de klachten tijdens de menstruele cyclus. De klachten kunnen toenemen door het gebruik van orale anticonceptie en afnemen gedurende de zwangerschap en in de menopauze.

Het RF heeft een primaire vorm (PRF) en een secundaire vorm (SRF). Het PRF, ook wel onterecht 'ziekte van Raynaud' genoemd, komt veruit het meeste voor. De verschijnselen van een SRF zijn vaak ernstiger dan die van de primaire vorm. Deze worden veroorzaakt door onderliggende aandoeningen zoals een bindweefselaandoening (bijvoorbeeld sclerodermie of CREST-syndroom), een vaatwandontsteking (bijvoorbeeld ziekte van Buerger), geneesmiddelengebruik (bijvoorbeeld ergotaminepreparaten of bètablokkers), verandering van de bloedsamenstelling (bijvoorbeeld cryoglobulinemie of koudeagglutinine), atherosclerose of mechanische bloedstroombeperkingen (bijvoorbeeld thoracic-outletsyndroom).

Het is van praktisch belang het RF te onderscheiden van andere syndromen die verkleuringen van handen en voeten geven, die net als het RF kunnen worden geluxeerd door koude of emotie en worden veroorzaakt door vasospasme in kleine cutane arteriën. Bij het optreden van dergelijke klachten moet diferentiaaldiagnostisch gedacht worden aan:
1 *acrocyanose*: permanente cyanotische verkleuring van de vingers en soms tenen zonder fasisch beloop met hyperhidrose van de handen en voeten;
2 *erytromelalgie en primaire of secundaire erythermalgie*: rode, brandende vaak extreem pijnlijke voeten bij een trombocytose. Bij erytromelalgie verdwijnen de klachten na gebruik van een cyclo-oxygenaseremmer (COX-remmer). Indien er geen trombocytose is, spreekt men van erythermalgie. De primaire vorm hiervan treedt op bij jongeren zonder aanwijzingen voor een onderliggende ziekte. De secundaire vorm van erythermalgie is geassocieerd met andere vasculaire aandoeningen (cutane vasculitis, systemische lupus erythematodes (SLE), hypertensie, reumatoïde artritis (RA) of gebruik van bepaalde medicijnen (verapamil, nicardipine, nifedipine, bromocriptine);
3 *thromboangiitis obliterans* (ziekte van Buerger): bij jonge rokende mannen (vrouwen minder frequent) met klachten van claudicatio intermittens (vooral van de voeten), door inflammatoire occlusie van middelgrote arteriën en capillairen. In de vingers treedt vaak het RF op en in de voeten vaak claudicatio intermittens ter hoogte van de voetrug op. Door inflammatoire occlusie van venulen zijn er tekenen van oppervlakkige veneuze trombose;
4 *lupus pernio of wintervoeten*: door een abnormale respons van de huidcirculatie op koude en vochtigheid. Hierdoor ontstaat een rode, jeukende verkleuring vooral aan de laterale zijde van de tenen en aan de hiel, soms met een verheven of geïndureerd aspect;
5 *koude-urticaria*: door een lokale excessieve histaminerelease bij koude.

2 Pathogenese en pathofysiologie

De oorzaak van de digitale circulatiestoornis bij Raynaud is deels onbekend. In de vingers, tenen, neuspunt en oorlellen is een groot aantal atrioveneuze shunts aanwezig ten behoeve van temperatuurregulatie onder invloed van het sympathische zenuwstelsel. Doordat er tevens directe signalen van het limbische systeem naar het sympathisch zenuwstelsel worden doorgegeven, kunnen ook emotionele reacties leiden tot veranderingen in huiddoorbloeding. Een belangrijke rol van het sympathische zenuwstelsel bij het vasospasme wordt bevestigd door de bijna altijd optredende afname van klachten na een sympathectomie. Deze afname is echter vaak van tijdelijke aard en sympathectomie wordt nauwelijks meer toegepast.

Daarnaast wordt er steeds meer bekend over lokale regulatoire mechanisme in de eindarteriën zelf. Het primaire vasoconstrictieve effect wordt gemedieerd door de postsynaptische alfa-1-receptor, terwijl dit effect wordt geremd via de presynaptische alfa-2-receptor. Bij RF is er mogelijk sprake van een toename in het aantal alfa-1-receptoren per bloedvat samen met een toename in de sympathische impulsfrequentie. De alfa-2-receptoren spelen de grootste rol bij de regulatie van de microcirculatie via cutane arterioveneuze shunts. Een koudestimulus leidt tot mobilisatie van alfa-2c-receptoren vanuit het golgicomplex naar de celmembraan, leidend tot overgevoeligheid voor vaatspasme. Andere mechanismen die een rol kunnen spelen, zijn een gegeneraliseerde hyperreactiviteit van het perivasculaire gladde spierweefsel of een gestoorde endotheelafhankelijke vaatverwijding, door een verhoogde endotheline I-concentratie en een verminderde vaatwandinnervatie met calcitonin generated peptide bevattende zenuwvezels. Bij het SRF spelen vasculitis, vaatocclusie door verdikking van de vaatwand, hyperviscositeit of andere reologische veranderingen en trombose een belangrijke rol.

3 Diagnose

Zowel de diagnose PRF als SRF kan vrijwel altijd worden gesteld op basis van een volledige anamnese en lichamelijk onderzoek. Een nauwkeurige beschrijving van de aard, uitlokkende factoren, frequentie en invloed van de klacht op het dagelijkse functioneren is belangrijk. Speciale aandacht is vereist voor het aanwezig zijn van symptomen geassocieerd met bindweefselziekten en vasculitiden zoals gewrichtsklachten, proximale spierzwakte, droge ogen, droge mond, slik/passageklachten, huiduitslag, koorts en dyspneu. Daarnaast is het zaak gericht te vragen naar gebruik van medicamenten die vasospasme kunnen provoceren, rookgewoonte en klachten afhankelijk van de positie van armen en handen. Het is belangrijk bedacht te zijn op ziekten die met hyperviscositeit gepaard gaan en dus vragen naar visusklachten en andere focale neurologische symptomen en te vragen naar risicofactoren voor (premature) atherosclerose, inclusief een familieanamnese.

Bij inspectie van vingers en tenen moet gelet worden op (permanente) kleurveranderingen, zwelling, huidverdikking met afname van de huidplooiing, huidlaesies (uitslag, necrose, gangreen), nagelriemafwijkingen, klauwnagels, teleangiëctasieën, subcutane calcificaties en dermatogene contracturen. De adsonproef (het verdwijnen van de pols bij wegdraaien van het hoofd in de 'military position' en het heffen van de arm) kan gebruikt worden om een thoracic-outletsyndroom aan te tonen.

De afwezigheid van antinucleaire antistoffen (ANA) maakt het waarschijnlijk dat er sprake is van een PRF. Een positieve ANA-titer kan wijzen op de aanwezigheid van een onderliggende bindweefselziekte. Aanvullende onderzoeken, zoals koudeprovocatietests, reactieve hyperemie en meting van de transcutane zuurstofspanning, spelen vanwege de matige reproduceerbaarheid geen rol bij de diagnostiek. Capillaire microscopie van de nagelplooi kan wel van waarde zijn voor het differentiëren tussen PRF en SRF, door het aantonen van pathologisch verwijde capillairen of bloedingen passend bij een bindweefselziekte. Deze zijn soms ook al met vergrootglas te zien.

4 Behandeling

Een groot deel van de patiënten met PRF heeft slechts weinig klachten en behoeft hiervoor geen behandeling. Uitleg en geruststelling zijn vaak voldoende. Daarnaast moet het vermijden van koude, het dragen van handschoenen en warme kleding worden geadviseerd. Het gebruik van provocerende medicamenten moet worden ontraden. In hoeverre orale anticonceptiva moeten worden ontraden is niet duidelijk. Een proefperiode van drie maanden bij starten, of op proef staken wanneer zij reeds gebruikt worden, is zinvol. Het roken dient altijd gestaakt te worden, hoewel het effect op de klachten op korte termijn niet geheel duidelijk is.

Er zijn meerdere behandelopties voor vasospastische syndromen. De effecten van slow release nifedipine zijn het beste bekend. Ongeveer 30 procent van de patiënten met PRF, SRF of acrocyanose geeft een subjectieve verbetering aan. Ook bij ernstige klachten door acrocyanose, thromboangiitis obliterans of variant-angina is een calciumantagonist het middel van eerste keus. Daarnaast zijn gunstige effecten op het RF beschreven van onder andere hydralazine, prazozine, losartan, ginkgo biloba-extract (Tavonin) en buflomedil. Bij thromboangiitis obliterans of ernstig RF met ulceraties wordt tevens een plaatjesaggregatieremmer voorgeschreven. Bij ernstig ischemisch lijden kan intraveneus iloprost (Ilomedine) zeer effectief zijn in het tijdelijk verminderen van ischemische klachten. Mogelijk kunnen fosfodiësteraseremmers (sildenafil, tadalafil) of een endothelinereceptorblokker (bosentan) de klachten bij SRF ook verminderen.

Sympathectomie wordt tegenwoordig nog zelden uitgevoerd, enerzijds vanwege het variabele, niet goed voorspelbare resultaat, anderzijds vanwege de mogelijke bijkomende effecten, zoals het hornersyndroom, causalgie, anhidrose of hyperhidrose en op langere termijn het hoge recidiefpercentage (tot 90%) bij met name een cervicale sympathectomie. De resultaten van een lumbale sympathectomie zijn beter.

Leesadvies

Bredie SJH, Smilde TJ, Wollersheim H. Vasospastische syndromen. In: Büller HR, Kastelein JJP, Stroes ESG (red.). Vasculaire Geneeskunde. 3e herz. dr. Alphen aan den Rijn: Van Zuijden Communications BV; 2007. ISBN: 978-90-8523-151-6.

Hofstee MA, Verkuyl E, Serne H, Smuders M. Het fenomeen van Raynaud. Ned Tijdschr Geneeskd 2009;153:B216.

Smilde TJ, Wollersheim H. Therapeutische (on)mogelijkheden bij het fenomeen van Raynaud. Ned Tijdschr Geneeskd 1996;140:352-7.

Website

www.vvvp.nl (website voor vaatpatiënten (informatie ziektebeelden, lotgenotencontacten, praktische informatie))

14 Vasculitiden

Dr. J.A.M. van Laar, dr. P.L.A. van Daele

1 Inleiding

Vasculitiden vormen een heterogene groep ziektebeelden, in ernst variërend van een zelflimiterende ziekte tot een fulminante levensbedreigende aandoening. Vasculitis kan beperkt blijven tot een bepaald orgaan zoals de ogen of huid, maar kan in principe ieder gevasculariseerd orgaan aantasten. Vasculitis betekent letterlijk ontsteking van het vat. Kenmerkend zijn ontstekingen van vaatwanden van zowel venen, capillairen als arteriën. Als gevolg van migratie van leukocyten door de vaatwand heen treedt inflammatie in en rond de vaatwand op. Hierdoor occludeert het aangedane bloedvat met als gevolg ischemische en lokaal inflammatoire weefselschade en orgaangerelateerde symptomatologie. Vasculitis kan zowel primair als secundair, in het kader van een ander ziektebeeld zoals een virale infectie, voorkomen. Secundaire betrokkenheid van een bloedvat in een ontstekingsproces is geen vasculitis.

Vasculitiden zijn zeldzaam, maar kunnen tot aanzienlijke morbiditeit en mortaliteit aanleiding geven. Patiënten bij wie de diagnose vasculitis wordt vermoed op basis van algemene, vaak systemische klachten kunnen zich presenteren met onder andere palpabele purpura, steriele longinfiltraten, microscopische hematurie, chronische inflammatoire sinusitis, mononeuritis multiplex, glomerulonefritis, onverklaarbare B-symptomen of koorts, visusstoornissen of onverklaarbare vascularisatiestoornissen van het centraal zenuwstelsel. Afhankelijk van de ernst van de klachten of symptomen dient een diagnose snel gesteld te worden nadat een eventuele differentiaaldiagnose uitgesloten is. Naast een goede en specifieke anamnese, lichamelijk onderzoek en bloedbeeld, nierfuncties en sediment wordt gebruikgemaakt van een breed diagnostisch arsenaal zoals bepaling van (auto)antistoffen in bloed, magnetic resonance (MR)-, computertomografie (CT)- of conventionele angiografie en histologie van aangedane organen. De behandeling bestaat vaak uit immunosuppressieve of immunomodulerende middelen, waarvan prednison het meest gebruikte is.

1.1 Classificatie

Vasculitiden worden ingedeeld naar gelang de grootte van de vooral aangedane vaten (tabel 14.1). In dit hoofdstuk bespreken we, ingedeeld naar grootte van het aangedane bloedvat, de meest voorkomende vormen van vasculitis.

Tabel 14.1	Indeling vasculitiden naar grootte van de aangedane bloedvaten.
omvang arterie	*ziekte*
groot	takayasusyndroom reuscelarteriitis (arteriitis temporalis)
middelgroot	polyarteriitis nodosa ziekte van Kawasaki geïsoleerde CNS-vasculitis (coagulase-negatieve stafylokokken)
klein	churg-strausssyndroom ziekte van Wegener hypersensitivity vasculitis (allergische vasculitis) henoch-schönleinpurpura cryoglobulinemie secundair bij systeemziekten (SLE, RA, relapsing polychondritis, (ziekte van Behçet), andere systeemziekten) postviraal (B en C, humaan immunodeficiëntievirus (hiv), cytomegalovirus, epstein-barrvirus, en parvo-B19-virus)

2 Vasculitis van de grote bloedvaten

Bij een vasculitis van de grote bloedvaten zijn de aorta en/of de aftakkingen hiervan aangedaan. Arteriitis temporalis en het takayasusyndroom zijn de belangrijkste vertegenwoordigers van deze groep van vasculitis. Het takayasusyndroom komt met name voor bij jonge vrouwen, is zeer zeldzaam en zal om die reden niet verder besproken worden.

Een secundaire vasculitis van de grote bloedvaten wordt wel gezien in het kader van een syfilisinfectie.

2.1 Arteriitis temporalis

Inleiding

Arteriitis temporalis (AT) is een vasculitis van de grote en soms ook middelgrote arteriën. Het meest aangedane bloedvat is de arteria temporalis, maar ook de bovenste aftakkingen van de thoracale aorta kunnen betrokken zijn.

Het ziektebeeld wordt ook wel reuscelarteriitis genoemd op grond van de kenmerkende grote inflammatoire cellen in de arteriële vaatwand die in het biopt worden aangetroffen. Een biopt van de arteria temporalis is dan ook de gouden standaard voor de diagnose. AT wordt vaak (40-60%) gezien in combinatie met polymyalgia rheumatica (PMR). Het voorkomen neemt toe met de leeftijd; voor het 50e levensjaar komt de ziekte niet voor, tussen 60 en 69 jaar is de prevalentie ongeveer dertig per 100.000 terwijl deze bij 80-plussers meer dan achthonderd per 100.000 is. Het merendeel van de patiënten is vrouw (75%). Het frequenter voorkomen bij HLA(human leukocyte antigen)-DR-4-positieve blanken suggereert een genetische predispositie, en enkele polymorfismen lijken te zijn geassocieerd met het ontstaan van de ziekte.

Etiologie en pathogenese

De oorzaak van AT is onbekend. Er zijn associaties met ras, etnische achtergrond, roken, geslacht, infecties en atherosclerose gemeld. Hoewel er meldingen zijn van humorale betrokkenheid, lijkt de ziekte toch vooral een gevolg te zijn van een verstoring van het cellulaire afweersysteem. Het ontstekingsinfiltraat bevat voornamelijk lymfohistiocytaire cellen, met de kenmerkende multinucleaire reuscellen die waarschijnlijk van het type langerhanshistiocyten zijn. De inflammatoire cellen zijn vaak als granulomen gerangschikt. Het pro-inflammatoire cytokine interleukine (IL-)6 lijkt centraal te staan in het ziekteproces, hetgeen een T-celetiologie suggereert. Ook de waarnemingen van verhoogde concentraties van IL-1-bèta en interferon-gamma in aangedane arteriën lijken dit te ondersteunen. Het ontstekingsinfiltraat veroorzaakt verdikking van de intima, gepaard gaande met trombose en fragmentatie van de lamina elastica van de aangedane arteriën, waardoor vaatocclusie ontstaat.

Kliniek

Volgens het American College of Rheumatologists (ACR) wordt de diagnose gesteld als aan ten minste drie van de volgende vijf criteria wordt voldaan:
1 leeftijd van > 50 jaar bij aanvang van de symptomen;
2 nieuwe hoofdpijn;
3 pijnlijke palpatie van een arteria temporalis of afgenomen pulsaties hiervan;
4 BSE (bezinkingssnelheid erytrocyten) > 50 mm/uur;
5 positief biopt arteria temporalis.

Er zijn echter diverse groepen die met wisselende specificiteit en sensitiviteit de andere kenmerken van AT gebruiken. Hieronder vallen met name claudicatie van de kaken, verhoogd C-reactieve proteïne (CRP), pijnlijke nek, gewichtsverlies, algemene malaise, anemie, trombo- en leukocytose, koorts, myalgie en pijnlijke hoofdhuid. Soms wordt de diagnose pas gesteld tijdens een langdurige opname voor de evaluatie van febris e.c.i. Veel van deze kenmerken zijn zeer aspecifiek. Ook moet er rekening mee worden gehouden dat een zeer klein aantal patiënten met een positief biopt bijvoorbeeld geen verhoogde BSE of CRP heeft. Een gevreesde, vaak laat erkende, complicatie van AT is visusdaling. Bijna de helft van alle patiënten met AT heeft oogsymptomen. Er is een aantal oculaire symptomen zoals amaurosis fugax, visusdaling e.c.i., diplopie en oogpijn die vooral bij patiënten van boven de 50 jaar de arts attent moeten maken op de mogelijkheid van AT. De meeste oculaire afwijkingen die worden gezien berusten op ischemie van diverse oculaire arteriën. De diagnose kan met behulp van een fluorescentieangiogram door de oogarts gesteld worden.

Behandeling

Corticosteroïden zijn de belangrijkste en meest effectieve medicijnen voor de behandeling van AT. Tevens wordt een lage dosis aspirine geadviseerd. Over de juiste dosis prednison is veel discussie. Het meest gebruikte schema is 30-60 mg prednison, af te bouwen na twee tot vier weken met maximaal 10 procent elke één à twee weken. Bij visusverlies wordt een stootkuur met hoge doses intraveneuze corticosteroïden gebruikt. De klachten verdwijnen snel na het starten van de behandeling. Als dit niet gebeurt, is de diagnose veelal incorrect.

Helaas is AT in een groot aantal gevallen refractair onder het afbouwen van prednison. Indien refractair na staken van de prednison, kan opnieuw hetzelfde schema gegeven worden. Indien er sprake is van steroïdfalen, kan geopteerd worden voor hogere doses steroïden of andere immunosuppressiva, zoals methotrexaat, afhankelijk van de ernst van de symptomen. Hierover is overigens geen consensus. Deze 'tailor made' behandeling vergt specialistische zorg.

2.2 Polymyalgia rheumatica

Een ziekte die vaak in een adem wordt genoemd wordt met AT is PMR. Het is een van de meest voorkomende reumatologische aandoeningen. De prevalentie wordt geschat op zevenhonderd per 100.000 van de mensen boven de 50 jaar. Een gedeelte (16-21%) van de patiënten met PMR ontwikkelt AT. Ook bij PMR wordt een verhoogde incidentie van HLA-DR-4 gevonden. Hetzelfde cytokinenpatroon en de overeenkomstige inflammatoire cellen accentueren de overeenkomsten tussen beide aandoeningen.

Kliniek

PMR wordt vooral op basis van een aantal klinische symptomen gediagnosticeerd. De ziekte begint subacuut met meestal symmetrische ochtendstijfheid en pijn van de spieren van de schoudergordel, heupen en romp. Kenmerkende klachten zijn moeite hebben bij het aankleden (bh, shirts, jassen en kousen), kammen van de haren en opstaan. Patiënten voelen zich vaak moe, hebben subfebriele temperatuurstijging en alle klachten die patiënten met AT ook kunnen hebben, zij het milder. Differentiaaldiagnostisch moeten RA, endocarditis lenta, hypothyreoïdie, polymyositis, maligniteiten, bursitis, tendinitis, systemische vasculitis en andere reumatologische aandoeningen met voldoende zekerheid worden uitgesloten.

Pathogenese

Ook PMR is een T-celziekte, waarbij de CD4-cellen een centrale rol spelen. Ten grondslag aan de klachten liggen bursitis en synovitis, veroorzaakt door inflammatie gekenmerkt door een lymfohistiocytair infiltraat, zoals ook bij AT wordt gezien. Strikt genomen is PMR geen vasculitis maar een synovitis.

Behandeling

Voor PMR geldt hetzelfde als voor AT, alleen is de dosis corticosteroïden lager. Prednison is snel effectief in een dosis van 10-20 mg, waarna afgebouwd wordt op basis van de kliniek. Ook bij PMR is de recidiefkans hoog (tot 70%). Er zijn weinig alternatieven behalve herstarten of ophogen van de prednison. Sporadisch wordt gebruikgemaakt van methotrexaat als prednisonsparend middel.

3 Vascultiden van de middelgrote bloedvaten

3.1 Inleiding

Bij vasculitiden van de middelgrote bloedvaten zijn met name de kleine musculaire arteriën aangedaan. De ontsteking kan granulomateus of necrotiserend zijn. Een necrotiserende vasculitis wordt gezien bij polyarteriitis nodosa (zie onder) en bij de ziekte van Kawasaki. De ziekte van Kawasaki komt slechts op de jonge kinderleeftijd voor. Het klinisch beeld lijkt in eerste instantie sterk op een exanthemateuze kinderziekte. Belangrijkste complicatie is een vasculitis van de coronairvaten, leidend tot cardiale ischemie. Ofschoon het ziektebeeld in Japan relatief frequent voorkomt is de incidentie in westerse landen laag. Ook polyarteriitis nodosa is een zeldzame aandoening, maar geldt wel als het prototype van een vasculitis en dit ziektebeeld zal dan ook verder worden besproken.

3.2 Polyarteriitis nodosa

Inleiding

Polyarteriitis nodosa (PAN) is een vasculitis van overwegend de middelgrote bloedvaten, echter ook de kleine bloedvaten kunnen zijn aangedaan. Karl von Rokitanski was een van de eersten die deze vorm van vasculitis in de literatuur beschreef. Kenmerkend bij PAN is het voorkomen van een necrotiserende arteriitis. PAN is zeldzaam met een incidentie die varieert tussen negen en 77 per miljoen persoonsjaren en komt iets vaker voor bij mannen dan bij vrouwen. De incidentie kent regionale verschillen, samenhangend met het voorkomen van hepatitis B. Hepatitis B is een infectieziekte die sterk geassocieerd is met het voorkomen van PAN.

Etiologie en pathogenese

Mede gelet op de sterke associatie met hepatitis B wordt aangenomen dat PAN met name een vasculitis is die samenhangt met de vorming van immuuncomplexen die vervolgens neerslaan in de vaatwand. Het vinden van circulerende immuuncomplexen en verlaagde complementfactoren ondersteunt deze hypothese.

Kliniek

Patiënten met PAN presenteren zich vaak in eerste instantie met algemene klachten als koorts, verminderde eetlust en gewichtsverlies, spier- en gewrichtspijn. Later ontstaan artritis en klachten van door infarcering aangedane organen zoals nieren, huid en maag-darmstelsel. Ook betrokkenheid van perifere zenuwen met zenuwuitval is bij PAN niet ongebruikelijk.

De diagnose wordt gesteld aan de hand van het voorkomen van een aantal criteria (zie tabel 14.2). Bij voorkeur dient men voor het stellen van de diagnose ook een voor PAN typisch angiogram (kralensnoer) en/of biopt met necrotiserende vasculitis te vinden. Bij een aangetoonde PAN moet de aanwezigheid van een hepatitis-B-infectie worden aangetoond dan wel uitgesloten omdat dit voor de behandeling consequenties heeft.

Tabel 14.2	Criteria voor de diagnose PAN.*
1	gewichtsverlies van meer dan vier kilogram
2	livedo reticularis
3	gevoelige of pijnlijke testikels
4	spierpijn, spierzwakte of gevoelige benen
5	mononeuropathie of polyneuropathie
6	diastolische bloeddruk > 90 mmHg
7	verhoogd ureum en/of creatinine
8	hepatitis-B-infectie
9	afwijkend angiogram
10	biopsie van een middelgrote of kleine arterie met polymorfonucleaire cellen in de vaatwand

* Voor classificatiedoeleinden wordt gesteld dat een patiënt een PAN heeft indien ten minste drie van bovenstaande tien criteria aanwezig zijn.

Behandeling

Zonder behandeling is PAN in de meeste gevallen een dodelijke ziekte. Sinds de introductie van immunosuppressieve middelen is de overleving van PAN sterk verbeterd. Corticosteroïden vormen de hoeksteen van de behandeling. Bij milde vormen kan worden volstaan met corticosteroïden. Bij agressiever vormen waarbij met name de nieren betrokken zijn, dient veelal cytotoxische therapie in de vorm van cyclofosfamide te worden toegevoegd. Bij PAN samenhangend met hepatitis B dient ook de virusinfectie zelf behandeld te worden. In het algemeen wordt deze vorm van PAN niet behandeld met cytotoxische therapie. Eventueel zou plasmaferese kunnen worden ingezet, maar de bewijsvoering voor deze vorm van behandeling is beperkt.

4   Vasculitiden van de kleine bloedvaten

4.1   Inleiding

Een vasculitis van de kleine bloedvaten wordt gedefinieerd als een vasculitis waarbij bloedvaten kleiner dan arteriën (arteriolen, capillairen en venulen) zijn aangedaan.

De vasculitiden van de kleine bloedvaten worden onderverdeeld op basis van aan- of afwezigheid van de zogenaamde antineutrofiele cytoplasmatische antistoffen (ANCA's). Bij een deel van de ANCA-negatieve vasculitiden van de kleine bloedvaten worden immuuncomplexen gevonden die waarschijnlijk ook pathogenetisch van belang zijn. Met betrekking tot de verschillende vormen van vasculitis van de kleine vaten zullen we ons in de verdere beschrijving, op basis van mate van voorkomen, beperken tot de ziekte van Henoch-Schönlein als voorbeeld van een immuuncomplexziekte, de ziekte van Wegener als voorbeeld van een ANCA-geassocieerde vasculitis, de ziekte van Behçet, en de tot de huid beperkte leukocytoclastische vasculitis.

4.2   Ziekte van Henoch-Schönlein

Inleiding

De ziekte van Henoch-Schönlein is een vorm van vasculitis die met name voorkomt bij kinderen en die anders dan veel andere vormen van vasculitis ook veelal een spontane remissie kent. Een combinatie van palpabele purpura, artritis of artralgie, buikpijn en nierbetrokkenheid, zich overwegend uitend in hematurie zijn kenmerkend voor het ziektebeeld. De jaarlijkse incidentie bij kinderen ligt rond de twintig per 100.000. De aandoening heeft een voorkeur voor na- en voorjaar en komt zelden in de zomer voor. Indien volwassenen de ziekte van Henoch-Schönlein krijgen, is het beloop over het algemeen ernstiger dan bij kinderen.

Etiologie en pathogenese

De ziekte van Henoch-Schönlein wordt beschouwd als een immuuncomplexgemedieerde vorm van vasculitis. In de aangedane vaatwanden worden ook immuuncomplexen gevonden. Kenmerkend daarbij is de aanwezigheid van immuunglobuline A (IgA). Daarbij gaat het met name om IgA-1. In het serum is de IgA-spiegel ook veelal verhoogd. Vooralsnog is onbekend wat de vasculitis uitlokt, maar de seizoensafhankelijkheid en het feit dat bij een deel van de patiënten de vasculitis wordt voorafgegaan door bovensteluchtwegklachten suggereert dat infecties een rol spelen.

Kliniek

Zoals boven gemeld, kenmerkt de ziekte van Henoch-Schönlein zich door een combinatie van huid-, gewrichts-, maag-darm- en nierklachten. De huid is bij vrijwel alle patiënten aangedaan (zie figuur 14.1) en is ook vaak het eerste symptoom. Ook gewrichtsklachten komen bij een groot deel van de patiënten voor. De gewrichtsklachten kunnen variëren van gewrichtspijn tot evidente artritis. Met name de onderste extremiteiten zijn aangedaan. Meestal is de artritis mild. Gastro-intestinale klachten komen voor bij ongeveer de helft van de patiënten. Deze klachten kunnen mild zijn, maar een deel van de patiënten ontwikkelt ernstige darmklachten (bloeding, darmperforatie). Een relatief vaak voorkomende complicatie is het optreden van een invaginatie van de dunne darm. Nierbetrokkenheid komt bij een kwart tot de helft van de patiënten voor. Vrijwel altijd is daarbij sprake van een erytrocyturie. Daarnaast kan proteïnurie voorkomen. Een stijging van het serumcreatininegehalte als uiting van een verminderde klaring is bij kinderen ongebruikelijk, maar wordt bij volwassenen met de ziekte van Henoch-Schönlein vaker gevonden. De prognose van nierbetrokkenheid bij kinderen is in het algemeen uitstekend.

Ofschoon klassiek de bovenbeschreven orgaansystemen zijn aangedaan, kunnen ook andere orgaansystemen bij de ziekte betrokken zijn.

Behandeling

Meestal is de ziekte van Henoch-Schönlein een zelflimiterende aandoening waarbij symptomatische behandeling volstaat. Toediening van non-steroidal anti-inflammatory drugs (NSAID's) is vaak nodig ter bestrijding van pijnklachten. Het geven van corticosteroïden is controversieel. Bij (ernstige) nierbetrokkenheid worden corticosteroïden soms gegeven, maar het effect van deze behandeling is niet onomstotelijk aangetoond.

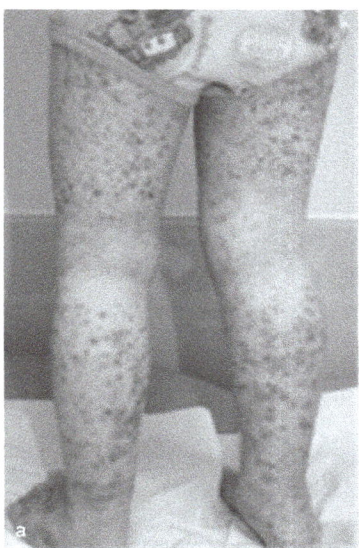
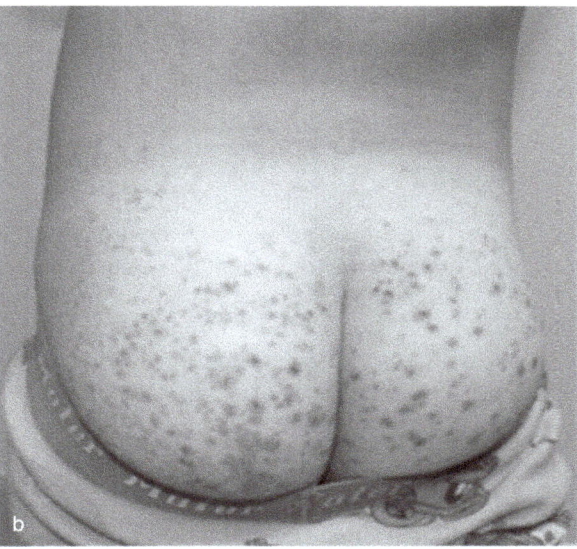

Figuur 14.1a en b
Huidafwijkingen op de benen en billen bij een 4-jarig kind met de ziekte van Henoch-Schönlein (Uit: Dermatlas)

4.3 Ziekte van Wegener

Inleiding

De ziekte van Wegener is een granulomateuze vasculitis van de kleine (en middelgrote) bloedvaten die sterk geassocieerd is met de aanwezigheid van zogenaamde ANCA's. Ofschoon met een incidentie van 8,5 per miljoen een zeldzame ziekte, is de ziekte van Wegener de meest voorkomende necrotiserende granulomateuze vasculitis. Microscopische polyangiitis en het churg-strausssyndroom zijn twee andere vormen van met de aanwezigheid van ANCA's geassocieerde vasculitis.

De ziekte kan op iedere leeftijd beginnen, maar met name worden jongvolwassenen en mensen van middelbare leeftijd getroffen. Mannen zijn, in tegenstelling tot bij de meeste auto-immuunaandoeningen, iets vaker aangedaan dan vrouwen.

Etiologie en pathogenese

Zoals gezegd worden bij de ziekte van Wegener vaak zogenaamde antineutrofiele cytoplasmatische antistoffen (ANCA's) gevonden. Dit zijn antistoffen gericht tegen cytoplasmatische eiwitten (myeloperoxidase, proteïnase 3, elastase) van neutrofiele granulocyten. Men veronderstelt dat neutrofiele granulocyten worden geactiveerd en vervolgens deze eiwitten op het celoppervlak tot expressie brengen. Hierna kunnen de ANCA's zich binden aan de neutrofiele granulocyten. Vervolgens hechten de neutrofiele granulocyten zich aan de vaatwand en treedt destructie van de vaatwand op. Waarom patiënten ANCA's ontwikkelen is onbekend. Wel is er een associatie met stafylokokkendragerschap.

Kliniek

Karakteristiek voor het ziektebeeld is een trias bestaande uit een necrotiserende granulomateuze vasculitis van de bovenste en ook van de onderste luchtwegen in combinatie met een focaal segmentale (necrotiserende) glomerulonefritis. In een kwart van de gevallen is er aanvankelijk sprake van een zogenaamde 'limited' vorm waarbij de afwijkingen beperkt zijn tot de bovenste en/of onderste luchtwegen. Het blijkt echter dat ook in de overgrote meerderheid van deze limited groep uiteindelijk de nieren betrokken raken.

Het symptoom waarmee de meeste patiënten (> 70%) zich presenteren zijn bovensteluchtwegproblemen. Uiteindelijk krijgt meer dan 90 procent hier last van. Deze bovensteluchtwegproblemen zijn divers en kunnen bestaan uit onder andere een persisterende rinorroe, neusverstoppingen, purulente of bloederige afscheiding uit de neus, orale of nasale ulcera en septumperforatie. Destructie van het kraakbeen in de neus leidt uiteindelijk tot de typische zadelneus (zie figuur 14.2). Sinusitiden komen frequent voor evenals aantasting van de oren en het gehoor. Ook kunnen zich problemen voordoen in de laryngotracheale regio, wat aanleiding kan geven tot heesheid en stridor en zelfs tot een levensbedreigende bovensteluchtwegobstructie.

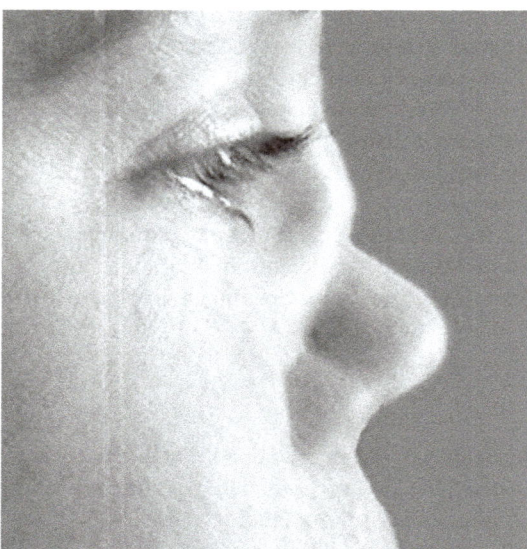

Figuur 14.2
Zadelneus bij de ziekte van Wegener.

Betrokkenheid van de longen komt bij de initiële presentatie voor bij circa 45 procent van de patiënten en uiteindelijk bij bijna 90 procent. Klachten kunnen bestaan uit hoesten, opgeven van bloederig sputum of zelfs massale hemoptoë, kortademigheid en pijn op de borst. Longbetrokkenheid gaat vrijwel altijd gepaard met meedoen van de bovenste luchtwegen. Op röntgenfoto's van de thorax kunnen diverse afwijkingen zichtbaar zijn. Haarden (soms met holtevorming) en alveolaire en pleurale verdichtingen zijn beelden die gezien worden. Het komt regelmatig voor dat de 'Wegener' haarden op de thoraxfoto aanvankelijk worden aangezien voor een maligne ziekte. Een diffuse beschaduwing op de thoraxfoto is meestal het gevolg van een longbloeding.

Aantasting van de nier komt uiteindelijk voor bij bijna 80 procent van de patiënten. Slechts een kwart van hen heeft bij de eerste presentatie al symptomen die duiden op nierbetrokkenheid. Het klinische spectrum van de nierbetrokkenheid kan variëren van een milde hematurie zonder evidente nierfunctievermindering tot een ernstige nierinsufficiëntie waarvoor intensieve immunosuppressieve therapie en soms dialyse noodzakelijk zijn.

In een nierbiopt kan het beeld worden gezien van focaal segmentale necrotiserende vasculitis met bij immunofluorescentie- of elektronenmicroscopie weinig of geen immuunglobulinedeposities. Dit is een beeld dat ook wel bekendstaat onder de term pauci-immune glomerulonefritis. Ofschoon met name de bovenste en onderste luchtwegen en de nieren geassocieerd zijn met de ziekte van Wegener, zijn ook andere orgaansystemen frequent aangedaan. Neurologische symptomen komen voor bij 50 procent van de patiënten. Oogsymptomen komen bij circa 50 procent van de patiënten voor en daarbij kan ieder oogcompartiment betrokken zijn. Ook de huid is relatief vaak aangedaan. De huidafwijkingen die gezien worden, kunnen direct toegeschreven worden aan betrokkenheid van kleine bloedvaten in de huid.

Naast de symptomen die duiden op specifieke orgaanaantasting klagen patiënten veelal over vermoeidheid, koorts, nachtzweten en gewichtsverlies. Spier- en gewrichtspijnen komen veel voor. Een evidente artritis wordt echter slechts bij een minderheid van de patiënten gezien.

Behandeling

Naar de meest effectieve behandeling met de minste bijwerkingen wordt het nodige onderzoek gedaan. Met name de European Vasculitis Study Group (EUVAS) is hierin actief. Dit onderzoek vindt voor een belangrijk deel ook in Nederland plaats. De therapie van keuze op dit moment is een combinatie van hooggedoseerde steroïden in combinatie met cyclofosfamide als inductietherapie. Vroeg starten van behandeling is noodzakelijk omdat eenmaal opgetreden necrotische veranderingen niet reversibel zijn.

Corticosteroïden worden gegeven in een begindosering equivalent aan een hoeveelheid prednison van 0,5 tot 1,0 mg/kg per dag. Hiermee wordt doorgegaan totdat de ziekte onder controle is, waarna de dosis geleidelijk aan wordt teruggebracht. Meestal is dat na ongeveer een maand behandelen. Soms kan, als de ziekte volledig in remissie gekomen is, het gebruik van corticosteroïden gestaakt worden. Bij zeer ernstig zieke patiënten wordt de eerste drie dagen vaak gekozen voor pulstherapie in de vorm van methylprednisolon 1.000 mg per dag, gevolgd door het bovenstaande steroïdregime. Waarom pulstherapie effectiever is dan 'conventionele' steroïdtherapie, is vooralsnog onduidelijk.

Invoering van cyclofosfamide in de behandeling van de ziekte van Wegener is de belangrijkste reden voor de sterke verbetering van de prognose. Meer dan 85 procent van de patiënten reageert op de combinatie prednison-cyclofosfamide. Circa 75 procent komt in een complete remissie. Het duurt gemiddeld een jaar voordat die wordt bereikt.

Bij het afbouwen van de medicatie is er een aanzienlijk risico (30-50%) op een relaps van de ziekte. Meestal treedt een relaps op binnen een jaar na staken van therapie. Veel onderzoek wordt gedaan waarbij gekeken wordt hoe dit relapsrisico verlaagd kan worden. Gevonden is dat dragerschap van *Staphylococcus aureus* in de neus geassocieerd is met een toegenomen relapsrisico. Behandeling met hoge doseringen co-trimoxazol, toegevoegd aan de standaardbehandeling met cyclofosfamide en prednison, bleek het relapsrisico substantieel te verlagen.

4.4 Tot de huid beperkte leukocytoclastische vasculitis

Inleiding

Een leukocytoclastische vasculitis beperkt tot de huid is een van de meest voorkomende vormen van vasculitis. Vaak wordt ook de term hypersensitivity vasculitis gebruikt, hetgeen verwarrend kan zijn omdat niet in alle gevallen ook sprake is van een duidelijke overgevoeligheidsreactie. Beter is te stellen dat een hypersensitivity vasculitis een van de vormen is van een tot de huid beperkte leukocytoclastische vasculitis. Ook de term serumziekte wordt wel gebezigd. Betrokkenheid van de postcapillaire venulen in de huid is karakteristiek, maar kan ook bij 'systemische' vasculitiden voorkomen. Gebruik van geneesmiddelen is bij ongeveer 10 procent van de patiënten de directe oorzaak van deze vorm van vasculitis.

Etiologie en pathogene

Een leukocytoclastische vasculitis is een immuuncomplexgemedieerde ziekte. In het bloed kunnen circulerende immuuncomplexen worden aangetoond. Onder normale omstandigheden worden circulerende immuuncomplexen weggevangen uit de circulatie. Indien echter de concentratie van circulerende immuuncomplexen hoog is, kan dit mechanisme tekortschieten. De circulerende immuuncomplexen slaan neer in de bloedvaatwand en geven aanleiding tot een verdere immuunreactie. Aan de immuuncomplexen bindt zich onder andere complement. Serumcomplement is dan ook vaak verlaagd. Leukocyten worden aangetrokken en uiteindelijk leidt deze immuunreactie tot beschadiging van de vaatwand. De leukocyten die worden aangetrokken zijn ook verantwoordelijk voor de naamgeving.

Kliniek

Opvallend is dat bij een tot de huid beperkte vorm van vasculitis de afwijkingen zich met name bevinden op de onderste extremiteiten. Een typisch voorbeeld is weergegeven in figuur 14.3. Mogelijk spelen hydrostatische krachten daarbij een rol. De huidafwijkingen zijn meestal pijnloos, ofschoon pijnlijke en ulcererende laesies kunnen ontstaan. Veelal ligt aan het ontstaan van deze vorm van vasculitis een andere ziekte of het gebruik van bepaalde geneesmiddelen ten grondslag. De onderliggende aandoening bepaalt veel sterker het klinisch beeld dan de vasculitis zelf. Infecties, auto-immuunziekten, maar ook maligniteiten kunnen geassocieerd zijn met een cutane vasculitis. Een volledige anamnese en lichamelijk onderzoek zijn dan ook onontbeerlijk. Laboratoriumonderzoek kan helpen bij het vinden van een onderliggende ziekte, maar dient in eerste instantie beperkt te zijn en gericht op afwijkingen gevonden bij anamnese en lichamelijk onderzoek plaats te vinden. In een deel van de gevallen kan op basis van de tijdsrelatie het gebruik van geneesmiddelen als oorzaak worden aangewezen. In dat geval spreekt men van een hypersensitivity vasculitis. Op basis van de aanwezigheid van een aantal criteria wordt door de ACR de diagnose hypersensitivity vasculitis gesteld. Deze criteria zijn: *1* ouder dan 16 jaar; *2* een tijdsrelatie tussen het gebruik van een bepaald geneesmiddel en het optreden van symptomen; *3* palpabele purpura; *4* maculopapulaire rash; *5* een huidbiopt met aanwezigheid van neutrofiele granulocyten rond een arteriole of venule.

Aanwezigheid van ten minste drie van deze vijf criteria heeft een redelijk hoge sensititiveit voor het stellen van deze diagnose. Afwezigheid van IgA in het biopt onderscheidt deze vorm van vasculitis van de vasculitis die wordt gezien bij de ziekte van Henoch-Schönlein.

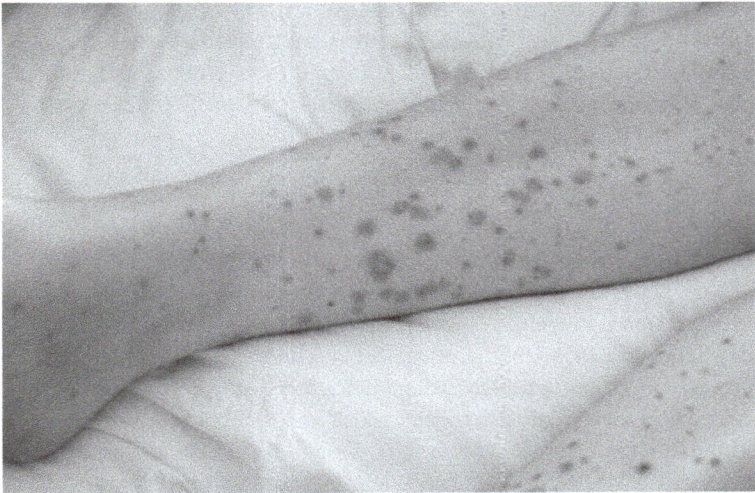

Figuur 14.3
Leukocytoclastische vasculitis van de huid.

Behandeling

De behandeling van een cutane vasculitis kan zich veelal beperken tot het, indien mogelijk, bestrijden van de onderliggende aandoening of het vermijden van het luxerende geneesmiddel. In het algemeen is de prognose van de huidafwijkingen zelf gunstig. Corticosteroïden kunnen veelal worden vermeden en verdienen slechts een plaats indien zich ulcererende wonden voordoen. Soms heeft compressietherapie gunstige effecten.

4.5 Ziekte van Behçet

Inleiding

De ziekte van Behçet is een aandoening die vooral voorkomt in landen aan de Middellandse Zee en langs de zijderoute naar het Verre Oosten. Hoewel de symptomen al in de vijfde eeuw voor Christus werden opgetekend door Hippocrates, werd de ziekte in 1937 vernoemd naar de Turkse dermatoloog Hulusi Behçet. In dit land is dan ook de hoogste prevalentie: 110 tot 420 patiënten per 100.000 inwoners. In het laatste decennium lijkt de prevalentie in West-Europese landen te verdubbelen tot 2,2 per 100.000. De aandoening wordt het meest gediagnosticeerd in de derde levensdecade en komt ongeveer even vaak voor bij mannen en vrouwen.

Differentiaaldiagnose

Er is een uitgebreide differentiaaldiagnose bij veel van de symptomen die bij de ziekte van Behçet gezien worden. Diverse systemische of infectieuze ziekten zoals sarcoïdose, acute retinale necrose, ziekte van Reiter, stevensjohnsonsyndroom, familiaire mediterrane koorts, hyper-IgD, stomatitis aphthosa, hiv-infectie, cervicale lymfadenitis, multipele sclerose, SLE, coeliakie, inflammatoire darmziekte (IBD), tuberculose, herpes, syfilis, maligniteiten, of erythema multiforme moeten eerst overwogen of uitgesloten worden.

Etiologie en pathogenese

BD is een multifactoriële vasculitis van eigenlijk alle typen bloedvaten, waarbij een bepaalde genetische predispositie in combinatie met diverse omgevingsfactoren mogelijk leidt tot ontwikkeling van auto-immuunfenomenen enerzijds door bijvoorbeeld moleculaire mimicry, anderzijds door afwijkingen op T-celniveau. De gamma-delta-T-cellen lijken hierbij een belangrijke rol te spelen. Deze gestimuleerde T-cellen produceren onder andere tumornecrosefactor (TNF)-alfa, waardoor andere ontstekingscellen worden aangezet tot de productie van de pro-inflammatoire cytokinen IL-1 en IL-6. Onder invloed van deze cytokinen veroorzaken migratie en activatie van leukocyten een lokale ontstekingsreactie die gekenmerkt wordt door een vroegtijdige en overvloedige granulocytenaanmaak. Sinds kort staan ook regulatoire T-cellen bij auto-immuunziekten erg in de belangstelling. Deze T-cellen zijn essentieel voor de immunologische homeostase waarbij de T-cel-effectorrespons geremd wordt.

Kliniek

Ulcera (100%) en huidafwijkingen (> 75%) komen het meest voor. In onze Rotterdamse populatie zien wij echter naast de patiënten met mucocutane manifestaties ook een relatief grote hoeveelheid patiënten met oftalmologische (64%) en neurologische (20%) symptomen, hetgeen waarschijnlijk samenhangt met het verwijzingspatroon. Actieve systemische ziekte kan gepaard gaan met een lichte stijging van de infectieparameters CRP en BSE, dit is echter geen voorwaarde. Opvallend is vaak de afwezigheid van enig objectiveerbare afwijkingen in het bloed of bij beeldvormend onderzoek. De criteria die door de International Study Group for Behçet's Disease in 1990 werden opgesteld (tabel 14.3) worden nog steeds gebruikt om de diagnose BD te stellen. Het enige major criterium is de aanwezigheid van orale aften. Hierbij moeten twee van de volgende andere kenmerken geconstateerd zijn: recidiverende genitale ulcera, oogafwijkingen, huidafwijkingen, een positieve uitslag van de pathergietest. De pathergietest heeft een specificiteit van bijna 100 procent voor BD. De sensitiviteit van de test varieert echter aanzienlijk en ligt tussen de 5 en 80 procent. Met de komst van steriele naalden lijkt de frequentie van positieve pathergietests te zijn afgenomen.

Vaak zijn de zweren het eerste en soms ook het enige symptoom van de ziekte. Een omgekeerde relatie met het roken van sigaretten bestaat, waarbij

Tabel 14.3	Criteria voor de ziekte van Behçet volgens de International Study Group for Behçet's Disease.
recidiverende orale ulcera	afteuze (idiopathische) ulceraties door patiënt of arts waargenomen gedurende minimaal drie episodes binnen 1 jaar
en twee van de volgende:	
recidiverende genitale ulcera	afteuze ulceraties door patiënt of arts waargenomen
oogafwijkingen	uveitis anterior of uveitis posterior in fundo; of vasculaire chorioretinitis door oogarts vastgesteld
huidafwijkingen	op erythema nodosum gelijkende laesies door patiënt of arts waargenomen; papulopustuleuze afwijkingen met pseudofolliculitis met karakteristieke acneforme noduli door patiënt of arts waargenomen
pathergietest	< 24-48 uur door arts beoordeeld

een verergering van de ziekte wordt gezien bij het stoppen. Diverse vormen van ulcera worden beschreven; minor, major en herpetiforme. Zweren kunnen tot 2 cm in doorsnede worden. De ulcera komen voor in het gehele intestinale gebied en neigen zich te vormen op plekken waar een trauma, zoals een tandheelkundige ingreep heeft plaatsgevonden. Doordat BD zich ook in het dunne en dikke darmgebied kan manifesteren met afteuze ulcera, 'intestinal scarring', fistels of perianale laesies is de kans op verwarring met de ziekte van Crohn groot. Bij BD worden echter microscopisch vrijwel nooit granulomen gevonden.

Pijnlijke genitale ulcera worden in het hele urogenitale gebied beschreven. Meestal wordt een dergelijke zweer aangezien voor een seksueel overdraagbare aandoening. De zweren worden gekenmerkt door een slechte wondgenezing, in meer dan 75 procent treedt littekenvorming op.

Huidafwijkingen worden in 75 procent gezien en in diverse variaties beschreven. Erythema nodosum (EN) is niet ongewoon, komt vaak bij vrouwelijke patiënten voor en wordt meestal aan de onderste extremiteiten gezien. Andere huidaandoeningen zijn tromboflebitis, pyodermale, pustulopapulaire of acneforme afwijkingen. Ook 'nail-fold lesions' en dermatografie worden gezien.

Oogsymptomen kunnen indien niet behandeld snel tot blindheid leiden. In niet-westerse landen is 20 procent van de BD-patiënten blind. Elk segment in het oog kan aangedaan zijn. Meestal betreft het inflammatie in de voorste oogkamer (uveitis anterior). Ernstiger is uveitis posterior, waarbij de oogzenuw betrokken kan raken. Scleritis en conjunctivitis worden niet vaak gezien. Niet-erosieve oligoarticulaire gewrichtsklachten staan soms op de voorgrond. Meestal blijven die beperkt tot de grote gewrichten zoals knie, enkel en pols. Zelden worden erosieve afwijkingen gezien.

Zowel venen als arteriën kunnen op alle niveaus aangedaan raken, waarbij microvasculaire arteriële vasculitis een rol speelt in het pathofysiologische ziekteproces. Een breed scala aan klinische syndromen zoals diepe veneuze trombose, aneurysmata, intracerebrale arteriële occlusies, budd-chiarisyndroom en tromboflebitis zijn beschreven bij BD-patiënten. Door vasculitis veroorzaakte pulmonale aneurysmata kunnen leiden tot arteriobronchiale fistels en hemoptysis veroorzaken.

Lokalisatie in het centraal zenuwstelsel komt in 5 tot 10 procent van de gevallen voor en heeft een hoge mortaliteit. De hersenstam is het meest frequent aangedaan, maar ook aseptische meningitis en arteriële vasculitis worden gezien. De meest voorkomende symptomen zijn hersenzenuwstoornissen, ataxie en bilaterale piramidale symptomen zoals hemiparese, areflexie en blaasontledigingsstoornissen. Neuropsychiatrische manifestaties kunnen zich uiten in gedragsveranderingen, dementie en andere psychiatrische stoornissen. Polyneuropathie is geen symptoom dat bij BD wordt gezien. Bij onderzoek van de liquor zijn totaaleiwit, aantal neutrofiele granulocyten en liquordruk vaak licht verhoogd. Een normaal liquoronderzoek sluit echter geenszins een cerebrale BD uit. Hoog intensieve aankleurende parenchymateuze laesies worden vaak alleen op een T1-gewogen MRI gevonden, terwijl een CT een normaal beeld laat zien. In voorkomende gevallen kan een (MR-)angiografie verricht worden om een cerebrale vasculitis of vasculopathie aan te tonen. Cerebrale vasculitis kan een ernstig en snel progressief ziektebeeld zijn. In de praktijk is een scherpe controle gewenst als een BD-patiënt opvallende migraineklachten en uitvalsverschijnselen heeft.

Behandeling

Orale ulcera worden lokaal met steroïden, soms ciclosporinedrank en lokale pijnstilling behandeld. Colchicine wordt vaak gegeven als eerste behandeling. Het heeft relatief weinig bijwerkingen en is effectief voor bijna alle symptomen, behalve neurologische en oculaire. Systemische steroïden zijn meestal effectief bij refractaire, levens- of visusbedreigende ziekte. Deze worden liefst kortdurend gegeven. Als steroïdsparend middel is ciclosporine het meest gebruikt bij uveitis, maar ook bij orale ulcera en huidklachten en andere symptomen, met uitzondering van neurologische. Tacrolimus kan een goed alternatief zijn en is bewezen effectief. Interferon (IF)-alfa heeft een goed effect op refractaire oculaire, mucocutane en articulaire ziekte. In een dosering van driemaal 3×10 miljoen EH wordt het in het algemeen goed verdragen, maar bijwerkingen zoals moeheid en griepachtige verschijnselen worden met name de eerste maanden gemeld. Thalidomide remt angiogenese en TNF-productie in vitro en in vivo. Deze effecten worden benut om diverse auto-immuunziekten te behandelen. Ook BD blijkt goed te reageren op thalidomide. Bijwerkingen zijn vooral van neurologische aard en obstipatie. Wij behandelen inmiddels meer dan vijftien patiënten met thalidomide, waarbij vooral het goede effect op de orogenitale ulcera en huidafwijkingen opvalt. De toxiciteit is aanvaardbaar, echter een aantal patiënten heeft de behandeling moeten staken vanwege neuropathie of obstipatie. Azathioprine en methotrexaat worden soms voorgeschreven bij refractaire mucocutane, articulaire, neurologische of oculaire ziekte. Andere, soms effectieve middelen zijn dapson, pentoxifylline, antibiotica, sulfasalazine en cyclofosfamide.

Sinds enige jaren worden TNF-remmers zoals etanercept en de chimere monoklonale antilichamen infliximab en adalimumab gebruikt bij autoimmuunziekten zoals reumatoïde artritis en ziekte van Crohn. Het cytokine TNF-alfa induceert het vrijkomen van pro-inflammatoire cytokinen zoals IL-1 en IL-6. Door remming hiervan zullen pro-inflammatoire effecten die bij auto-immuunziekten schade veroorzaken, geblokkeerd worden. Positieve resultaten van infliximab en etanercept bij BD zijn beschreven, met name bij oculaire ziekten. Er is geen consensus over de duur en intervallen met een TNF-remmende behandeling bij BD. Wij pogen een zo lang mogelijke remissie te bereiken, waarbij wij de TNF-remmer soms analoog aan de behandeling bij patiënten met reumatoïde artritis combineren met effectieve middelen zoals methotrexaat, ciclosporine of thalidomide, echter monotherapie blijkt ook effectief. TNF-remmers kunnen op indicatie van uveitis bij BD worden voorgeschreven. De TNF-remmende behandeling wordt uitgeslopen indien er een complete respons is bereikt die geruime tijd duurt. De behandeling met immunosuppressiva wordt als onderhoudsmedicatie gecontinueerd. Over deze combinatietherapie bij BD-patiënten is weinig bekend, maar onze ervaring is dat er weinig tot geen bijkomende toxiciteit optreedt bij de genoemde combinaties. Patiënten die worden behandeld met een TNF-remmer moeten goed geïnstrueerd worden omtrent bijwerkingen zoals koorts of andere tekenen van infectie. Daar de meeste patiënten ook vanwege hun herkomst een verhoogd risico op tuberculose hebben, dient de aanwezigheid van deze ziekte eerst uitgesloten te worden of dient deze adequaat behandeld te zijn, voordat TNF-remmers kunnen worden toegepast. Bij een positieve uitslag van de mantoux- of quantiferontest, een thoraxröntgenfoto met oude tuberculoseafwijkingen, contact met een tuberculoselijder of onvolledig behandelde tuberculose dient de patiënt ten minste gedurende negen maanden met isoniazide behandeld te worden. Met deze behandeling moet een maand vóór de anti-TNF-alfatherapie worden aangevangen.

Conclusies

BD is een vasculitis die in elk orgaan kan voorkomen. Ernst en beloop zijn fluctuerend, grillig en onvoorspelbaar. De meeste patiënten presenteren zich op adolescente leeftijd en zijn afkomstig uit het Middellandse Zeegebied of uit Azië. Er is geen diagnostische (bloed)test voor handen, de meest specifieke test is de pathergietest, echter met helaas een lage sensitiviteit. De oorzaak van de ziekte is onbekend. Waarschijnlijk maakt een genetische predispositie mensen gevoeliger voor een (infectieuze) trigger, waardoor een verstoring van het immuunsysteem optreedt. TNF-alfa producerende gamma-delta-T-cellen spelen mogelijk een belangrijke etiologische rol. De schadelijke inflammatoire gevolgen van dit cytokine kunnen door TNF-remmers specifiek geremd worden. Inmiddels is ruime ervaring met het snelwerkende en effectieve infliximab opgedaan.

5 Periarteriitis nodosa als oorzaak van een fataal verlopen acuut coronair syndroom

Casus

Mevrouw H, de 40-jarige moeder van een zoon van 2 jaar, heeft sinds een jaar of tien recidiverende jeukende rode ringvormige plekken op de buigzijde van de onderarmen. Het optreden van de huidverschijnselen is vaak gerelateerd aan bovensteluchtweginfecties met malaisegevoelens. Ze consulteert hiervoor een allergoloog die een voedselallergie vermoedt, maar de exacte oorzaak niet kan vaststellen. Wanneer ze zwanger is van haar zoon wordt een verhoogde bloeddruk vastgesteld, waardoor een indicatie voor een klinische partus bestaat. Bevalling en kraambed verlopen normaal.

Een halfjaar na de bevalling wordt mevrouw H tijdens een vakantie in Frankrijk twee dagen opgenomen in een ziekenhuis wegens een 'allergische huidreactie aan de armen en een bloeddruk van 180/95 mmHg'. Na thuiskomst bezoekt ze de huisarts wegens sinds langere tijd af en toe wat doffe pijn en benauwdheid op de borst zonder relatie met inspanning of emoties. Bij lichamelijk onderzoek worden behalve obesitas geen afwijkingen vastgesteld. Tensie 170/100 mmHg, elektrocardiogram geen afwijkingen. Mevrouw H rookt niet. Aanvullend laboratoriumonderzoek: BSE, leukocyten, Hb, creatine, SGPT (serumglutamaat-pyruvaattransaminase), glucose en TSH, geeft normale waarden. Wegens haar jonge leeftijd wordt mevrouw H voor analyse van de hypertensie verwezen naar de internist. Na uitgebreid aanvullend laboratoriumonderzoek van bloed, urine, een echo van de nieren, X-thorax en 24-uursbloeddrukmeting besluit deze dat er bij mevrouw H waarschijnlijk sprake is van essentiële hypertensie van gemiddeld 150/95 mmHg. De internist adviseert met voedingsvoorschriften en voldoende lichaamsbeweging een gewichtsreductie van ongeveer zes kilogram na te streven in ongeveer zes maanden. In deze periode wordt mevrouw H om de twee maanden poliklinisch gecontroleerd. Mocht het niet lukken daarmee de bloeddruk te verlagen, dan zal medicamenteuze therapie noodzakelijk zijn.

Gedurende de periode waarin ze onder controle van de internist staat, bezoekt mevrouw H een waarnemend huisarts en enige dagen later ook nog de eigen huisarts wegens grieperigheid en op romp en gelaat verheven plakkaten, als bij erythema exsudativum multiforme. Wegens koorts en piepende rhonchi krijgt mevrouw H gedurende een week claritromycine (Klacid) 20 mg tweemaal daags 1 tablet en tegen de jeuk clemastine (Tavegil). De bloeddruk is op dat moment 140/80 mmHg. Na het verdwijnen van de koorts worden door de huisarts een radioallergosorbenttest (RAST) en immuunglobuline E-bepaling aangevraagd. De uitslag: 292 kU/l (referentiewaarde 10-150). De uitslag van de RAST zal later volgen.

Enige dagen later volgt de dramatische ontknoping van de ziekteverschijnselen binnen 24 uur. Er is contact met de huisarts wegens lusteloosheid, keelpijn, een hangerig gevoel en wat conflicten op haar werk. De huisarts denkt aan psychosomatische verschijnselen. Ook vindt er een avondconsult plaats op de huisartsenpost wegens 45 minuten bestaande benauwdheid, pijn in kaken en armen, met tintelingen in beide handen en doffe pijn op de borst. De klachten zijn ontstaan zonder relatie met inspanning. De klachten worden door de waarnemend huisarts geduid als waarschijnlijke angstreacties. Na thuiskomst gebruikt mevrouw H paracetamoltabletten voor het naar bed gaan. In de loop van de nacht is zij overleden. Het overlijden is niet gepaard gegaan met verschijnselen die door de echtgenoot werden opgemerkt. Er werd besloten tot een obductie.

Pathologisch (microscopisch) onderzoek geeft als doodsoorzaak een periarteriitis nodosa of eventueel overgevoeligheid voor antibiotica met deels lokale infiltratie in de wand van de rechter coronair arterie. Een myocardinfarct kan macroscopisch en microscopisch niet worden vastgesteld. De diagnose acuut coronair syndroom wordt aannemelijk geacht.

Beschouwing

De pathologisch-anatomische bevindingen bij obductie, de 'allergische huidafwijkingen' in de voorgeschiedenis, en het verhoogde IgE kunnen wijzen op een auto-immuun (c.q. reumatische) ziekte. PAN is een zeer zeldzame ziekte die al in 1866 is beschreven. De jaarlijkse incidentie is < 2,5 per miljoen inwoners. De prevalentie is onbekend. De ziekte komt vooral voor op de leeftijd van 40 à 50 jaar. Bij PAN zijn middelgrote arteriën bij splitsingen aangedaan. De klachten en symptomen zijn gerelateerd aan de orgaansystemen waarin de PAN zich manifesteert. Zeer zelden ontstaat hierdoor een myocard- of herseninfarct. Ongeveer een derde van de patiënten heeft hypertensie. PAN kan secundair voorkomen bij hepatitis-B-infectie.

Bij obductie (althans bij het later uitgevoerde microscopisch onderzoek) werd alleen in het myocard op 5 cm van de oorsprong om de rechter coronair arterie een infiltraat aangetoond. In het obductieverslag is vermeld:

In de rechter coronair arterie op 5 cm afstand van de origo werd rond de arterie uitgebreide infiltratie van neutrofiele maar ook veel eosinofiele granulocyten en een enkele reuscel aangetroffen. De granulocyten infiltreren deels in de wand van de arterie. Hier bevond zich een weinig fibrinoïd materiaal. We hebben hier te doen met een periarteriitis nodosa of eventueel een overgevoeligheidsarteriitis. Mede gezien de kliniek van aanhoudende pijn op de borst moet dit tot een myocardinfarct hebben geleid. Een infarct was echter bij de obductie niet aantoonbaar. Wel kan dit de geringe bloeding met stuwing en oedeem in de longen verklaren en moet dit tot de dood hebben geleid. Andere lokalisaties met periarteriitis werden niet gevonden.

Epicrisis

Helaas hebben alle artsen die betrokken waren bij de behandeling van mevrouw H het bestaan van een vasculitis niet overwogen. De wisselende en weinig typerende klachten en symptomen en de zeldzaamheid van PAN zijn hier waarschijnlijk debet aan. Bij tijdige herkenning van PAN is men onder andere door behandeling met corticosteroïden en cytotoxische immunosuppressiva in staat de ziekte te onderdrukken.

6 Een onverwachte aandoening in de huisartsenpraktijk

Casus

Meneer T, 67 jaar, bezoekt zijn huisarts wegens enige maanden bestaande moeheid, vermagering, hoesten, kortademigheid en soms opgeven van sputum met bloedsporen. In de laatste vijf jaar is hij nooit bij een dokter geweest. Hij heeft overigens ook voordien een blanco anamnese.

Sinds zijn pensioen als boekhouder runt hij het huishouden en zorgt uitstekend voor zijn echtgenote. Zij heeft een milde vorm van de ziekte van Alzheimer en komt zelfstandig nauwelijks tot enige activiteit. Aangezien meneer T sinds jaar en dag ruim twintig sigaretten per dag rookt, zijn de klachten wel zeer suspect voor een longcarcinoom en de huisarts besluit eigenlijk alleen al op basis van de anamnese een longfoto te laten maken.

Het lichamelijk onderzoek geeft behoudens wat basale crepitaties in de linker long geen afwijkingen.

Meneer T weet niet hoeveel kilo hij is afgevallen, maar de huisarts die hem voor de tweemaandelijkse (sociale) bezoeken thuis in verband met de aandoening van zijn vrouw regelmatig ziet, valt diens vermagering ook duidelijk op.

Naast de verwijzing voor een röntgenfoto van de longen besluit de huisarts oriënterend bloedonderzoek te laten doen in het huisartsenlaboratorium.

Na twee dagen belt de radioloog de huisarts op met de mededeling dat meneer T verschillende onregelmatige infiltraties heeft in beide longen. Ondertussen is bekend dat BSE en CRP verhoogd zijn en er een matig verlaagd Hb is. De huisarts is het volledig eens met het voorstel van de radioloog om meneer T direct te presenteren bij de longarts. Deze besluit meneer T op te nemen voor een klinische analyse. De huisarts kan na samenspraak met de dochter de echtgenote tijdelijk laten opnemen op de verpleegafdeling van het verzorgingshuis.

Na vijf dagen wordt de huisarts geïnformeerd door de dochter dat bij haar vader waarschijnlijk sprake is van de ziekte van Wegener en dat er ook afwijkingen van de nieren zijn geconstateerd. Van deze ziekte heeft ze nooit eerder gehoord en de huisarts heeft nog nooit een patiënt met die aandoening gezien. Afgesproken wordt dat hij contact op zal nemen met de internist die nu de hoofdbehandelaar blijkt te zijn. Ook zal hij daarna zo nodig contact opnemen met de instelling die de indicaties afgeeft voor een eventuele blijvende opname op een verpleegafdeling.

De ziekte van Wegener heeft een incidentie van 8.5 per miljoen inwoners en komt vooral voor op middelbare en oudere leeftijd. De ziekte is zeldzaam bij kinderen maar kan ook bij hen levensbedreigend zijn. De aandoening wordt gekenmerkt door necrotiserende granulomateuze ontstekingen in longen en bovenste luchtwegen, systemische vasculitis van de kleine en middelgrote bloedvaten, necrotiserende proliferatieve glomerulonefritis en ontstekingen van het oog. De oorzaak is onbekend, maar de aanwezigheid van ANCA's tegen PR3 (proteolytisch enzym van de neutrofiele granulocyt) is voor het stellen van de diagnose van groot belang.

Onbehandeld overlijden de meeste patiënten binnen een halfjaar. Bij tijdige herkenning van de ziekte en langdurige behandeling door de internist met immunosuppressiva en hoge doses prednison kan meestal een remissie van de ziekte bereikt worden. Na het bereiken van een remissie volgt een verdere onderhoudsmedicatie met een immunosuppressivum. Na verloop van tijd treden toch vaak exacerbaties op. Na een gemiddelde behandeltijd van twaalf maanden met onder andere immunosuppressiva wordt complete remissie bereikt. Maar met een recidiefkans van 50 procent en bij 85 procent van de patiënten permanente afwijkingen in verschillende organen is het nog steeds een ernstige ziekte.

Bij deze casus was er bij het herkennen van de ziekte reeds sprake van een ernstig gestoorde nierfunctie. Voordat de nefroloog zijn behandeling kon starten overleed meneer T plotseling ten gevolge van een groot myocardinfarct.

Epicrisis

Waarschijnlijk heeft meneer T laat medische hulp gezocht omdat hij zich door de zorg voor zijn vrouw geen ziek zijn kon permitteren. De huisarts heeft hem terecht snel verwezen voor nader onderzoek. Het niet zelf onderzoeken van de urine heeft bij deze casus geen vertraging tot gevolg gehad voor het stellen van de diagnose. Het overleg van de radioloog met de huisarts over directe verwijzing naar de longarts is een voorbeeld van goede samenwerking tussen specialist en huisarts. Mede door de inspanning van dochter en huisarts kon tijdig de verzorging van de echtgenote geregeld worden.

Leesadvies

Laar JA van, Jamnitski A, Baarsma GS, Daele PL van, Hagen PM van. Behçet's disease and the possibilities of modern tumour necrosis factor inhibiting medication. Ned Tijdschr Geneeskd 2006;150(13):705-9.

Narula N, Gupta S, Narula J. The primary vasculitides: a clinicopathologic correlation. Am J Clin Pathol 2005;124(Suppl.):S84-95.

Sakane T, Takeno M, Suzuki N, Inaba G. Behcet's disease. N Engl J Med 1999;341:1284-91.

Salvarani C, Cantini F, Boiardi L, Hunder GG. Polymyalgia rheumatica and giant-cell arteritis. N Engl J Med 2002;347(4):261-71.

7 Ziektegeschiedenis met een langdurig beloop

Prof. dr. A. Prins

Casus

Mevrouw R, 69 jaar, bezoekt de huisarts wegens pijn en stijfheid in de rechter pols. De klachten begonnen vier weken tevoren na gedurende enkele dagen keelklachten. Anamnestisch zijn er geen aanwijzingen voor een trauma of ongewone belasting van de pols. Bij onderzoek van onderarm, schouder, halsgebied en inspectie van de keel worden geen afwijkingen gevonden. Tenzij de klachten toenemen, wordt besloten tot een expectatief beleid van vier weken waarin bij blijvende klachten het effect van NSAID-gebruik gedurende vijf dagen zal worden nagegaan.

Na vier weken bezoekt mevrouw R opnieuw het spreekuur. De polsklachten zijn niet verminderd. Inmiddels bestaat er een verandered gevoel tijdens het urineren. Drie dagen NSAID-gebruik heeft geen effect gehad op de polsklachten maar wel maagklachten veroorzaakt. Bij lichamelijk onderzoek en onderzoek van de urine worden geen afwijkingen aangetoond. Röntgenonderzoek van de pols geeft als uitslag: 'Er bestaat een kalkarme botstructuur, er zijn geen artrotische veranderingen of verdenking op artritis, wel bestaat er een geringe chondrocalcinose.'

Na dit consult nemen de klachten in de periode van een halfjaar geleidelijk af en wordt de huisarts niet bezocht. Maar na een wortelabcesbehandeling door de kaakchirurg komen de polsklachten van pijn en een stijf gevoel terug. Tevens is er pijn ontstaan bij de aanhechting van de achillespees aan het linker hielbeen.

Bij het lichamelijk onderzoek worden er opnieuw geen afwijkingen gevonden. Bloedonderzoek toont tien dagen na de behandeling van het wortelabces een BSE van 38 mm/1e uur, CRP 22, leukocyten 7,5, reumafactor Latex < 10, TSH 3,56. Daar de matig verhoogde BSE mogelijk wordt veroorzaakt door het recente wortelabces wordt de bepaling veertien dagen later herhaald. De BSE is dan opgelopen tot 46 mm en de CRP tot 30,0 mg/l. Op basis van de sinds geruime tijd bestaande klachten, zich niet fit voelen en de aanwijzingen van het bloedonderzoek op een actieve infectie wordt mevrouw R in verband met een mogelijke reumatische aandoening verwezen naar een internist.

Samenvatting van het onderzoek door de internist
'Mogelijke polymyalgia rheumatica (PMR). Er werd gestart met een proefdosering van 20 mg prednison per dag. De klachten verdwenen hierop binnen een week en de BSE normaliseerde. Geen aanwijzingen voor een paraneo-

plastische PMR. Behandeling met didrokit ter preventie van steroïd geïnduceerde osteoporose. Mevrouw R blijft voorlopig onder mijn controle.'

Ondanks herhaalde pogingen het prednisongebruik uit te sluipen lukt dit de internist niet, aangezien dan opnieuw klachten ontstonden.

Casus (vervolg)
Op de leeftijd van 71 jaar consulteert mevrouw R de huisarts wegens brachialgie van de linker schouder. Mede in verband met haar familieanamnese wordt een ecg gemaakt. Wegens een afwijkend ecg en gestoorde hartenzymwaarden wordt mevrouw R verwezen naar de cardioloog. Deze stelt een minimaal myocardinfarct vast. Wegens ischemie van het myocard bij matige inspanning volgt een coronaire bypassoperatie. Met het oog op het prednisongebruik wordt perioperatief een stressschema met prednison gehanteerd.

Uiteindelijk wordt mevrouw R na tien jaar onder behandeling van de internist te zijn geweest terugverwezen naar de huisarts met 'stabiele PMR, prednisonafhankelijkheid plus het advies de dosis op 7,5 mg te continueren'.

Epicrisis

Door atypische klachten en de lage incidentie van het ziektebeeld werd de diagnose PMR laat gesteld. De meestal kenmerkende ochtendstijfheid en symmetrie van pijnlijke gewrichten ontbraken en de BSE was slechts matig verhoogd.

De ziektegeschiedenis laat zien dat de PMR zich manifesteerde na voorafgaande infecties. Verschijnselen van arteriitis temporalis die in 15 tot 20 procent van de gevallen bij PMR optreden deden zich niet voor.

De acute brachialgie, een verschijnsel dat bij PMR vaak voorkomt, werd op grond van een familiair verhoogd risicoprofiel op HVZ geduid als een mogelijk acuut coronair syndroom. Dat in het algemeen de behandeling met prednison bij 50 procent van de patiënten met PMR na een jaar kan worden gestopt en bij 30 procent na twee jaar, is bij deze patiënte niet uitgekomen.

Leesadvies

Folmer H. Farmacotherapeutische richtlijn Polymyalgia rheumatica. Huisarts Wet 2007; 50:20-1.

15 Positionering van de praktijkverpleegkundige

Drs. M. Verschuur-Veltman

1 Inleiding

> De praktijkverpleegkundige speelt een belangrijke rol in het begeleiden, controleren, motiveren en voorlichten van patiënten met een verhoogd cardiovasculair risico of een doorgemaakte HVZ, zoals een hartinfarct of beroerte.

Voor een eigentijdse zorg van de bij een Nederlandse huisartsenpraktijk ingeschreven populatie is de aanwezigheid van andere disciplines noodzakelijk. Voorbeelden zijn de praktijkassistente, de praktijkondersteuner, praktijkverpleegkundige en de nurse practitioner. Globaal is tegenwoordig per fulltime huisarts een fulltime praktijkassistente en een halftime praktijkverpleegkundige of praktijkondersteuner in de normpraktijk aanwezig. Tussen praktijken zijn er verschillen in aanwezigheid en taakafbakening van de verschillende ondersteunende disciplines. Dit hoofdstuk gaat specifiek over de rol van de praktijkverpleegkundige.

De praktijkverpleegkundige heeft in de zorgtaken voor patiënten met gezondheidsproblemen een aanvullende rol. Haar inbreng heeft vooral bij chronische aandoeningen een aanzienlijke toegevoegde waarde voor de kwaliteit van de zorgverlening in de eerste lijn. De gevolgen van gezondheidsproblemen vormen het aandachtsgebied van deze verpleegkundige. De praktijkverpleegkundige komt doorgaans in beeld nadat de arts de diagnose heeft gesteld en overgegaan wordt op behandeling, advisering, voorlichting, begeleiding en eventueel secundaire preventie. Advies, Instructie en Voorlichting (AIV) is overwegend gebaseerd op geprotocolleerde vormen van zorgprogramma's waarvan bekend is dat ze bijdragen aan secundaire/tertiaire preventie. AIV wordt ingezet ten behoeve van mensen met (een kans op) een chronische ziekte en/of langdurige beperking. In samenspraak met de patiënt zoekt de verpleegkundige uit hoe de aanwezige gezondheidsproblemen het best kunnen worden aangepakt.

2 Ontwikkeling van de functie praktijkverpleegkundige

De ontwikkeling van de functie praktijkverpleegkundige is begonnen in het midden van de jaren negentig van de vorige eeuw. Toen werd duidelijk dat vraag en aanbod op curatief en preventief gebied niet zonder uitbreiding van goed gekwalificeerde menskracht in de eerste lijn bereikt konden worden. Het alom geprezen model van de huisarts als poortwachter werd destijds door veel huisartsen ervaren als een begrip waar weinig inhoud aan kon worden gegeven. Bovendien werden de huisartsen geconfronteerd met een toenemend aantal chronische patiënten als gevolg van betere behandelmogelijkheden en de effecten van de toenemende vergrijzing. Ouderen willen bij ziekte en hulpbehoefte zo lang mogelijk in hun eigen woning en omgeving blijven en dat heeft implicaties voor de organisatie van laagdrempelige zorg in hun woonomgeving.

Projecten werden en worden geïnitieerd om de beheersing van het zorgproces door middel van protocollering, controle, feedback en toepassing van nieuwe technische hulpmiddelen te verbeteren, onder andere voor patiënten met diabetes mellitus of astma/COPD en bij cardiovasculair risicomanagement. Mede door deze ontwikkeling is de huisartsenzorg veranderd. Huisartsen zijn in hun praktijk niet meer de enigen die zorgtaken uitvoeren. Taakherschikking heeft plaatsgevonden met als belangrijk doel de essentiële kenmerken van de huisartsenzorg te garanderen. Nieuw is dat in de naaste toekomst preventieve zorg in de huisartsenpraktijk niet alleen zal plaatsvinden via case finding bij patiënten die wegens klachten de arts consulteren, maar ook door systematische opsporing en begeleiding van mensen in de praktijk met een verhoogde kans op bijvoorbeeld cardiovasculaire aandoeningen.

Het preventieve consult zal voor (delen van) de praktijkpopulatie structureel een plaats krijgen. Voor praktijkverpleegkundigen ontstaan nieuwe taken, verantwoordelijkheden en bevoegdheden en de ontwikkeling van de eigen professionaliteit binnen deze groep zorgverleners is dan ook een logische.

Waar eerder het accent lag op medisch inhoudelijke activiteiten die zich leenden voor taakdelegatie, protocollering en/of meer routinematige uitvoering, is de functie van de praktijkverpleegkundige geëvolueerd tot een zelfstandige discipline naast de arts.

3 Autonomie in handelen

De praktijkverpleegkundige is een zelfstandig beroepsbeoefenaar. Zij (in het vervolg wordt de vrouwelijke vorm gehanteerd, aangezien het merendeel van de praktijkverpleegkundigen vrouw is) is BIG-geregistreerd (Wet op de beroepen in de individuele gezondheidszorg) en heeft daarmee een eigen verantwoordelijkheid en aansprakelijkheid.

De praktijkverpleegkundige is mede verantwoordelijk voor de planning, organisatie en uitvoering van de zorg rondom een of meer patiënten. Zij is verantwoordelijk voor het verpleegkundig proces. Het zelfstandig vroegtijdig opsporen van complexe problematiek bij bepaalde patiëntencategorieën vormt een belangrijk onderdeel van haar werk. Daarbij gaat het om zowel kortdurende als chronische zorg. Bij medische handelingen die door de praktijkassistente worden uitgevoerd kan zij zo nodig consultatief worden ingeschakeld.

Niet alleen de patiënt maar ook diens sociale netwerk en de zogenaamde mantelzorgers maken deel uit van het aandachtsgebied van de praktijkverpleegkundige. Samenwerking met bijvoorbeeld thuiszorgorganisaties, wijkverpleging en maatschappelijk werkers en onderlinge taakverdeling zijn noodzakelijk.

Op basis van de medische diagnose en verkregen objectieve en subjectieve gegevens stelt de praktijkverpleegkundige een verpleegkundige diagnose vast volgens de verpleegkundige methodiek. Deze methodiek is probleemgeoriënteerd. Verpleegkundigen richten zich op problemen van patiënten die globaal kunnen worden omschreven als (mogelijke) gevolgen van gezondheidsproblemen; dat betekent dat de praktijkverpleegkundige uitgaat van potentiële en/of actuele problemen.

Aan de hand van richtlijnen en protocollen voert de praktijkverpleegkundige de geplande interventies uit, gericht op de verpleegkundige diagnose, met als resultaat het oplossen, verminderen of verzachten van het probleem van de patiënt. Ten slotte wordt het beoogde resultaat geëvalueerd.

4   Betekenis en meerwaarde van de praktijkverpleegkundige

In deze paragraaf wordt beschreven wie de praktijkverpleegkundige is, wat zij doet en waarin zij zich onderscheidt van de andere beroepsbeoefenaren.

4.1   Betekenis en meerwaarde op het terrein van de praktijkverpleegkundige

Behalve verpleegkundige zorg verleent de praktijkverpleegkundige gedelegeerde medisch inhoudelijke huisartsgeneeskundige zorg, in het bijzonder aan patiënten met een chronische aandoening. De praktijkverpleegkundige kan na de medische en verpleegkundige diagnosestelling starten met de behandeling en begeleiding volgens het binnen de huisartsenpraktijk gehanteerde protocol.

De begeleiding in de huisartsenpraktijk door de praktijkverpleegkundige is er onder meer op gericht het zelfmanagement van de patiënt te bevorderen. Afhankelijk van de ernst van de aandoening is het bevorderen/bereiken van zelfmanagement meeromvattend en complexer. Naarmate de complexiteit toeneemt, worden de contactmomenten intensiever.

De praktijkverpleegkundige waakt over de continuïteit van de door haar verleende zorg. In het kader daarvan heeft zij de taak relevante informatie over te dragen aan andere bij de zorg betrokken hulpverleners.

4.2 Betekenis en meerwaarde voor de patiënt

Het contact dat de patiënt heeft met de praktijkverpleegkundige is laagdrempelig en persoonlijk. Uit onderzoek (Van den Berg & Bakker, 2003) blijkt dat zorgverlening door de praktijkverpleegkundige door patiënten positief wordt gewaardeerd. Zij heeft vaak meer tijd en is gemakkelijker te benaderen voor vragen dan de huisarts. De praktijkverpleegkundige fungeert in de huisartsenpraktijk als een zogenaamde spin in het web. Zij is binnen haar werksetting verantwoordelijk voor coördinatie en afstemming van zorg door verschillende disciplines en neemt bepaalde taken van de huisarts over.

4.3 Betekenis en meerwaarde voor de praktijkmedewerkers

Medeprofessionals kunnen bij de praktijkverpleegkundige terecht in het kader van haar taak als spin in het web of voor consultatie. Van haar mag verwacht worden dat zij specifieke kennis heeft. Dit brengt met zich mee dat zij nieuwe ontwikkelingen ten aanzien van haar aandachtsgebieden moet bijhouden. Deskundigheidsbevordering en het leveren van kwaliteitszorg vormen een belangrijk onderdeel van het werk van de praktijkverpleegkundige.

Het vertalen en implementeren van verpleegkundig onderzoek naar de eigen organisatie behoort tot de kerntaken van de praktijkverpleegkundige. Ze is een gelijkwaardige gesprekspartner voor de huisarts en andere disciplines in de huisartsenpraktijk.

4.4 Betekenis en meerwaarde binnen de praktijkorganisatie

Voor de praktijkverpleegkundige geldt dat zij specifieke zorgverlening coördineert en organiseert. Hierbij wendt zij haar deskundigheid aan bij het vaststellen, bijstellen en uitvoeren van beleid en protocollen. Door continuïteit van zorg herkent zij complicaties sneller of voorkomt ze. Veel praktijkverpleegkundigen houden spreekuur in meerdere huisartsenpraktijken. Dit kan een categoraal spreekuur zijn of een afsprakenspreekuur voor patiënten met diverse aandoeningen. Telefonische spreekuren en huisvisites worden ook verricht.

4.5 Betekenis en meerwaarde binnen de gezondheidszorg

Zoals hiervoor beschreven presenteert de praktijkverpleegkundige zich onder andere als een professional die op veel niveaus in de gezondheidszorg een coördinerende rol kan uitoefenen.

Doordat de praktijkverpleegkundige zo veel mogelijk zorg op maat levert en door de bovengenoemde punten is er sprake van een verbeterde zorg in de eerste lijn, met als gevolg betere therapietrouw en minder ontregelde patiënten. Dit kan leiden tot een afname van morbiditeit, mortaliteit en van complicaties en ziekenhuisopnames.

5 De rol van de praktijkverpleegkundige bij cardiovasculaire zorg in de huisartsenpraktijk

Doelstellingen van de cardiovasculaire zorg door de praktijkverpleegkundige zijn:
- verhogen van de kwaliteit van zorg rond de patiënt met een verhoogd risico van hart- en vaatziekten (HVZ) door het geven van voorlichting en door protocollering van de behandeling;
- verminderen van de kans op eerste of nieuwe manifestaties van HVZ;
- verminderen van de kans op complicaties als gevolg van HVZ;
- bevorderen van therapietrouw;
- opstellen van een behandelplan in samenspraak met de patiënt.

De praktijkverpleegkundige initieert en bewaakt zowel niet-medicamenteuze als medicamenteuze interventies. Elk behandelplan is uniek en wordt mede bepaald door de mogelijkheden tot zelfmanagement van de patiënt en de mogelijkheden van zorg door huisgenoten en mantelzorgers.

5.1 Het eerste consult

Patiënten die bekend zijn met hypertensie of diabetes mellitus type 2 (DM2) worden in principe doorverwezen naar de praktijkverpleegkundige. Het opstellen dan wel actualiseren van het geregistreerde cardiovasculaire risicoprofiel is dan de eerste stap. Patiënten met een verhoogd cardiovasculair risico worden vaak per toeval door huisarts of bij keuringen ontdekt, bijvoorbeeld door bloeddrukmeting. Als de bloeddruk te hoog is, wordt de patiënt doorverwezen naar de praktijkverpleegkundige. Zij houdt zich aan de NHG-Standaard Cardiovasculair risicomanagement en de CBO-richtlijnen. De volgende aspecten worden onderzocht en in het huisartsinformatiesysteem (HIS) genoteerd:
- anamnese:
  - (geslacht en leeftijd zijn bekend via de medische status);
  - roken;
  - voeding;
  - alcoholgebruik;

- lichamelijke activiteiten;
- familieanamnese met betrekking tot HVZ onder de 60 jaar;
– lichamelijk onderzoek:
  - lengte;
  - gewicht;
  - body mass index (BMI) en middelomtrek;
  - meten bloeddruk (minimaal 2×) en zo nodig 24-uursmeting overwegen;
– aanvullend onderzoek:
  - nuchter glucose;
  - totaalcholesterol HDL, LDL, triglyceriden (nuchter).

Met behulp van tabel 15.1 kan op grond van leeftijd, geslacht, rookgewoonte, verhouding van totaal- en HDL-cholesterol het tienjaarsrisico van sterfte aan HVZ worden geschat. Met de SCORE-risicofunctie (Systematic Coronary Risk Evaluation) wordt echter niet de kans op toekomstige cardiovasculaire morbiditeit geschat en risicofactoren als familieanamnese, overgewicht en bewegingsarmoede worden onvoldoende meegewogen.

De cijfers geven een schatting van de hoogte van het tienjaarsrisico (%) van sterfte door HVZ in Nederland voor niet-rokende en rokende vrouwen en mannen van respectievelijk 65, 60, 55, 50 en 40 jaar met behulp van de SCORE-risicofunctie. De kleurcodering kan tevens worden gebruikt om de globale indicaties voor medicamenteuze behandeling op te stellen.

Patiënten met een sterfterisico van 0 tot 4 procent (middengrijze hokjes) krijgen alleen een advies op het gebied van verbetering van leefstijl. Patiënten met een sterfterisico van 5 tot 9 procent (lichtgrijze hokjes) krijgen een leefstijladvies en zo nodig medicatie. Patiënten met een sterfterisico hoger dan 10 procent (donkergrijze hokjes) wordt medicatie voorgeschreven. De praktijkverpleegkundige overlegt met de huisarts welke medicatie wordt gegeven en wanneer hiermee moet worden gestart.

Voor het aanpassen van de leefstijl en het voedingspatroon worden in samenspraak met de patiënt concrete, haalbare doelen geformuleerd. Hoe de patiënt daarbij het beste ondersteund kan worden hangt af van de patiënt en de lokale mogelijkheden. Intensieve ondersteuning bij het bevorderen van een gezonde leefstijl is effectiever dan alleen advisering. Het vaststellen van het beleid vindt plaats in samenspraak met de patiënt, met inachtneming van de geschatte hoogte van het risico, de specifieke omstandigheden van de patiënt en met erkenning van diens eigen verantwoordelijkheid. Het is belangrijk een goed gemotiveerde keuze te maken, omdat het gewenste effect van de behandeling alleen bij goede therapietrouw haalbaar is.

5.2 Medicamenteuze behandeling

Vóór het starten met medicatie is een mogelijke wittejashypertensie uitgesloten.

De patiënten die medicijnen voorgeschreven hebben gekregen door de huisarts, komen na enkele weken terug bij de praktijkverpleegkundige. Dan wordt bepaald of de medicatie bijgesteld moet worden op basis van bloed-

Tabel 15.1
Tienjaarssterfterisico voor mannen en vrouwen zonder HVZ en/of diabetes mellitus type 2.

		Vrouwen					Leeftijd			Mannen			
		Niet-rookster			Rookster				Niet-roker			Roker	
SBD													
180	8	10	11	13	14	15	18	20	23	26	65	13	15	17	20	22	23	27	31	35	38
160	6	7	8	9	10	11	13	15	17	19		9	11	13	14	16	17	20	23	26	29
140	4	5	6	7	7	8	9	11	12	14		6	8	9	10	12	12	15	17	19	21
120	3	3	4	5	5	5	7	8	9	10		5	6	7	7	8	9	11	12	14	16
180	4	5	6	7	8	8	10	11	13	14	60	7	10	12	13		14	16	19	21	24
160	3	4	4	5	5	6	7	8	9	10		5	7	8	9		10	12	14	16	17
140	2	3	3	4	4	4	5	6	7	7		4	5	6	6	7	7	9	10	11	13
120	1	2	2	3	3	3	3	4	5	5		3	3	4	4	5	5	6	7	8	9
180	2	3	3	4	4	4	5	6	7	8	55	4	5	6	7	8	8	10	11	13	15
160	2	2	2	3	3	3	4	4	5	5		3	3	4	5	6	6	7	8	9	11
140	1	1	2	2	2	2	3	3	3	4		2	2	3	4	4	4	5	6	7	8
120	1	1	1	1	1	1	2	2	2	3		2	2	2	3	3	3	4	4	5	5
180	1	2	2	2	2	2	3	3	4	4	50	3	3	4	4	5	5	6	7	8	9
160	1	1	1	1	1	2	2	2	3	3		2	2	3	3	3	4	4	5	6	6
140	1	1	1	1	1	1	1	1	2	2		1	2	2	2	3	3	3	4	4	5
120	0	1	1	1	1	1	1	1	1	2		1	1	1	2	2	2	2	3	3	3
180	1	1	1	1	1	1	1	1	2	2	40	1	1	1	2	2	2	2	3	3	3
160	0	0	1	1	1	1	1	1	1	1		1	1	1	1	1	1	2	2	2	2
140	0	0	0	0	1	0	0	1	1	1		0	1	1	1	1	1	1	1	1	2
120	0	0	0	0	0	0	0	0	1	1		0	0	0	1	1	1	1	1	1	1
	4	5	6	7	8	4	5	6	7	8		4	5	6	7	8	4	5	6	7	8

Totaal cholesterol/HDL-cholesterol ratio

- 0 – 4% risico van sterfte door HVZ
- 5 – 9% risico van sterfte door HVZ
- ≥10% risico van sterfte door HVZ

drukwaarden of mogelijke klachten door de medicatie. Als de medicatie bijgesteld moet worden, volgt een nieuwe afspraak bij de praktijkverpleegkundige. Bij bepaalde medicijnen, zoals ACE-remmers, is het noodzakelijk om binnen enkele weken elektrolyten en de nierfunctie te controleren.

Zodra de patiënt goed is ingesteld op medicatie, wordt elke drie tot zes maanden een controleafspraak gepland. De praktijkverpleegkundige zal tijdens dit consult de bloeddruk, de hartfrequentie en het gewicht meten en het algeheel welbevinden peilen om vast te stellen of de medicatie optimaal is.

Een zeer belangrijk onderdeel van de drie- of zesmaandelijkse controle is het beoordelen van de medicatietrouw. Indien de patiënt moeite heeft om de medicijnen in te nemen of dat regelmatig vergeet, zal de praktijkverpleegkundige actie moeten ondernemen, waarbij motivatie van de patiënt en eventueel aanpassing van het medicamenteuze beleid vanzelfsprekende opties zijn. Verandering van medicatie wordt door de huisarts bepaald op aangeven van de praktijkverpleegkundige.

Bij alle patiënten die medicijnen gebruiken, wordt eenmaal per jaar het laboratoriumonderzoek herhaald. De leefstijl wordt besproken en het risicoprofiel wordt geactualiseerd. De praktijkverpleegkundige houdt in de gaten wanneer de patiënt bloed moet laten prikken en geeft de patiënt de benodigde laboratoriumformulieren.

5.3 Niet-medicamenteuze behandeling

In deze paragraaf wordt verder ingegaan op de verschillende adviezen die de praktijkverpleegkundige kan geven op het gebied van leefstijl. Die adviezen die de praktijkverpleegkundige geeft op het gebied van leefstijl zijn belangrijk, omdat zowel bij patiënten met HVZ als bij degenen met een verhoogde kans om die te krijgen medicijngebruik alleen onvoldoende is.

Stoppen met roken

Stoppen met roken is voor patiënten met een hoog cardiovasculair risico essentieel. Om de patiënt te helpen bij het stoppen met roken, wordt gewerkt met een stappenplan. Onderdelen van de Minimale Interventiestrategie Stoppen met roken voor de Huisartsenpraktijk (H-MIS) zijn: *1* rookprofiel bepalen, *2* motivatie verhogen, *3* stopbarrières inventariseren en bespreken, *4* stopafspraak maken, *5* voorschrijven van hulpmiddelen en *6* bieden van nazorg. Het advies wordt aangepast aan het type roker. Is de roker een 'tevreden roker', dan wordt bij ieder consult gewezen op het belang van stoppen met roken. Bij de twijfelaar wordt dieper ingegaan op het stoppen met roken; er wordt uitleg gegeven over de methoden die er zijn om te stoppen en de ondersteuning die de huisartsenpraktijk hierbij kan bieden.

Als de patiënt besluit te stoppen met roken, wordt gestart met het beleid 'Stoppen met roken' dat gebaseerd is op de H-MIS. De patiënt krijgt intensieve begeleiding bij het stoppen met roken. Hierbij is sprake van minimaal vier contactmomenten met de praktijkverpleegkundige.

In het eerste contact van circa dertig minuten worden de voordelen van stoppen met roken besproken en worden de ontwenningsverschijnselen benoemd. Aan de hand van de hoeveelheid sigaretten die de patiënt per dag rookt wordt een plan opgesteld en wordt de begeleiding door de praktijkverpleegkundige besproken. Er wordt gewezen op hulpmiddelen, zoals nicotinevervangende middelen, om minder last te hebben van ontwenningsverschijnselen, meestal in combinatie met op recept verkrijgbare medicatie. Middelen van eerste keus zijn nog steeds bupropion of nortriptyline of varenicline. Vervolgens wordt een stopdatum afgesproken.

Het tweede contact van circa tien minuten vindt binnen één week na de stopdatum plaats. Meestal gaat dit consult over de ontwenningsverschijnselen, motivatie om door te gaan en positief denken. Aan de hand van wat de patiënt vertelt, wordt er een vervolgafspraak gemaakt. De ene patiënt heeft er behoefte aan om regelmatig terug te komen, een ander vindt dit helemaal niet nodig.

Ondanks alle adviezen, hulpmiddelen en medicatie blijkt het helaas veel patiënten niet te lukken om van hun rookverslaving af te komen. Zij komen niet meer op het spreekuur terug. De praktijkverpleegkundige zal dan het initiatief nemen om te bellen en te vragen of zij op consult willen komen om over het stoppen met roken te praten en een controleafspraak maken voor bloeddrukmeting. De praktijk wijst uit dat wanneer niet actief actie wordt ondernomen door de praktijkverpleegkundige, deze patiënten pas terugkomen nadat er complicaties zijn opgetreden.

Voeding

Veel patiënten met een verhoogd cardiovasculair risico hebben overgewicht. De praktijkverpleegkundige geeft hen voorlichting over voeding en veranderen van het voedingspatroon. Zodra de praktijkverpleegkundige een goed beeld heeft van het eetpatroon, worden in samenspraak met de patiënt concreet haalbare doelen geformuleerd. Drastisch afvallen is geen juiste doelstelling omdat dit voor vrijwel geen enkele patiënt haalbaar is. Het belang van gezonde voeding wordt benadrukt. Het gebruik van minder verzadigde vetten, weinig zout, gevarieerd eten (brood, aardappelen, rijst of pasta, groente en fruit aangevuld met zuivelproducten en een kleine hoeveelheid halvarine) vormt wel onderdeel van de doelstellingen en is voor de meeste patiënten goed vol te houden.

Met betrekking tot gezond eten zijn de volgende punten van belang:
- Gebruik minder dan 10 energieprocenten verzadigd vet en minder dan 1 energieprocent transvet.
- Eet minimaal eenmaal en bij voorkeur tweemaal per week (vette) vis.
- Gebruik per dag minimaal tweehonderd gram groente en twee stuks fruit.
- Beperk het gebruik van zout tot maximaal zes gram per dag.

Lichamelijke activiteiten

De richtlijnen voor gezond bewegen zijn gebaseerd op matig intensief bewegen gedurende minimaal een halfuur per dag. Dat lijkt niet veel, maar onderzoek laat zien dat drie van de vier patiënten te weinig beweegt.

Het kost meestal veel overredingskracht om van een passieve patiënt een actieve patiënt te maken. De meeste mensen weten dat ze moeten bewegen, maar het daadwerkelijk doen stuit op grote bezwaren. Veel (oudere) patiënten hebben lichamelijke klachten die verhinderen dat ze goed kunnen bewegen, zoals pijn in de knie of heupen. Bij anderen wordt tijd of werkdruk aangegeven als probleem voor regelmatig bewegen en of sporten.

Het doel van de voorlichting van de praktijkverpleegkundige is inzicht te geven over de gevolgen op lange termijn als men niet voldoende beweegt. Daarnaast kan benadrukt worden dat het niet per se nodig is een halfuur onafgebroken te bewegen. Drie keer tien minuten kan ook. In eerste instantie is de beste aanpak om met tien minuten per dag te starten en dat langzaam op te bouwen naar dertig minuten per dag. Bovendien geeft de praktijkverpleegkundige voorbeelden van beweging: bijvoorbeeld de auto wat vaker laten staan of de auto bij het boodschappen doen iets verder weg zetten, niet altijd de lift nemen en in lunchpauzes even wandelen. Doorverwijzing naar een sportschool met een leefstijlprogramma voor patiënten met (een verhoogd risico op) HVZ is soms een optie.

De voorlichting is bedoeld als spiegel voor het gedrag van de patiënt. In de praktijk blijkt dat mensen het heel moeilijk vinden om hun gedrag aan te passen. Om er toch voor te zorgen dat de patiënt blijft bewegen, blijft de praktijkverpleegkundige het belang aangeven van voldoende bewegen.

Alcoholgebruik

De praktijkverpleegkundige adviseert het gebruik van alcohol te beperken. Voor vrouwen geldt een maximum van één glas per dag, voor mannen een maximum van twee glazen per dag.

Aandachtsgebieden:
- kennis over effecten alcoholgebruik;
- inzicht in eigen alcoholgebruik (registratie m.b.v. dagboek);
- motivatie voor aanpassen alcoholgebruik;
- concreet plan voor aanpassen alcoholgebruik (incl. voordelen, negatieve aspecten, voorkeuren);
- aanbod van begeleiding en ondersteuning (alcoholinfolijn);
- mobiliseren van sociale omgeving;
- alcoholgebruik in dagelijks leven.

Gezond gewicht

De praktijkverpleegkundige adviseert de patiënt zorg te dragen voor een optimaal gewicht, dat wil zeggen een BMI < 25 of middelomtrek van < 80 cm voor vrouwen en < 94 cm voor mannen. Voor een effectieve gewichtsreductie is naast uitbreiding van lichamelijke activiteiten vooral aanpassing van het voedingspatroon van belang. Zo nodig verwijst de praktijkverpleegkundige de patiënt door naar de diëtiste.

6 De werkende patiënt

De groep van patiënten die werken (40- en 50-plussers) blijft een moeilijk te bereiken groep. Een groot deel van hen is niet therapietrouw. Ze krijgen medicijnen voorgeschreven, maar ervaren geen direct positief effect van deze medicijnen omdat ze geen ziekteverschijnselen hebben. De praktijk leert dat deze groep patiënten snel stopt met medicatie-inname.

Leefstijlverandering is voor deze groep zelden een prioriteit. Ze hebben het te druk om regelmatig te bewegen en eten vaak ongezond. In eerste instantie proberen zij wel om de door de praktijkverpleegkundige voorgestelde wijzigingen in leefstijl toe te passen, maar ze houden het vaak niet lang vol. Voor deze groep belangrijk om in eerste instantie kleine wijzigingen in de leefstijl voor te stellen en er op termijn naar streven om deze verder uit te breiden.

7 Patiënten met diabetes mellitus en met hart- en vaatziekten

Patiënten die al bekend zijn met HVZ komen veelal niet bij de praktijkverpleegkundige terecht zolang ze nog onder controle staan van een cardioloog/internist. In geval van een combinatie van HVZ en DM2, wordt de DM2 soms door de praktijkverpleegkundige gevolgd en is de patiënt voor de HVZ onder controle bij de cardioloog. Patiënten die stabiel zijn en niet meer bij de cardioloog op controle hoeven, komen wel op het spreekuur van de praktijkverpleegkundige terecht.

In principe wordt bij DM2-patiënten iedere drie maanden de bloedglucose bepaald, daarnaast wordt gestreefd naar een tensie die, afhankelijk van de leeftijd, bij voorkeur niet hoger is dan 120/80 mmHg. DM2-patiënten krijgen vaak een cholesterolremmer om de kans op cardiovasculaire problemen te verminderen.

8 Conclusie

De praktijkverpleegkundige speelt een belangrijke rol in het begeleiden, controleren, motiveren en voorlichten van patiënten met een verhoogd cardiovasculair risico of een doorgemaakte HVZ, zoals een hartinfarct of beroerte. De voorlichting is gericht op het veranderen/verbeteren van de leefstijl van de patiënt, om zo de kans op (nieuwe) manifestaties van cardiovasculaire aandoeningen te beperken. Naast het voorschijven van medicatie, waarvoor de huisarts, verantwoordelijk is, is het belangrijk dat de leefstijl qua voedingspatroon en bewegingspatroon optimaal is. Vooral het bewerkstelligen van een verandering van de leefstijl is een belangrijke taak voor de praktijkverpleegkundige. Een groot aantal patiënten heeft moeite met het veranderen van de leefstijl en het goed opvolgen van medicatievoorschriften. De praktijkverpleegkundig maakt door voorlichting en begeleiding de patiënt bewust van het belang van een gezonde leefstijl en medicatietrouw, waarbij uiteraard de patiënt zelf verantwoordelijk is met betrekking tot het opvolgen van de voorgestelde adviezen.

Dankwoord

Dit hoofdstuk is mede tot stand gekomen door Leny van Hoven, praktijkverpleegkundige te Bergschenhoek en becommentarieerd door Ineke van Voorthuizen, praktijkverpleegkundige te Hoevelaken en Martien Vrolijk, praktijkverpleegkundige te Deventer.

Leesadvies

Berg M van den, Bakker J de. Meta-analyse introductie praktijkondersteuning op HBO-niveau in de huisartspraktijk in Nederland. Utrecht: Nivel; 2003.

Kwaliteitsinstituut voor de Gezondheid CBO en Nederlands Huisartsen Genootschap; Stroomdiagram Multidisciplinaire richtlijn Cardiovasculair risicomanagement. Alphen aan den Rijn: Van Zuiden Communications BV; 2006.

NHG. Standaard cardiovasculair risicomanagement, 2007.

Platform Vitale Vaten. Zorgstandaard Vasculair risicomanagement, 2008.

Pos S, Bouwens J. Patiëntenvoorlichting: een theoretische verkenning. Woerden/Den Haag: NIGZ/Nederlandse Hartstichting; 2003.

Verschuur M, Vos A, Ballast G. Beroepsdeelprofiel Praktijkverpleegkundige, V&VN Praktijkverpleegkundigen en praktijkondersteuners, 2003.

Websites

http://nhgartsennet.nl
www.platformvitalevaten.nl
www.praktijkverpleegkundigen-praktijkondersteuners.nl
www.stivoro.nl/Voor_professionals/Stoppen_met_roken/Behandelrichtlijn/Index.

Register

A

AAA	285
abdominoperineale rectumresectie	261
ABPM	53
acenocoumarol	232, 241
ACE-remmer	36, 60, 112, 133, 164, 223
acetylsalicylzuur	139, 214, 276, 284
acidose	91
acneforme noduli	315
ACR	303
acrocyanose	296, 298
acromegalie	79
acute hartdood	152
acute mesenteriale ischemie	250
acute pancreatitis	172, 177, 188
–, behandeling	172
–, preventie	178
acute trombose	267
acuut coronair syndroom	89, 320
acuut hartinfarct, incidentie	9
acuut myocardinfarct	9, 10
–, incidentie naar geslacht	11
adalimumab	317
adams-stokessyndroom	151
Addison, ziekte van	166
ademhaling, thuisregistratie van	96
ademstops	95
–, centrale	95
–, gemengde	95
–, obstructieve	95
adenoom	88
aderverkalking	269
adhesiemoleculen	109
adipositas	91, 134
ADL	163
adrenaline	89
adrenalineproducerend feochromocytoom	89
adsonproef	298
Advanced Glycation Endproduct (AGE)	201
adventitia	28
Advies, Instructie en Voorlichting (AIV)	325
afasie	113, 122, 166
afbeeldingstechnieken	273
aften, orale	315
afteuze ulcera	315, 316
AFx	292
Agatston-score	18
AGE, extracellulaire	201
AGE-breakers	201
AGE-receptoren	201
AIV	325
alanineaminotransferase	192
ALAT	192
albumine-creatinineratio	221
albuminurie	201, 207, 221
–, macro-	207
–, micro-	207, 221
–, normo-	207
–, remming van	208
alcohol	51, 133
–, onthouding van	178
alcoholgebruik	19, 58, 202, 329, 334
–, aandachtsgebieden	334
–, matig	71
–, schadelijke gevolgen	71
aldosteron	86, 87, 88
–, bijniervenebemonstering op	88

aldosteronproducerend bijnieradenoom,
behandeling 88
aldosteron-renineratio (ARR) 85
alfa-1-receptoren 297
alfa-2c-receptoren 297
alfa-2-receptoren 297
alfa-adrenerge agonisten 255
alfa-adrenerge receptorblokker 90
alfa-adrenoceptorblokkers 146
alfablokkers 60, 164
alfa-glutathion S-transferase (alfa-GST) 256
alfa-GST 256
algemene dagelijkse levensverrichtingen
(ADL) 123, 163
algoritmen 169
alkylsulfides 69
allergische vasculitis 302
allochtonen
–, cardiovasculaire aandoeningen bij 31
–, definitie 31
–, derdegeneratie 31
–, niet-westerse 31
–, tweedegeneratie 32
–, westerse 31
alosetron 260, 261
Amadoriproducten 201
amaurosis fugax (AFx) 276, 292, 304
ambulante bloeddrukmeting (ABPM) 53
ambulante bloeddrukmeting, indicaties 54
American College of Rheumatologists
(ACR) 303
amfetamine 52, 109
amputatie 210, 213, 278
amylase 262
amyloïdose 261
ANA 298
anabole steroïden 181
analfabeet 37
analgetica 160
ANCA's 307
aneurysma 285
–, sacculair 285
aneurysma aortae 65, 261
aneurysma aortae abdominalis (AAA) 9, 284, 285
–, gebarsten 10
–, niet-gebarsten 10
–, ruptuur 285

–, screening 285
aneurysma dissecans 108, 256, 261
aneurysmaruptuur 256
angina
–, abdominalis 258, 267
–, intestinalis 258
–, pectoris 65, 156, 157, 160, 176, 200, 276
angiogeneseremmers 79
angiografie 16, 256, 257, 272, 273
angiotensine II 100
angiotensine III-receptorantagonist 223
angiotensine II-receptorantagonist 133, 205
angiotensine II-receptorblokker 80, 116
angiotensine-converting enzyme-remmer
(ACE-remmer) 48, 60, 80, 112, 205
angiotensinereceptorblokkers 164
anthocyanen 71
antiaritmica 160
anticholinergica 160
anticoagulantia 263
anticoagulantiaprofylaxe 244
anticoagulatia, orale 188
antidepressiva 146, 160, 164
antifosfolipidensyndroom 44, 134, 140, 227, 255
antihypertensieve therapie
–, orale 112
–, parenterale 112
antihypertensiva 83, 159, 160, 261
–, combinatie van 59
–, etnische verschillen in effectiviteit 31
antineutrofiele cytoplasmatische antistoffen (ANCA's) 307, 309
antinucleaire antistoffen (ANA) 298
antioxidantwerking 69
antiparkinsonmiddelen 160
antistolling 225
antistollingsbehandeling, nadeel van 234
antistollingstherapie 232
antitrombine 226
antitrombine III 143, 255
antitrombinedeficiëntie 227
antitrombine-III-deficiëntie 258, 261
aorta
–, abdominalis 281
–, ascendens 85
–, descendens 85
–, dissectie van 267

aortabroekprothese	84
aortafemorale bypass	212
apathie	159
apneu	90
–, definitie	95
–, obstructieve	99
apneu-hypopneu-index (AHI), definitie	95
apneu-index, definitie	95
apneu-index (AI)	94
apo B-eiwit	220
apo B-lipoproteïne	201
apob-genmutatie	176
apoCII-deficiëntie	178
–, behandeling	178
apolipoproteïnen	171
apparent mineralocorticoid excess syndrome	79
appendicitis	261
appendix	253
apraxie	122
arc de Riolan	253
arcus lipoides	47, 176
arcus lipoides corneae	192
areflexie	316
aritmieën	71
ARR	85
arteria brachialis	271
arteria carotis interna	292
arteria colica dextra	253
arteria colica media	253
arteria dorsalis pedis	271, 281
arteria femoralis	281
arteria femoralis superficialis	274, 278
arteria gastrica dextra	251
arteria gastrica sinistra	251
arteria gastroduodenalis	251
arteria gastroepiploica dextra	251
arteria gastroepiploica sinistra	251
arteria hepatica communis	251
arteria ileocolica	253
arteria iliaca externa	253
arteria iliaca interna	253
arteria lienalisi	251
arteria mesenterica inferior	251, 253
–, acute afsluiting van	267
arteria mesenterica superior	251, 253
–, afsluiting bij oorsprong van	267
arteria mesenterica-trombose	255
arteria pancreaticoduodenalis inferior	253
arteria pancreaticoduodenalis superior	253
arteria poplitea, cysteuze adventitiadegeneratie van	265
arteria profunda femoris	278
arteria pudenda interna	251
arteria pulmonalis	225
arteria rectalis media	251
arteria rectalis superior	251
arteria temporalis	302
arteria tibialis posterior	271, 281
arteria umbilicalis	138
arteriae intercostales	85
arteriae mammariae internae	85
arterie van Drummond	253
arteriële bloeddruk	52
arteriële embolie	255
arteriële vasculitis	316
arteriën, stenosering in	19
arteriitis	
–, necrotiserende	305
–, overgevoeligheids-	320
arteriitis temporalis (AT)	302
–, behandeling	304
arteriobronchiale fistels	316
arteriolen, vernauwing van	28
arterioveneuze overgang, vernauwing op	28
artsgebonden factoren	35
arts-patiëntgebonden factoren	35
ascal	83
aseptische meningitis	316
aspirine	140, 304
asthma cardiale	108
AT	302
ataxie	316
atenolol	133
atherogeen lipidenprofiel	202, 220
atherogene risicofactoren	
–, diabetes mellitus	42
–, dyslipidemie	42
–, hypertensie	42
–, insulineresistentie	42
–, obesitas	42
–, roken	42
atherosclerose	11, 41, 81, 172, 201, 261, 267, 269, 297

–, etiologie 42
–, premature 41
–, risicofactoren 18, 270
atheroscleroseontwikkeling 11, 16
–, klinische implicaties 20
Atherosclerosis Risk in Communities Study 28
atherosclerotische nierarteriestenose 83
atherosclerotische origostenose 84
atherosclerotische plaques 15
atherotrombotische processen met klinische manifestaties 65
atorvastatine 184
ATP-binding cassette transporter 1 172
atrioveneuze shunts 297
atriumfibrilleren 19, 99, 256, 267
atriumtachycardie 151
autonome neuropathie 166, 208
autonoom falen 54, 147
autosomaal dominante overerving 192
azathioprine 317

B

balanitis 217
ballonkatheter 277
baroreflexgevoeligheid 159
barthelindex 128
barthelscore 127
BD 314
Beaver Dam Eye Study 29
bedlegerigheid 161
been, gangreen aan 269
beenarteriën, atherosclerose van 270
beenoefeningen 161
Behçet, ziekte van 302, 307, 314
benzodiazepines 164
bergamotolie 184
beroerte 9, 19, 41, 109, 113, 140
–, bloeddruk in acute fase van 114
–, incidentie 9, 41
–, incidentie naar geslacht 12
bètablokker 36, 51, 60, 80, 90, 133, 139, 205, 223, 296
bètablokker oogdruppels 160, 164
betamethason 138
beweegpatroon 74
bewegingsadvies 219

bewegingsonrust tijdens slapen 91
bezafibraat 185
bezinkingssnelheid erytrocyten (BSE) 303
bifurcatie 270
–, stenose ter plaatse van 274
BIG 327
bijnier, incidentaloom van 89
bijnieradenoom 86
bijnierhyperplasie, bilaterale 88
bilaterarale hyperplasie, behandeling 88
bilirubine 112
bindweefselziekte 298
bioactieve stoffen 69
–, positieve effecten 69
biomarkers 70
blaasontledigingsstoornissen 316
blindheid 206, 316
bloeddruk
–, 24-uursmeting 330
–, arteriële 52
–, formule 50
–, hoge 199
–, pre-existente 138
–, richtlijnen voor zelfmeting 53
–, spreekkamer- 52
–, staande 158
–, streefwaarde 58
–, tijdens de zwangerschap 132
–, uitgangs- 158
–, zelfmeting 52
bloeddrukbehandeling in de acute fase 116
bloeddrukcontrole 61
bloeddrukdiagnostiek, 24-uursmeting 63
bloeddrukmeting 52, 329
–, ambulante 54
–, liggend en staand 147, 150, 157
bloeddrukstijging, snelheid van 108
bloederige diarree 262
bloedglucoseregulatie 199
bloedglucosespiegel, verhoogde 216
Blue Mountains Eye Study 29
BMI 200
body mass index (BMI) 29, 57, 74, 200, 202, 219, 330
borstvoeding
–, antihypertensieve behandeling en 139
–, behandeling van cholesterolemie en 188

-, behandeling van hypertriglyceridemie
en 188
bosentan 298
bovensteluchtwegklachten 308
bovensteluchtwegobstructie 310
bradyaritmieën, obstructieveslaapapneusyndroom en 99
bradycardie 133, 148, 151
British Hypertension Society (BSHOC) 64
bromocriptine 296
BSE 303
BSHOC 64
budd-chiarisyndroom 316
Buerger, ziekte van 296
buflomedil 214, 298
buikklachten 226
buikoverzichtsfoto 262
bumetanide 80
bupropion 333
bursitis 305
bypass 275
-, prothese- 275
-, veneuze 275
bypassoperatie 176
bypassprocedure, complicaties na 278

c

caecum 253
cafeïne 72
cafestol 72
calcitonin generated peptide 297
calciumantagonist 36, 80, 205, 223, 298
candesartan 116
Candida-infectie 217
candidavaginitis 215
capillaire hyperdilatatie 206
capillaire microscopie 298
captopril 139
cardiac loop eventrecorder 152
CARDIA-studie (Coronary Artery Risk
Development in Young Adults) 45
cardiogene syncope 145
-, definitie 151
cardiomyopathie 71
cardiotocografie (CTG) 138
cardiovasculair incident 25
cardiovasculair risicomanagement 22, 63

cardiovasculair risicoprofiel 218, 329
cardiovasculaire medicatie 164
cardiovasculaire risicofactoren, prevalentie
onder niet-westerse allochtonen 33
cardiovasculaire risicofactoren bij OSAS 98
cardiovasculaire ziekte
-, absoluut risico 35
-, biologische factoren 19
-, 'lifestyle'factoren 19
-, pathofysiologische factoren 19
-, risicofactoren 19
cardiovasculaire zorg door de praktijkverpleegkundige, doelstellingen 329
Cardiovascular Health Study 28
carotenoïden 69
carotischirurgie 293
carotisstenose 293
catechines 71
CD4-cellen 305
celiac artery compression syndrome 259
Centraal Bureau voor de Statistiek (CBS) 31
centrale ademstops 95
cerebraal vaatlijden, prognose 46
cerebrale hypoperfusie 156
cerebrale perfusie 116
-, bloeddruk en 114
cerebrale vasculitis 317
cerebrovasculair accident (CVA) 10, 119, 200, 269, 276
cervicale lymfadenitis 314
cervicale sympathectomie 299
CETP 202
chirurgische revascularisatie 274
chlamydia 269
Cholestagel 186
cholestatische leverziekte 181
cholesterol ester transfer protein (CETP) 202
cholesterolabsorptieremmer 195
cholesterolconcentraties, normale verdeling 170
cholesterolestertransferproteïne 172
cholesterolsyntheseremmer 276
chorioretinitis, vasculaire 315
chronic obstructive pulmonary disease
(COPD) 21
chronische
-, hypertensie 131

–, mesenteriale ischemie	250
–, nierziekte, indeling	221
–, trombo-embolische pulmonale hypertensie (CTEPH)	235
–, ulcererende ischemische colitis	251
–, veneuze insufficiëntie	271
churg-strausssyndroom	302, 309
chylomicronen	171
ciclosporine	79, 109, 113, 184, 317
ciclosporinedrank	317
ciprofibraat	185
cisplatine	109, 113
claritromycine	319
claudicatie	
–, invaliderende	276
–, niet-invaliderende	276
claudicatio intermittens	9, 10, 41, 200, 210, 264, 270, 272, 280, 284, 288, 296
–, anamnese	281
–, behandeling	273
–, beloop	278
–, definitie	212
–, invasieve therapie	274
–, medicamenteuze therapie	274
–, prevalentie	41
–, risicofactoren	212
clemastine	319
clonidine	109
clopidogrel	284
CMR	217
CNS-vasculitis	302
coagulopathie	257
coarctatio aortae	79, 83, 118
–, behandeling	84
–, definitie	83
cocaïne	45, 52, 104, 109, 255, 260, 261
coeliakie	314
co-enzym Q	69
cognitieve stoornissen	161
colchicine	317
colesevelam	186
colestyramine	182, 186
colitis	
–, ischemische	260, 263
–, segmentale	263
collaterale circulatie	295
collateralen	278
colon ascendens	253
colon descendens	253
coloncarcinoom	262
–, stenoserend	261
colongangreen	251
colonischemie	251, 256, 259
–, acute	257
–, etiologie	260
–, hyperactieve fase	262
–, necrotiserende gangreneuze vorm van	263
–, oorzaken van	261
–, paralytische fase	262
–, rechtszijdige	262
–, shockfase	262
colonstrictuur	251, 261, 263
coloscopie	257, 262
compartimentsyndroom, chronisch	271
complexe diagnostiek, DNA-test	193
compound heterozygotie	175
compressie-echografie	229
compressiekousen	247
compressietherapie	245, 246, 314
computertomoangiografie (CTA)	82
computertomografie	272, 273
computertomografie (CT)	16
Conn, ziekte van	88, 104
consanguïniteit	175
consult	
–, eerste	329
–, preventieve	326
Continue Morbiditeits Registratie (CMR)	217
continuous positive airway pressure (CPAP)	92
COPD	21
corneale arcus	175
corneatroebeling	180
coronaire hartziekten, relatieve risico	170
corticale blindheid	113, 136
corticosteroïden	79, 304, 305, 307, 308, 311
–, intraveneuze	304
cortisol	86, 87
cortison	86
co-trimoxazol	312
CPAP	92
–, behandeling	97
–, therapie	99

Crawford-procedure	287	dementie	316
C-reactieve proteïne	19, 100, 271, 303	depressie	159, 222
creatinefosfokinase	184	derdegeneratie allochtonen	31
creatinekinase	203, 262	dermatografie	316
creatinine	112	dermatomyositis	261
creatininegehalte, stijging van	110	dexamethason	88, 138
creatinineklaring	79, 220	Diabetes Interactief Educatie Programma (DIEP)	221
CREST-syndroom	296	diabetes mellitus	24, 134, 156, 183, 199, 212, 335
Crohn, ziekte van	316	–, amputatie en	210
cryoglobulinemie	296, 302	–, cardiovasculair management bij	215
CT	16	–, cardiovasculair risicoprofiel	199
CTA	82	–, definitie	216
CTEPH	235	–, dyslipidemie bij	201
CTG	138	–, epidemiologie	216
Cushing, ziekte van	77, 79	–, hart- en vaatziekten en	199
cushingoïd uiterlijk	78	–, macrovasculaire complicaties	200
cushingsyndroom	77, 79, 109	–, medicamenteuze behandeling	222
cutane vasculitis	296, 313	–, prevalentie van hypertensie bij	203
–, behandeling	314	diabetes mellitus type 1	54
CVA	10, 119	–, hypertensiebehandeling	205
–, herstel na een	123	diabetes mellitus type 2	33, 35, 44, 73, 140, 131, 199
CVA-gehandicapte patiënt	127	–, hypertensiebehandeling	205
cyanose	166	–, lipidenprofiel	201
cyclofosfamide	307, 311, 317	diabetesverpleegkundige	214
cytokinen	15, 201, 269, 314	diabetische dyslipidemie	
cytomegalovirus	302	–, medicamenteuze behandeling	203
cytotoxische therapie	307	–, niet-medicamenteuze behandeling	202
		diabetische maculopathie	206
D		diabetische nefropathie	80, 203, 207, 221
dagboek	54	diabetische neuropathie	209
dapson	317	–, indeling	209
darmaandoeningen, ischemische	249	diabetische polyneuropathie	210
darmdistensie	260	diabetische retinopathie	201, 206, 210
darmischemie	250	diabetische voet	209, 211
darmperforatie, acute	262	diarree, bloederige	262
darmresectie	256	diastolische bloeddruk	53
darmschade	251	–, afkappunt voor	115
DASH-dieet (dietary approach to stop hypertension)	71	diazepam	138
D-dimeer	228	dieetinterventie	183, 188
D-dimeerbepaling	241	diepe veneuze trombose (DVT)	225, 226, 288, 316
D-dimeerconcentratie	227, 230	–, eerstelijnsbeslisregel	228
D-dimeertest	228	–, recidief	240
debulking	90	diëtist	58, 214, 219, 335
defecatiesyncope	149	diffuse intravasale stolling	143, 261
degeneratief perifeer vaatlijden	269	digitale substractieangiografie	82
dehydratie	159		

digitalis 261
digoxine 255, 260
dipeptidylpeptidase (DPP-4)-remmers 223
diplopie 304
dipping 54
distale symmetrische polyneuropathie 209
dithiolthionen 69
diuretica 60, 61, 80, 159, 164, 255, 260, 261
diverticulitis 261, 262
–, stenoserende 261
DNA-diagnostiek 46, 191
DNA-test 193
docosahexaenoic acid (DHA) 187
doorbraakvasodilatatie 113
dopamine 260
dopplerapparaat 282
doppleronderzoek 219
dotterprocedure 82, 176
draaiduizeligheid 165, 166
drop 86, 104
druknatriurese 50, 112
Drummond, arterie van 253
duizeligheid 156, 157, 165
dunne darm 253
dunnedarmischemie 256
duplexechografie 272, 273
duplexscan 211
DVT 225
dwarsdoorsnedeonderzoek 28
dysartrie 166
dysbasiaklachten 264
dyslipidemie 42, 199, 207, 212
–, behandelindicaties en verwijsadviezen 183
–, erfelijke 170, 172
–, gecombineerde 173
–, secundaire 181
dyspnée d'effort 226
dyspneuklachten 235, 297

E

EAI 213
ecchymosen 256
ecg 57, 84
eclampsie 131, 134, 142
–, behandeling van 136
eeg 91
eenvatsaandoening 259
eerstegeneratiemigranten, informatieoverdracht 37
eerstelijnsbeslisregel DVT 228
efedrine 261
eicosapentaenoic acid (EPA) 187
eindarterie 267
eiwit 112
eiwit in de urine 141
eiwitindicatorstrips 207
elastase 309
elastische compressiekousen 237, 238
elastische kniekousen 245
elastische kous 232, 235
–, drukklassen 247
–, rondbreikousen 247
–, vlakbreikousen 247
elektrocardiogram (ecg) 57, 84, 150
–, 24-uurs 152
–, holter- 152
elektro-encefalogram (eeg) 91
elektrolyten 332
embolectomie 256
embolie 261
–, arteriële 255
–, mesenteriale 257
–, vet- 261
enalapril 139
endarteriëctomie 259
endocarditis, bacteriële 267
endocarditis lenta 305
endogline 136
endotheelbeschadiging 109
endotheeldisfunctie 100, 201
endotheline 100, 109
enkel-armindex (EAI) 57, 213, 271, 282
–, interpretatie 282
EPA 187
epilepsie 149
epleronon 88
epstein-barrvirus 302
erectiefunctie 24
erectiestoornissen 23
–, orale medicatie 23
–, relatie met hart- en vaatziekten 25
–, risicofactoren 24
erfelijke dyslipidemie 170

erfelijke polytumorsyndromen 89
ergotamine 261, 296
ergotherapie 122
eruptieve xanthomen 178
erysipelas 247
erythema multiforme 314
erythema nodosum (EN) 316
erythermalgie
 –, primaire vorm 296
 –, secundaire vorm 296
erytrocyturie 80, 110, 308
erytromelalgie 296
erytropoëtine 79, 109, 113, 208
essentiële hypertensie 49, 60
essentiële trombocytemie 45
etanercept 317
etniciteit 31, 35
etnische minderheidsgroepen 35
 –, behandeling van cardiovasculaire risicofactoren 35
 –, behandeling van hart- en vaatziekten 35
 –, medicatietrouw 37
European Vasculitis Study Group (EUVAS) 311
evidence-based medicine 31
exsudaten 117, 206
ezetimibe 186
Ezetrol 186
ezitimibe, indicaties 186

F
factor-V-Leidenmutatie 226, 227, 238, 255
familiair gecombineerde hyperlipidemie (FCH) 173
 –, criteria 174
 –, fenotype 173
familiaire dysbètalipoproteïnemie, medicamenteuze therapie 177
familiaire dysbètalipoproteïnemie (FDB) 177
 –, fenotype 177
familiaire hypercholesterolemie (FH) 43, 169, 175, 196
 –, criteria 176
 –, differentiaaldiagnose 175
 –, homozygote vorm 175
 –, landelijke screening 176
familiaire hyperkaliëmische hypertensie 79
familiaire vetstofwisselingsstoornissen

–, dysbètalipoproteïnemie 43
–, gecombineerde hypercholesterolemie 43
–, hypoalfalipoproteïnemie 43
–, verhoogd Lp(a) 43
familial defective apolipoprotein B-100 175
familieanamnese 45, 297, 330
farmacodynamiek 164
farmacogenetica 36
farmacokinetiek 164
FAST-test (face-arm-speech-time) 119
fatty streak 15, 269
FDB 177
FDP 143
fecale impactie 261
Federatie van Nederlandse Trombosediensten 234
femorale occlusie 276
femorale stenose 276
femoropopliteale traject, laesie van 274
fenothiazinen 89
fenprocoumon 232, 241
feochromocytoom 57, 78, 79, 93, 109
 –, behandeling 90
 –, definitie 88
 –, diagnostiek 89
 –, sporadisch 89
FH 43, 175
fibraten 43, 177, 184, 185, 203
 –, bijwerking 186
 –, indicatie 186
 –, interactie 186
fibreuze kap, degradatie van 270
fibrinedegradatieproducten (FDP) 143
fibrinogeen 19
fibrinoïde necrose 109
fibrinolyse 228
fibrinolyticum 232
fibroblastenproliferatie 187
fibromusculaire dysplasie 81, 82, 118, 261
fish-eye disease 180
flauwvallen 149, 167
flavenoïden 69
flavonolen 71
flebografie 241
flexura hepatica coli 253
flexura lienalis coli 253

flitsoedeem	81, 83
fludrocortison	161
fludrocortisonacetaat	148
fluorescentieangiogram	304
fluvastatine	184
fms-like tyrosinekinase 1(sFlt-1)	136
focale neuropathie	209
foetale bewaking	138
foetale groeivertraging	133, 138
foetale longrijping	138
foetus	132
Fontaine-classificatie	280, 282
fosfaatbinders	208
fosfodiësterase-5-remmer	26
fosfolipidenmembraan	171
fragmentocyten	110, 112
Framingham Heart Study	44, 169
Framingham Offspring Study	45
Framingham-algoritme	29
Framingham-risicoscore	17, 35
Framingham-studie	35
Fredrickson-indeling	172
friedewaldformule	181, 202
Fruitstudie	140
fulminante universele ischemische colitis	251
furosemide	80
fysiotherapeut	122, 161, 213, 283
fytosterolen	69

G

gamma-delta-T-cellen	314
gammaglutamyltranspeptidase	192
gamma-GT	192
gangreen	257
gangreneuze ischemische colitis	262
gangreneuze teen	211
gegeneraliseerde atherosclerose, behandeling	284
gemaskeerde hypertensie	52, 54, 63
gemengde ademstops	95
gemfibrozil	185
gemiddelde bloeddruk, afkappunt voor	115
geneesmiddelenbijwerkingen	164
genetische factoren	36
genitale ulcera	315
gesuperponeerde pre-eclampsie	131, 132
gewichtsreductie	97, 205, 334
gewichtsverlies	111, 258, 306
gewrichtsklachten	297, 308
gezond bewegen, richtlijnen	334
gezond eten	333
gezondheidsprobleem, niveaus	123
gezondheidsverlies	65
GFR	208
ginkgo biloba-extract	298
glomerulaire filtratiesnelheid	208
glomerular filtration rate (GFR)	208
glomerulitis	109
glomerulonefritis	310
–, pauci-immune	311
glucagon	89
glucocorticoïd onderdrukbaar hyperaldosteronisme	88
–, behandeling	88
glucosinolaten	69
glycatie	201
glycosylering	12
glycyrretinezuur	86
glycyrrizinezuur	86, 104
golgicomplex	297
granulomateuze vasculitis	309
–, necrotiserende	310
Griffith, punt van	253
groente en fruit	69
grote bloedvaten, vasculitis	302
guillain-barrésyndroom	109

H

handbloeddrukmeter	165
haptoglobine	112, 135
harsen	186
–, bijwerkingen	186
–, indicaties	186
–, interactie	186
hart- en vaatziekten (HVZ)	9, 41, 200, 335
–, primaire preventie	22
–, risicoprofiel	65
hartfalen	10, 19, 89, 111, 156, 159, 200, 223, 227, 256
–, obstructieveslaapapneusyndroom en	99
harthoogte, definitie	52
hartinfarct	19, 176
–, dyslipidemie na	182
hartminuutvolume (HMV)	50, 79, 135
hazardratio	25

HDL-C	42
HDL-cholesterol	201
HEART-score (History, ECG, Age, Risk factors & Troponin)	17
HELLP-syndroom	131, 138, 141, 142, 144
–, behandeling van	136
–, definitie	135
–, herhalingsrisico van	139
–, laboratoriumonderzoek	143
–, laboratoriumuitslagen	137
–, prevalentie	143
–, symptomen	142
hematurie	311
hemiparese	316
hemodynamische instabiliteit	233
hemolytische anemie	180
hemolytisch-uremisch syndroom (HUS)	109, 113, 135, 261
hemoptoë	226, 230, 311
hemoptysis	316
Henoch-Schönlein, ziekte van	307
henoch-schönleinpurpura	261, 302
hepatitis-B-infectie	306
hepatosplenomegalie	178
herpesvirus	269
hersenbloeding	10, 71, 114, 115, 131, 136
herseninfarct	10, 46, 65, 113, 114, 115
hiatushernia	259
high-densitylipoproteïne-cholesterol (HDL-C)	42, 68
HIS	63, 329
histamine	89
hiv	302
hiv-infectie	314
hiv-medicatie	184
HLA	303
HMG-CoA-reductaseremmers	203
H-MIS	218, 332
HMV	50
hoge bloeddruk	269
homocysteïne	19
hoofdpijn	91, 111, 119, 134, 226
hormoonsuppletie	227
huiduitslag	297
huisartsenpraktijk, preventieve zorg in	326
huisartsinformatiesysteem (HIS)	127, 329
huisvisite	328
humaan immunodeficiëntievirus (hiv)	302
Hunter, kanaal van	274
HVZ	9, 41, 200, 335
hydralazine	298
hyperaldosteronisme	50, 79
–, glucocorticoïd onderdrukbaar	88
–, idiopathisch	88
hypercapnie	91
hypercholesterolemie	24, 34, 173, 188
–, etnische verschillen	34
–, familiaire	189
–, patiënten	192
–, prevalentie	171
–, recessieve	175
hypercoagulabiliteit	256, 271
–, verworven	255
hyperemesis gravidarum	188
hyperglykemie	89, 199
–, medicamenteuze behandeling	223
hyperhidrose	296
hyperhomocysteïnemie	140, 212
hyperinsulinemie	204
hyperkaliëmie	80
hyperkinetische circulatie	50
hypermotiliteit	262
hypersensitivity vasculitis	302, 312, 313
–, diagnosecriteria	313
hypertensie	24, 34, 44, 49, 71, 91, 140, 142, 156, 159, 207, 261
–, aanvalsgewijze	89
–, behandeling	57
–, definitie	49, 132
–, diagnostiek	57, 62
–, epidemiologie	50
–, essentiële	49, 60
–, gemaskeerde	52, 54, 63
–, grenswaarde	53
–, maligne	78, 89, 108
–, medicamenteuze therapie	58
–, mineralocorticoïd-	85
–, monogenetische vormen van	77
–, nachtelijke	54
–, obstructieveslaapapneusyndroom en	98
–, onderscheid primaire en secundaire	77
–, ontstaan van	50
–, paroxismale	57
–, primaire	49, 60

–, renale	57, 78, 79		
–, renovasculaire	84	ICD-implantatie (inwendige cardioverter-	
–, risicofactor voor hart- en vaatziekten	54	defibrillator)	152
–, secundaire	49, 57, 60, 77, 103	idiopathisch hyperaldosteronisme	88
–, sociale klasse en	50	idiopathische trombose	236
–, therapieresistente	54, 60, 64, 83	idiopathische veneuze trombose	233
–, wittejas-	52, 63	I-FABP	256
–, zoethoutwortel-	85, 86	IgA	308
–, zwangerschaps-	54, 131, 132, 134	IHZ	10, 140
hypertensief spoedgeval	108, 137	IL	303
hypertensieve aandoeningen, zwanger-		iliacale occlusie	276
schapgerelateerde	131	iliacale stenose	276
hypertensieve crisis	57, 89, 90, 107, 108	iloprost	298
–, behandeling	112	immobilisatie	236
–, complicaties	110	immunosuppressivum	80
–, definitie	107	immuuncomplexen	312
–, incidentie	110	immuunglobuline A (IgA)	308
–, onderverdeling	107	IMT	43
–, oorzaken van	108	incidentaloom van de bijnier	89
–, spoedgeval	108	incretinemimetica	223
–, urgentie	108	indexpatiënt	45, 46
hypertensieve encefalopathie	108, 112, 136	indolen	69
hypertensieve orgaanschade	57, 111	Inegy	186
hypertensieve urgentie	108	infectieuze colitis, acute	262
–, behandeling	112	inflammatoire darmaandoeningen	227, 314
hyperthyreoïdie	79	infliximab	317, 318
hypertriglyceridemie	173, 177, 180, 188, 202	inflowprocedure	212
–, oorzaken	177	INR-streefwaarde	232, 234
hyperviscositeit	271, 297	inspanningstonometrie	259
hypoalfalipoproteïnemie	43	in-stentstenose	83
hypokaliëmie	86	in-stenttrombose	83
hypoperfusie	165	insuline	202
hypopneu	90	–, tekort aan	220
–, definitie	95	insulineresistentie	44, 140, 204, 220
hypotensie		insult	142
–, orthostatische	52, 53, 145, 146, 153	interferon (IF)-alfa	109, 113, 317
–, postprandiale	153	interferon-gamma	303
hypotensieve syndromen		interleukine (IL)	303
–, anamnese	157	intermitterende porfyrie	109
–, definitie	145	international normalized ratio (INR)	232
–, diagnostiek	157	International Study Group for Behçet's	
–, oorzaken	164	Disease	315
–, symptomatologie	156, 166	intestinal fatty acid-binding protein	
–, ten gevolge medicatiegebruik	163	(I-FABP)	256
hypothyreoïdie	79, 181, 183, 305	intestinal scarring	316
hypoxie	91	intestinale ischemie	250
		intima-mediadikte IMT)	17, 43

intracerebrale bloeding	114
ischemie	
–, beschermende mechanismen	253
–, colon-	256, 259
–, dunnedarm-	256
–, kritieke	212
–, mesenteriale	256, 258
–, mucosale	253
–, niet-occlusieve	263
–, placentaire	136
ischemisch colon	250
ischemisch hartlijden, obstructieveslaapapneusyndroom en	99
ischemisch insult	250
ischemische colitis	260, 263
–, gangreneuze	262
–, mortaliteit	263
ischemische colopathie, reversibele	251
ischemische hartziekten (IHZ)	10, 140
ischemische nefropathie	83
isoniazide	318
isothiocyanaten	69

K

kahweol	72
kalium	112
kaliuminneming	19
kanaal van Hunter	274
kanteltafeltest	150, 167
Kawasaki, ziekte van	302, 305
ketanserine	138
keukenzout, inname	58
kinderen, overgewicht bij	74
kleerhangersymptoom	146, 165, 166
kleine bloedvaten, vasculitiden van	307
klep van Bauhin	258
klinische beslisregel volgens Wells	227
–, longembolie	230
–, trombosebeen	229
klinische observatie	28
kno-arts	96
koffie	72, 161
Koninklijk Nederlands Genootschap voor Fysiotherapie (KNGF)	283
kortademigheid	240
koudeagglutinine	296
koude-urticaria	296
kralensnoer	84
kransslagaders, verkalkingen in	17
Krimpen-studie	25
kritieke ischemie	212
kwaliteit van leven	22
kwaliteitszorg	328

L

laag high-densitylipoproteïne	179
laagmoleculairgewichtheparine (LMWH)	140, 232, 235, 239
labetalol	112, 114, 133, 137, 139
lactaat	252
lactaatdehydrogenase	112, 262
lactaathydrogenase (LDH)	256
lamina cribrosa	28
Landelijk Informatie Netwerk Huisartsenzorg (LINH)	63
Landelijke Huisartsen Vereniging (LHV)	22
langeafstandlopers, ischemische colitis bij	260
langeafstandvluchten, ischemische colitis en	260
langerhanshistiocyten	303
lasercoagulatie	207
LCAT	43
LCAT-deficiëntie	180
LDH	256
LDL	11, 121
LDL-C	42
LDL-cholesterol	190, 201
–, 95e percentiel	174
LDL-receptor	189
LDL-receptorgenmutatie	176
lecithinecholesterolacetyltransferase (LCAT)	43, 172
leefstijl	21, 58
leefstijlaanpassingen	203
leefstijladvies	58, 170, 330, 332
leefstijlinterventie	174, 177, 181
leefstijlprogramma	334
lengtearteriotomie	265
leptinestofwisseling	100
leukocyten	312
leukocytoclastische vasculitis van de huid	312, 313
leukocytose	256, 262, 303
levercelcarcinoom	261

levercirrose	261	low-densitylipoproteïne (LDL)	11, 121, 169, 189, 269
leverenzymen	135, 143		
leverinfarcering	135	low-densitylipoproteïne-cholesterol (LDL-C)	68
leverinsufficiëntie, acute	135		
leververvetting, acute	135	low-densitylipoproteïne-cholesterol (LDL-C)	42
levodopa	146		
LHV	22	Lp(a)	42, 181
lichaamsbeweging	34, 205	LPL	202
lichaamsgeur	188	LpX-deeltjes	181
licht in het hoofd	165	lumbale sympathectomie	299
liddlesyndroom	79	lupus anticoagulans	233
ligamentum arcuatum	259, 261	lupus pernio	296
LINH	63	luteïne	69
linkerventrikelfalen	136	lycopeen	69
linkerventrikelhypertrofie	57, 84, 111	lymfocyten	269
linksdecompensatio cordis	89		
lipidenmetabolisme	171	**M**	
lipidenpolikliniek	46, 183	125I-metajodobenzylguanidine (MIBG) total body scintigrafie	90
lipidenprofiel, atherogeen	202		
lipidenspectrum	42, 220	maag-darmstelsel	
lipidenverlagende medicatie, overzicht werkzaamheid	187	–, bloedvoorziening van	251
		–, ischemie van	250
lipidenverlagende therapie	183	maagischemie	251
–, medicamenteus	184	maatschappelijk werk	122
–, niet-medicamenteus	183	macroalbuminurie	203, 207
lipoproteïne (a) (Lp(a))	42	macrofagen	269
lipoproteïnelipase (LPL)	202	macroglobulinemie	261
lipoproteïnelipasedeficiëntie	178	maculaoedeem	206
–, behandeling	178	maculopapulaire rash	313
lipoproteïnen	11	maculopathie, diabetische	206
lisdiureticum	60, 80	magnesiumsulfaat	138
livedo reticularis	306	magnetic resonance (MR-)imaging	16, 272, 273
LMWH	140	magnetische resonantieangiografie (MRA)	82
logopedie	122	malabsorptie	258, 267
longarts	234	maligne feochromocytomen	90
longembolie	225, 226, 232, 235, 239	maligne hypertensie	78, 89, 108
–, diagnostiek	230	–, incidentie	110
–, diagnostische strategie	233	–, risicofactoren	110
–, klinische beslisregel volgens Wells	230	maligne nefrosclerose	110
–, recidief	241	maligniteit	234, 241
longhypoplasie	133	manchet	53
loop eventrecorder		mantelzorgers	327
–, implanteerbare	152	mantouxtest	318
–, uitwendige	152	MAO-remmers	104
looppas, veranderde	278	MCT	189
looptraining	274, 283, 288	MDRD-formule (Modification of Diet in Renal Disease Study)	79, 221
losartan	298		

medicatie met vasculaire bijwerkingen	160	Minimale Interventiestrategie Stoppen met roken voor de Huisartsenpraktijk	
medicatiegebruik, bij ouderen	21		
medicatietrouw	37, 332	(H-MIS)	228
medisch inhoudelijke huisartsgeneeskundige zorg	327	misselijkheid	142
		mitralisstenose	267
medium chain triglycerides (MCT)	189	modification of diet in renal disease-formule (MDRD)	221
meerlingzwangerschap	134		
meervatslijden	259	molazwangerschap	134
meningitis, aseptische	316	moleculaire mimicry	314
mesenteriale embolie	257	mond, droge	237
mesenteriale ischemie	256, 257, 258	monoamineoxidaseremmers	134
–, acute	250, 251, 254	monocyte chemoattractant protein-1	12
–, chronische	250, 251, 258	mononeuropathie	200, 209, 306
–, incidentie	255	motorische neuropathie, verschijnselen van	208
–, niet-occlusieve	254		
mesenteriale trombose, acute	267	MRA	82
mesenteriale vasoconstrictie	260	MR-angiografie	16
metabole acidose	262	MR-imaging	16
metabool syndroom	171, 174	mucosale ischemie	253
metalloproteïnasen	270	mucosaschade	251
metanefrine	90	multidisciplinair vaatteam	284
meten van de bloeddruk, richtlijnen	53	multifactoriële vasculitis	314
metformine	223	multifocale neuropathie	209
methotrexaat	304, 305, 317	multilevelchirurgie	97
methyldopa	133, 137, 139	multinucleaire reuscellen	303
methylprednisolon	312	multipele endocriene neoplasie (MEN-2a en -2b)	89
metoprolol	133		
microalbuminurie	19, 57, 203, 205, 207, 216, 221	multipele sclerose	314
		muscularis mucosae	251
microaneurysmata	206	muscularis propria	251
microangiopathische hemolytische anemie	110, 111, 135	musculus rectus abdominis, bloeding in	244
		myalgie	184
microscopische polyangiitis	309	myeloperoxidase	309
mictiesyncope	149	myeloproliferatieve ziekten	227
middelgrote bloedvaten, vasculitiden van	305	myocardinfarct	65, 200, 267, 269, 276, 322
middellangeketentriglyceriden	178	–, acuut	9, 10
middelomtrek	34, 57, 219, 330	–, non-Q-wave	94
midodrine	148, 161	myopathie	203
mid-pregnancy drop	132		
migraine	317	N	
military position	298	nachtelijk transpireren	91
mineralocorticoïdhypertensie	85	nachtelijke hypertensie	54
–, definitie	85	NADP	187
–, pathofysiologie	87	nail-fold lesions	316
mineralocorticoïdreceptorantagonist	60, 88	naloxon	89
Minimale Interventiestrategie Stoppen met roken voor de Huisartsenpraktijk (H-MIS)		natrium	112
	332	natriumbeperking	80

natriuminneming	19	–, dubbelzijdige	83
NDF	200	–, oorzaken	81
necrotiserende arteriitis	305	nierechografie	80
necrotiserende granulomateuze ontstekingen	321	nierfunctie	332
		nierinsufficiëntie	78, 79, 113, 118, 136, 143, 311
necrotiserende proliferatieve glomerulonefritis	321	–, foetale	133
		–, neonatale	133
necrotiserende vasculitis	305	–, terminale	140, 207
Nederlands Huisartsen Genootschap (NHG)	20, 169	nierschade, remming van	208
		niersteenaanval	286
Nederlandsche Internisten Vereeniging (NIV)	20, 169	niet-occlusieve ischemie	263
		niet-pluisgevoel	290
Nederlandse Diabetes Federatie (NDF)	200	niet-proliferatieve retinopathie	206
nefropathie	200, 210	niet-westerse allochtonen	31
–, diabetische	203, 207	–, diabetes mellitus type 2	33
–, ischemische	83	nifedipine	139, 296, 298
nefrosclerose, maligne	110	–, retardvorm van	133, 137
neglect	122	nimodipine	116
nek- en schouderpijn	156	NIV	20
neovascularisatie	206	niveaus gezondheidsprobleem	
nervus opticus	118	–, beperking	124
neurofibromatose type 1	89	–, handicap	125
neurogene claudicatie	271	–, pathologie	124
neurogene pijn	200	–, stoornis	124
neuroleptica	160	NOMI	255
neuropathie	200, 208	non-dipper	54
–, autonome	208	non-nutritief	69
–, diabetische	209	non-steroidal anti-inflammatory drugs (NSAID)	308
–, focale	209		
–, mono-	209	noradrenaline	89, 260
–, multifocale	209	noradrenalineproducerende feochromocytoom	89
–, proximale motorische	209		
–, sensibele	208	normetanefrine	90
–, van de nervus opticus	118	normoalbuminurie	207
neutrofiele granulocyten	313	normocholesterolemie	173
Niaspan	187	nortriptyline	333
nicardipine	138, 296	NSAID	52, 289
nicotinamide (NADP)	187	nuchtere bloedglucosespiegel	220
nicotine	269	nurse practitioner	325
nicotinevervangende ondersteuning	218, 333		
nicotinezuur	187	**o**	
–, bijwerkingen	187	OAC	144
–, derivaten	43	obesitas	34, 44, 51, 72, 91, 227
–, indicaties	187	obstipatie	260
Niemann-Pick C1-like 1 protein	186	obstructief slaapapneusyndroom	95
nier	50	obstructieve ademstops	95
nierarteriestenose	57, 61, 79, 81, 109, 110, 111, 118	obstructieve apneu	99

obstructieveslaapapneusyndroom (OSAS)	51, 79, 90	–, prognose	152
		–, symptomen	156
–, behandeling	91, 97	OSAS	51
–, cardiovasculaire morbiditeit	98	overgevoeligheidsarteriitis	320
–, cardiovasculaire mortaliteit	97	overgewicht	28, 34, 44, 51, 68, 72, 333
–, cardiovasculaire risicofactoren	98	overgewicht/obesitas, kinderen met	73
–, cerebrovasculair accident en	98	overkruisfenomenen	117
–, endotheeldisfunctie en	100		
–, klachten en verschijnselen	91		
–, prevalentie	95	pacemaker	151
occlusie		palatumafwijkingen	91
–, femorale	276	PAN	305
–, iliacale	276	pancreaticoduodenale arcade	253
oculogram	91	pancreatitis	259, 261
oedemateuze voet	211	–, acute	172, 177, 188, 262
oestrogenen	86	papaverine	256, 263
ogen, droge	297	papiloedeem in fundo	108
oligohydramnion	133, 138	paragangliomen	88
omega-3 vetzuren	68, 187	parenchymateuze nierziekte	78
onderbeensteunkousen	244	parenterale antihypertensieve therapie	112
ontwenningsverschijnselen	333	paresthesieën	209
oogboldruk	149	Parkinson, ziekte van	146, 156, 166
oogontstekingen	322	parkinsonisme	156
oogpijn	304	paroxismale hypertensie	57
oorsuizen	165, 166	paroxismen	89
opioïden	165	parvo-B19-virus	302
oraal anticonceptivum	118	passagère ulcererende ischemische colitis	251
orale aften	315	patency	274
orale anticonceptiva (OAC)	144, 226, 227, 241	pathergietest	315, 318
orale antihypertensieve therapie	112	Pathologic Determinants of Atherosclerosis in Youth (PDAY)	42
orale contraceptiva	185, 261	patiëntcontroleonderzoek	28
orgaanschade	118	pauci-immune glomerulonefritis	311
–, hypertensieve	57	PAV	212
–, secundaire	133	PDAY	42
origostenose	81	PDE-5-remmer	23
orthopedisch instrument- en schoenmaker	122	PDS	260
orthostasemeting	163, 165	peesxanthomen	175, 176, 192
orthostatische hypotensie	52, 53, 54, 145, 153	penis, rigiditeit van	25
–, behandeling	147, 158	pentoxifylline	214, 274, 317
–, bij ouderen, oorzaken	159	peptisch ulcus	259
–, definitie	146, 154	percutane closing devices	276
–, diagnostiek	147	percutane intravasculaire ballondilatatie	82
–, epidemiologie	155	percutane transluminale angioplastiek, complicaties na	276
–, geriatrische patiënten en	155		
–, oorzaken	146	percutane transluminale angioplastiek (PTA)	212, 259, 274, 277
–, prevalentie	155		

percutane transluminale ballondilatatie	257	–, symptomen	306
percutane transluminale mesenteriaal angioplastiek (PTMA)	259	polycysteuze nierziekte	80
		polycythaemia vera	45, 261
periarteriitis nodosa	319	polydipsie	86, 217
perifeer arterieel vaatlijden (PAV)	65, 212	polyfarmacie	21
–, aanvullend onderzoek	282	polyfenolen	69
–, definitie	212	polymorfisme	36
–, epidemiologie	270	polymorfonucleaire cellen	306
–, lichamelijk onderzoek	281	polymyalgia rheumatica (PMR)	303, 304
–, prevalentie	212	–, behandeling	305
–, prognose	282	–, differentiaaldiagnose	304
perifeer vaatlijden	9, 16, 19, 47, 256	–, klinische symptomen	304
–, degeneratief	269	polymyositis	305
–, doodsoorzaak	47	polyneuropathie	306
perifere weerstand (PW)	50	–, diabetische	210
peritoneale prikkeling	262	–, distale symmetrische	209
periumbilicale pijn	255	polysomnografie	94
persen	260	polytraumata	238
PHA	85, 109	polytumorsyndromen, erfelijke	89
PIGF	136	polyurie	86, 200, 217
pil, de	58	popliteaal entrapmentsyndroom	271
plaatjesaggregatie	187	popliteale bypass	211
plaatjesaggregatieremmer	83, 298	postprandiale bloeddrukdaling	158
plaatjeshyperreactiviteit	45	postprandiale hypotensie	153
placenta	135, 136	–, behandeling	161
placentaire ischemie	136	–, definitie	155
placental growth factor (PIGF)	136	–, geriatrische patiënten en	155
plantensterolen	69	–, symptomen	157
plaque	15	postprandiale pijn	258
plaque-instabiliteit	270	postprandiale syncope	156
plaqueruptuur	270	posttrombotisch syndroom	232, 234, 245
plaquestabilisatie	187	–, behandeling van	246
plasma-aldosteron	104	–, definitie	246
plasmaferese	307	–, klachten bij	246
plasmanoradrenaline	100	–, pathofysiologie	246
plasmavolume	135	PPAR-alfa-agonisten	185
PMR	303	praktijkassistent	22, 325
pneumatosis	262	praktijkondersteuner (POH)	22, 75
pneumatosis intestinalis	256	praktijkverpleegkundige	325
pocket-dopplerapparaat	282	–, contact met de patiënt	328
podotherapeut	214	–, ontwikkeling van de functie	326
POH	22	–, taken van	325
polsmeter	53	pravastatine	184
polyarteriitis nodosa (PAN)	109, 261, 267, 302, 305, 320	prazozine	298
		prednison	88, 301, 304
–, behandeling	307	pre-eclampsie	107, 109, 113, 131, 135, 142, 144
–, criteria voor de diagnose	306	–, behandeling post partum	138

–, behandeling van	136	psychologie	122
–, farmacologische preventie	139	PTA	274
–, gesuperponeerde	131, 132	PTMA	259
–, herhalingsrisico van	139	pulmonalisangiografie	231
–, laboratoriumuitslagen	137	pulstherapie	312
–, langetermijnprognose	140	puntenscorelijst, vasculaire geneeskunde	192
–, maternale complicaties	136	pyotrombose	261
–, prevalentie	143		
–, preventie van	139	**Q**	
–, risicofactoren	134	QRISK2	35
–, symptomen van	134	QT-intervalsyndroom, lang	151
–, voorspellen van	139	QT-tijd	150
pre-existente bloeddruk	138	quantiferontest	318
premature atherosclerose	41	Questran	136
–, behandeling	48		
prematuur cardiaal vaatlijden, prognose	46	**R**	
prematuur coronairlijden	171	RA	296
prenatale zorg	143	RAAS	51, 205
presyncopale verschijnselen	149	rabdomyolyse	184
preventief consult	22, 326	radiatie-enteritis	262
prikkelbaredarmsyndroom (PDS)	260	radiatievasculitis	261
primair hyperaldosteronisme (PHA)	61, 79, 85, 109	radioallergosorbenttest (RAST)	319
		RAS	205
–, subtypen	88	raynaudfenomeen (RF)	295
primaire hypertensie	49, 60	–, aanval	296
Princeton Richtlijnen	25	–, definitie	295
Prinzmetal-angina	295	–, hyperemische fase	295
proliferatieve intimahyperplasie	261	–, oorzaken	295
proliferatieve retinopathie	206	–, primaire vorm	296
proprioceptie	209	–, secundaire vorm	296
prostaglandines	260	–, symptomatologie	295
proteïnase 3	309	recessieve hypercholesterolemie	175
proteïne C	225, 255	recombinant tissue-plasminogen activator (t-PA)	232
proteïne C-deficiëntie	227		
proteïne S	226, 255	rectaal bloedverlies	262
proteïne S-deficiëntie	227	reflexsyncope	148
proteïnurie	78, 79, 110, 142, 180, 308	Reiter, ziekte van	314
–, definitie	132	reizen, veneuze trombose en	242
Proteus mirabilis	263	relapsing polychondritis	302
prothesebypass	275	relatief risico (RR)	115
protocollen	327	renal vascular disease	81
protrombinegenmutatie	255	renale hypertensie	73, 79
protrombinegenvariant	226, 227	–, definitie	78
proximale motorische neuropathie	209	–, pathofysiologie	78
pruritus vulvae	200	renale vaatverwijders	79
pseudofolliculitis	315	renine	79, 88
pseudomembraneuze colitis	262	renine-angiotensine	254

renine-angiotensine-aldosteronsysteem
  (RAAS) 51, 81, 205
renine-angiotensinesysteem (RAS) 205
renovasculaire hypertensie (RVHT) 81, 84
  –, definitie 81
reperfusieschade 254
respiratory disturbance index (RDI), definitie 95
retentieblaas 108
retina 111
  –, bloedinkjes in 206
retinale necrose, acute 314
retinale veneuze occlusie (RVO) 27
  –, cardiovasculaire risicofactoren 29
  –, hypertensie en 28
  –, incidentie 28
  –, ontstaan 28
  –, overlijdensrisico 29
  –, prevalentie 28
retinopathie 200
  –, diabetische 201, 206, 210
  –, niet-proliferatieve 206
  –, proliferatieve 206
retrosternale pijn 295
reumatische artritis 302
reumatoïde artritis 261, 296
reuscelarteriitis 302, 303
revalidatie 212
revalidatiearts 122
revalidatiebehandeling, voorwaarden voor 121
revalidatiedagbehandeling 126
revascularisatie 278
revascularisatieprocedure 256
reverse cholesterol transport 179
reversibele ischemische colopathie 251
reversibele posterieure leuko-encefalopathiesyndroom 113
RF 295
Richtlijnen Goede Voeding 66
Rijksinstituut voor Volksgezondheid en Milieu (RIVM) 65
rinorroe 310
Riolan, arc de 253
risicocalculatoren 55
RIVM 65
rode wijn 71

roken 19, 23, 34, 42, 58, 110, 144, 181, 205, 207, 218,
  222, 270, 279, 283, 315, 329
  –, stoppen met 213, 332
rokersbenen 212
rondbreikousen 247
rosuvastatine 184
RR 115
Rutherford-classificatie 272
RVHT 81
RVO 27

s
SAMPC 124
sarcoïdose 314
Schiffse basen 201
schuimcellen 12
sclerodermie 109, 296
SCORE-project (Systematic Coronary Risk
  Evaluation) 35, 55, 169, 330
SDHB-mutaties 89
SDHD-mutaties 89
secundaire dyslipidemieën 181
  –, diagnostiek 182
secundaire hypertensie 49, 57, 60, 77, 103
  –, bevindingen passend bij 78
  –, oorzaken 103
  –, oorzaken van 79
secundaire orgaanschade 133
secundaire preventie 276
sedativa 160
segmentale colitis 263
selectieve serotonineheropnameremmers 164
selectieve serotonineheropnameremmers
  (SSRI) 104
sensibele neuropathie, verschijnselen van 208
septumperforatie 310
serumcholesterolgehalte, daling 68
serumcreatinine 111, 220
serum-LDH 143
sfygmomanometer 53
SGPT (serumglutamaat-pyruvaattransaminase) 319
short bowel syndrome 186
sikkelcelanemie 261
sildenafil 298
Simon Broome Register of familiar hypercholesterolemia 43

simvastatine	122, 184	–, femorale	276
sinus caroticus	149	–, iliacale	276
sinuscaroticusmassage	150, 167	–, in-stent-	83
sinuscaroticusovergevoeligheid	150, 157, 164, 166, 167	stenoserend vaatlijden	53
		stent	257, 259, 277
–, oorzaken	159	stentplaatsing	82
sinuscaroticussyndroom	149	–, intravasale	293
sinusitiden	310	stentprocedure, endovasculaire	289
sitosterolemie	175	steroïden	311
slaapapneusyndroom	93, 95	sterretjes zien	165
–, definitie	95	stevens-johnsonsyndroom	314
–, diagnostiek	96	Stichting Opsporing Erfelijke Hypercholesterolemie (StOEH)	45, 176, 191
slaaponderzoek	96	stollingstoornissen	44
slagader, afsluiten van	15	–, obstructieveslaapapneusyndroom en	100
slaperigheid overdag	96	stomatitis aphthosa	314
SLE	113, 296	stoppen met roken	213, 218, 284, 332
small dense LDL	201	straalresectie	211
snurken	91, 94, 96	streefbloeddrukwaarde	80
sociaaleconomische gezondheidsverschillen	38	strekpeesxanthomen	47
		stridor	310
solutio placentae	143	stroke-unit	120
somnoplastiek	97	subarachnoïdale bloeding	10, 114
souffles	271	subcapsulair leverhematoom	135, 136
spastische contracties	262	substractieangiografie, digitale	82
spierpijn, statinegeïnduceerde	185	Sudeck, punt van	253
spierzwakte, proximale	297	sulfasalazine	317
spiraal-computertomografie	230	sulfonylureumderivaten	223
spironolacton	88	syfilis	302, 314
sporadisch feochromocytoom	89	sympathectomie	297
sporten	202, 219	–, cervicale	299
spreekkamerbloeddruk	52	–, lumbale	299
spreekuur	328	sympathicusactiviteit	100
–, afspraken-	328	sympathicustonus	79
–, categoraal	328	sympathicusuitval	148
–, telefonisch	328	sympathisch zenuwstelsel	51, 146
SSRI	104, 164	syncope	145, 150
staande bloeddruk	158	–, anamnese	150
stafylokokkendragerschap	310	–, cardiogene	145
Staphylococcus aureus	312	–, defecatie-	149
stappenteller	219	–, diagnostiek	150
statines	43, 80, 83, 176, 177, 184, 203, 220, 222, 276	–, lichamelijk onderzoek	150
		–, mictie-	149
–, bijwerkingen	184	–, postprandiale	156
–, indicaties	184	–, prognose	152
–, interacties	184	–, reflex-	148
statinetherapie bij kinderen	195	–, vasovagale	145
stenose			

–, vormen van	145
syndromen, hypotensieve	145
syndroom	
–, acuut coronair	320
–, adams-stokes-	151
–, antifosfolipiden-	44, 134, 140, 227, 255
–, budd-chiari-	316
–, chronisch compartiment-	271
–, churg-strauss-	302, 309
–, CREST-	296
–, cushing-	77, 79, 109
–, guillain-barré-	109
–, HELLP-	131, 138, 141, 142, 144
–, hemolytisch-uremisch	109, 113, 261
–, lang QT-interval-	151
–, liddle-	79
–, obstructieve slaapapneu-	51
–, obstructieveslaapapneu-	79, 90
–, popliteaal entrapment-	271
–, posttrombotisch	232, 234, 245
–, prikkelbaredarm-	260
–, reversibele posterieure leuko-encefalopathie-	113
–, sinuscaroticus-	149
–, slaapapneu-	93, 95
–, stevens-johnson-	314
–, takayasu-	261, 302
–, thoracic-outlet-	296, 298
Syntocinon	141
systemische lupus erythematodes (SLE)	109, 113, 296, 302, 314
systemische vasculitis	305, 321
systolische bloeddruk	53
–, afkappunt voor	115
systolische hypertensie	51
T	
tachycardie	89, 151
tacrolimus	79, 109, 113, 317
tadalafil	298
takayasusyndroom	261, 302
takocclusie	27
Tangier, ziekte van	180
T-cellen	
–, gamma-delta-	314
–, regalutoire	315
T-celziekte	305
TEA	275
teen, gangreneuze	211
tegaserod	260, 261
tendinitis	305
terminale nierinsufficiëntie	140, 207
terpenen	69
test	
–, D-dimeer-	228
–, FAST-	119
–, kanteltafel-	150, 167
–, mantoux-	318
–, pathergie-	315, 318
–, quantiferon-	318
–, radioallergosorbent-	319
–, zoutbelastings-	88
thalidomide	317
therapieontrouw	60
therapieresistente hypertensie	54, 60, 64, 83
therapieresistentie	78
therapietrouw	
–, bevorderen van	329
–, met betrekking tot medicatie	37
thiazidediureticum	36, 60, 80, 133, 205, 222
thiazolidinedionen (TZD's)	223
thoracic-outletsyndroom	296, 298
thromboangiitis obliterans	296, 298
thuismeting	64
thumbprinting	262
thyroïdstimulerend hormoon	192
TIA	19, 65
TNF	314
TNF-remmers	317
tongbeet	149, 166
tonsillen, vergrote	91
t-PA	232
tracheostomie	99
transaminasestijging	184
transient ischaemic attack (TIA)	19, 65, 156, 157, 200, 276, 292
transversum	253
transvetzuren	68
trauma capitis	109
tricyclische antidepressiva	52, 89, 109, 164
triglyceridencholesterol	201
triglyceridengehalte	220
trombectomie	256
trombendarteriëctomie (TEA)	275

trombocytemie, essentiële	45	uitgangsechografie	241
trombocyten	112, 135	ulcera	
trombocytenaggregatie	260, 269	–, afteuze	316
trombocytenaggregatieremmer	214, 276, 284	–, genitale	316
trombocytopenie	135, 143	–, vormen van	316
trombocytose	261, 303	ulcererende ischemische colitis	
trombofilie	44, 140, 241, 258	–, chronische	251
trombofiliefactor, erfelijke	233	–, passagère	251
tromboflebitis	316	ulcus cruris	245
tromboflebitis migrans	261	universele ischemische colitis, fulminante	251
trombogene plaque	269	ureum	112
trombolyse	120	urine-incontinentie	166
trombolytische therapie	232	urinesediment	78, 30
trombose	261, 297	uteroplacentaire bloedstroom	135
–, acute	267	uveitis	
–, arteria mesenterica-	255	–, anterior	315, 316
–, idiopathische	236	–, posterior	316
–, in relatie met vliegreis	243	–, posterior in fundo	315
–, in-stent-	83	uvula, vergrote	91
–, vena portae	261		
–, veneuze	225, 255	**V**	
trombosebeen	225, 235, 236, 245	vaatbed, ondervulling van	146
–, complicaties	235	vaatchirurg	285
–, diagnostiek	229	vaatlaboratorium	282
–, diagnostische strategie	231	vaatocclusie	297
–, klinische beslisregel volgens Wells	229	vaatstijfheid	51
tromboseprofylaxe	244	vaatverwijders	60
tromboseprofylaxe met LMWH, indicaties voor	236	vaatverwijding	148
		vaatwandbloedingen	16
trombotische trombocytopenische purpura (TTP)	109, 113, 135	vaatwandstijfheid	201
		vaginitis	217
tromboxaan	260	valpartijen	156, 157
truncus brachiocephalicus	287	valsalvamanoeuvre	147
truncus coeliacus	251	varenicline	333
TSH	192	variant-angina	295, 298
tuberculose	314	vasculaire chorioretinitis	315
tumornecrosefactor-alfa	100, 314	vascular endothelial growth factor (VEGF)	136
tussendoortjes	74	vasculitiden	
tweedegeneratie allochtonen	32	–, classificatie	302
type 1 angiotensine II-receptor (AT1-receptor)	136	–, van de kleine bloedvaten	307
		–, van de middelgrote bloedvaten	305
typen roker		vasculitis	213, 297, 301
–, tevreden roker	332	–, allergische	302
–, twijfelaar	332	–, arteriële	316
		–, cerebrale	317
U		–, CNS-	302
uitgangsbloeddruk	158	–, cutane	313

-, granulomateuze 309
-, hypersensitivity 302, 312, 313
-, kenmerken 301
-, leukocytoclastische 312
-, multifactoriële 314
-, necrotiserende 305
-, symptomen 301
-, systemische 305, 321
-, van de grote bloedvaten 302
vasculopathie 317
vasoconstrictie 51, 254
vasodilatantia 214
vasodilatatie 188
vasodilatoren 160
vasopressine 254, 261
vasospastische syndromen, behandeling van 298
vasovagale collaps 164, 166, 167
vasovagale syncope 145
-, definitie 148
-, oorzaken 159
VEGF 136
vena colica sinistra 253
vena portae 253, 256
vena rectalis superior 253
vena sigmoidea 253
veneuze bypass 275
veneuze insufficiëntie, chronische 271
veneuze stamafsluiting 28
veneuze trombo-embolie (VTE) 238, 240
veneuze trombose
-, behandeling 232, 235
-, definitie 225
-, epidemiologie 225
-, idiopathische 233
-, klachten 226
-, oorzaken van 227
-, risicofactoren 225
ventilatie-perfusiescintigrafie 230
verapamil 296
verhoogde bloeddruk 34
verpleeghuisarts 122
verpleegkundig onderzoek 328
verpleegkundig proces 327
verpleegkundige diagnose 327
verpleegkundige methodiek 327
very-low-densitylipoproteïne (VLDL) 202

verzadigd vet 68
vetembolie 261
vetoplosbare vitaminen 68
vetstofwisselingsziekten 200
vibratiezin, afname van 209
vingerbloeddrukmeter 167
vingers en tenen, inspectie van 297
virus
-, cytomegalo- 302
-, epstein-barr- 302
-, immunodeficiëntie- 302
-, parvo-B19- 302
vis, beschermend effect 68
visolie 187
-, effect van 187
-, indicaties 188
-, interactie 188
visuele stoornissen 156
visusdaling 206, 304
-, acute 110
visusklachten 134, 297
visusstoornissen 111, 295
visusvermindering 28
vitamine-K-antagonisten 232, 235, 239, 241
-, behandeling met 234
vitaminen, vetoplosbare 68
vlakbreikousen 247
VLDL 202
vliegtuigtrombose 243
vocht- en zoutinname 160
voeding 329
voedingsadviezen, individuele risicoreductie van 67
voedingsinterventie 66
voedingspatroon 330
-, veranderen van 333
voedingssupplementen 69
voetenteam 214
volumedepletie 166
Von Hippel-Lindau, ziekte van 89
voorlichting 335
voorlichtingsmateriaal 223
vrije radicalen 70
vroeggeboorte 136
VTE 238

W

watchful waiting	238
water- en zoutretentie	204
weefselverval	274
Wegener, ziekte van	302, 307, 309, 321
'Wegener' haarden	311
wegraking	146
wegrakingen	156, 157
Wells, klinische beslisregel volgens	227
Wereldgezondheidsorganisatie (WHO)	204
westerse allochtonen	31
WHO	204
windketelfunctie	51
wintervoeten	296
wittejashypertensie	52, 54, 63, 330
wittejasseneffect	52
wittestofafwijkingen	114
Worcester Heart Attack-onderzoek	46

X

xanthelasmata	47, 172, 175, 176
xanthomen	172, 177
–, eruptieve	178
xantinolnicotinaat	214

Z

zadelneus	310
zeer oud	21
zelfmanagement	327
zelfrapportage	25
zelfstandig beroepsbeoefenaar	326
ziekte van Addison	166
ziekte van Behçet	302, 307
–, behandeling	317
–, criteria	315
–, differentiaaldiagnose	314
–, huidafwijkingen	315
–, ulcera	315
ziekte van Behçet (BD)	314
ziekte van Buerger	261, 296
ziekte van Conn	88, 104
ziekte van Crohn	316
ziekte van Cushing	77, 79
ziekte van Henoch-Schönlein	307
–, behandeling	308
–, huidafwijkingen	309
–, kliniek	308
ziekte van Kawasaki	302, 305
ziekte van Parkinson	146, 156, 166
ziekte van Pfeiffer	117
ziekte van Reiter	314
ziekte van Tangier	130
ziekte van Von Hippel-Lindau	89
ziekte van Wegener	302, 307, 309, 321
–, longbetrokkenheid	311
–, nierbetrokkenheid	311
–, relapsrisico	312
–, symptomen	310
zoethoutbevattende producten	78, 79
zoethoutthee	86
zoethoutwortelhypertensie	85, 86
zorgproces	326
zoutbelastingstest	88
zoutconsumptie, beperking van	70
zoutgebruik	58, 333
zuurstofdesaturatie	91
zuurstofextractie	250
zwangeren	
–, chronische hypertensie bij	132
–, sterfte bij	143
zwangerschap	79, 186
–, beëindiging van	136
–, behandeling van hypercholesterolemie	188
–, behandeling van hypertriglyceridemie	188
–, bloeddruk tijdens	132
–, dyslipidemie bij	182
–, hypertensie tijdens	131
zwangerschapgerelateerde hypertensieve aandoeningen:	131
zwangerschapshypertensie	134

GPSR Compliance
The European Union's (EU) General Product Safety Regulation (GPSR) is a set of rules that requires consumer products to be safe and our obligations to ensure this.

If you have any concerns about our products, you can contact us on

ProductSafety@springernature.com

In case Publisher is established outside the EU, the EU authorized representative is:

Springer Nature Customer Service Center GmbH
Europaplatz 3
69115 Heidelberg, Germany

www.ingramcontent.com/pod-product-compliance
Ingram Content Group UK Ltd.
Pitfield, Milton Keynes, MK11 3LW, UK
UKHW062306230426